国家卫生健康委员会"十四五"规划教材
全国中医药高职高专教育教材

供中药学、中药制药、中药材生产与加工、药品质量与安全等专业用

中药鉴定技术

第5版

U0207932

主　编　李飞艳　刘耀武

副主编　杨翠玲　伍卫红　袁国卿　李雪莹

编　委　（按姓氏笔画排序）

王　军（亳州职业技术学院）　　　　　张　芳（湖北中医药高等专科学校）

伍卫红（广东江门中医药职业学院）　　张　凯（山东药品食品职业学院）

刘想晴（安徽中医药高等专科学校）　　张海丰（宁波卫生职业技术学院）

刘耀武（亳州职业技术学院）　　　　　赵　华（渭南职业技术学院）

李飞艳（湖南中医药高等专科学校）　　赵兴蕊（保山中医药高等专科学校）

李雪莹（山东中医药高等专科学校）　　钟卫津（赣南卫生健康职业学院）

杨先国（湖南中医药高等专科学校）　　袁国卿（南阳医学高等专科学校）

杨翠玲（山西卫生健康职业学院）

人民卫生出版社
·北京·

图书在版编目（CIP）数据

中药鉴定技术 / 李飞艳，刘耀武主编. —5 版. —
北京：人民卫生出版社，2023.12
ISBN 978-7-117-34946-8

Ⅰ. ①中… Ⅱ. ①李… ②刘… Ⅲ. ①中药鉴定学
Ⅳ. ①R282.5

中国国家版本馆 CIP 数据核字（2024）第 003643 号

人卫智网	www.ipmph.com	医学教育、学术、考试、健康，购书智慧智能综合服务平台
人卫官网	www.pmph.com	人卫官方资讯发布平台

中药鉴定技术

Zhongyao Jianding Jishu

第 5 版

主　　编：李飞艳　刘耀武
出版发行：人民卫生出版社（中继线 010-59780011）
地　　址：北京市朝阳区潘家园南里 19 号
邮　　编：100021
E - mail：pmph @ pmph.com
购书热线：010-59787592　010-59787584　010-65264830
印　　刷：人卫印务（北京）有限公司
经　　销：新华书店
开　　本：850 × 1168　1/16　印张：31
字　　数：874 千字
版　　次：2005 年 6 月第 1 版　　2023 年 12 月第 5 版
印　　次：2024 年 2 月第 1 次印刷
标准书号：ISBN 978-7-117-34946-8
定　　价：118.00 元
打击盗版举报电话：010-59787491　E-mail：WQ @ pmph.com
质量问题联系电话：010-59787234　E-mail：zhiliang @ pmph.com
数字融合服务电话：4001118166　E-mail：zengzhi @ pmph.com

修订说明

　　为了做好新一轮中医药职业教育教材建设工作,贯彻落实党的二十大精神和《中医药发展战略规划纲要(2016—2030年)》《教育部 国家卫生健康委 国家中医药管理局关于深化医教协同进一步推动中医药教育改革与高质量发展的实施意见》《教育部等八部门关于加快构建高校思想政治工作体系的意见》《职业教育提质培优行动计划(2020—2023年)》《职业院校教材管理办法》的要求,适应当前我国中医药职业教育教学改革发展的形势与中医药健康服务技术技能人才培养的需要,人民卫生出版社在教育部、国家卫生健康委员会、国家中医药管理局的领导下,组织和规划了第五轮全国中医药高职高专教育教材、国家卫生健康委员会"十四五"规划教材的编写和修订工作。

　　为做好第五轮教材的出版工作,我们成立了第五届全国中医药高职高专教育教材建设指导委员会和各专业教材评审委员会,以指导和组织教材的编写与评审工作;按照公开、公平、公正的原则,在全国1 800余位专家和学者申报的基础上,经中医药高职高专教育教材建设指导委员会审定批准,聘任了教材主编、副主编和编委;确立了本轮教材的指导思想和编写要求,全面修订全国中医药高职高专教育第四轮规划教材,即中医学、中药学、针灸推拿、护理、医疗美容技术、康复治疗技术6个专业共89种教材。

　　党的二十大报告指出,统筹职业教育、高等教育、继续教育协同创新,推进职普融通、产教融合、科教融汇,优化职业教育类型定位,再次明确了职业教育的发展方向。在二十大精神指引下,我们明确了教材修订编写的指导思想和基本原则,并及时推出了本轮教材。

第五轮全国中医药高职高专教育教材具有以下特色:

　　1. 立德树人,课程思政　教材以习近平新时代中国特色社会主义思想为引领,坚守"为党育人、为国育才"的初心和使命,培根铸魂、启智增慧,深化"三全育人"综合改革,落实"五育并举"的要求,充分发挥思想政治理论课立德树人的关键作用。根据不同专业人才培养特点和专业能力素质要求,科学合理地设计思政教育内容。教材中有机融入中医药文化元素和思想政治教育元素,形成专业课教学与思政理论教育、课程思政与专业思政紧密结合的教材建设格局。

　　2. 传承创新,突出特色　教材建设遵循中医药发展规律,传承精华,守正创新。本套教材是在中西医结合、中西药并用抗击新型冠状病毒感染疫情取得决定性胜利的时候,党的二十大报告指出促进中医药传承创新发展要求的背景下启动编写的,所以本套教材充分体现了中医药特色,将中医药领域成熟的新理论、新知识、新技术、新成果根据需要吸收到教材中来,在传承的基础上发展,在守正的基础上创新。

　　3. 目标明确,注重三基　教材的深度和广度符合各专业培养目标的要求和特定学制、特定对象、特定层次的培养目标,力求体现"专科特色、技能特点、时代特征",强调各教材编写大纲一定要符合高职高专相关专业的培养目标与要求,注重基本理论、基本知识和基本技能的培养和全面素质的提高。

4.能力为先,需求为本　教材编写以学生为中心,一方面提高学生的岗位适应能力,培养发展型、复合型、创新型技术技能人才;另一方面,培养支撑学生发展、适应时代需求的认知能力、合作能力、创新能力和职业能力,使学生得到全面、可持续发展。同时,以职业技能的培养为根本,满足岗位需要、学教需要、社会需要。

5.规划科学,详略得当　全套教材严格界定职业教育教材与本科教育教材、毕业后教育教材的知识范畴,严格把握教材内容的深度、广度和侧重点,既体现职业性,又体现其高等教育性,突出应用型、技能型教育内容。基础课教材内容服务于专业课教材,以"必需、够用"为原则,强调基本技能的培养;专业课教材紧密围绕专业培养目标的需要进行选材。

6.强调实用,避免脱节　教材贯彻现代职业教育理念,体现"以就业为导向,以能力为本位,以职业素养为核心"的职业教育理念。突出技能培养,提倡"做中学、学中做"的"理实一体化"思想,突出应用型、技能型教育内容。避免理论与实际脱节、教育与实践脱节、人才培养与社会需求脱节的倾向。

7.针对岗位,学考结合　本套教材编写按照职业教育培养目标,将国家职业技能的相关标准和要求融入教材中,充分考虑学生考取相关职业资格证书、岗位证书的需要。与职业岗位证书相关的教材,其内容和实训项目的选取涵盖相关的考试内容,做到学考结合、教考融合,体现了职业教育的特点。

8.纸数融合,坚持创新　新版教材进一步丰富了纸质教材和数字增值服务融合的教材服务体系。书中设有自主学习二维码,通过扫码,学生可对本套教材的数字增值服务内容进行自主学习,实现与教学要求匹配、与岗位需求对接、与执业考试接轨,打造优质、生动、立体的学习内容。教材编写充分体现与时代融合、与现代科技融合、与西医学融合的特色和理念,适度增加新进展、新技术、新方法,充分培养学生的探索精神、创新精神、人文素养;同时,将移动互联、网络增值、慕课、翻转课堂等新的教学理念、教学技术和学习方式融入教材建设之中,开发多媒体教材、数字教材等新媒体形式教材。

人民卫生出版社成立70年来,构建了中国特色的教材建设机制和模式,其规范的出版流程,成熟的出版经验和优良传统在本轮修订中得到了很好的传承。我们在中医药高职高专教育教材建设指导委员会和各专业教材评审委员会指导下,通过召开调研会议、论证会议、主编人会议、编写会议、审定稿会议等,确保了教材的科学性、先进性和适用性。参编本套教材的1 000余位专家来自全国50余所院校,希望在大家的共同努力下,本套教材能够担当全面推进中医药高职高专教育教材建设,切实服务于提升中医药教育质量、服务于中医药卫生人才培养的使命。谨此,向有关单位和个人表示衷心的感谢!为了保持教材内容的先进性,在本版教材使用过程中,我们力争做到教材纸质版内容不断勘误,数字内容与时俱进,实时更新。希望各院校在教材使用中及时提出宝贵意见或建议,以便不断修订和完善,为下一轮教材的修订工作奠定坚实的基础。

人民卫生出版社有限公司

2023 年 4 月

前　言

本教材依据教育部《高等职业学校专业教学标准》，参照现行国家药品标准、《执业中药师考试大纲》《中国药品检验标准操作规范》，在第4版教材基础上修订而成，供全国高职高专中药学、中药制药、中药材生产与加工、药品质量与安全等专业学生使用，亦可作为中药（传统）技能竞赛、职业资格考核与鉴定、执业中药师考试及中药行业企业在职人员的参考书。

本教材共分13章，第一章为中药鉴定基本知识与技能；第二章至第十一章为植物类中药的鉴定，依次介绍根及根茎类、茎木类、皮类、叶类、花类、果实及种子类、全草类等中药的鉴定；第十二章、第十三章分别介绍动物类和矿物类中药的鉴定。全书共收载中药品种443种，其中单列325种、附药（系指与单列品种密切相关或需要区别使用的品种）118种。在单列品种后的"知识链接"栏目介绍近年出现的常见混伪品，以便与正品区分。书中插图630幅，新增及更新94幅，使图片更清晰地展示鉴别特征。

本教材与第4版相比，具有岗、课、赛、证融通的明显特点。一是通过对毕业生各就业岗位的知识与技能实际需求调研，删减了成分结构式图片，在性状鉴别项下增添了各品种的饮片特征描述，使用原药材识别与饮片识别相结合的学习方法，能增强学生在不同药店、药房对同一品种不同规格饮片的识别能力；二是随着教学条件的不断改善，在显微鉴定方面，各院校基本上都配置了显微互动系统，平台提供了自动测量工具，因此删除了对手动、抽象的显微测量方法的介绍；三是显微鉴定是近年国家职业技能中药传统技能竞赛的重要比赛项目，显微鉴定的教学已引起各院校的重视，而中药显微特征在显微镜中的真实图像与教材中的手绘墨线图有较大区别，为了帮助学生更好地认识各中药的显微特征，我们在本教材的数字资源方面进行了完善，参考全国职业院校技能大赛（高职组）中药传统技能赛项中的显微鉴定内容，补充制作了真实显微鉴定过程视频，清晰地展示了各结构在显微镜视野中的真实图像及在寻找过程中各图形的变化过程；四是数字资源中的知识导览为学生梳理了本书重难点及考点，为考生考取执业药师或药师证等提供学习思路。

本教材的修订得到了各参编院校的大力帮助，参考了中药鉴定最新研究成果，亦得益于第4版教材的编写团队的编写成果，在此一并表示衷心的感谢。

由于编者水平有限，不足之处在所难免。诚望广大读者在使用中提出宝贵意见，以便进一步修订和完善。

《中药鉴定技术》编委会

2023年5月

目　录

第一章　中药鉴定基本知识与技能

PPT 课件

知识导览

学习目标

1. 掌握中药鉴定技术的含义和任务。
2. 掌握中药鉴定的依据、程序和取样要求。
3. 掌握中药的来源鉴定、性状鉴定、显微鉴定和理化鉴定的方法。
4. 熟悉中药的产地、采收、加工及贮藏的基本知识。
5. 了解历代主要本草著作的特点。
6. 了解中药材拉丁名的命名方法。

第一节　中药鉴定技术的定义和任务

一、中药鉴定技术的定义

中药是指在中医药理论指导下,用于预防、治疗、诊断疾病并且具有康复与保健作用的药物的总称。包括中药材、中药饮片、成成药等。广义的"中药"泛指中华民族传统用药,还包括民族药及民间草药。中药材是指取自天然的未经加工或只经过简单产地初加工而形成的原料药,简称为"药材",其中未经切制的完整药材称为"个子"。中药饮片是指中药材经净制、切制或炮制后可直接用于中医临床或制剂生产使用的药品。

中药鉴定技术是一门鉴定中药的真伪优劣、研究和制定中药质量标准、考证与整理中药复杂品种、寻找和扩大新药源的综合性应用技术课程。

二、中药鉴定技术的任务

依据国家药品标准,对中药品种的真实性及品质的优良度进行鉴定,通过鉴定中药的真伪优劣来确保临床用药安全有效,是本课程的基本任务;研究和制定中药质量标准,为中药的生产、经营、使用、检验和监督管理等过程提供质量标准和鉴定方法,是本课程的战略任务;考证与整理中药品种,是本课程的历史任务;寻找和扩大新药源是本课程长期而艰巨的任务。

(一)鉴定中药的真伪优劣

中药的真伪优劣,即中药品种的真伪和质量的好坏。鉴定中药的真伪优劣是中药鉴定最基本的任务。

1. 鉴定中药品种的真伪　中药真伪的鉴定即对中药品种的鉴定,"真"即正品,凡是国家药品标准所收载的品种均为正品;"伪"即伪品,凡是不符合国家药品标准规定的品种以及以非药品冒充或者以他种药品冒充正品的均为伪品。

《中华人民共和国药品管理法》(以下简称《药品管理法》)规定,有下列情形之一的,为假药:①药品所含成分与国家药品标准规定的成分不符;②以非药品冒充药品或者以他种药品冒充此种药品；③变质的药品；④药品所标明的适应证或者功能主治超出规定范围。

2.鉴定中药质量的优劣　中药质量优劣的鉴定即对中药质量进行检验，"优"是指符合国家药品标准规定的各项指标的药品；"劣"是指不符合国家药品标准规定的各项指标的药品。

《药品管理法》规定，有下列情形之一的，为劣药：①药品成分的含量不符合国家药品标准；②被污染的药品；③未标明或者更改有效期的药品；④未注明或者更改产品批号的药品；⑤超过有效期的药品；⑥擅自添加防腐剂、辅料的药品；⑦其他不符合药品标准的药品。

案例分析

药材性状不符合规定，该判为假药还是劣药？

案例　某市药品稽查人员抽检辖区某医院的可疑品种通草，检验结果显示：药典中通草"性状"项规定为"直径1～2.5cm，有浅纵沟纹，中部有空心或有半透明薄膜"，检验结果为"本品呈圆柱形，直径0.5～1cm；表面淡黄色，无纹理"；"鉴别"及"检查"项均符合规定；结论为"按《中华人民共和国药典》2020年版一部检验，结果不符合规定"。执法人员在处理该不合格饮片时产生了意见分歧。有人认为应定性为假药；有人认为还是按照劣药认定为宜。

分析　《药品管理法》中规定："其他不符合药品标准的药品"为劣药。从检验报告可看出，检品性状与标准存在两方面差异：一是直径0.5～1cm，小于标准的1～2.5cm；二是表面无纹理，其他性状特征均符合药典规定，不能认定为他种药品或非药品冒充药品。此外，检验报告中也无被污染或变质的描述；"鉴别""检查"项均符合规定。因此，应按《药品管理法》第九十八条第三款第七项规定，按劣药论处。

影响中药质量优劣的因素主要包括以下6个方面。①品种：是影响中药质量的重要因素。中药普遍存在一药多基源的情况，2020年版《中华人民共和国药典》（简称《中国药典》）所收载的常用中药不少来源于同属2～5个品种，甚至6个品种。如甘草来源于豆科3种植物，大黄来源于蓼科3种植物，川贝母来源于百合科6种植物。有的中药甚至来源于不同科的数种动、植物品种，如小通草来源于旌节花科和山茱萸科的3种植物。不同品种来源的中药所含有的化学成分往往具有差异性，导致质量存在差异。②产地：中药的分布和生产离不开一定的自然条件，我国疆域辽阔，自然地理状况复杂，水土、气候、日照、生物分布差别很大，生态环境亦各不相同，因而天然中药的生产多有一定的地域性，且产量、质量与产地有着密切的关系。古代医药家经过长期使用、观察和比较，发现即使是分布较广的药材，由于自然条件的不同，各地所产质量优劣亦有差异，因而逐渐形成了"道地药材"的概念。③种植：在中药材种植过程中如果农药、化肥超限使用，可造成中药的重金属、农残超标，严重影响中药的质量，并对土地和环境造成污染。④采收：中药的生长年限、采收季节、采收时间不同，其中所含的化学成分也有差异，因此采收对中药质量有直接的影响。⑤加工：中药材的产地初加工也是影响中药质量的关键环节。传统的加工方式大部分是基于手工业，由于质量意识淡薄，往往不能进行规范加工，造成中药材质量下降，甚至将好药材加工成劣质药材、毒药材，如黄芩加工不当显绿色，使质量降低；硫黄熏制使药材残留一定量的二氧化硫及重金属。⑥运输贮藏：中药在运输贮藏过程中，霉变、虫蛀等变质现象的发生，也可造成中药质量下降。

课堂互动

被染色的中药应按假药还是劣药论处？

某市食品药品监管局执法人员对辖区内某医疗机构使用的中药饮片"乌梅"进行了抽样，

经检验,结果为"具有乌梅性状,但有染色现象(不符合规定)"。经调查,该医疗机构的"乌梅"是从外省某饮片生产企业购进,该企业生产"乌梅"使用的染色物质为非药用色素。被染色的"乌梅"应按假药还是劣药论处?

市场上中药材质量的差异常用规格和等级来表示。中药材的规格主要按品种、产地、采收、加工及药用部位的不同来划分;等级常按药材的色泽、大小、重量等不同来划分。药材的等级标准较规格标准更为具体,通常将品质最优者定为一等品,较好的为二等品,依次类推,最次(但应符合药用标准)的为末等品。一律按一、二、三、四……的顺序排列,一般不以"特等"或"等外"的字样来分等。有的药材既有规格,又有等级;有的无规格,只有等级;有的既无规格,也无等级,称为统货,常见于全草、果实、种子及矿物类中药,如益母草、枇杷叶、柏子仁、补骨脂等。药材规格及等级的划分方法见表1-1。

表 1-1　药材规格及等级的划分方法

类别	划分依据	举例
规格	来源	如黄连分为味连、雅连和云连;麻黄分为草麻黄、中麻黄和木贼麻黄
	产地	如白芍分为杭白芍、亳白芍和川白芍;泽泻分为建泽泻和川泽泻
	采收	如三七分为春三七和冬三七;花鹿茸分为"二杠"和"三岔";连翘分为"青翘"和"老翘"
	加工	如附子分为盐附子、白附片和黑顺片;山药分为毛山药和光山药
	药用部位	如当归分为"归头""归身""归尾"和"全当归"
	外部形态	如浙贝母分为"元宝贝"和"珠贝"
等级	色泽	如北五味子,紫红色或红褐色为一等,黑红、暗红或淡红色为二等
	饱满程度	如某些果实种子类中药
	个体大小	以个大者质优,个小者质次,如木香一等品:长 8～12cm,最细端直径 2cm 以上;二等品:长 3～10cm,直径 0.8cm 以上
	单位重量(每千克、500g 或 50g 中所含药材的个数)	如天麻按每千克个数不同分为 4 个等级,分别为每千克 26 支以内、46 支以内、90 支以内、90 支以外,以个大为佳;三七按每 500g 的个数分为 20 头以内、30 头以内、40 头以内、60 头以内、80 头以内、120 头以内、160 头以内等,以个大为佳;青贝按每 50g 的个数分为 190 粒以外、130 粒以外、100 粒以外,以个小为佳

(二)研究和制定中药质量标准

中药质量标准是国家对中药质量及其检验方法所作的技术规定,是中药生产、经营、使用、检验和监督管理部门共同遵循的法定依据。近年来,我国在中药质量控制方面取得了长足的进步,建立了包括传统"四大鉴别"、分子生物学鉴别、特征与指纹图谱鉴别等"定性"评价方法学体系,并逐步向活性成分、多成分定量化方向发展,但与中药现代化、国际化要求尚存有差距。因此,建立规范化的中药质量标准体系,是中药现代化、国际化的需要,是中药鉴定的战略性任务和工作重点。提高质量标准,就提高了中药质量的可控性,是促进中药现代化、科学化、国际化的重要内容。

中药质量标准的制定,应参照《中药质量标准研究制定技术要求》,充分考虑来源、生产、流通及使用等各个环节对中药质量产生的影响,设置科学的检测项目、建立可靠的检测方法、规定合理的判断标准;建立的检验方法应具有专属性、准确性和精密性;应注重新技术和新方法的应用,积极采用国际药品标准的先进方法,促进中药标准的国际化。

（三）考证与整理中药复杂品种

中药的品种直接影响到中药的真伪，品种正确是保证中药质量的前提。我国幅员辽阔，物种繁多，品种变迁、一药多源等各种原因导致中药品种混乱现象严重，这种混乱现象给中药工作带来很多不利。通过对中药品种的考证和整理，澄清混乱品种，明确正品及其混淆品种，是本课程的历史任务。

1．导致中药品种混乱的主要原因

（1）同物异名，同名异物：中药品种繁多，产区广泛，历代本草记载、地区用药、使用习惯不尽相同，类同品、代用品不断涌现，因此同名异物的现象普遍存在。如"白头翁"的植物来源极为复杂，有 20 种以上；全国以贯众之名药用的植物有 11 科、18 属、58 种之多。此外，对于同一植物，由于品种、产地、形态、加工炮制等的不同，出现同物异名的现象。如人参在历代有多达 30余种别名；砂仁有春砂仁和缩砂仁；芒硝有皮硝、牙硝等。在同名异物的中药中，有的是同科属的植物，含有相同或近似的化学成分，临床药效亦相似，有的是同科不同属，或者不同科，所含成分不全相同，药理作用和临床疗效也不完全一致，有的甚至完全不同。

（2）本草记载不详：如白头翁。《本草经集注》载："处处有之，近根处有白茸，状如白头老翁，故以为名。"所以从古到今就有多种根部有白毛茸的植物混作白头翁药用，这就造成了白头翁药材来源达 20 种以上，分属于毛茛科、蔷薇科、石竹科、菊科等不同科的植物，造成后世品种混乱。

（3）品种变迁：有的品种在不同的历史时期发生了变迁。如始载于《名医别录》的白附子，据考证，历代本草所载者为毛茛科植物黄花乌头的干燥块根，称关白附，而近代全国绝大部分地区用天南星科植物独角莲的块茎作白附子用。从《神农本草经》到《新修本草》，木通科植物木通一直作"通草"入药，南唐《食性本草》首次将其改作木通药用，直至清代木通均是木通科植物木通，历代本草中未见"关木通"的记载。然而，我国 1954 年的调查发现市场商品木通主要为马兜铃科植物东北马兜铃的藤茎，因此误认为传统木通就是现在的关木通，并相继收载于《中国药典》1963 年版至 2000 年版，致使含有肾毒性成分"马兜铃酸"的关木通持续使用了近 40 年，造成了极大危害。《中国药典》2005 年版开始不再收载关木通，而将木通科植物木通、三叶木通或白木通作为木通的正品原植物。

（4）一药多源：许多中药存在"一药多源"的现象，2020 年版《中国药典》所收载的常用中药不少来源于 2 个、3 个、4 个、5 个甚至 6 个品种（如石决明），有的中药甚至来源于不同科（如小通草等）或同科不同属（如老鹳草、水蛭等）的数种动、植物，易造成中药使用混乱。

2．解决中药品种混乱问题的方法

（1）实地调查，考证本草。如虎掌和天南星，经调查研究并非一物，虎掌实为掌叶半夏的块茎，纠正了历史的错误。

（2）考查本草以外的地方志等资料，发掘新品种。如历代本草著作中没有罗汉果，但在清代《临桂县志》《永宁州志》中不仅有罗汉果之名，还有其形态、性味、效用记载，这为罗汉果的药用提供了可靠的历史依据。

（3）通过对药材商品的调查和中药资源普查，结合本草考证，明确正品与主流品种，规范名称，将成分差异较大的多来源中药品种分列为两味或多味药材，力求做到一物一名。如五味子（北五味子）与南五味子、葛根（野葛）与粉葛、黄柏（川黄柏）与关黄柏、金银花（忍冬）与山银花、淫羊藿与巫山淫羊藿等。

（4）以活性成分和药效学研究为基础，整理中药复杂品种。中药品种的考证与整理工作，对于澄清中药混乱品种，从源头上保证中药质量，具有十分重要的意义。

（四）寻找和扩大新药源

1．中药资源现状　中药资源包括药用植物、药用动物、药用矿物资源，又分为天然中药资源和人工中药资源，人工中药资源包括人工栽培、养殖和加工的中药资源。根据第三次全国中药资源普查的数据显示，我国现有中药资源 12 807 种，其中植物药 11 146 种，占 87%；动物药 1 581 种，占 12%；矿物药 80 种，不足 1%。在这些种类中，传统中药约 1 200 种，其中常用中药约 500 余种，民族药 1 500～2 000 种，其余为民间草药。第四次全国中药资源普查汇总了全国 1.3 万多种野生药用资源的种类，发现了至少 196 个新种，丰富和拓展了中药资源的种类。

目前的中药资源仍不能满足国内外需求。原因有：①我国经营的商品药材中约 80% 的种类来源于天然资源，长期以来，由于人们对合理开发利用中药资源的认识不足，使得我国一些地区对中药资源进行了掠夺式的过度采收、捕猎，又由于违反自然规律的垦殖等原因，使一些药用动、植物失去了适宜的生存环境，减弱了中药资源的再生能力，造成中药资源的减少和枯竭，如野生甘草资源比 20 世纪 50 年代减少了 60%。②一些道地药材的需求量大，虽然一再扩增种植面积，仍满足不了市场需求，如黄芩、黄精。③有些中药本身产量小，供不应求，导致资源紧张，如天然牛黄、麝香。④有些中药的基源是国际、国内公认的珍稀濒危物种，如穿山甲、羚羊角等。

中药资源是中医药事业发展的物质基础，因此在保护和合理开发中药资源的基础上，寻找和扩大新药源也是中药鉴定的任务之一。

2．寻找和扩大新药源的途径

（1）普查现有资源：通过中药资源普查，加强野生品种抚育，建设种苗繁育示范基地，建立中药资源动态监测信息服务体系和种质资源库，实现中药资源的长期动态监测。

（2）保护濒危物种：为保护野生中药资源，我国发布了一系列珍稀濒危保护植物、动物名录，并颁布了《野生药材资源保护管理条例》，全国各地建立植物、动物自然保护区近千处。同时进行野生抚育，对合理保护与开发中药资源，实现中药可持续发展具有战略意义。

（3）扩大家种家养：药用植物栽培是保护和扩大利用中药资源的有效手段。如人工种植天麻，已从无性繁殖到成功地进行有性繁殖；麝的人工养殖与活体取香、人工牛黄的生产等，较好地解决了天然中药资源稀缺的问题。

（4）扩大药用部位：同一品种，不同药用部位常含有相同或相似的化学成分，具有相同或相似的生理活性。例如人参、西洋参的茎叶和种皮都含有大量的人参皂苷，可作为提取人参皂苷的原料；以丹参茎叶为原料生产的"新丹参片"，已用于治疗心绞痛等疾病；银杏叶已发展成为大宗的制药原料和保健食品原料；红豆杉的叶含有含量高于皮的紫杉醇前体化合物；枸杞茎叶具有较好的降血糖作用；麦冬须根的产量远高于块根，甾体皂苷含量也高于块根，可用于心脑血管疾病或免疫调节；钩藤的茎枝、黄连的地上部分和须根、杜仲叶、苏木根，由砂仁叶提取的挥发油等，都已供药用。

（5）加快替代品研究：如用水牛角代替犀角，用狗骨代替虎骨，用研制成功的人工麝香和人工牛黄来代替天然品。

（6）开发民间药和民族药：如黄毛豆腐柴是广西民间用药，以其为主要成分制成的"健骨注射液"可治疗骨质增生、肩周炎、风湿关节炎等；以鬼针草为主要成分生产的"悦年片"可治疗高血压等症；"傣肌松"是以傣药"亚乎奴"为主要原料生产出的一种肌肉松弛剂；"木札"为景颇族用药，有治疗失眠和头痛的作用，从中分离出豆腐果苷，开发并生产出"神衰果素片"；苗族用灯盏细辛治疗瘫痪，其主要成分是野黄芩苷和总咖啡酸酯，有扩张血管、增加血流量、减低外围血管阻力的作用，现已生产出"灯盏细辛注射液"；以哈尼族药"莫阿宰呢"为原料生产的"昆明山海棠片"，用于治疗类风湿和红斑狼疮。

（7）寻找亲缘关系相近的中药资源：根据近似的植物类群具有相似化学成分的原理，来寻找新资源。如从罗芙木属植物中寻找利血平的国产资源；从云南植物锡生藤提取有效成份，合成新药"傣肌松"，与进口的"氯化箭毒碱"有相似的肌肉松弛作用；从与进口药亲缘相近的国产植物中，已成功找到了一批进口药的国产资源替代品，如胡黄连、马钱子、沉香、降香等。

（8）从植物中寻找合成有效成分的前体化合物：对前体化合物进行人工半合成、结构改造及类似物合成，可以获得高效、低毒的新药物。如五味子果实中主要活性成分五味子酯甲，用于治疗肝炎，然而在合成过程中所得到中间体联苯双酯，其疗效优于五味子酯甲，从而开发出新药。

（9）从植物中直接提取制药原料：如从薯蓣属中提取的合成激素及避孕类药物的薯蓣皂苷元，从小檗属植物中提取抗炎药物黄连素，由千金藤属植物中提取催眠镇痛药物罗通定，由岩白菜属植物中提取治疗气管炎药物岩白菜素等。

（10）寻找老药的新作用：如大黄用于治疗属于急腹症的胰腺炎、胆囊炎及肠梗阻，山楂用于治疗冠心病、高血压、高脂血症和脑血管病，白芷用于胃病和银屑病，青蒿用于治疗各型疟疾和红斑狼疮，青黛用于治疗白血病和银屑病，贯众用于治疗乙型肝炎，虎杖用于治疗高脂血症，山豆根用于治疗癌症等。

3．中药资源的保护　为合理利用野生植物资源，保护珍稀濒危物种，我国1984年公布了第一批《珍稀濒危保护植物名录》，共354种，分为三个重点保护等级。一级重点保护植物是指具有极为重要的科研、经济和文化价值的稀有濒危的种类；二级重点保护植物是指在科研或经济上有重要意义的稀有或濒危的种类；三级重点保护植物是指在科研或经济上有一定意义的濒危或稀有种类。据不完全统计，第一批《珍稀濒危保护植物名录》中的药用植物或具有药用价值的植物有163种，其中一级有5种，如人参、桫椤、水杉等；二级有30种，如云南黄连、金钱松、海南粗榧等，三级有128种，如肉苁蓉、八角莲、黄连等。1987年我国公布了第二批《中国珍稀濒危保护植物名录》，共收载植物400多种。

国务院为了进一步保护与合理利用野生药材资源，以适应人民医疗保健事业的需要，于1987年10月30日公布了《野生药材资源保护管理条例》，将我国重点保护的野生药材物种分为三级：一级为濒临灭绝状态的稀有珍贵野生药材物种；二级为分布区域缩小，资源处于衰竭状态的重要野生药材物种；三级为资源严重减少的主要常用药材物种。根据这一条例的规定，我国制定了第一批《国家重点保护野生药材物种名录》。

知识链接

《国家重点保护野生药材物种名录》

共76种，其中动物18种，植物58种。

在动物中，属一级保护的有4种，如虎、豹、赛加羚羊、梅花鹿；属二级保护的有14种，如马鹿、林麝、马麝、原麝、黑熊、棕熊、穿山甲、中华大蟾蜍、黑眶蟾蜍、中国林蛙、银环蛇、乌梢蛇、五步蛇、蛤蚧。

在植物中，属二级保护的有13种，如甘草、黄连、人参、杜仲、厚朴、黄皮树、剑叶龙血树等；属三级保护的有45种，如川贝母、伊犁贝母、刺五加、黄芩、天（门）冬、猪苓、龙胆、肉苁蓉、秦艽、细辛、五味子等。

为保护珍稀濒危野生动物，合理利用野生动物资源，国家制定了《中华人民共和国野生动物保护法》，从1989年3月1日起施行。在此基础上提出了《国家重点保护野生动物名录》，据不完全统计，被保护的野生动物中药用动物或具有药用价值的动物有161种（类）：一级67种，如野牦牛、虎等；二级94种，如五步蛇、乌梢蛇、中国林蛙（哈士蟆）等。除上述文件外，还有《中华人民共和国森林法》《中华人民共和国渔业法》《中华人民共和国陆生野生动物保护实施条例》《中华人民共和国自然保护区条例》《森林和野生动物类型自然保护区管理办法》等。为了遵守对珍稀野生动植物保护的国际公约，我国已全面禁止犀角、虎骨和濒危动物的药用，限制使用天然麝香、天然牛黄等一些珍稀动植物中药资源使用范围。

思政元素

人与自然和谐共生

中华民族自古以来就强调天人合一，在人与自然相处的过程中形成了一套层次分明、体系完整的顺应自然、善待自然、热爱自然的优秀生态文化。习近平总书记在党的二十大报告中明确指出："大自然是人类赖以生存发展的基本条件。尊重自然、顺应自然、保护自然，是全面建设社会主义现代化国家的内在要求。必须牢固树立和践行绿水青山就是金山银山的理念，站在人与自然和谐共生的高度谋划发展。"

自然万物是一个有机整体，中药来源于自然，数千年来为中华民族的健康与发展做出了巨大的贡献。因此，我们在学习、利用中药的同时，要怀有尊重、敬畏与感恩之心，要注意保护自然万物生长生活所需要的生态环境，积极开展保护药用植物资源的宣传，抵制滥采滥伐现象，人与自然和谐共生才是合理利用中药资源的长远之道。

第二节　中药鉴定技术发展概况

一、古代中药鉴定知识

中药鉴定知识经历了漫长的发展过程。有文字后，才被逐渐记录下来，出现了医药书籍。古代记载药物的著作称为"本草"。从秦、汉到清代，本草著作浩如烟海，记载了近3 000种药物，是中药科学发展的基础。

ER-1-3

历代本草著作

1.《**神农本草经**》　为我国已知最早的药学专著。成书于东汉末年，载药365种，分上、中、下三品。该书总结了汉代以前的药物知识，对药物的产地、采收以及药物真伪鉴别有一些概述，为后世中药鉴定技术的发展奠定了基础。

2.《**本草经集注**》　南朝梁代陶弘景的《本草经集注》，载药730种，将药材分为玉石、草木、虫兽、果、菜、米食、有名未用7类，为按自然属性分类的先导性著作。该书重视药材的对比鉴别，记载了部分药材的火烧试验、对光照视等鉴定方法，有的还指出品质的优劣。如对《神农本草经》中"术"的鉴别，认为术有两种，"白术叶大有毛而作桠，根甜而少膏……赤术叶细无桠，根小，苦而多膏"；硝石"以火烧之，紫青烟起"；云母"向日视之，色青白多黑"；常山以细实而黄的"鸡骨常山"最有效等。

3.《**新修本草**》　唐代李勣、苏敬等22人集体编撰，由政府颁行的《新修本草》，是我国乃至世界上最早的一部药典。该书载药850种，按药物的属性分为11部，附图经7卷、药图25卷。该书新增山楂、人中白等114种新药，包括许多进口药物，如豆蔻、丁香、青黛、木香、槟榔、没药等。该书首创了图文对照体例，出版不久即流传到国外，对世界医药的发展做出了重要贡献。

4.《**开宝本草**》《**嘉祐本草**》《**图经本草**》　宋代开宝年间，刘翰、马志等撰成《开宝新详定本草》，简称《开宝本草》，载药983种。嘉祐年间，掌禹锡等撰成《嘉祐补注神农本草》，简称《嘉祐补注本草》或《嘉祐本草》，新增药物99种。苏颂等撰成《图经本草》，首创版印墨线药材图，绝大多数图为实地绘制，图的名称大多冠以州县名，反映了当时十分重视道地药材和药材的质量评价，成为后世本草图说的范本。

5.《**经史证类备急本草**》　宋代唐慎微将《嘉祐本草》和《图经本草》校订增补，编成《经史证类备急本草》，简称《证类本草》，载药1 746种，新增药物500余种。该书内容丰富，图文并茂，是研究我国古代药物最重要的典籍之一。

6.《本草纲目》 明代著名医药学家李时珍花费毕生精力,历时 27 年编成巨著《本草纲目》(52 卷),约 200 万字,载药 1 892 种,新增药物 374 种,附方 11 000 余条,药物图片 1 109 幅。该书按自然属性将药物分为 16 部 60 类,为自然分类的先驱,如将高良姜、豆蔻等含挥发油的姜科植物排在一起,列为芳草类,与现今的自然分类相符。该书图文并茂,把药材鉴定内容与古本草对药物鉴定的记载,归于"集解"项下,为后世留下了宝贵的史料。本书除记载了丰富的中医药学知识以外,还保留了 16 世纪以前中国劳动人民的自然科学知识、生产技术知识和社会科学知识,达尔文称其为 16 世纪中国的"百科全书",17 世纪初传到国外,并被译成多国文字,对中外医药学和生物学科都有巨大影响,成为世界性的重要药学典籍之一。该书先后于 2010 年 3 月和 2011 年 5 月入选《世界记忆亚太地区名录》《世界记忆名录》。

7.《本草纲目拾遗》 清代赵学敏编撰的《本草纲目拾遗》,载药 921 种,其中 716 种为《本草纲目》所未载品种,为清代新增药物品种最多的本草著作,如冬虫夏草、西洋参、浙贝母、鸦胆子、银柴胡等均系初次记载,大大丰富了药学内容。

8.《植物名实图考》《植物名实图考长编》 清代吴其濬编撰的《植物名实图考》和《植物名实图考长编》,分别收载植物 1 714 种和 838 种,该书对每种植物的形态、产地、性味、用途叙述详细,并附有插图,其中很多植物均系著者亲自采集、观察并记录,为中药的来源鉴定和本草考证提供了宝贵的史料。

二、中药鉴定技术的起源与发展

19 世纪中叶,随着近代生物学、化学等学科的兴起,欧洲出现了生药学学科,生药是指来源于天然的,未经加工或只经过简单加工的植物、动物及矿物类药材,常作为西医提取制备生物药品的原料,具有"生物来源""生货原药"两重含义。《生药学》是专门研究生药的来源、生产、鉴定、化学成分、品质评价、效用等内容的学科。

20 世纪 30 年代,生药学传入我国,中药鉴定工作有了一定的进展。1933 年丁福保编著的《中药浅说》中引进了化学鉴定法;1934 年赵燏黄、徐伯鋆等编著了《生药学》上卷,1937 年叶三多编著了《生药学》下卷,引进了生药鉴定的现代理论和方法,对中药鉴定新方法的建立起到了先导作用。

中华人民共和国成立以来,中药事业得到了空前的发展。现代生物学、药物化学等理论和方法在中药鉴定中的广泛应用,为中药鉴定技术的发展奠定了基础。

1.多部中药鉴定教材及专著陆续出版 1986 年《中药材粉末显微鉴定》和 1997 年《中成药显微分析》专著的出版,推动了中药显微鉴定的发展;1994 年编写出版的《中国中药资源丛书》,是一套系统的中药资源专著。由原江苏新医学院编著出版的《中药大辞典》,载药 5 767 种,分上、下、附编三册,全面而系统地总结了古今中药学知识,反映了 20 世纪 70 年代末我国中药学的研究水平;2006 年《中药大辞典》(第二版)问世,收载中药 6 000 余味,新增药物 300 余种,反映了当代中药学的研究水平。由国家中医药管理局主持,全国 60 多个单位协作编写的《中华本草》,收载药物 8 980 种,插图 8 534 幅。由中国文化研究会编写的《中国本草全书》,共 410 卷,约 2.5 亿字,收录了我国从公元前 220 年至公元 1911 年本草专著 800 余部,相关本草文献 1 万余种,全书的文献资料采集于全世界 130 多家图书馆,其中近百部本草专著是流散于海外的孤本珍本。中药鉴定专著不断涌现,既是中药鉴定工作的写实,又反映了中药鉴定技术的发展过程。

2.中药质量标准日臻完善 《中国药典》1985 年版首载 TLC 鉴别;1990 年版首载对照药材 TLC 鉴别和色谱法含量测定;2000 年版首次建立以色谱法含量测定为主导的质控方法;2005 年版大幅增加 HPLC 法;2015 年版扩大了现代分析技术在中药质量控制的应用,建立了中药材 DNA 条形码分子鉴定法、中药中真菌毒素测定法等检测方法,增加了专属性的显微鉴别检查、特征氨基酸含量测定、特征图谱等,实现了由单一指标成分检测向活性成分、专属性成分、多成分或多组分检测过渡,由化学质量控制模式向整体质量控制模式转化,使中药质量标准逐步与国际接轨。

3.多种现代分析技术用于中药质量评价　随着现代生物技术的发展,中药鉴定由传统的经验鉴别,发展到了涉及分子水平或基因水平的DNA分子遗传标记技术。高效液相色谱法(HPLC)、薄层色谱扫描法(TLCS)、气相色谱法(GC)等色谱分析方法成为中药鉴定的主流方法;显微鉴别技术、薄层色谱(TLC)鉴别技术、一测多评技术、多指标成分定量亦得到广泛应用。原子吸收光谱(AAS)、超临界流体色谱(SFC)、高效毛细管电泳(HPCE)、离子色谱(IC)、核磁共振波谱(NMR)、气-质联用(GC-MS)、液-质联用(LC-MS)、薄层-生物自显影等新技术,具有自动化程度高、灵敏度高、专属性强、快速和微量等特点,成为今后中药鉴定的发展方向。

知识拓展

"一测多评"技术

近年来"一测多评"技术被广泛应用于中药材的质量检测。所谓"一测多评",是指仅采用一个指标为对照就可同时测定多种成分,从而降低检测成本。如:黄连在2005年版药典中的含量测定要求是以TLCS法测定黄连中小檗碱的含量,要求其含量不低于3.6%,小檗碱在多种植物中大量分布,将其作为唯一测定指标的专属性较差,而2010年版药典改用HPLC法进行一测多评,使小檗碱、药根碱、表小檗碱、黄连碱、巴马汀的可控成分达10%,整体上体现黄连有别于黄柏等的活性关系。该技术在2015年版《中国药典》中又应用于丹参的质量测定,并首次应用于银杏叶片(胶囊、滴丸)成方制剂中,以槲皮素为对照,根据所确定的校正因子计算槲皮素、山柰酚和异鼠李素的含量。

近年来,化学、微生物学、指纹图谱技术、药效学、化学计量学等多学科交叉融合,新技术、新方法不断出现,为中药质量控制带来了新的发展思路。现代中药质量分析已不再是单一的检验手段,而是通过新技术、新方法的整合形成一种新的分析方法学体系,从原来的指标成分分析模式向基因、指纹图谱定性和多指标成分定量分析结合的模式转变,向科学、合理、经济、实用、环保方向发展,实现引领国际的目标。

第三节　中药的产地、采收、加工与贮藏

真实优质的药材是保证饮片及制剂质量的基础。品种、产地、采收、加工、包装、运输、贮藏等因素均可影响药材质量,药材、加工炮制方法及辅料等因素可影响中药饮片的质量,饮片的质量又可影响中成药质量。为保证中药的质量,中药的多环节质量控制势在必行。可通过从中药质量的源头抓起,建立中药产业链的质量溯源系统。

一、中药的产地

(一)产地与中药质量的关系

历代医药家十分重视中药的产地,并在长期的实践中积累了丰富的经验和知识。如《神农本草经》载:"土地所出,真伪陈新,并各有法。"《本草经集注》指出"诸药所生,皆有境界",还列出40多味药材的最佳生境。《新修本草》载:"离其本土,则质同而效异。"《本草纲目》载:"性从地变,质与物迁。"这些传统理念都充分说明产地与中药质量的相关性。

现代研究表明,中药发挥疗效的物质基础是其有效成分,而有效成分的积累与其产地有着密切的关系。我国土地辽阔,不同环境的土壤、气候、光照、降雨、水质、生态环境等各异,因此,产地不同会引起药材质量上的差异。所以,中药产地的选择是保证药材质量的重要前提。

不少现代研究表明,同一品种、产地不同的中药中所含有效成分的量可能有较大差异,如产于吉林的葛根总黄酮的含量远远高于产于贵州的葛根;生长在北方的青蒿,其青蒿素含量远比生长在四川、广东等地的低;广州产的广藿香挥发油含量虽低,但挥发油中抗真菌成分广藿香酮含量却较高,而海南产的广藿香挥发油含量虽高,但抗真菌成分广藿香酮的含量却甚微;新疆产的甘草中甘草酸含量达 11.1%,而内蒙古产者仅为 5.2%;地黄中具有降血糖、利尿、缓泻作用的有效成分梓醇因产地不同亦有较大差异,河南武陟产者为 0.18%,广东增城产者为 0.019%,浙江仙居产者为 0.001%。

(二)道地药材

1. 道地药材概念　道地药材又称为地道药材,是优质中药材的代名词,这一概念来源于中药生产和中医临床实践,是源于古代的一项辨别优质中药材质量的独具特色的综合标准,也是控制药材质量的一项独具特色的综合判别标准。通常认为,道地药材是指在一特定自然条件和生态环境的区域内所产的药材,并且生产较为集中,具有一定的栽培技术和采收加工方法,质优效佳,为中医临床所公认。道地药材的药名前多冠以地名,以示其道地产区,如"浙八味""四大怀药"等就是闻名遐迩的道地药材。在我国常用的 500 种药材中,道地药材占 200 余种,用量约占中药材总用量的 80%。

2. 道地药材形成原因　优良的物种基因是道地药材形成的内在因素;独特的自然环境是道地药材形成的外在条件;特色的栽培加工方法是道地药材形成的技术保障。

(1)物种品质:道地药材之所以不同于普通药材,其根本原因在于自身的品质。并非所有的药材都具有道地性。不同的生物体对生态条件的要求不同,有些要求十分严格,而有些却适应能力强,分布范围广。如蒲公英、桔梗适应能力强,分布较广,则没有明显的道地产区。

(2)自然环境:独特的环境下,物种形成了自己的品质与生长、繁衍习性。而一旦环境改变(无论是物种离开了原本的地区环境,还是原本的地区环境发生了变化),必然迫使该物种做出适应性调整;如果该物种无法适应,最终必将遭受灭绝的厄运。

(3)中医学术:道地药材多数是在中医的临床实践中经反复总结、被筛选出来的。具体表现为发现药物的功效、扩展药物的种类、指导中药的应用,以及检验药材的质量。道地药材是治病的药物,其具有何种功效,是由中医学进行总结与检验的。

(4)农业耕种:农业耕种对于药物的直接意义在于扩大了药物的资源。药物最初为野生,数量有限,产地有限,获取相对不易。一方面,随着药物栽培技术的成熟,栽培品种成为药品的主要来源,药物栽培的出现使人类具有了较为稳定的药物来源;另一方面,农业耕种还扩展了药物的应用种类。在野生品种资源少、资源有限的条件下,人们只认识到药物的一部分应用方式;而随着栽培品种产量的增大、资源的丰富,人们在广泛应用的基础上,又逐渐发现了药物的其他应用方式。农业耕种对于道地药材最显著的意义体现在药物产区的形成,某一地区在具备适宜环境的前提下,采用恰当的农业耕种方式,长期大规模地种植某种道地药材,能够为市场提供稳定的药材来源。

(5)科技制造:科技制造的发展,对于整个社会的经济、文化都起到了广泛的推动作用,对于道地药材而言,其直接作用表现为促进医药知识的传播和推动工具技术的革新。

(6)其他:经济贸易对道地药材有重要影响,药材商品化是道地药材形成和发展的动力。经济贸易不仅促进了药物的流通,而且影响栽培品质、加工环节、道地药材知名度等。

3. 道地药材产区　按照我国地形地貌的自然特点和民族医药体系的中心将我国划分为 11 个道地药材产区。现将道地药材产区及所产药材介绍如下:

(1)关药:关药通常是指东北地区所出产的道地药材。著名关药有人参、鹿茸、防风、细辛、五味子、刺五加、黄柏、知母、龙胆、哈蟆油等。

（2）北药：北药通常是指河北、山东、山西等省和内蒙古自治区中部和东部等地区所产出的道地药材。主要有北沙参、山楂、党参、金银花、板蓝根、连翘、酸枣仁、远志、黄芩、赤芍、知母、枸杞子、阿胶、全蝎、五灵脂等。

（3）怀药：怀药泛指河南省所产的道地药材。如地黄、牛膝、山药、菊花、天花粉、瓜蒌、白芷、辛夷、红花、金银花、山茱萸等。

（4）浙药：浙药包括浙江及沿海大陆架生产的药材。狭义的浙药系指以"浙八味"为代表的浙江道地药材，即浙贝母、白术、延胡索、玄参、杭白芍、杭菊花、杭麦冬、温郁金。另有莪术、杭白芷、栀子、乌梅、乌梢蛇等。

（5）江南药：主产地为长江以南，南岭以北，包括湘、鄂、苏、皖、闽、赣等各地所产的药材。著名的药材有安徽的亳菊、亳白芍、铜陵凤丹皮、霍山石斛、宣城木瓜；江苏的苏薄荷、茅苍术、太子参等；湖北大别山茯苓，鄂北蜈蚣，江汉平原的龟甲、鳖甲，襄阳山麦冬，板桥党参，长阳资丘木瓜、独活等；湖南平江白术、沅江枳壳、湘乡木瓜、邵东湘玉竹等；江西的清江枳壳、宜春香薷、丰城鸡血藤；福建的建泽泻、乌梅、建曲等。

（6）川药：川药是指四川、重庆为主所产的道地药材。常见的药材有四川阿坝藏族自治州的冬虫夏草、江油的附子、绵阳的麦冬、灌县的川芎、石柱的黄连、遂宁的白芷等。

（7）云药：云药指以云南省为主所产道地药材。如三七、木香、重楼、茯苓、萝芙木、诃子、草果、儿茶等。

（8）贵药：贵药主要指产于贵州的道地药材，如天冬、天麻、黄精、杜仲、吴茱萸、五倍子、朱砂等。

（9）广药：又称"南药"，主要指广东、广西、海南、中国台湾省等地出产的道地药材。如阳春砂、广藿香、广金钱草、益智仁、广陈皮、广豆根、蛤蚧、肉桂、莪术、苏木、巴戟天、高良姜、八角茴香、化橘红、樟脑、马钱子、槟榔等。

（10）西药：西药是指"丝绸之路"的起点西安以西的广大地区，包括陕西、甘肃、宁夏、青海、新疆及内蒙古西部所产的道地药材。著名的"秦药"（秦归、秦艽等）、名贵的西牛黄等。甘肃主产当归、大黄、党参；宁夏主产枸杞子、甘草；青海主产麝香、马鹿茸、川贝母、冬虫夏草、肉苁蓉；新疆盛产甘草、紫草、阿魏、麻黄、伊贝母、红花、肉苁蓉、马鹿茸等；内蒙古西部的甘草、麻黄、肉苁蓉、锁阳等。

（11）藏药：是指青藏高原所产的道地药材。如冬虫夏草、麝香、鹿茸、熊胆、牛黄、胡黄连、大黄、天麻、秦艽、羌活、雪上一枝蒿、甘松、雪莲花、炉贝母等。

知识链接

我国著名的道地药材

"四大怀药"：怀地黄、怀山药、怀牛膝、怀菊花。

"四大南药"：槟榔、益智、砂仁、巴戟天。

"四大北药"：当归、黄芪、党参、大黄。

"浙八味"：白术、白芍、浙贝母、杭白菊、延胡索、玄参、浙麦冬、温郁金。

"十大皖药"：霍山石斛、灵芝、亳白芍、黄精、茯苓、宣木瓜、菊花、牡丹皮、断血流、桔梗。

"十大广药"：广藿香、广陈皮、广佛手、广地龙、阳春砂、化橘红、沉香、益智、金钱白花蛇、高良姜。

"川药"：川芎、川牛膝、川贝母、川续断、川乌、附子、川木通、川楝子、白芷、丹参、黄连、黄柏、花椒、天麻、厚朴。

二、中药的采收

我国历代医家重视中药的采收。李东垣曰："凡诸草木昆虫，产之有地，根叶花实，采之有时，失其地则性味少异，失其时则性味不全。"孙思邈亦云："夫药采取，不知时节，不以阴干暴干，虽有药名，终无药实。故不依时采取，与朽木不殊，虚费人工，卒无裨益。"药农亦有"当季是药，过季是草"的认识。"春采茵陈夏采蒿，知母、黄芩全年刨，九月中旬采菊花，十月上山摘连翘"，这些流行至今的采药谚语集结了中国历代中医药人的智慧结晶。

研究表明，中药有效成分的含量除与产地相关以外，生长年限、采收季节、采收方法等也会对其产生影响。植物药中，可多年生长的中药，如生长期为3～4年的甘草，其有效成分甘草酸的含量较生长1年者高1倍；1年生柴胡中柴胡总皂苷含量高于2年生者，虽然后者根粗大、分支多、产量也高，但有效成分含量却下降。对于采收期的不同，如薄荷在生长初期，挥发油中薄荷脑的含量甚微，但在盛花期则急剧增加；草麻黄中的生物碱，春季含量很低，夏季开始增高，8—9月达到最高峰；根据2020年版《中国药典》规定，槐米（花蕾）中芦丁的含量不得少于15%，而槐花（开放的花）中芦丁含量为不少于6.0%，花蕾期含量明显高于开花期。因此，应摒弃单纯追求产量而忽视质量的做法，在既保证质量又能获得较高产量之间选择最佳时机来采收中药。

（一）中药适宜采收期确定的一般原则

采收是药材生产过程中的重要环节，直接影响着药材的质量与产量。通常以有效成分、毒性成分的含量及药材产量3项指标综合确定最佳采收期。

1. 在有效成分含量为最大值时采收　当药材有效成分的含量有一显著的高峰期，而药材的产量变化不大，无毒性成分或其含量较低时，宜在有效成分含量的高峰期采收。如槐米的有效成分芦丁在花蕾期最高，若已开花、结果，则含量急剧下降，故应在花蕾期采收；茵陈传统多于春季采收高6～10cm的幼苗，有"三月茵陈四月蒿，五月拔来当柴烧"之说，但研究发现，茵陈中的3种利胆有效成分蒿属香豆精、对羟基苯乙酮和茵陈香豆酸均以秋季花前期至花果期含量高，故药典规定在春季幼苗高6～10cm时或秋季花蕾长成至花初开时采收，春季采收的称"绵茵陈"，秋季采割的称"花茵陈"。

2. 在有效成分的总含量为最大值时采收　当有效成分含量与药材的产量高峰期不一致时，宜在有效成分的总含量（药材单产量×有效成分百分含量）为最大值时采收。黄连正常的采收为移栽后5～6年，但有的药农移栽后3～4年就采收，此时小檗碱含量低；移栽5年后采收的黄连药材产量比移栽3年时采收的产量增加116%，最佳采收季节为10—11月，这时药材产量高，有效成分总含量最高，品质优良。青蒿中的青蒿素含量4月中旬（幼苗期）为0.098%，5月中旬到6月中旬（成苗期）为0.181%～0.398%，7月中旬至8月中旬（生长盛期）为0.592%～0.651%，9月中旬（花蕾期）为0.673%，10月中旬（结果期）为0.748%，但由于花蕾期和结果期青蒿的叶片重量明显下降，并且生长盛期叶片干品重量比花蕾期和结果期分别高15.41%和42.74%，故生长盛期的青蒿素获得率高于花蕾期和结果期，因此，青蒿采收期应为生长盛期至花蕾期之前。

3. 在有效成分的总含量为最大值、毒性成分的含量为最小值时采收　当有效成分含量与药材的产量高峰期不一致，且含有毒性成分时，宜在有效成分的总含量为最大值、毒性成分的含量为最小值时采收。如照山白中具有止咳化痰作用的黄酮类成分在5、9、10月份总含量最高，毒性成分梫木毒素的含量较低，故可确定此时为最佳采收期，在6—8月虽产量最高，但总黄酮的含量较低，且梫木毒素含量最高，故不宜在此时采收。

（二）中药采收的一般规律

根据传统的采药经验以及各种药用部位的生长特点，结合现代研究，分别掌握合理的采收季节是十分必要的。在采收时要注意保护野生药源，有计划地采药，合理采挖。凡用地上部分者要留根,凡用地下部分者要采大留小,采密留稀,合理轮采。

1.植物药类

(1)根及根茎类:多在秋、冬二季植株地上部分枯萎至春初发芽前采收,此时植物地下部分贮有丰富的营养物质,有效成分含量高,如党参、黄连等。但有的植株夏季枯萎,则应在夏季采收,如半夏、夏天无、太子参、浙贝母、延胡索等。少数药材如白芷、当归、川芎等,为避免抽薹开花致使其空心或木质化而失去药用价值,应在生长期采收。

(2)茎木类:茎类药材多在秋、冬二季植株落叶后或春初萌芽前采收,如大血藤;有些木类药材全年可采,如降香、沉香等。

(3)皮类:茎皮多在春末夏初(清明至夏至间)采收,此时形成层细胞分裂较快,皮部与木部易剥离,伤口易愈合,有效成分的含量较高,如杜仲、黄柏、厚朴、秦皮等。少数茎皮在秋、冬二季采收,有效成分含量较高,如川楝皮、肉桂等。根皮宜在秋末冬初植株地上部分枯萎时采挖,如牡丹皮、五加皮等。

(4)叶类:多在花前盛叶期、花期或果实未成熟前采收,此时植株枝叶茂盛,养料丰富,分批采叶对植株影响不大,且可增加产量,植物一旦开花结果,叶内贮藏的营养物质就向花果转移,降低药材质量,如大青叶、紫苏叶等。但有的应在霜降后采收,如桑叶;有的常与其他药用部位同时采收,如人参叶等;有的应采集落叶,如银杏叶等。

(5)花类:多在花蕾期或花初开时采收,此时花中水分少、香气足,有效成分含量高。如金银花、辛夷、丁香等宜在花蕾期采收;洋金花宜在花初开时采收;菊花、西红花等宜在花盛开时采收;红花宜在花冠由黄变红时采摘。对花期较长、花朵陆续开放的植物,应分批采摘,以保证质量,如红花等。蒲黄、松花粉等花粉类中药,不宜迟收,以免花粉脱落,影响产量。

(6)果实及种子类:果实类中药多在果实自然成熟时采收,如五味子、补骨脂等;有的在果实成熟并经霜变色后采摘,如山茱萸经霜变红、川楝子经霜变黄;有的在果实近成熟时采收,如乌梅、枳壳、吴茱萸等;有的应采收未成熟的幼果,如青皮、枳实等。种子类中药须在完全成熟,并呈固有色泽时采收,如牵牛子、决明子等。

(7)全草类:多在植株充分生长,茎叶茂盛时采收,如穿心莲、青蒿等;有的在花期采收,如益母草、荆芥等;有的在春季采其幼苗或肉质茎,如绵茵陈、肉苁蓉等。

(8)藻、菌、地衣类:常因品种而异。如茯苓宜在立秋后采收;冬虫夏草宜在夏初子实体出土、孢子未发散时采挖等。

(9)树脂类:有的树脂为植物体的正常分泌物,如血竭,果实成熟即分泌红色树脂,采收其成熟果实,即可得到树脂;多数植物体只在受损伤后才产生或增加分泌物,可将植物体的某些部位用刀切割后引流而得,如安息香。

(10)其他类:常因品种而异。如五倍子在秋季虫瘿由绿色转为黄褐色,成熟爆裂前采摘,五倍子鞣质含量最高;海金沙宜在孢子成熟、未发散时采收等。

2.动物药类 动物药类应根据药用动物的种类、生长习性、活动规律和药用部位的不同,选择适宜的采收季节和方法。

(1)哺乳类药材:常因品种及药用部位不同而异,如鹿茸宜在每年5月下旬至7月下旬分1~2次锯取,过时则骨化为角。

(2)两栖类药材:常因品种及药用部位不同而异,如蟾酥为蟾蜍耳后腺或皮肤腺的腺液经干燥而成,宜在春、秋二季捕捉,因为此时蟾蜍集结,容易捕获,而且腺液充足,药材品质好,蟾酥获得率高;哈蟆油为雌性林蛙的输卵管,应在白露至霜降间捕捉,这时林蛙体壮肉肥,雌性输卵管油性足,品质好。

(3)贝壳类药材:多在夏、秋二季采集,因为这时是动物发育最旺盛的时节,贝壳钙质足,品质好。如石决明、牡蛎等。

（4）蜕化皮壳类药材：多在春末夏初动物蜕化皮壳时拾取，过期则遭风袭雨淋，降低或丧失疗效，如蝉蜕、蛇蜕等。

（5）昆虫类药材：需随季节变化采收，因为虫的孵化发育都有定时。以卵鞘或窠巢入药的，多在秋季虫卵形成后或窠巢造成后摘取。采后必须立即采取加热、水烫、气蒸等方法杀死虫卵，以免虫卵孵化成虫，卵鞘破损，影响药效，如桑螵蛸、蜂房等。以成虫入药的，均应在活动期捕捉，如土鳖虫等；有翅昆虫，在清晨露水未干时捕捉，因此时不易起飞，如红娘子、斑蝥等。

（6）生理产物和病理产物类药材：在捕捉后或在屠宰厂采收，如麝香、熊胆、牛黄、马宝、猴枣等。有的可在合适的时间内采集并进行精制加工，如虫白蜡、蜂蜜等。

3．矿物药类　矿物类药材一般没有季节性限制，全年可采，大多与采矿相结合进行收集和选取，如石膏、滑石、雄黄、自然铜等。

三、中药的加工

（一）中药加工的意义

中药的产地加工是在中药产地对刚刚采收的中药材进行初步加工处理的办法。除少数药材鲜用（如生姜、鲜石斛、鲜芦根等）外，多数药材采收后，需进行产地加工。产地加工的意义主要有以下方面：

1．除去杂质和非药用部分　很多中药在采收以后，不可避免地会混入泥沙、虫卵等杂质，另外会带入一些非药用部分，达不到医药卫生标准和质量要求，通过产地加工来除去杂质和非要用部位，保证临床疗效。如根类药材采挖后要洗净泥土，去除毛须。

2．防止变质，利于运输贮藏　中药材往往在采收之后都是鲜品，既不利于运输，也不利于保存。在产地进行初步的加工，根据药材本身不同的特质，进行阴干、晒干、蒸、煮、烫等不同的处理，保证药材干燥，可最大限度地保持药物疗效，防止药物变质。

3．区分规格等级，利于药材按质论价　中药优质优价，具有较高的品质，才会获得更高的收益。通过产地初加工，根据药材的品种、部位、大小、形态、色泽等重要因素对药材区分规格等级，分类更加明确，从而按质论价，也有利于中药材商品的标准化。

4．降低或消除毒性、刺激性或其他副作用　有些药物的毒性很大，通过浸、漂、蒸、煮等加工方法，可以降低其毒性，如附子。有些药材的表面有毛状物，如不除去，服用时可能黏附或刺激咽喉的黏膜，使咽喉发痒，甚至引起咳嗽，如枇杷叶、狗脊等。

（二）中药常用加工方法

中药产地加工常因品种的不同而异，一般应达到下列要求：形体完整、含水分适度、色泽好、香气散失少、不变味（玄参、生地黄、黄精等例外）、有效物质破坏少。常用的产地加工方法如下：

1．挑选　用筛、竹匾或簸箕等工具，除去杂质或非药用部分。

2．洗涤　用刷子、筐、篓等工具，洗除药材表面的泥沙与污垢。质地疏松或黏性大的药材，在水中洗的时间不宜长，否则不利切制，如瓜蒌皮等；含有多量黏液质的种子类药材，遇水易黏结成团，不易散开，故不能水洗，可筛除附着的泥沙，如葶苈子、车前子等；具有较多的水溶性有效成分或芳香气味的药材应抢水洗，即洗药时动作敏捷，速度要快，以防药物浸久，使成分流失或气味散失，影响疗效，如薄荷、细辛等。

3．修整与去皮（壳）　用修剪、切削等方法，除去非药用部位和不合规格的部分，或使药材整齐，利于捆扎、包装等；去皮（壳）的目的是使某些果实种子类、根及根茎类或皮类药材表面光洁，符合性状要求，易于干燥和贮藏。常用工具有刀剪、撞笼、撞苑、木桶等。多在干燥前进行，有的则在干燥后进行，如剪除残根，切削、打磨或撞去粗皮、泥土、须根，使药材表面光洁等。

4.漂　目的是用水溶去部分有毒成分或大量盐分,前者如半夏、天南星、附子等,后者如咸苁蓉、海螵蛸、海藻、昆布等。漂的方法,一般是将药材放在盛有水的缸中,天冷时每日换水1次,天热时每日换水2~3次;漂的时间根据具体情况而定,短则3~4日,长则数周;漂的季节以春、秋二季为宜,夏季气温高,可加明矾防腐。

5.切片　较大的根及根茎类、坚硬的藤木类和肉质的果实类药材,多趁鲜切成块、片,以利干燥,如大黄、鸡血藤、木瓜等。但对某些含挥发性成分或有效成分易氧化的药材,则不宜提早切成薄片片干燥,如当归、川芎、常山、槟榔等。

6.蒸、煮、烫　某些药材采收后,需经蒸、煮、烫等加热处理,目的如下:①利于富含黏液汁、淀粉或糖分的药材干燥,如白芍、明党参煮至透心;天麻、红参蒸透;鳖甲烫至背甲上的硬皮能剥落等。②便于刮皮,如明党参、北沙参等。③杀死虫卵,防止孵化,如桑螵蛸、五倍子等。④有的蒸制后能起滋润作用,如黄精、玉竹等。⑤防止散瓣,如菊花。⑥使药材中的酶失去活性,以防有效成分分解,如黄芩。

7.硫熏　是一种传统加工方法,目的是使某些药材色泽洁白,易于干燥,防止霉变和虫害。但过量使用硫黄熏制,不但会污染环境,还会造成药材有效成分的损失,同时可使大量二氧化硫(SO_2)残留在药材上,引起对肠胃、肝脏及免疫系统的损害,威胁人体健康。因此,国家食品药品监督管理局于2004年禁止使用硫黄熏制药材,违者按劣药查处;从2005年起《中国药典》也删除了硫黄熏制法。中药材反复熏蒸很容易导致二氧化硫超标,而且性状和颜色会发生明显的变化,不符合中药标准的要求,因此,《中国药典》2020年版检定通则中规定:山药、天冬、天花粉、天麻、牛膝、白及、白术、白芍、党参、粉葛10种传统习用硫黄熏蒸的中药材及其饮片,二氧化硫残留量不得过400mg/kg,其他中药材及其饮片的二氧化硫残留量不得超过150mg/kg。

8.发汗　某些药材在加工过程中用微火烘至半干或微蒸、煮后,堆置发热,使其内部水分外溢、变软、变色、增加香气或减少刺激性,以利干燥,这种方法称为"发汗",如厚朴、杜仲、玄参、续断、茯苓等。发汗的方法有普通发汗和加温发汗两种。前者系将鲜药材或半干燥药材堆积一处,用草席等覆盖使其发热,或白天晾晒,夜晚堆积使药材回软,达到发汗的目的,如玄参、板蓝根、大黄、黄芪、薄荷等;后者系将鲜药材或半干燥药材加温后密闭堆积发汗,如厚朴、杜仲用沸水烫淋数遍加热,再堆积发汗,称为"发水汗";云南加工茯苓是用柴草烧热后,垫一层草,再相间铺放茯苓和草,最后盖草密闭使之发汗,称为"发火汗"。操作时,应掌握好发汗时间和次数。一般半干燥或近干燥的药材,发汗一次即可;鲜药材、含水分较多的肉质根或地下茎,发汗的时间宜稍长,次数可多些;气温高的季节,发汗时间宜短,以防霉烂变质;气温低的季节,发汗时间宜稍长。

9.干燥　目的是除去药材中的大量水分,避免发霉、虫蛀及有效成分分解,利于贮藏。经验证明,药材含水量过少易干裂,含水量过多则易霉变,通常认为安全水分含量为8%~12%。常用的干燥方法如下:

(1)晒干:利用阳光直接干燥,是一种简便、经济的干燥方法。药材晒干后,应凉透再包装,以免因内部温度高而发酵,或因部分水分未散尽,造成局部水分过多而发霉。下列药材不宜暴晒:①含挥发油的药材,暴晒易造成挥发油散失,如薄荷、金银花等。②受日光照射后易变色、变质的药材,如白芍、黄连、大黄、红花等。③烈日晒后易爆裂的药材,如郁金、白芍、厚朴等。

(2)烘干:利用烘干设备使药材干燥。为防止药材成分遇热破坏,同时又抑制酶的活性,干燥温度一般以50~60℃为宜;浆果类药材可在70~90℃迅速干燥。烘干温度应缓缓升高,以防新鲜药材遇高热后,淀粉粒糊化。本法不适用于含挥发油或需保留酶活性的药材,如薄荷、广藿香、苦杏仁、芥子、雷丸等。

(3)阴干:即将药材放置或悬挂于通风的室内或荫棚下,避免阳光直射,使水分自然蒸发而干燥。适用于含挥发性成分的药材,如薄荷、荆芥等。

(4)远红外干燥:一般将波长范围在红外光谱的远端(30~1 000μm之间)的红外线称为远红外线。物体的分子吸收该电磁波后产生共振,导致物体变热,经热扩散、蒸发等,达到干燥的目的,具有干燥速度快、加热均匀、节约能源、既杀菌又杀虫卵等优点。

(5)微波干燥:微波是频率为300~300 000MHz,对应波长为1m~1mm的高频电磁波。微波干燥具有干燥速度快、加热均匀、产品质量高等优点。比常规干燥时间缩短几倍至几百倍,且能杀灭微生物及霉菌,具消毒作用。

药典规定的干燥方法为:①烘干、晒干、阴干均可的,用"干燥"。②不宜用较高温度烘干的,则用"晒干"或"低温干燥"(一般不超过60℃)。③烘干、晒干均不适宜的,用"阴干"或"晾干"。④部分药材需要短时间干燥,则用"暴晒"或"及时干燥"。⑤制剂中的干燥方法一般用"干燥"或"低温干燥",采用特殊干燥方法的,则在具体品种项下注明。

(三)药材产地加工通则

1.植物药类 ①根及根茎类药材:采挖后,及时除去地上茎叶和泥土等,迅速晒干、烘干或阴干;有的须先刮去或撞去外皮使色泽洁白,如南沙参、桔梗、山药;质地坚硬或较粗大的药材,应趁鲜切片或剖开再干燥,如天花粉、苦参、地榆、狼毒、商陆、乌药等;有的需抽去木心,如远志;富含黏液质和淀粉的药材,多用开水烫或蒸后再干燥,如天麻、百部、延胡索、白及、郁金等。②皮类:采收后一般应切成一定大小后晒干;或加工成单卷筒、双卷筒,如厚朴等;或削去栓皮,如关黄柏、牡丹皮等。③叶类及全草类药材:含挥发油较多的药材,采收后置通风处阴干;有的须先行捆扎,使成一定重量或体积再干燥,如薄荷。④花类药材:加工时要注意花朵的完整和色泽的保持,一般是直接晒干或烘干,应注意控制烘晒时间。⑤果实类药材:一般采后直接干燥;有的需进行烘烤、烟熏等,如乌梅;或经切割加工使成一定形态,如枳实、枳壳、化橘红;有的需蒸后晒干,如五味子等。⑥种子类药材:通常采收果实,干燥后取种子,或直接采收种子干燥;也有将果实干燥贮存,临用时取出种子,如砂仁。

2.动物药类 动物药的加工方法,常因动物种类的不同或相同动物而因产地、时间的不同而异。一般要求加工处理必须及时得当,常用的方法有洗涤、精选、干燥、冰冻或加入适宜防腐剂等,特别是干燥处理很重要。如蜈蚣在捕后烫死,及时选用与虫体长宽相近的竹签,将虫体撑直,暴晒使干燥,若遇阴雨天,可用无烟炭火烘干,温度一般不宜超过80℃。鳖甲、龟甲等动物鳞甲、骨骼类中药,干燥前应去筋肉;以虫卵或虫瘿入药者,需要蒸或煮,以杀死虫卵,防止孵化成虫,影响疗效,如桑螵蛸、五倍子等。

3.矿物药类 主要是清除泥土和非药用部位,以保持药材的纯净度。

四、中药的贮藏

贮藏与中药的质量密切相关。贮藏不当,会发生虫蛀、生霉等变质现象,导致疗效降低,甚至产生有毒物质,危害人体健康。因此应高度重视中药的贮藏,将传统经验与现代养护技术相结合,达到科学贮藏、保证药材质量的目的。

(一)中药常见变质现象及其防治

1.虫蛀 虫蛀是指害虫侵蚀药材内部,破坏药物外形,甚至将药材完全毁坏变成蛀粉的现象。被虫蛀的药材,轻者降低药材疗效,重者可完全失去药用价值。

(1)害虫的来源:①药材在采收、加工、运输等过程中受到污染。②在加工炮制过程中未能有效地将害虫或虫卵杀灭,带入贮藏场所。③贮藏场所和容器有害虫生存,侵入药材并繁殖。

(2)害虫的生长条件:①环境条件,温度通常为16~35℃,相对湿度70%以上。②药材含水量,在13%以上。③药材成分,含有淀粉、蛋白质、脂肪和糖类等营养成分,为害虫的滋生提供了条件,如人参、鹿茸等。

（3）常见的有害昆虫与螨：①甲虫类,如米象、谷象、大谷盗等。②蛾类,如印度谷螟、谷蛾等。③螨类,螨为节肢动物门蛛形纲蜱螨目动物,通常体长为 0.1～0.5mm,外形有圆形、卵圆形或长形等,用肉眼无法看见,只有通过放大镜或显微镜才能看清其细微结构。螨的大量繁殖,不仅使药材在短期内发霉变质,而且服用后会引起消化系统、泌尿系统或呼吸系统疾病,因此口服中药中不得检出活螨和螨卵（图 1-1）。

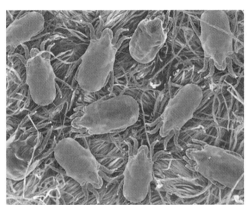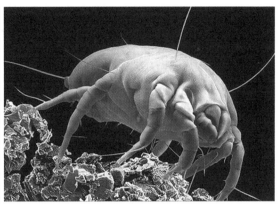

图 1-1　螨（粉螨）的形态

（4）虫害的防治方法

1）温度处理法：①低温法,一般在环境温度 8～15℃时药材害虫即停止活动；-4～8℃时进入冬眠状态；低于 -4℃,经过一定时间即死亡。②高温法,药材害虫对高温的抵抗力较差,当环境温度在 40～45℃时,害虫停止生长繁殖；48～52℃时,害虫将在短时间内死亡。可采用暴晒、烘烤、蒸、远红外照射等高温处理法,使害虫致死。应注意烘烤药材的温度不宜超过 60℃,以免破坏有效成分；含挥发油的药材不宜烘烤,以免影响药材质量。

2）传统养护法：利用某些物质的特殊成分或特殊气味,以达到防虫的目的。①牡丹皮与泽泻同放：牡丹皮不易变色,泽泻不易虫蛀。②陈皮与高良姜同放：可防生虫。③花椒或细辛：可防止海龙、海马、蕲蛇等有腥味的动物药生虫。④大蒜：可防止土鳖虫、全蝎、斑蝥、红娘子等药材生虫。⑤乙醇：在保存药材的密闭容器中,置入瓶装乙醇,使其逐渐挥发,或将乙醇直接洒在药材上,其挥发蒸气可防止药材生虫,如瓜蒌、枸杞子、哈蟆油等。此外尚有谷糠埋藏法、干沙埋藏法、石灰防虫法等。

3）化学杀虫法：理想的化学杀虫剂应有强烈的挥发性和渗透性,能渗入包装内,可在短时间内杀灭害虫和虫卵,杀虫后能自动挥散而无残留,对人体健康以及药材的质量无影响。但目前还没有十分理想的化学杀虫剂,因此,应尽量少用或不用。必要时,要进行杀虫剂残留量的检测。较常用的杀虫剂有：①氯化苦（三氯硝基甲烷）：通常采用喷雾法或蒸发法密闭熏蒸 2～3 昼夜,用量 30～35g/m³。本品对人体有剧毒,对上呼吸道有刺激性,有强烈的催泪性,使用时应带防护面具。②磷化铝：适用于仓库密闭熏蒸杀虫,市售磷化铝片（含辅料）用量为 5～6g/m³。

4）气调养护法：其原理是调节贮藏系统内的气体组分,充入氮气或二氧化碳至含量达 98%以上,降低氧气的含量,致使害虫缺氧窒息而死亡。方法是将中药储存于密闭塑料袋或容器内,以杀虫为目的时,可充氮气使含氧量降到 5% 以下；以防霉为目的时,可将含氧量控制在 8% 以下。充氮与加除氧剂结合,更能达到无氧或极少氧的环境,杀虫效果更佳。本法的优点是可保持药材原有的品质；既杀虫,又防虫、防霉；无化学杀虫剂的污染,对人体无害；成本较低,是值得推广的贮藏方法。

5）除氧剂密封贮藏：本法是继真空包装、充气包装之后发展起来的一项技术。其原理是利用除氧剂与贮藏系统内的氧发生化学反应,生成稳定的氧化物,将氧去掉,人为制造低氧环境,以达到保存中药品质的目的。除氧剂具有连续、稳定的除氧功能,方便检查,安全性强。应用最广的除氧剂是铁系脱氧剂,系氧化铁700~900℃时用氢还原所得,内含90%~96%金属铁,其余主要为氧化亚铁。每1g铁的除氧能力为300ml,折合空气1 500ml,除氧效果好。其次有抗坏血酸、葡萄糖碱性物等。

6) 核辐射灭菌技术:钴射线对中药粉末、中药饮片有很强的杀虫灭菌能力;γ射线用于中成药灭菌十分理想。低剂量照射药品后,含菌量可达到国家标准,高剂量照射药品后,可达到彻底灭菌的效果。

2. 霉变

(1) 产生霉变的原因:霉变是指霉菌在药材表面或内部滋生的现象。大气中的霉菌孢子散落在药材表面,在适当的温度(25℃左右)、湿度(相对湿度在85%以上)、药材含水量(超过15%)、适宜的环境(如阴暗不通风的场所)和足够的营养条件下,即萌发为菌丝,分泌酵素,促使药材腐败变质,失去药效。

(2) 常见的霉菌种类:有根霉属、毛霉属、青霉属、曲霉属等。有些霉菌能产生毒素,如曲霉属中的某些黄曲霉菌,其代谢产物为黄曲霉毒素,对肝脏有强烈毒性。

(3) 霉变的防治方法:①水分控制法,采用通风、干燥、吸湿剂或吸湿机降湿等方法,控制药材含水量在安全水分(8%~12%)范围内,相对湿度在70%以下,可达到防霉的目的。②温度控制法,将库房温度调节至15℃以下,或采用日晒、烘干、蒸等高温处理法,均可达到防霉的目的。③密封法,是利用严密的包装或其他方法,使中药与外环境隔绝,从而达到防霉的目的。可根据药材的性质和数量,采用密封库、密封垛、密封货架和密封包装等方法;密封与吸湿相结合,其防治霉变的效果更佳。但应注意,药材在密封前不应超过安全水分,且无变质变味等现象,否则更易促进药材霉变腐烂。

3. 变色　色泽是药材品质的重要标志。各种药材都有其固有的色泽,色泽的改变意味着药材质量的改变。引起药材变色的原因主要有:①药材所含成分,如药材含有的黄酮、羟基蒽醌、鞣质等成分,易在酶的作用下氧化、聚合成大分子有色化合物而变色;药材含有的糖、糖酸类成分易分解产生糠醛或其他类似化合物,这些化合物有活泼的羟基,能与含氮化合物缩合成棕色色素而变色等。②外界条件,如日照或烘干时温度过高;使用某些杀虫剂,如硫熏;贮藏日久;贮藏不当,致使药材生虫、发霉。防止药材变色的方法主要是干燥、冷藏和避光。

4. 走油　某些含油药材因贮藏不当,油质泛于药材表面;以及某些含糖药材在受潮、变色、变质后,表面呈现油样物质的变化,统称"走油"或"泛油"。前者如柏子仁、苦杏仁(含脂肪油)及当归、肉桂(含挥发油)等;后者如党参、麦冬等(含糖质)。走油的原因除与药材自身的成分有关外,尚与贮藏温度过高或贮藏过久有关。防止药材走油的方法是保持低温、低湿环境,减少与空气的接触。易走油的药材,应储存于阴凉干燥的库房,堆码不宜过高、过大。

此外,中药仓储中常见的变质现象还有风化(如白矾、芒硝、胆矾)、挥发损失(如樟脑、冰片)、自然分解(如绵马贯众)等,应采用不同的养护措施。

(二)中药的贮藏保管方法

1. 仓库管理　应按GAP(《中药材生产质量管理规范》)、GMP(《药品生产质量管理规范》)和GSP(《药品经营质量管理规范》)等的要求,制定严格的日常管理制度。入库前应详细检查药材有无虫蛀、发霉等情况,凡有问题的包件应进行适当处理;库房保持阴凉、通风、清洁、干燥;堆垛不宜太高,避免日光直射;应勤检查,勤翻晒,常灭鼠,注意外界温度、湿度的变化,及时采取有效措施调节室内温度(30℃以下)和湿度(相对湿度70%以下);要贯彻"先进先出"的原则,以免贮藏日久,发生变质。中药饮片表面积较大,与空气的接触面也随之扩大,易吸湿或被污染,应严格控制其水分含量,密封贮藏,必要时应在容器内加入石灰或硅胶等干燥剂。

中药贮藏的条件

　　2020 年版《中国药典》对中药的贮藏条件做了具体规定,分为遮光、避光、密闭、密封、熔封或严封、阴凉处、凉暗处、冷处和常温九种。遮光是指用不透光的容器包装,例如棕色容器或黑色包装材料包裹的无色透明、半透明容器;避光是指避免日光直射;密闭是指将容器密闭,以防止尘土及异物进入;密封是指将容器密封,以防止风化、吸潮、挥发或异物进入;熔封(或严封)是指将容器熔封或用适宜的材料严封,以防止空气与水分的侵入,并防止污染;阴凉处是指无阳光直射,温度不超过 20℃;凉暗处是指避光,并不超过 20℃;冷处是指 2～10℃;常温是指 10～30℃,凡未规定贮藏温度的系指常温。

　　2. 常用贮藏方法

　　(1) 干燥法:通过干燥除去药材中多余的水分,同时可杀死害虫和虫卵,起到防治虫、霉,久贮不变质的效果。常用的干燥方法有暴晒法、摊晾法、烘烤法、干燥剂(石灰、木炭等)干燥法、通风去湿干燥法等。对于颗粒较小的药材或粉末状药材,还可用微波干燥法或远红外干燥法。

　　(2) 冷藏法:采用低温(2℃以上,10℃以下)贮存中药,可以有效地防止中药的虫蛀、发霉、变色、走油等变质现象的发生。

　　(3) 密封法:利用严密的库房或包装,将药材密封,使药材与外界空气隔离,从而减少了湿气、害虫、真菌等侵入的机会,能较好地保持药材的品质。但密封前,应将药材充分干燥,使含水量不超过安全水分。若有霉变、虫蛀等,应处理好再封存。依密封的设备可分为容器密封、罩帐密封和库房密封。

　　(4) 对抗同贮法:对抗同贮法是利用不同品种的药材所散发的特殊气味、吸潮性能或特有驱虫去霉化学成分,来防止另一种中药生虫、发霉、变色、走油等现象的贮藏方法。如牡丹皮与泽泻同贮则泽泻不易生虫,牡丹皮不易变色;西红花与冬虫夏草同贮于低温干燥的地方,则冬虫夏草可久贮不坏;柏子仁与滑石或明矾存放在一起,可防止柏子仁泛油和发霉;花椒、细辛等可防止动物类药材的虫蛀等。

　　此外,还有应用除氧剂养护中药、气调养护法、辐射灭菌等方法贮藏中药。

　　3. 毒性中药的保管　　毒性药品系指毒性剧烈、治疗剂量与中毒剂量相近,使用不当会致人中毒或死亡的药品。对于毒性药材的保管,必须专人负责,划定仓间或仓位,专柜加锁保管,建立专用账册,记载收入、使用、消耗情况。

　　1988 年颁布实施的《医疗用毒性药品管理办法》中规定毒性中药材品种 28 个,具体品种如下:砒石(红砒、白砒)、砒霜、水银、生马钱子、生川乌、生草乌、生白附子、生附子、生半夏、生天南星、生巴豆、斑蝥、红娘虫、青娘虫、生甘遂、生狼毒、生藤黄、生千金子、闹羊花、生天仙子、雪上一枝蒿、红升丹、白降丹、蟾酥、洋金花、红粉、轻粉、雄黄。

第四节　中药鉴定的依据与基本程序

一、中药鉴定的依据

　　《药品管理法》第二十八条规定,"药品应当符合国家药品标准"。国务院药品监督管理部门颁布的《中华人民共和国药典》和药品标准为国家药品标准,国家药品标准为法定的药品标准。除国家药品标准外,各省、自治区、直辖市颁布的中药饮片炮制规范亦为法定药品标准。另外,各省、自治区、直辖市颁布的中药材标准,也可作为中药鉴定的依据。国务院药品监督管理部门组织药典委员会负责国家药品标准的制定和修订。

(一)药品标准的定义与分类

1.国家药品标准　国家药品标准是国家对药品质量和检验方法所做的技术规定,是药品生产、经营、使用、检验和监督管理部门必须共同遵循的法定依据。

(1)中国药典:载入《中国药典》的药品标准,是对同种药品质量的最基本要求。目前《中国药典》一般每5年修订一次。新版药典一经颁布执行,原同品种药品标准同时废止;药品注册标准不符合新版药典要求的,药品生产企业应提出补充申请;药品注册标准中收载的检验项目多于新版药典规定的或质量指标高于新版药典要求的,在执行新版药典基础上,同时执行原标准的相应项目和指标。制药企业应根据新版药典增修订内容,变更药品说明书和标签。

(2)局颁药品标准:是指未列入《中国药典》而由国家药品监督管理部门颁布的药品标准,以及与药品质量指标、生产工艺和检验方法相关的技术指导原则和规范,通常不列凡例和附录,按《中国药典》的凡例和附录执行。

(3)药品注册标准:是由国家药品监督管理部门批准给申请人特定药品的标准,生产该药品的生产企业必须执行该注册标准。该标准不得低于《中国药典》的规定。

2.地方药品标准　是指各省、自治区和直辖市药品监督管理部门颁布的药品标准。新修订的《药品管理法》取消了地方药品标准,只保留中药材、中药饮片标准,作为国家药品标准体系的重要补充。国家药品标准一经颁布实施,地方药品标准收载的相同品种标准同时停止使用。地方药品标准应报国务院药品监督管理部门备案。

3.企业药品标准　根据药品质量管理的有关规定,制药企业必须制定其产品的企业药品标准(内控标准)。内控标准包括原辅料、包装材料、中间产品和成品等一系列标准。内控标准应根据国家药品标准的规定,并结合企业生产工艺条件和产品质量情况制定,做到有效可行。其水平应高于法定标准,可通过增加检测项目或提高检测限度来优化产品质量,使药品自出厂之日起,直到有效期内仍能符合法定质量标准。制药企业应以内控标准组织生产,进行药品检验,符合内控标准的产品才能发放销售。企业还应制定相应的药品检验标准操作规程(SOP),以便规范检验操作。

(二)药品标准的特性

国家药品标准在保证药品具有安全性、有效性、稳定性及可控性的同时,又具有权威性、科学性、实用性和进展性。

1.权威性　《药品管理法》规定,药品必须符合国家药品标准。药品标准收载的所有品种,均应按标准规定的方法进行检验。如需采用其他方法,应将该方法与规定的方法做比较,根据试验结果掌握使用,但仲裁时,仍以现行药品标准规定的方法为准。

2.科学性　药品标准的制定,应保证检验方法的专属性和灵敏性,检验结果的准确性和可靠性。如目前的《中国药典》广泛使用先进成熟的检测技术和分析方法,使中药质量控制的专属性进一步提高。

3.实用性　药品标准应尽可能采用操作简便、费用较低的检测方法。

4.进展性　随着生产技术水平的提高和检测手段的改进,药品标准也应不断修订和完善。中华人民共和国成立后,国家颁布了11版药典,收载的内容及品种都在逐渐增多,药品检验方法都随时代发展而不断地提高和完善。从分析手段上,改革开放前主要是来源、性状和化学反应鉴定法;改革开放以来,各种色谱、光谱及计算机联用技术逐步应用于中药的质量评价,中药质量控制水平逐步提高。

(三)《中国药典》沿革

中华人民共和国成立至今,《中国药典》共颁布发行11版,即1953年版、1963年版、1977年版、1985 年版、1990 年版、1995 年版、2000 年版、2005 年版、2010 年版、2015 年版、2020 年版。现将各版《中国药典》的载药情况和主要特点比较如下（表1-2）。

表 1-2　各版《中国药典》的载药情况和主要特点

版次	载药情况及主要特点
1953 年版	载药 531 种。其中化学药 215 种,植物药与油脂类 65 种,动物药 13 种,抗生素 2 种,生物制品 25 种,各类制剂 211 种（含中药成方制剂 46 种）。1957 年出版药典增订本
1963 年版	载药 1 310 种。分一部、二部,各有凡例和有关的附录。其中一部收载中药材 446 种,中药成方制剂 197 种,共 643 种。增加了炮制、性味、功能与主治、用法与用量等
1977 年版	载药 1 925 种。一部收载中草药（包括民族药）、中草药提取物、植物油脂及单味药制剂 882 种,成方制剂（包括民族药成方）270 种,共 1 152 种。收载制剂通则和检验方法通则 74 个;对 400 多个品种规定了显微、理化鉴定方法
1985 年版	载药 1 489 种。一部收载中药材、植物油脂及单味制剂 506 种,成方制剂 207 种,共 713 种。强调 TLC 和有效成分的含量测定,有 36 种中成药增加了理化鉴别和含量测定内容
1990 年版	载药 1 751 种。一部收载中药材、植物油脂等 509 种,成方及单味制剂 275 种,共 784 种。首次收载中药保密品种,新增药材 39 种、中成药 41 种
1995 年版	载药 2 375 种。一部收载中药材、植物油脂等 522 种,成方及单味制剂 398 种,共 920 种,其中新增 142 种。采用显微鉴别、TLC 鉴别、含量测定的品种均有所增加
2000 年版	载药 2 691 种。一部收载中药材 534 种,成方及单味制剂 458 种,共 992 种。现代分析技术得到进一步的扩大应用,逐步实现由定性到定量、由单一指标到综合指标评价的过渡。如穿心莲检测成分包括穿心莲内酯、脱水穿心莲内酯和醇浸出物。对农药残留量、微生物及重金属检测三项标准均有所提高
2005 年版	载药 3 214 种,其中新增 525 种,修订 1 032 种。分一部、二部和三部出版,一部收载药材及饮片 551 种、植物油脂和提取物 31 种、成方制剂和单味制剂 564 种,共 1 146 种,其中新增 154 种,修订 453 种,共计 607 种、2 243 个项目,大幅度提高了中药质量标准的科学性、实用性和可操作性。二部收载化学药品、抗生素、生化药品等;三部收载生物制品,首次将《中国生物制品规程》并入药典
2010 年版	载药 4 567 种,其中新增 1 386 种,修订 2 237 种,基本覆盖国家基本药物目录品种和国家医疗保险目录品种。分为三部出版,一部为中药,二部为化学药,三部为生物制品。一部收载品种 2 165 种,其中新增 1 019 种,修订 634 种
2015 年版	载药 5 608 种。分四部,一部为中药;二部为化学药;三部为生物制品;四部为药典通则、药用辅料。其中,一部收载药材和饮片、植物油脂和提取物、成方制剂和单味制剂,品种共计 2 158 种
2020 年版	收载品种 5 911 种,新增 319 种,修订 3 177 种,不再收载 10 种,因品种合并减少 6 种。一部中药收载 2 711 种,其中新增 117 种,修订 452 种。二部化学药收载 2 712 种,其中新增 117 种,修订 2 387 种。三部生物制品收载 153 种,其中新增 20 种,修订 126 种;新增生物制品通则 2 个、总论 4 个。四部收载通用技术要求 361 个,其中制剂通则 38 个（修订 35 个）、检测方法及其他通则 281 个（新增 35 个,修订 51 个）、指导原则 42 个（新增 12 个、修订 12 个）;药用辅料收载 335 种,其中新增 65 种、修订 212 种

（四）药材拉丁名

为便于国际贸易和交流,《中国药典》收载有药材拉丁文名称。《中国药典》将药材拉丁名的命名格式调整为:属名或属名 + 种加词（名词单数,属格）在先,药用部位名（名词单数,主格）在后;中药拉丁名中的名词和形容词第一个字母均大写,连词和前置词一般均小写。命名原则如下:

1. 植（动）物药类

（1）属名 + 药用部位名:适用于一属中只有一个种作药用,或一属中有几个种作同一药材使用的中药。前者如牛黄 Bovis Calculus、杜仲 Eucommiae Cortex;后者如黄连 Coptidis Rhizoma、麻黄 Ephedrae Herba。

（2）属名＋种名＋药用部位名：适用于同属中有几个品种来源，分别作为不同药材使用的中药。如当归 Angelicae Sinensis Radix、白芷 Angelicae Dahuricae Radix 等。如果某药材已采用属名命名，则只将同属其他种的药材用属、种名命名，以利区分，如川乌 Aconiti Radix、草乌 Aconiti Kusnezoffii Radix。

（3）属名（或种名）＋药用部位名＋形容词（或属名＋形容词）：如有形容词修饰药用部位名或属名时，形容词置于后，并保持与所修饰词的性、数、格一致。如豆蔻 Amomi Fructus Rotundus（近圆形的）、附子 Aconiti Lateralis（侧边生的）Radix Praeparata（制备的）、金钱白花蛇 Bungarus Parvus（幼小的）。

（4）属名＋药用部位名＋前置词短语：适用于有前置词短语说明药材的特征和性质时，前置词 in（在……内，呈……状）和 cum（含，带，同）所组成的前置词短语置于后。如竹茹 Bambusae Caulis in Taenia（呈带状）、钩藤 Uncariae Ramulus cum Uncis（带钩状）等。

（5）属名＋药用部位名 +et 或 seu+ 药用部位名：适用于有两个不同的药用部位时，把主要的列在前面，用 et（和）或 seu（或）相连接。如大黄 Rhei Radix et Rhzoma、甘草 Glycyrrhizae Radix et Rhzoma。

（6）"属名 ₁；属名 ₂"或"属名 ₁＋ 药用部位名；属名 ₂＋ 药用部位名"：适用于来源于两个不同属植（动）物的药材，如土鳖虫以两个属名分别命名，中间以分号分开或另起一行（Eupolyphaga; Steleophaga）；山慈菇以"属名 ₁＋ 药用部位名"与"属名 ₂＋ 药用部位名"分别命名，中间以分号分开或另起一行（Cremastrae Pseudobulbus; Pleiones Pseudobulbus）。

（7）种名或俗名＋药用部位名：前者如人参 Ginseng Radix et Rhizoma；后者如牡丹皮 Moutan Cortex。

（8）直接以属名、种名或俗名命名：如冬虫夏草 Cordyceps、儿茶 Catechu、蜂蜜 Mel 等。

（9）属名或种名＋药用部位名＋加工品名：如阿胶 Asini Corii Colla。加工品名用名词主格，药用部位名、属名或种名均用名词属格。

2. 矿物药类

（1）使用矿物主成分的拉丁名（或 ＋ 形容词）：如芒硝 Natrii Sulfas、玄明粉 Natrii Sulfas Exsiccatus（干燥的）。

（2）使用原矿物的拉丁名：如炉甘石 Calamina、滑石 Talcum、磁石 Magnetitum。

二、中药鉴定的基本程序

中药鉴定的一般程序是：取样、真实性鉴定、品质优良度鉴定、纯度及安全性检查、浸出物及含量测定、填写药品检验记录、出具药品检验报告书。

（一）取样

取样又称抽样，系指从同一批产品中抽取一定数量具有代表性样品的过程。取样应具有代表性、科学性和真实性，原则是"随机、均匀"，应严格按照药品质量抽查检验管理及药品抽样的有关规定进行。

1. 取样前检查　取样前应检查药品的品名、厂家、批号、规格及包装式样等是否一致，检查包装的完整性、清洁程度以及有无污染、水迹或霉变等情况，检查药品贮存条件是否符合要求，药品包装是否按规定印有或贴有标签并附有说明书，字样是否清晰。同时，应核实被抽取药品的库存量。有异常情况者另行处理。凡从外观看出长螨、发霉、虫蛀及变质的药材，可直接判为不合格，无需再抽样检验。

2. 取样原则

（1）抽取包件数：同批药材总包件数不足 5 件的，逐件取样；5～99 件的，随机抽 5 件取样；

100～1 000件的，按5%比例取样；超过1 000件的，超过部分按1%比例取样；贵重药材和饮片，无论包件多少，均应逐件取样。

（2）每一包件的取样量：一般药材和饮片100～500g，粉末状药材和饮片25～50g，贵重药材5～10g。由于样品的代表性主要取决于取样的个数，因此个体重量较大的药材，其取样量应比个体较小的为多。

3．取样操作　应规范、迅速、注意安全，取样过程应不影响所抽样品和拆包药品的质量。直接接触药品的取样工具和容器，应不与药品发生化学作用，使用前应洗净并干燥。用于取放无菌样品或者须做微生物检查的样品的取样工具和容器，须经灭菌处理。直接接触药品的取样工具使用后，应及时洗净，不残留被取样物质，并贮于洁净场所备用。粉末状固体和半固体药材一般使用一侧开槽、前端尖锐的不锈钢抽样棒取样，也可使用瓷质或者不锈钢质药匙取样；低黏度液体药材使用吸管、烧杯、勺子、漏斗等取样；腐蚀性或毒性液体药材取样时需配用吸管辅助器；高黏度液体药材可用玻璃棒蘸取；原料药使用可密封的玻璃瓶等适宜器具盛样；制剂使用纸袋（盒、箱）等适宜器具盛样。

依据《药品抽样指导原则》确定取样件数及方法，将每一包件所取样品混匀，称为"袋样"。将全部"袋样"混匀，称为总样品，又称"混合袋样"或"初样"。平均样品系指不少于全检用量3倍量的样品，其中1/3供检验用，1/3供复核用，1/3留样保存（至少1年）。若"混合袋样"超出平均样品数倍时，可采用"圆锥四分法"获得平均样品，方法是：用适当的方法将总样品堆积成正圆锥形，再将正圆锥的上部压平，然后从圆锥上部被压平的平面十字状垂直向下切开，分成4等份，取用对角2份，混匀，再如此反复操作，直至剩余的量达到平均样品量为止。

取样结束，取样人员应用"药品封签"将样品签封，据实填写"药品抽样记录及凭证"。"药品封签"和"药品抽样记录及凭证"应由抽样人员和被抽样单位有关人员签字，并加盖抽样单位和被抽样单位公章；被抽样对象为个人的，由该个人签字、盖章。

（二）真实性鉴定

真实性鉴定包括性状、显微、理化鉴定等项目。对供鉴定的样品药材，一般先进行真实性鉴定，然后做显微鉴定及理化鉴定。如遇到不能确定样品的原植（动）物来源时，还须从中药的商品流通渠道深入到产地做进一步调查研究。最后通过核对文献、与标准品对照等方法得到鉴定结果。

性状鉴定包括对药材或饮片的形状、大小、表面、色泽、质地、断面、气味等的观测。显微鉴定系指用显微镜观察药材切片、粉末或表面等的组织、细胞或内含物等特征；理化鉴定系指用物理或化学方法，对药材中所含某些化学成分进行的鉴别试验。常用的理化鉴别方法有化学反应法、微量升华法、荧光分析法、色谱鉴别法〔薄层色谱法（TLC）、气相色谱法（GC）、高效液相色谱法（HPLC）〕、紫外 - 可见（UV-Vis）分光光度法等。TLC法鉴别中药，专属性强，操作简便，具有分离和鉴别双重功能，采用对照品、对照药材或对照提取物作对照，大大提高了鉴别的准确性。因此，新版药典突出了中药的TLC鉴别法。实际工作中，应根据药品质量标准中鉴别项下规定的试验方法逐项检验，并结合性状检查结果，才能做出判断。

（三）品质优良度鉴定

是指对中药的有效成分，或主要成分，或指标性成分的含量进行测定，以确定其是否符合要求。含量测定方法包括薄层色谱法、气相色谱法、高效液相色谱法等。但于对于目前化学成分或者有效成分还不是十分清楚的中药，一般采用浸出物测定法来确定其品质。

（四）纯度及安全性检查

1．纯度检查　主要是检查药材中有无杂质及杂质的含量是否超过规定的限度。杂质包括有机杂质（药用部位、来源与规定不同的其他物质等）和无机杂质（砂石、泥块、尘土等）。无机杂质一般采用拣出、过筛的方法将其分出。各类杂质分别称重，计算其在检品中的含量（%）。对于杂质不易分者,《中国药典》规定了总灰分、酸不溶性灰分含量的测定。

水分虽不属于杂质,但水分含量超过一定限度容易引起中药出现发霉、变质及腐烂,并相对减少了中药的实际用量,因而,水分测定也被列入纯度的检查范围内。

2．安全性检查 是指对有害物质或有毒物质的检查,主要是测定样品中毒性成分、重金属及有害农药残留量、黄曲霉毒素等成分的含量是否在规定的范围内。

(五) 浸出物及含量测定

浸出物系指用水、乙醇或其他适宜的溶剂对药材和饮片中可溶性物质进行溶解的一种定量指标。含量测定是对中药进行内在质量控制的重要方法,其目的是以有效成分含量为指标,客观准确地评价中药质量的优劣。应选择专属性成分、活性成分作为含量测定的指标;避免选择无专属性的指标成分、低活性的微量成分或水解产物作为测定指标。含量低于万分之一的测定指标不收入标准。当单一成分不能反映该药材的整体活性时,应采用多成分或多组分的检测方法。含量限度应根据中药实测结果与药材的含量情况综合确定。有毒成分的含量应规定上下限。

(六) 填写药品检验记录

药品检验记录是出具药品检验报告书的依据,是进行科学研究和技术总结的原始资料。为保证药品检验工作的科学性和规范化,检验记录必须做到:记录原始、真实,内容完整、齐全,书写清晰、整洁。药品检验原始记录及药品含量测定原始记录见图1-2;药品薄层色谱检验原始记录见图1-3。

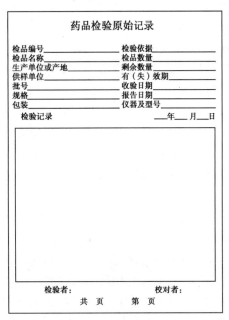
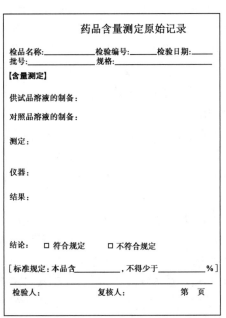

图 1-2　药品检验原始记录及药品含量测定原始记录

(七) 出具药品检验报告书

即对检品做出结论。检品报告书须经部门主管审核后签发。为此,各项检定项目必须完整、真实和原始地填写检验记录,以备审核。

药品检验报告书是药品检验人员出具的对某一药品检验结果的正式凭证,是对药品质量做出的技术鉴定。药检人员应本着严肃负责的态度,做到依据准确,数据无误,结论明确,文字简洁,书写清晰,格式规范。同时要做好样品留样工作。药品检验部门签发的文书具有法律责任。如果送检(或被检)单位对该检验结果有疑问,可将留样观察的样品送上一级药品检验机构进行仲裁检定。每一张药品检验报告书只针对一个批号。药品检验报告书的一般格式和内容见图1-4。

药品薄层色谱鉴别原始记录

检品名称：_____ 检验编号：_____ 检验日期：_____

批　号：_____ 规　格：_____

【鉴别】

供试品溶液的制备：

对照品溶液的制备：

对照品来源：

薄层色谱条件与结果：详见附图（　　）

结论：□符合规定　　□不符合规定

（标准规定：_____ ）

检验人：　　　复核人：　　　　　第　页

药品薄层色谱条件与结果附图

图号：_____

检品名称：_____ 检验编号：_____ 检验日期：_____

天气：_____ 室温：_____ 湿度：_____

薄层板：_____ 展开温度：_____

展开剂：_____

显色剂及检视方法：_____

点样量（μl）：_____

点样顺序：1　　　　2　　　　3

结论：_____

检验人：　　　复核人：　　　　　第　页

图 1-3　药品薄层色谱检验原始记录

药品检验报告书

报告书编号：_____

检品名称				
批　号		规　格		
生产单位/产地		包　装		
供样单位		效　期		
检验目的		检品数量		
检验项目		收检日期	年　月　日	
检验依据				

检验项目	标准规定	检验结果
【性状】		
【鉴别】		
【检查】		
【含量测定】		

结论：

授权签字人　　　　　　签发日期

图 1-4　药品检验报告书的一般格式和内容

1. 检验依据　进口药品必须按照国家药品监督管理部门颁发的《进口药品注册证》载明的质量标准检验，并按照《进口药品注册证》注明标准编号。国产药品按国家药品标准检验。已成册的质量标准应写明标准名称、版本和部、册等，如《中国药典》2020 年版一部。单页的质量标准应写出标准名和标准编号，如"国家药品监督管理局标准（试行）WS-135（X-119）-2010"等。

2. 检验结论　内容包括检验依据和检验结论。国内检品，全检合格者，结论写"本品按 ××× 检验，结果符合规定"；全检中只要有一项不符合规定，即判为不符合规定；结论写"本品按 ×××× 检验，结果不符合规定"。如非全项检验，合格的写"本品按 ××× 检验上述项目，结果符合规定"；如有一项不合格时，则写"本品按 ×××× 检验上述项目，结果不符合规定"。进口检验，除应包括检验依据和检验结论外，还应写明是否准予进口。其他项目的填写，按照国家药品监督管理部门有关规定执行。

第五节 中药鉴定的方法

中药鉴定的方法多种多样。常用的鉴定方法有来源（原植物、动物和矿物）鉴定、性状鉴定、显微鉴定和理化鉴定四大鉴定方法，另外近年来兴起 DNA 分子遗传标记技术的新鉴定方法。各种鉴定方法有其特点和适用对象，进行中药鉴定的样品可能是完整的药材，也可能是饮片、碎块或粉末，应根据检品的具体情况和要求，有时需几种鉴定方法配合使用。

一、来源鉴定

来源鉴定又称"基源鉴定"，是综合运用植物、动物或矿物的形态学和分类学知识，对中药的来源进行鉴定，确定正确的种名及拉丁学名，以保证品种准确无误的方法。主要用于完整的植物、动物、矿物类药材的鉴定。以原植物的鉴定为例，其基本步骤如下：

1. 观察植物形态 对具有较完整植物体的检品，应注意对植物体各器官的观察，特别应仔细观察花、果实、孢子囊、子实体等繁殖器官。对于干缩破碎的药材，可用热水浸泡软化，展平后再观察；必要时借助放大镜或解剖镜，以观察毛茸、腺点等微小特征；或借助显微镜观察与分类鉴定有关的内部构造特征；或对样品成分进行系统预试，寻找与来源鉴定有关的化学成分线索。

2. 核对文献 对原植物的形态进行观察，能初步确定科、属的可直接查阅有关科属的资料；不能确定科、属的可查阅植物分类检索表。核对文献时，首先应查阅植物分类方面的著作，如《中国植物志》、《中国高等植物》、*Flora of China*、《新华本草纲要》、《中国中药资源丛书》及有关地区性植物志等；其次应查阅有关中药品种方面的著作，如《中药志》《全国中草药汇编》《中药大辞典》等。必要时，须查对原始文献，以便正确鉴定。原始文献是指第一次发现该种（新种）植物的植物工作者，描述其特征，予以初次定名的文献。《中国药典》对药材原植物的科名、拉丁学名进行了修订，主要参考依据为 *Flora of China* 和《中国高等植物》等。

3. 核对标本 即与已定学名的相关标本（如蜡叶标本、液浸标本等）进行核对。要使鉴定结果准确，标本的鉴定必须正确可靠。同时，应注意同种植物不同产地或不同生长期的形态差异。必要时可参考较多的标本，或核对模式标本（植物工作者发表新种时所描述的植物标本），或请有关专家协助鉴定。

二、性状鉴定

性状鉴定就是通过眼观、手摸、鼻闻、口尝、水试、火试等方法，考察药材或饮片的形状、大小、色泽、表面、质地、断面及气味等特征，来鉴定中药真伪优劣的方法。药材的性状往往是有效成分的标志，如黄连主要有效成分是味苦、色黄的小檗碱，黄连的苦味浓、黄色深，说明小檗碱含量高，证实了传统认为黄连"以色黄、味苦者为佳"的认识是正确的；薄荷的主要有效成分是挥发油，香气越浓，挥发油含量越高，证实了传统认为薄荷"以香气浓者为佳"具有科学性。熟练掌握性状鉴定技术是药学工作者必备的基本功之一。

1. 形状 系指干燥药材和饮片的外形。药材的形状与药用部位有关，一般较固定。如根类药材常呈圆柱形、圆锥形或纺锤形，皮类药材常呈卷筒状、板片状等。观察时一般不用预处理，对皱缩的全草、叶和花类药材，可先浸湿使软化后，展平观察；对某些果实种子类药材，可浸软后，取下果皮或种皮，以观察内部特征。描写时对形状较典型的用"形"，类似的用"状"，必要时可用"×形×状"，形容词一般用长、短、宽、狭，如长圆形、短圆柱形、宽卵形、狭披针形等。经验鉴别术语形象易记,如海马的外形为"马头、蛇尾、瓦楞身"、款冬花形如"火炬头"、三七呈"猴头状"、味连呈"鸡爪形"、白术呈"拳形"、乌梢蛇呈"剑脊状"等。

2.大小 系指药材和饮片的长短、粗细、厚薄等。要得出正确的大小数值,应观察并测量较多的样品。可允许有少量高于或低于规定的数值。测量时应用毫米刻度尺,单位多用"cm",特殊的用"m"或"mm"。表示药材的大小,一般有一定的幅度,当所测药材的大小很不一致时,要注意多测量几个最大的和最小的,取其平均值作为最大值和最小值。对细小的果实或种子类中药,可将每10粒紧密排成1行,用毫米刻度尺测量其总长度,然后计算其平均值。

3.色泽 系指在日光下观察的药材的颜色及光泽度。药材的色泽因品种而异,一般较为固定,为药材质量的重要标志。药材常因贮藏日久,加工、保管或杀虫剂使用不当使色泽改变。如黄芩变绿、雷丸断面变为褐色角质样、绵马贯众变为棕黑色等,均预示其已变质而不可再供药用。药材的颜色若为复合色调,描述时应以后一种色调为主,如小茴香呈黄绿色,即以绿色为主,黄色为辅。所描述的药材具有两种不同的颜色时,一般将常见的或质量好的颜色写在前面,少见的或质量差的颜色写在后面,用"或"连接,如王不留行呈黑色(成熟果实)或棕红色(未成熟果实);若药材颜色在一定范围内,可将两种颜色用"至"连接,如天冬的表面呈黄白色至黄棕色。色泽描述应避免用各地理解不同的术语,如"青色""土黄色""粉白色"等。

4.表面特征 系指药材表面光滑或粗糙,有无皱纹、皮孔、环节、毛茸、鳞叶或其他附属物等。如白芥子表面光滑;紫苏子表面有网状纹理;海桐皮表面有钉刺;川木香具"油头";党参具"狮子盘头";蕲蛇吻端"翘鼻头",背部有"方胜纹",腹部有"念珠斑",尾端具"佛指甲";知母有"金包头";金银花被毛茸;防风的根头部具明显的密集环纹(习称"蚯蚓头")。

5.质地 系指用手折试药材所感知到的特征。一般用坚韧、疏松(或松泡)、黏性、粉性、致密、油润、绵性、角质等术语加以描述。如黄芪质坚韧,南沙参质疏松,知母有黏性,甘草显粉性等。在经验鉴别中,用于形容药材质地的术语很多,如"松泡"指质轻而松,断面多裂隙,如南沙参;"粉性"指含有一定量的淀粉,折断时常有粉尘散落,如山药;"黏性"指含有黏液质,嚼之显黏性,如石斛;"油润"指其质地柔软,含油而润泽,如当归;"角质"指质地坚实,断面略呈半透明状或有光泽(常因含多量淀粉,蒸煮时致使其糊化而致),如郁金;"韧性"指纤维性强,不易折断,如北豆根;"柴性"则是纤维性强,易折断,如桑枝。

6.断面 包括折断面和横切面两种。

(1)折断面:主要观察折断的难易程度、有无响声、有无粉尘飞扬、折断面是否平坦,是否显纤维性、颗粒性或裂片状,是否可层层剥离,断面有无胶丝等。如茅苍术折断面暴露稍久,可析出白色细针状结晶,习称"起霜";甘草折断时有粉尘散落(含淀粉);杜仲折断时有胶丝相连;黄柏折断面显纤维性;苦楝皮折断面呈裂片状分层;厚朴折断面可见亮星等。如折断面不易观察到纹理,可削平后再观察。

(2)横切面:是指用刀切出平滑的断面,主要观察皮部与木部的比例、维管束的排列方式、射线的分布、油点的有无等。经验鉴别术语很多,举例如下:①菊花心,指双子叶植物根横断面的次生构造形成的放射状结构,如甘草。②车轮纹,指维管束与较宽且平直的射线所形成的稀疏整齐的放射状纹理,状如木制车轮,如防己。③油点或朱砂点,指黄棕色或红棕色的油细胞或油室,如苍术。④星点,指大黄根茎横切面髓部的异型维管束,其内侧为韧皮部,外侧为木质部,射线呈星芒状射出。⑤云锦花纹(又称"云纹"),指何首乌断面木栓层内方至韧皮部外侧组织中,多个类圆形的异型维管束组成的云朵状花纹。⑥金井玉栏(又称"金心玉栏"),指某些药材横切面皮部白色或黄白色,木部淡黄色或黄色,状如金玉相映,如黄芪。

7.气 指通过嗅闻药材的气识别药材。有些药材的气十分特殊,可作为主要鉴定依据,如阿魏的蒜臭气、海藻的腥气、鱼腥草的鱼腥气、薄荷的清香气、芦荟的特异臭气、白鲜皮的羊膻气等;无特殊气存在,可用"气微"描述;药材的气不强烈时,可将其破碎、折断或揉搓后再闻,或置于有盖的杯子里,用热水湿润或浸泡后再闻。

8. 味 是指口尝药材后的味感。可取少量直接口尝,亦可加开水浸泡后尝浸出液。药材的味感与其所含成分密切相关,如含挥发油的药材常有辛辣味,含鞣质的药材常有涩味,含有机酸的药材常有酸味,含糖类成分的药材常有甜味,含无机盐的药材多有咸味,含生物碱及苷类成分的药材多有苦味,有毒成分常有麻舌感等。味感的强弱是衡量药材质量的重要指标,如乌梅以味酸、黄连以味苦、党参以味甜为佳等。尝药时要注意取样的代表性,药材的部位不同,味道可能不同,如皮部与木部、果皮与种子等各部位的气味常有区别。要掌握舌各部位对味觉的敏感程度,一般地说,舌尖部只对甜味较敏感,舌两侧对酸味较敏感,舌根部对苦味较敏感,所以口尝时,要取少量有代表性的样品,咀嚼至少 1 分钟,使舌的各部位都充分与药液接触,这样才能准确地尝到药味。对有强烈刺激性和剧毒的药材,口尝时要特别小心,取样要少,尝后应立即吐出漱口,洗手,以免中毒,如生草乌、生半夏等。药材性状中的"味"与性味中的"味"不同。前者是口尝药材的实际味感;后者是指药物的性能,与口尝的味感不一定相符。例如葛根性味甘、辛,是因其能发散风热,而口尝的味感是微甜。

9. 水试 是利用某些药材在水中的溶解度不同及产生各种特殊的变化来鉴定药材的方法。主要有:①水试后水液颜色改变,如苏木投入热水中,水液显鲜艳的桃红色;西红花加水浸泡后,水液染成黄色;红花入水,水液渐呈金黄色,红花本身颜色不变;玄参入水,水液渐变为黑色。②水试后药材处于水液的不同位置,如沉香质地较密,比重较大,置入水中会出现下沉;炉甘石因其质地较疏,比重较小,置入水中漂浮;丁香置入水中,萼管呈垂直下沉,整体直立于水中。③置入水中振摇后产生泡沫,如威灵仙、甘草、知母、皂角刺等。④遇水后药材体积出现明显改变,如葶苈子、车前子等加水浸泡,则种子变黏滑,且体积膨胀;胖大海用热水浸泡,体积膨胀 4~5 倍;燕窝用热水浸泡,体积膨胀 50 倍以上;哈蟆油热水浸泡,短时间内体积膨胀 10~15 倍。⑤其他,如阿胶浸入热水中,一段时间后呈淡棕色半透明状胶状液体;芒硝遇水溶解;熊胆仁投入水中,可逐渐溶解而盘旋,并有黄线下垂至杯底而不扩散;秦皮的水浸出液日光下可见碧蓝色荧光等。

10. 火试 是指以火烧或煅药材,根据所产生的气味、颜色、烟雾、响声、闪光、膨胀、熔融、聚散等现象以鉴定药材的方法。如降香微有香气,点燃则香气浓烈,有油流出,烧后留有白灰;琥珀燃之易熔,稍冒黑烟,刚熄灭时冒白烟,微有松香气;血竭粉末置白纸上,用火隔纸烘烤即熔化,但无扩散的油迹,对光照视色泽鲜红如血;海金沙撒于火焰上可发出爆鸣声及闪光。

11. 其他 可利用药材的某一突出特征进行鉴定。例如,"磁石召铁",指磁石可吸引自然铜、赭石等含铁类药材;"琥珀拾芥",指琥珀经摩擦可产生静电,并吸引芥子;龙骨、龙齿、天竺黄以舌舔之有吸力;取牛黄少许,加清水调和,涂于指甲上,能将指甲染黄,不易擦退,俗称"挂甲"。

三、显微鉴定

显微鉴定是利用显微镜对药材切片、粉末、解离组织、表面制片及含药材粉末的中成药的组织、细胞或内含物等特征进行鉴别,以确定其真实性的方法。显微鉴定法的理论依据是药材的内部组织、细胞、内含物及矿物的光学特性等特征,这些特征不容易受环境的影响发生变异,因此,鉴定结果相对比较可靠。尤其适用于性状特征相似、粉末状或易破碎的药材,以及含有药材粉末的中成药的鉴定。

(一)仪器、用具和试液

1. 仪器 生物光学显微镜、显微摄影装置或显微描绘器、电脑联机装置及其图像处理软件、切片机、小型粉碎机、离心机等。

2. 用具 放大镜、刀片、解剖刀、镊子、剪刀、解剖针、载玻片、盖玻片、吸湿器、培养皿或小烧杯、酒精灯、铁三角架、石棉网、滴瓶、试管、试管架、滴管、玻璃棒、乳钵、量筒、毛笔、铅笔

（HB、3H 或 6H 铅笔绘图用）、带盖搪瓷盘、纱布、绸布、滤纸、火柴等。

3.试液

（1）水合氯醛试液：取水合氯醛 50g，加水 15ml 与甘油 10ml 使溶解，即得试液。为最常用的化学性透明剂，可使细胞膨胀复原、透明，便于观察，并能溶解细胞内含物如脂肪、淀粉粒、树脂、叶绿素及挥发油等。其制片方法有加热透化装片、冷装片两种，前者主要用于观察组织构造、细胞及各种结晶的形态特征；后者主要用于观察菊糖、橙皮苷结晶的形态等。制作水合氯醛试液加热透化装片时易析出水合氯醛结晶，影响观察，可在加热透化后，加稀甘油或甘油乙醇试液 1～2 滴，以防止结晶析出。

（2）稀甘油：取甘油 33ml，加蒸馏水稀释至 100ml，再加入少量樟脑块或液化苯酚 1 滴，即得溶液。为物理性透明剂，可增强透光率，但不溶解细胞和细胞内含物。可用于观察细胞壁颜色、细胞内含有的淀粉粒、菊糖、糊粉粒、油滴、树脂等的形态。主要用于避免水合氯醛透化放冷后析出结晶，并增加细胞的清晰度便于观察。

（3）甘油醋酸试液（斯氏液）：取甘油、50% 醋酸及水各一份混合均匀，即得溶液。为常用封藏液，专用于观察淀粉粒形态，可使淀粉粒保持原形，便于测量其大小。

（4）甘油乙醇试液：取甘油、50% 乙醇溶液各 1 份，混合，即得溶液。为封藏液，也是软化剂，常用于保存植物性材料及临时切片，有软化组织的作用。

（5）苏丹Ⅲ试液：取苏丹Ⅲ 0.01g，加 90% 乙醇溶液 5ml 溶解后，加甘油 5ml，摇匀，即得溶液，该溶液应保存在棕色的玻璃瓶中，并在 2 个月内使用。主要作用可使脂肪油、挥发油、树脂及木栓化、角质化细胞壁等染成橘红色、红色或紫红色。

（6）钌红试液：取 10% 醋酸钠溶液 1ml，加钌红适量使之显酒红色，即得溶液，该溶液应现配现用。主要作用为使黏液染成红色，含果胶质的细胞壁、酸性黏朊及糖原加钌红溶液均可染成红色。

（7）间苯三酚试液：取间苯三酚 0.5g，加乙醇溶解至 25ml，即得溶液。该溶液应保存在棕色具塞玻璃瓶中，并置于阴暗处。间苯三酚溶液与浓盐酸合用可使石细胞、纤维和导管等具木质化细胞壁染成红色或紫红色。红色的深度可反映木质化的程度。

（8）碘 - 碘化钾试液：取碘化钾 1.5g 溶于 25ml 蒸馏水中，待全部溶解后再加 0.5g 碘振荡溶解，即得溶液。该溶液应保存在棕色具塞玻璃瓶中，使用时通常加水再稀释成淡棕色或淡黄色溶液。主要作用可使淀粉染成蓝色或紫色，蛋白质或糊粉粒染成黄色或黄棕色。

（9）硝酸汞试液（米隆试液）：取黄色氧化汞 40g，加硝酸 32ml 与蒸馏水 15ml 溶解，即得溶液。该溶液应保存在棕色具塞玻璃瓶中，并置于阴暗处。主要作用可使糊粉粒染成砖红色。

（10）α- 萘酚试液：取 15% 的 α- 萘酚乙醇溶液 10.5ml，缓慢加入浓硫酸 6.5ml，待混合均匀后再加入乙醇 40.5ml 及蒸馏水 4ml，混匀，即得溶液。主要作用可使菊糖染成紫红色，并快速溶解。

（11）氯化锌碘试液：取氯化锌 20g，加蒸馏水 10ml 使溶解，加碘化钾 2g 溶解后，再加碘使饱和，即得溶液。该溶液应保存在棕色具塞玻璃瓶中。主要作用为检查木质化与纤维素细胞壁，前者显黄棕色，后者显蓝色或紫色。

（12）硝铬酸试液：取硝酸 10ml，加入 100ml 蒸馏水中，混匀。另取三氧化铬 10g，加蒸馏水 100ml 溶解。使用时将两种溶液等体积混合，即得溶液。该溶液为常用"植物木化组织解离液"。解离浸泡时间因样品质地的不同而存在差异。

（13）氢氧化钠试液：取氢氧化钠 4.3g，加蒸馏水使溶解至 100ml，即得溶液。该溶液为植物薄壁组织解离液。另外，氢氧化钾试液和氯酸钾试液也可作为植物薄壁组织解离液。

（二）制片

1.横切片或纵切片制片　将药材软化处理后，用徒手或滑走切片法，切成 10～20μm 厚的薄片，必要时可用石蜡等包埋后切片。选取平整的薄片置载玻片上，滴加甘油醋酸试液、水合氯醛试液或其他透明剂 1～2 滴，盖上盖玻片，镜检。必要时滴加水合氯醛试液后，在酒精灯上加热透化，并滴加稀甘油或甘油乙醇试液，盖片镜检。常用于根及根茎、茎木、皮、叶、果实、种子类中药的鉴定。茎木类中药可观察横切片、径向纵切片及切向纵切片。

2.粉末制片　药材粉末需过四号筛，采用下列三种方式制片：①冷装片：用解剖针挑取样品粉末少许，置载玻片的中央偏右处，加水、稀甘油、水合氯醛试液等适宜的试液1滴，用针搅匀（如为酸或碱时应用细玻棒代替针），待液体渗入粉末后，用左手食指与拇指夹持盖玻片的边缘，使其左侧与药液层左侧接触，再用右手持小镊子或解剖针托住盖玻片的右侧，缓缓放下，使液体逐渐漫延充满盖玻片下方。如液体未充满盖玻片，应从空隙对侧边缘滴加液体，以防产生气泡；若液体过多，用滤纸片吸去溢出的液体，最后在载玻片的左端贴上标签或写上标记。②透化装片：挑取粉末少许，置载玻片中央偏右处，滴加水合氯醛试液1~2滴，搅匀，用试管夹夹持载玻片一端，保持水平置酒精灯火焰上方1~2cm处加热，微沸后，离开火焰，再滴加水合氯醛试液，小火继续加热，如此反复操作至透化清晰。为避免析出水合氯醛结晶，放冷后滴加稀甘油1~2滴，封片镜检。③混悬液装片：药材中含淀粉粒较多或制剂中需检查的药味较多时，可取粉末适量，置试管或小烧杯中，加入水合氯醛试液，加热透化后，用吸管吸取适量混悬液，再装片观察。

3.解离组织制片法　将供试品切成长约5mm、直径约2mm或厚约1mm的片，利用化学试剂使组织中各细胞间的胞间质溶解，细胞分离，以观察细胞的完整形态。常用的解离方法有氢氧化钾法、硝铬酸法和氯酸钾法（表1-3）。

ER-1-5

水合氯醛透化装片的制作

表1-3　常用的解离组织制片法

名称	适用范围	解离方法	装片
氢氧化钾法	木化组织较少或分散存在的供试品	将样品置试管中，加5%氢氧化钾溶液适量，加热至用玻璃棒挤压能离散为止，倾去碱液，加水洗涤	取少量置载玻片上，用解剖针撕开，以稀甘油装片观察
硝铬酸法	木化组织较多或集成较大群束的供试品	将样品置试管中，加硝铬酸试液适量，使之浸没样品，放置30~60分钟。坚硬的样品时间需要长些，也可在水浴上微温，至用玻璃棒挤压能离散为止，倾去酸液，加水洗涤	
氯酸钾法		将样品置试管中，加硝酸溶液（1→2）及氯酸钾少量，缓缓加热，待产生的气泡渐少时，再及时加入氯酸钾少量，以维持气泡稳定发生，至用玻璃棒挤压能离散为止，倾去酸液，加水洗涤	

4.表面制片　将供试品湿润软化后，剪取欲观察部位约4mm²，一正一反置载玻片上，或撕取叶片、萼片、花冠、果皮、种皮制成表面片，加适宜试液，或加热透化后以稀甘油装片观察。

5.花粉粒与孢子制片　取花粉、花药（或小的花）、孢子或孢子囊群（干燥供试品可浸于冰醋酸中软化），用玻璃棒研碎，经纱布过滤至离心管中，离心，取沉淀加新配制的醋酐与硫酸（9:1）混合液1~3ml，置水浴上加热2~3分钟，离心，取沉淀，用水洗涤2次，取沉淀少量置载玻片上，滴加水合氯醛试液1~2滴，盖上盖玻片，观察；或加50%甘油与1%苯酚各1~2滴，用品红甘油胶封片观察。

品红甘油胶制法：取明胶1g，加水6ml，浸泡至溶化，再加甘油7ml，加热并轻轻搅拌至完全混匀，用纱布过滤至培养皿中，加碱性品红溶液（碱性品红0.1g，加无水乙醇600ml及樟油80ml，溶解）适量，混匀，凝固后即得。

6.磨片制片　适用于坚硬的动物及矿物药。选取厚度1~2mm的供试材料，置粗磨石（或磨砂玻璃板）上，加适量水，用食指和中指夹住或压住材料，在磨石上往返磨砺，待两面磨平，且厚度约数百微米时，将材料移至细磨石上，加水，用软木塞压在材料上，往返磨砺至透明，用水冲洗，再用乙醇处理和甘油乙醇试液装片观察。

7.中成药制片　制片前，可按剂型不同进行预处理（表1-4），再按粉末制片法装片观察。

表 1-4　不同剂型供试品的预处理方法

剂型	预处理方法
散剂、胶囊剂	直接取适量粉末（内容物为颗粒状，应研细）装片，或透化后装片
片剂、水丸、糊丸、水蜜丸、锭剂等	片剂，取 2～3 片；水丸、糊丸、水蜜丸、锭剂等（包衣者除去包衣）取数丸或 1～2 锭，分别置乳钵中研细，取适量粉末装片，或透化后装片
蜜丸	采用两种方法处理：①用解剖刀沿蜜丸正中切开，从切面由外至中央挑取适量样品，置载玻片中央，滴加适宜的试液，用玻璃棒搅匀，按粉末制片法装片，或透化后装片。②将蜜丸切碎，置容器内，加水适量，搅拌；亦可用超声仪处理，使其分散，然后移至离心管中离心沉淀，如此反复操作以除尽蜂蜜，取沉淀物适量装片，或透化后装片。
含升华性成分的中药	取粉末进行微量升华，收集升华物进行显微观察

（三）显微观察

一般需观察 2～5 个显微标本片，根据能否观察到药材的显微特征，判断药材的真实性。为提高显微鉴别的正确性，可与对照药材或已准确进行品种鉴定的药材对照观察。观察时应采用"先低倍后高倍"的原则，先在低倍镜下采用"之"字移动法，使标本片沿着一定的线路移动，以便能检查到标本片的各个部位。

（四）显微化学鉴别

常需采用专属性的化学试剂和方法，以鉴别不同性质的细胞壁及其内含物（表 1-5）。

表 1-5　细胞壁及细胞内含物的定性检查

细胞壁及内含物		主成分	定性检查方法及结果
细胞壁	木质化细胞壁	丙酸苯酯类聚合物	加间苯三酚 - 盐酸试液，显红色或紫红色
			加氯化锌碘试液，显黄棕色
	木栓化或角质化细胞壁	脂肪类	加苏丹Ⅲ试液，稍放置或微热，呈橘红色至红色
	纤维素化细胞壁	直链葡萄糖	加氯化锌碘试液，或先加碘试液湿润后，稍放置，再加硫酸溶液（33 → 50），显蓝色或紫色
	硅质化细胞壁	二氧化硅	加硫酸无变化，加氢氟酸溶解
细胞内含物	硅质块	二氧化硅	加硫酸无变化，加氢氟酸溶解
	淀粉粒	葡聚糖	用甘油醋酸试液装片，置偏振光显微镜下观察，未糊化淀粉粒显偏光现象，已糊化淀粉粒无偏光现象
			加碘或氯化锌碘试液，膨胀并变成蓝色或蓝紫色
	糊粉粒	蛋白质	加碘试液，显棕色或黄棕色
			加硝酸汞试液显砖红色（含有脂肪油的中药，应先用乙醚或石油醚脱脂后再试验）
	菊糖	果聚糖	加 10%α- 萘酚乙醇溶液 1 滴，再加浓硫酸 2～3 滴，显紫红色，并溶解
	草酸钙结晶	CaC_2O_4	加稀醋酸不溶解；加稀盐酸溶解而无气泡产生；加硫酸溶液（1 → 2）溶解，并生成硫酸钙针晶
	碳酸钙结晶（钟乳体）	$CaCO_3$	加稀醋酸或稀盐酸溶解，并产生气泡；加硫酸溶液（1 → 2）溶解，产生气泡，并生成硫酸钙针晶
	黏液质	杂多糖	加钌红试液，显红色
	脂肪油	脂肪酸	加苏丹Ⅲ试液，显红色或紫红色；加 90% 乙醇溶液，不溶解（蓖麻油及巴豆油例外）
	树脂	二萜或三萜	
	挥发油	单萜或倍半萜	加苏丹Ⅲ试液，显红色或紫红色；加 90% 乙醇溶液，溶解

（五）记录与结果判断

检验记录要求详细、清晰、明确、真实。先记录粉末的色泽、气味，然后全面观察目的物，详细描述其特征，测量其长度，并注意统计最小量值、多见量值、最大量值，逐一记录。必要时，应利用显微描绘器或显微摄影装置绘图或制作显微照片，并注明放大倍数，或加比例尺。通常以先多数后少数的顺序描述特征，并标明"多见""少见""偶见"。注意着重描述有鉴别意义的组织、细胞和内含物。应注意标准规定以外的异常显微特征的记录，并根据药材和饮片的基源、成方制剂的处方和制法综合分析，必要时可采用对照药材或已经鉴定品种的药材为对照进行判断。如未能检出某应有药味的特征组织，应注明"未检出××"；如检出不应有的某药味，则应画出其显微特征图，并注明"检出不应有的××"。根据观察、记录的样品显微特征与标准规定内容或与对照药材比较是否相符，断定其真伪或是否有掺伪，以及成方制剂投料的真实性。

（六）注意事项

1. 粉碎用具用毕后，必须处理干净并干燥后才能用于另一种药品的粉碎。

2. 所用盖玻片和载玻片应保持洁净。新片要用洗液浸泡或用肥皂水煮半小时取出，先用流水冲洗，再用蒸馏水冲洗 1～2 次后，置 70%～90% 乙醇溶液中，备用。

3. 进行显微制片时，每片粉末取用量宜少不宜多，为使观察全面，可多做些制片。如取量多，显微特征重叠轮廓不清，既费时，又不易得出准确结论。

4. 进行显微观察时，应先观察淀粉粒、菊糖等，再观察其他显微特征。所以，一般先以甘油醋酸试液装片观察，然后以水合氯醛试液装片观察，最后加热透化或滴加其他试液进行观察。每步观察结果均应做记录。可借助偏光装置寻找和观察，尤其是淀粉粒、结晶、纤维、石细胞、导管等特征。

四、理 化 鉴 定

本法是利用物理、化学或仪器分析的方法，对中药含有的有效成分、指标成分或类别成分进行定性、定量分析，或对中药含有的可溶性物质进行测定，或对中药的纯净程度、有害或有毒物质进行限量检查，以鉴定中药的真伪、纯度和质量的方法。本法涵盖《中国药典》中的"鉴别"（理化鉴别部分）、"检查""浸出物"和"含量测定"等内容。根据使用目的的不同，可分为定性和定量两大类。前者是对中药的真伪进行的鉴定；后者是对中药质量和纯度进行的鉴定。近年来现代仪器分析技术快速发展，新技术、新方法不断涌现，推动了中药鉴定技术的发展。

（一）物理常数测定

物理常数包括相对密度、旋光度、折光率、硬度、凝固点、熔点、沸点等。对于油脂类、挥发油及树脂类药材的真实性和纯度的鉴别具有重要的意义。当药材中掺有其他物质时，物理常数就会随之改变，如蜂蜜中掺水就会影响黏稠度，使比重降低。测定方法见《中国药典》。

1. **相对密度**　是指在相同的温度、压力条件下，某物质的密度和水的密度之比。某些中药具有一定的相对密度。纯度变化，相对密度也随之变化。测定一些中药的相对密度，可以区别和检查其纯度或掺杂程度。如 2020 年版《中国药典》规定蜂蜜的相对密度在 1.349 以上。

2. **折光率**　光线自一种透明介质进入另一种透明介质时，由于光线在两种介质中传播的速度不同使光线在两种介质的平滑界面上发生折射。常用的折光率系指光线在真空中传播的速度与在供试品中传播速度的比值。折光率因物质的温度与光线的波长不同而改变，透光物质的温度升高，折光率变小；光线的波长越短，折光率就越大。折光率测定的方法可用于不同油类区别或纯净程度的检查。如肉桂油的折光率为 1.602～1.614。

3. **熔点**　熔点系指一种物质由固体熔化成液体时的温度，熔融同时分解的温度，或在熔化时自初熔至全熔的一段温度。某些中药具有一定的熔点，测定熔点可以区别或检查中药的纯净程度。如冰片（合成龙脑）的熔点为205～210℃。

（二）一般理化鉴别

1.显色反应 利用中药的某些化学成分与某些试剂产生特殊的颜色反应来鉴别。这种鉴定方法一般在试管中进行，也可以直接在中药饮片或粉末上滴加各种试剂，通过观察颜色变化来了解某成分所分布的部位。例如冰片10mg，加乙醇数滴使溶解，加新制的1%香草醛硫酸溶液1～2滴，即显紫色；甘草粉末置白瓷板上，加80%硫酸1～2滴，显橙黄色（示甘草甜素反应）。

2.沉淀反应 是利用中药中的某些化学成分能与某些试剂产生特殊的沉淀反应来鉴别。如取炉甘石粗粉1g，加稀盐酸10ml使之溶解，滤过，滤液加铁氰化钾试液，即生成白色沉淀，或杂有微量蓝色沉淀，芦荟水提取液加饱和溴水，生成黄色沉淀。

3.泡沫反应和溶血指数的测定 是利用皂苷的水溶液振摇后能产生持久性泡沫和溶解红细胞的性质，可以将测定含皂苷类成分中药的泡沫指数或溶血指数作为质量指标。如《中国药典》（2020年版）对猪牙皂的鉴别就用了泡沫反应。

4.微量升华 本法是利用中药中所含的某些化学成分，在一定温度下能升华的性质，获得升华物，根据升华物的理化性质进行鉴别的方法。升华物的鉴别可采用显微镜观察晶型，或在可见光下观察颜色，或在紫外灯下观察荧光，或加入合适的试液与其发生显色反应或荧光反应等。本法简便、实用，因只有少数中药具有升华性成分，故本法专属性较强。如大黄微量升华得黄色针状（低温时）或羽状（高温时）结晶，在结晶上加碱液则呈红色（蒽醌类成分）；斑蝥微量升华得白色柱状或小片状结晶（斑蝥素），熔点130～140℃，加碱溶解，加酸又析出结晶。

微量升华装置见图1-5。取金属片或载玻片，置石棉网上，金属片或载玻片上放一金属圈（内径约1.5cm，高约0.8cm），圈内放置适量药材粉末，圈上覆盖载玻片，在石棉网下用酒精灯缓缓加热，至粉末开始变焦，去火待凉，载玻片上有升华物凝集。将载玻片反转后，置显微镜下观察结晶形状、色泽，或取升华物加试液观察反应。

升华时应缓缓加热，温度过高易使药粉焦化，产生焦油状物，影响对升华物的观察或检视。温度可通过调整酒精灯火焰与石棉板的间距来控制，距离一般约4cm；

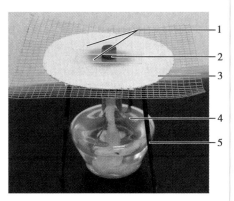

1.载玻片；2.金属圈；3.石棉网；4.酒精灯；5.三角架。

图1-5 微量升华装置

微量升华法

样品粉末用量一般约0.5g，过少不易产生足够量的升华物；可在载玻片上滴加少量水降温，促使升华物凝集析出。

5.显微化学反应 显微化学反应是将中药粉末、切片或浸出液，置于载玻片上，滴加某些化学试剂使产生沉淀、结晶或特殊颜色，在显微镜下观察来进行鉴定的一种方法。如黄连滴加30%硝酸，可见针状小檗碱硝酸盐结晶析出。紫苏叶的某些表皮细胞中含有紫色素，表面制片观察时，滴加10%盐酸溶液立即显红色；或滴加5%氢氧化钾溶液，即显鲜绿色，然后变为黄绿色。丁香切片滴加3%氢氧化钠的氯化钠饱和溶液，油室内有针状丁香酚钠结晶析出。利用显微和化学方法，确定中药有效成分在中药组织构造中的部位称显微化学定位试验。如北柴胡横切片加1滴无水乙醇-浓硫酸（1:1）液，在显微镜下观察可见木栓层、栓内层和皮层显黄绿色至蓝绿色，示其有效成分柴胡皂苷存在于以上部位。

6.荧光分析 利用中药中所含的某些化学成分在可见光或紫外光下可产生一定颜色荧光的特性来进行中药鉴定的方法。有的成分本身不具荧光，但经酸、碱或经其他化学方法处理后产生荧光也可供鉴别用。本法操作简便、灵敏，具有一定的专属性。如大黄与土大黄的显微特征和化学反应都很相似，但两者的醇提取液点在滤纸上，置紫外光灯下观察，前者显棕色至棕红色荧光,而后者显亮紫色荧光;秦皮的水浸液日光下显碧蓝色荧光;芦荟水提液与硼砂共热,显绿色荧光,置紫外光灯(365nm)下观察,显亮黄色荧光。

所用仪器为紫外光灯或紫外分析仪。将药材样品、粉末或浸出液置紫外光灯下观察荧光。必要时可在供试品中加酸、碱或其他试剂,再观察荧光及其变化。

由于荧光强度较弱,故需在暗室中观察;供试液一般用毛细管吸取,少量多次点在滤纸上,使斑点集中且具有一定浓度;紫外光对人的眼睛和皮肤有损伤,操作者应避免与紫外光较长时间接触;试验时,一般将供试品置于紫外光灯下约10cm处观察所产生的荧光。紫外光波长一般为365nm,如用254~265nm波长观察荧光,应加以说明。

(三)常规检查

1.水分测定　中药中水分含量过高,不仅易霉烂变质,有效成分易于分解,而且相对地减少了实际用量,达不到治疗目的。因此控制中药水分的含量对保证中药质量有重要意义。2020年版《中国药典》规定饮片水分通常不得过13%,另外特别规定了某些饮片的水分限量,如牛黄不得过9.0%,人参不得过12.0%,三七不得过14.0%,黄精不得过18.0%。

测定中药中含水量的方法有五种,即费休氏法、烘干法、甲苯法、减压干燥法和气相色谱法。烘干法适用于不含或少含挥发性成分的中药;甲苯法适用于含挥发性成分的中药;减压干燥法适用于含有挥发性成分的贵重中药。也可应用红外干燥法和导电法测定水分含量,迅速而简便。

2.灰分测定　将干净而无任何杂质的中药粉碎,加热,高温(500~600℃)炽灼至灰化,则细胞及其内含物成为灰烬而残留,由此所得的灰分称为"生理灰分",其组成为不挥发性无机盐类。同一种药材,在无外来掺杂物时,一般都有一定的生理灰分含量范围,在此范围内的灰分不属于杂质,但如果总灰分超过正常限度范围,有可能在加工和储运等环节中有其他无机物污染或掺杂。中药中常见的无机物质为泥土、砂石等,测定中药灰分的目的是限制药材中的泥沙等杂质。

2020年版《中国药典》规定了中药总灰分的最高限量,如阿胶珠不得过4.0%,安息香不得过0.5%,西红花不得过7.5%等,这对保证中药的纯度具有重要意义。有些中药的总灰分本身差异较大,特别是组织中含草酸钙结晶较多的品种,如大黄,测定总灰分有时不足以说明外来无机物的存在,还需测定"酸不溶性灰分",即不溶于10%盐酸中的灰分。

3.膨胀度检查　膨胀度是药品膨胀性能的指标,系指按干燥品计算,每1g药材在水或其他规定的溶剂中,在一定的时间与温度条件下膨胀后所占有的体积(ml)。主要用于含黏液质、胶质或半纤维素类中药的鉴定。如哈蟆油膨胀度不得低于55;北葶苈子膨胀度不得低于12;南葶苈子膨胀度不得低于3。

测定时,按各品种项下的规定量取样,必要时按规定粉碎。称定重量,置膨胀度测定管中(全长160mm,内径16mm,刻度部分长125mm,分度0.2ml),在20~25℃条件下,加水或规定的溶剂25ml,密塞,振摇,静置。除另有规定外,开始1小时内每10分钟振摇一次,然后静置4小时,读取药物膨胀后的体积(ml),再静置1小时,如上读数,至连续两次读数的差异不超过0.1ml为止。每一样品同时测定3份,各取最后一次读取的数值按下式计算,求其平均数,即得供试品的膨胀度(准确至0.1)。

$$S=V/W$$

式中,S为膨胀度;V为药物膨胀后的体积(ml);W为供试品按干燥品计算的重量(g)。

4.酸败度检查　酸败度是指油脂或含油脂的种子类药材,在贮藏过程中发生复杂的化学变化,产生游离脂肪酸、过氧化物和低分子醛类、酮类等分解产物,因而出现异臭味影响药材的感观性质和内在质量。本检查通过酸值、羰基值或过氧化值的测定,以控制含油脂种子类药材的酸败程度。酸败度限度制定要与种子药材外观性状或经验鉴别结合起来,以确定上述各值与种子泛油程度有无明显的相关性,具明显相关性的才能制定限度。如2020年版《中国药典》规定桃仁酸值不得过 10.0；苦杏仁的过氧化值不得超过 0.11；郁李仁的酸值不得超过 10.0，羰基值不得过 3.0，过氧化值不得过 0.05。

5. 色度检查　含挥发油类成分的中药，常易在贮藏过程中发生氧化、聚合反应而致变质，经验鉴别称为"走油"。2020 年版《中国药典》规定检查白术的色度，就是利用比色鉴定法，检查有色杂质的限量，来了解和控制其药材走油变质的程度。

6. 有害物质检查　近年来，世界各国日益重视中药的安全性（有害物质）问题。中药的有害物质涉及四个方面。①药物本身含有的毒性或潜在毒性因素：如有肾毒性的马兜铃酸；②化学污染：如农药残留、重金属和有害元素、兽药残留（动物源性药物）；③生物污染：如黄曲霉毒素污染；④人为添加：如非法添加化学药品。

《中国药典》逐版增加安全性控制指标和检测方法，制定了农药残留量测定法、黄曲霉毒素测定法、二氧化硫残留量测定法、铅镉砷汞铜测定法、重金属测定法、砷盐检查法等。药典规定，采用气相色谱法测定中药中部分有机氯、有机磷和拟除虫菊酯类农药；采用高效液相色谱法测定中药中黄曲霉毒素 B_1、B_2、G_1、G_2 的总量；采用原子吸收分光光度法或电感耦合等离子体质谱法测定中药中铅、镉、汞、砷、铜的含量；采用硫代乙酰胺法、炽灼法、硫化钠法或微孔滤膜法测定中药中重金属的限量；采用古蔡氏法和二乙基二硫代氨基甲酸银法测定中药中砷盐的限量或含量。

（四）色谱法

是一种物理或物理化学分离分析方法，也是中药化学成分分离和鉴别的重要方法之一。其基本原理是利用物质在流动相与固定相两相中的分配系数差异而被分离，当两相相对运动时，样品中的各组分将在两相中多次分配，分配系数大的组分迁移速度慢，反之迁移速度快而被分离。根据色谱分离原理，可分为吸附色谱、分配色谱、离子交换色谱、空间排阻色谱等。根据流动相与固定相的分子聚集状态及操作形式进行分类，可分为纸色谱法、柱色谱法、薄层色谱法、气相色谱法、高效液相色谱法、蛋白电泳色谱法、毛细管电泳法等。现就常用方法介绍如下：

1. 薄层色谱法　本法是将适宜的吸附剂或载体涂布于玻璃板、塑料或铝基片上，成一均匀薄层，在同一块薄层板上点加供试品和对照品，在相同条件下展开并显色，检出色谱斑点，对比供试品与对照品的色谱图进行定性鉴别的方法。本法以其操作简便、结果直观等优势被广泛应用于中药鉴别和分析中。薄层色谱法既可做定性鉴别，又可做定量鉴别。

2. 气相色谱法　气相色谱法的流动相为气体，称为载气。注入进样口的供试品被加热气化，并被载气带入色谱柱，各成分在柱内被分解后，先后进入检测器，色谱信号用记录仪或数据处理器记录。气相色谱法最适合用于含挥发油及其他挥发性成分的药材及中成药的分析，用于进行药品的鉴别、杂质检查或含量测定。

3. 高效液相色谱法　是用高压输液泵系统将具有不同极性的单一溶剂或不同比例的混合溶剂、缓冲液等流动相泵入装有固定相的色谱柱，供试品经进样阀注入，由流动相带入柱内，在柱内各成分被分离后，依次进入检测器，色谱信号由记录仪或积分仪记录，用以进行药品的鉴别、杂质检查或含量测定的方法。该方法不受样品挥发性的影响，对挥发性低，热稳定性差，高分子化合物和离子型化合物均较适合，现已广泛用于药材和中成药的质量分析。

4. 蛋白电泳色谱法　利用中药含有蛋白质、氨基酸等带电荷的成分，在同一电场作用下，各成分由于所带电荷的性质、数目及分子量不同，而泳动的方向和速度不同，在一定时间内，各成分移动距离不同，出现谱带的条数不同而分离，从而达到鉴定的目的。药材中的动物类、果实种子类、根及根茎类等含蛋白质及氨基酸，已用该法成功进行了真伪鉴别。

（五）光谱法

光谱法是通过测定物质在特定波长处或一定波长范围内对光的吸收度，对该物质进行定性和定量分析的方法。一般常用可见光区波长为 400～850nm，紫外光区波长为 200～400nm，红外光区波长为 2.5～15μm（或按波数计为 4 000～667cm^{-1}）。所用仪器为紫外分光光度计、可见分光光度计(或比色计)、红外分光光度计和原子吸收分光光度计。

1. 紫外-可见分光光度法 利用物质的紫外-可见吸收光谱进行物质的定性或定量分析方法。对主要成分或有效成分在 200～760nm 处有最大吸收波长的中药可选用此法。该方法不仅能测定有色物质,对有共轭双键等结构的无色物质也能够精确测定,具有灵敏、准确、简便,既可做定性分析又可做含量测定等优点。

2. 红外分光光度法 一般用 2.5～15μm(或按波数计为 4 000～667cm^{-1})红外区的吸收光谱进行物质的定性、定量分析方法。所用仪器为红外分光光度计。

红外光区的灵敏度和精密度较低,一般需数百毫克的供试品进行测定。在红外光区域内,物质对光的吸收系分子中振动和转动能级的跃迁所引起;红外光谱(或称振动光谱)的特征性很强,特别是在 7～15μm 一段称为"指纹区",吸收峰很多,而且尖锐,故主要用于物质的鉴别和分析结构。本法在牛黄、血竭、熊胆的鉴别上效果良好。

3. 原子吸收分光光度法 是基于从光源辐射出的待测元素特征光波通过样品蒸气时,被蒸气中该待测元素的基态原子所吸收,测定辐射光强度减弱的程度,以求出供试样品中待测元素含量的一种方法。原子吸收遵循一般分光光度法的吸收定律。通过比较标准品和供试品的吸收度,即可求得样品中待测元素的含量。本法的特点是专属性强,检测灵敏度和精确度均高,测定速度快,所用仪器为原子吸收分光光度计。近年来用于测定中药中微量金属元素的含量。

(六) 品质优良度鉴定

1. 有效成分含量测定 对中药的有效成分、主要成分、指标性成分以及有毒成分的含量测定是中药品质评价的重要量化指标之一。含量测定的方法很多,既有经典分析方法(容量法、重量法等),又有现代仪器分析法(如分光光度法、气相色谱法、薄层扫描法、高效液相色谱法等),可根据具体情况选用适当的方法进行。

2. 浸出物的测定 对有效成分尚不明确或尚无精确定量方法的中药,一般可根据已知成分的溶解性质选用水、乙醇或其他溶剂对中药中可溶性物质进行测定,用以控制中药的质量。通常选用水、一定浓度的乙醇或甲醇、乙醚作溶剂进行测定,分冷浸法和热浸法。

(七) 中药鉴定的新技术、新方法简介

1. 色谱-光谱联用鉴别技术 每一种鉴定技术均有其适用范围和局限性,将单一的鉴定技术联合起来,不仅能获得更多的信息,而且可能产生单一鉴定技术所无法得到的新的信息。因此,联用技术已成为仪器分析发展的一个重要方向。例如气相-质谱(CC-MS)、红外-质谱(IR-MS)、高效液相-质谱(HPLC-MS)、质谱-质谱(MS-MS)等。气相色谱-质谱与计算机联用,充分发挥了气相色谱的高分离效能和质谱的高鉴别能力的特点,在含有挥发性成分的中药分析中已得到广泛的应用。质谱-质谱联用技术也称"串联质谱",鉴定时不需要对中药提取分离,可直接以粉末进样,对粉末药材的鉴定非常适用。

2. DNA 分子遗传标记技术 DNA 分子是由 A、G、C、T 四种碱基构成,为双螺旋结构的长链状分子,生物体的特定遗传信息包含在特定碱基排列顺序之中,不同生物遗传上的差异表现在这 4 种碱基排列顺序的变化,这就是生物的遗传多样性。比较不同生物间 DNA 分子的遗传多样性的差异来鉴别物种就是 DNA 分子遗传标记鉴别。

通过选择适当的 DNA 遗传标记,能在属、种、亚种、居群或个体水平上对研究对象进行准确鉴别。DNA 分子遗传标记技术的方法有:①限制性内切酶片段长度多态性(restriction fragment length polymorphism,RFLP),该方法实验步骤繁琐,所需样品量大。②随机扩增片段长度多态性(random amplified polymorphic DNA,RAPD)和任意引物 PCR(AP-PCR),优点是适用于未知序列的基因组 DNA 的检测,已应用于种质资源的鉴定和分类、遗传图谱的快速构建等,是在中药鉴定领域用得最多的。③扩增片段长度多态性标记(amplified fragment length polymorphism,AFLP),结合了 RFLP 的可靠性和 PCR 高效性的优点,近年来已广泛应用于遗传图谱构建、中药基因定位、遗传多样性分析、分子标记辅助育种及生物系统分类等方面的研究。④ DNA 测序方法（DNA sequencing），是基于 PCR 的 DNA 直接测序技术，可以分析特定 DNA 片段的碱基序列，从而达到物种鉴定的目的。⑤ ISSR（inter-simple sequence repeat）标记技术简单序列重复区间，ISSR 技术又称为锚定简单序列重复技术（anchored simple sequence repeat，ASSR），该技术耗资少，模板 DNA 用量也少，可以作为不同产地药材鉴别的有效分子标记。该方法在中药鉴定中有重要意义。

DNA 分子遗传标记技术已经成功应用到中药鉴定中。如将 RFLP、RAPD、AP-PCR 等方法用于人参、西洋参和三七及伪品，牛蒡子及其混淆品，乌梢蛇及其混淆品，金钱白花蛇及其伪品等的鉴别，使用 RAPD 和 AFLP 的方法对药材的野生类型与培育品种的研究。

3. 中药指纹图谱鉴定技术　中药指纹图谱是指某种（或某产地）中药材或中成药中所共有的、具有特征性的某类或数类化学成分的色谱、光谱、DNA 分子的图谱。因为这些图谱像人的指纹一样具有特征性，故而得名。中药指纹图谱能客观地揭示和反应中药内在质量的整体性和特征性，能从源头进行质量控制。其特点是通过中药指纹图谱的特征性，能有效鉴别中药样品的真伪及产地。通过中药指纹图谱主要特征峰的面积或比例的制定，能有效控制中药样品的质量、确保样品质量的相对稳定。

对于指纹图谱的测定方法，应根据中药所含化学成分的理化性质进行选择，现在多采用色谱的方法，因为色谱法提供的信息较多，容易达到中药"指纹鉴别"的要求。对于化学成分复杂的中药，必要时可以考虑采用多种测定方法，建立多张指纹图谱。

4. 高效毛细管电泳技术　高效毛细管电泳技术（high performance capillary electrophoresis，HPCE）是近年来发展最快的分析方法之一，它兼有高压电泳的高速、高分辨率及高效液相色谱（HPLC）的高效率等优点，广泛应用于离子型生物大分子，如蛋白质、氨基酸、多肽及核酸等的快速分析，手性化合物等生物活性物质的分离，DNA 序列和 DNA 合成中产物纯度的测定以及单个细胞和病毒的分离等。高效毛细管电泳技术在中药鉴定、生物的分析及生命科学的领域中有着极为广阔的应用前景。如采用 HPCE 对 12 种海马和海龙类药材进行鉴别研究。

？　复习思考题

1. 解释以下名词术语：中药、中药材、中药饮片、假药、劣药、走油、酸不溶性灰分、膨胀度。
2. 影响中药质量的因素有哪些？
3. 简述道地药材的概念，并列举 10 种以上常用的道地药材。
4. 简述植物类中药的一般采收规律。
5. 简述中药鉴定的依据与基本程序。

ER-1-7

扫一扫，测一测

（刘耀武　王　军）

第二章 根及根茎类中药的鉴定

学 习 目 标

1. 掌握根及根茎类中药的性状与显微鉴别要点，包括双子叶植物根与单子叶植物根性状及显微特征异同点、双子叶植物根茎与单子叶植物根茎性状及显微特征异同点、双子叶植物根及双子叶植物根常见的异常构造。

2. 掌握狗脊、绵马贯众、大黄、何首乌、牛膝、威灵仙、川乌、附子、白芍、黄连、防己、延胡索、板蓝根、甘草、黄芪、人参、西洋参、三七、白芷、当归、前胡、川芎、防风、柴胡、龙胆、紫草、丹参、黄芩、玄参、地黄、巴戟天、党参、桔梗、木香、白术、苍术、泽泻、半夏、石菖蒲、百部、川贝母、郁金、山药、天麻等品种的来源、性状特征、显微特征、主要化学成分及与伪品的区别。

3. 熟悉川牛膝、银柴胡、白头翁、赤芍、苦参、山豆根、葛根、北沙参、白薇、茜草、天花粉、南沙参、川木香、紫菀、三棱、天南星、浙贝母、黄精、玉竹、天冬、麦冬、知母、射干、莪术、山慈菇等品种的来源、性状、显微鉴别要点。

4. 熟悉牛膝与川牛膝、山药与天花粉、人参与西洋参、木香与川木香、莪术与三棱、黄精与玉竹、苦参与山豆根、拳参与重楼、天冬与麦冬等易混中药的比较鉴别。

5. 了解紫萁贯众、骨碎补、细辛、土大黄、拳参、虎杖、白及等药材的性状鉴别要点。

第一节 根及根茎类中药概述

根及根茎类药材是以植物的根和地下茎为药用部位的药材，商品上习称"根类药材"。根和根茎属于植物的不同器官，但两者均为植物体的地下部分，根类药材常带有部分根茎，如桔梗、人参等；根茎类药材也常带少量的根，如藁本；有的根及根茎同时入药，如大黄、甘草等，为便于学习和鉴别，本教材根据植物的亲缘关系，将该类药材分为蕨类植物、双子叶植物和单子叶植物根及根茎类中药三部分。但为便于比较，概述部分仍在一起讨论。

一、根 类 中 药

（一）性状鉴别

根（radix）类中药是指以根或以根为主带有少部分根茎的药材。根的表面无节和节间之分，无叶和芽痕，极少数生有不定芽。完整药材主要观察形状、大小、色泽、表面、质地、断面、气味等，重点是形状、表面和断面特征。双子叶植物与单子叶植物根类药材的主要性状区别见表2-1。

进行根类中药性状鉴别时，还应注意药材质地、有无分泌组织等，如白芍质重坚实，防风体轻松泡，黑顺片、郁金呈角质样，白芷、山药显粉性，葛根显纤维性；白芷有黄棕色油点，人参有黄棕色树脂道小点。根类中药饮片常为横切片、斜片或段，少数为碎块。多数饮片经炮制后，其形状、色泽、质地、气味等特征均会发生一定的变化，应重点观察切面、边缘（周边）、色泽、气味等。

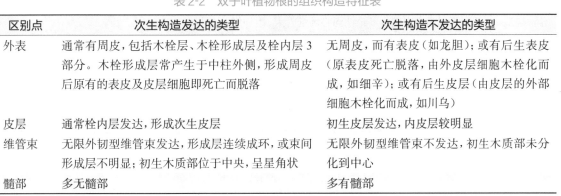
表 2-1　双子叶植物与单子叶植物根类药材的性状区别

区别点	双子叶植物根		单子叶植物根
	次生构造发达型	次生构造不发达型	
形状	多直根系，主根明显，常有分枝	多须根系或块根，主根不明显	多为须根系，或须根的中部膨大成纺锤形的块根
表面	有栓皮，较粗糙，常具皱理、支根痕和皮孔，有的顶端带有根茎或茎基	栓皮较薄或无，顶端常带有根茎	表面常较光滑，无栓皮及皮孔
断面	中柱发达，占根的大部分；形成层环纹明显，中央多无髓部，自中心向外有放射状纹理。有的可见不同类型的花纹（异型维管束），如何首乌有云锦花纹、商陆有罗盘纹	皮层多发达，内皮层多明显；形成层多可见，中央有髓部或无髓部	皮部发达，占根的大部分；内皮层纹理明显，中央有髓部，无放射状纹理
举例	黄芪、白芷、人参、桔梗等	龙胆、细辛、威灵仙等	天冬、麦冬、百部、郁金等

ER-2-3

双子叶植物根类
药材的显微构造

（二）显微鉴别

1. 双子叶植物根　多数根类中药具有发达的次生构造，少数根类中药（通常为须状根或块根）的次生构造不发达，如龙胆、川乌等。其主要组织构造特征见表 2-2。

表 2-2　双子叶植物根的组织构造特征表

区别点	次生构造发达的类型	次生构造不发达的类型
外表	通常有周皮，包括木栓层、木栓形成层及栓内层 3 部分。木栓形成层常产生于中柱外侧，形成周皮后原有的表皮及皮层细胞即死亡而脱落	无周皮，而有表皮（如龙胆）；或有后生表皮（原表皮死亡脱落，由外皮层细胞木栓化而成，如细辛）；或有后生皮层（由皮层的外部细胞木栓化而成，如川乌）
皮层	通常栓内层发达，形成次生皮层	初生皮层发达，内皮层较明显
维管束	无限外韧型维管束发达，形成层连续成环，或束间形成层不明显；初生木质部位于中央，呈星角状	无限外韧型维管束不发达，初生木质部未分化到中心
髓部	多无髓部	多有髓部

双子叶植物根常见的异常构造类型见表 2-3。

表 2-3　双子叶植物根的异常构造类型表

类型	特征	举例
多轮性同心环维管束	当根部中央的次生维管束形成后，由次生维管束外方的细胞分裂产生新的形成层环，形成第一轮同心环维管束，以后其外方薄壁细胞继续分裂产生新的形成层环，并相继形成第二轮、第三轮同心环维管束，构成多轮性同心环维管束	牛膝、川牛膝、商陆
附加维管束（韧皮部异常维管束）	当根的次生维管束形成后，由木栓层内方、韧皮部外侧的薄壁组织分裂产生多个新的非同心性形成层环，向内产生木质部，向外产生韧皮部，形成多个周韧型维管束	何首乌
内涵韧皮部	由于形成层的不规则活动，不仅向外也向内产生韧皮部，使次生木质部中包埋有次生韧皮部。被包埋在木质部中的韧皮部，称为内涵韧皮部，又称木间韧皮部	华山参、紫茉莉
木间木栓	在次生木质部内形成木栓带，称木间木栓或内涵周皮。木间木栓通常由次生木质部的薄壁细胞栓化而成。有的木间木栓环包围一部分韧皮部和木质部，把维管柱分隔成几个束	黄芩、秦艽、甘松

2. 单子叶植物根　一般均具初生构造。最外层通常为一列表皮细胞，无木栓层，有的细胞分化为根毛，细胞外壁一般无角质层；少数根的表皮细胞进行切线分裂为多层细胞，形成根被，如百部、麦冬等；皮层宽厚，占根的大部分，通常内皮层及凯氏点较明显，有的呈马蹄形增厚或全面增厚；中柱较小，与皮层界限分明，维管束为辐射型，韧皮部与木质部相间排列，呈辐射状，无形成层；中央常有明显的髓部。双子叶植物与单子叶植物根的主要显微特征区别点见表2-4。

表2-4　双子叶植物与单子叶植物根的显微区别

区别点	双子叶植物根	单子叶植物根
次生构造	有，少数不发达	无，一般均具初生构造
外表	通常为木栓层、木栓形成层及栓内层组成的周皮	常为一列表皮细胞，少数具薄的栓化组织（根被）
皮层	栓内层发达，形成次生皮层	初生皮层发达
内皮层	不明显	内皮层成环，常呈带状（凯氏带）、马蹄形或全面增厚
中柱	较大，占根的大部分	较小
维管束	为无限外韧型，形成层连续成环或束间形成层不明显；初生木质部位于中央，常分为2～6束，称为2～6原型；放射状射线较明显	为辐射型，无形成层；原生木质部数目一般较多，通常8～30个，称为多原型
髓部	中央多无髓部	多有明显髓部
异常构造	有的形成异常构造：多轮性同心环维管束、附加维管束、内涵韧皮部或木间木栓等	无异常构造
粉末特征	常有木栓细胞、石细胞、纤维、分泌组织、导管、结晶、淀粉粒或菊糖等。草酸钙结晶多为簇晶、方晶、砂晶等	有表皮细胞、内皮层细胞或根被细胞等。草酸钙结晶多为针晶束，少数为柱晶

根类中药的组织鉴别，首先应根据维管束的类型、形成层的有无等，区分双子叶或单子叶植物根。其次应注意分泌组织及细胞内含物的有无及其分布，如桔梗、党参有乳管，人参、三七有树脂道，当归、木香有油室；人参、大黄有草酸钙簇晶，甘草有方晶，牛膝有砂晶，麦冬有针晶，葛根有淀粉粒，桔梗有菊糖等。双子叶植物的分泌组织主要分布于韧皮部和皮层，而单子叶植物主要分布于皮层和髓部。再次应注意有无韧皮纤维、木纤维、石细胞等厚壁组织，保护组织的类型，有无异常构造，有无髓部等。

根类中药的粉末鉴别，应重点观察：韧皮纤维、木纤维、晶纤维、分隔纤维；石细胞等厚壁组织；草酸钙簇晶、草酸钙方晶、草酸钙针晶、硅质块、淀粉粒、菊糖等细胞内含物；树脂道、乳汁管、分泌细胞等分泌组织；以及导管、木栓细胞等。

二、根茎类中药

（一）性状鉴定

根茎类中药是指以地下茎为主要药用部位的药材，包括根状茎（rhizoma）、鳞茎（bulbus）、块茎（tubera）及球茎（cormus）、假鳞茎（pseudobulbus）等。根茎类中药的性状鉴别内容包括形状、大小、颜色、表面、质地、断面、气味等，重点是形状、表面和断面特征。形状和表面特征可以区别根状茎、鳞茎、块茎、球茎、假鳞茎等（表2-5）。

断面特征可以区别双子叶植物与单子叶植物根茎。前者常有木栓层，维管束环状排列，中央有明显的髓部，如黄连、苍术等。后者外表常有表皮或具较薄的栓化组织，内皮层环纹明显，皮层及中柱均有维管束小点散布，髓部不明显，如玉竹、黄精等。

表2-5　不同类型根茎类中药的形状和表面特征

类别	形状	表面特征	举例
根状茎	圆柱形或纺锤形	表面有节和节间，单子叶植物尤为明显；上面或顶端常有茎基或茎痕，侧面或下部常有须根或须根痕。蕨类植物的根茎常有鳞片或密生棕黄色鳞毛；节上常有退化的鳞片状或膜质状小叶、叶柄基部残余物或叶痕；有时可见芽或芽痕	黄连、玉竹、黄精
鳞茎	球形或扁球形	其地下茎缩短呈扁平皿状，节间极短，称鳞茎盘；上有肉质鳞叶和顶芽，基部有不定根或不定根痕	川贝母、百合
块茎	多不规则块状，肉质肥大	表面有短的节间，节上具芽、芽痕、退化的鳞叶或叶痕	半夏、天麻
球茎	球形或扁球形，肉质肥大	表面具明显的节和缩短的节间，节上有膜质鳞叶；顶芽发达，叶芽常生于球茎的上半部，基部具不定根	荸荠
假鳞茎	球形、卵形或椭圆形等	为兰科植物的变态茎，由茎的基部膨大而形成，其上有一个或几个节，节上有芽	山慈菇

（二）显微鉴别

与地上茎相比，根茎的机械组织和保护组织较不发达，而基本薄壁组织较发达。应注意区别双子叶植物、单子叶植物及蕨类植物的根茎（表2-6）。

表2-6　双子叶植物、单子叶植物及蕨类植物的根茎的组织鉴别

区别点	双子叶植物根茎	单子叶植物根茎	蕨类植物根茎
组织构造类型	次生构造	初生构造	初生构造
外表	有木栓层，少数有表皮	有表皮或后生皮层	有表皮，外壁常增厚
皮层部位	通常次生皮层（栓内层）发达，少数有初生皮层，如黄连；皮层中有根迹或叶迹维管束斜向通过，内皮层多不明显	皮层发达，常有叶迹维管束散在；内皮层通常明显，较粗大的根茎则不明显	通常为数列厚壁细胞组成的下皮层，常有叶迹维管束散在，如绵马贯众。基本组织细胞中含淀粉粒，有时可见细胞间隙腺毛，如绵马贯众
中柱	通常有发达的无限外韧型维管束。有的在中柱鞘部位具厚壁组织。少数草本植物的根茎具双韧型维管束。木质部有导管，韧皮部有筛管	中柱部位散有多数有限外韧型或周木型维管束。木质部有导管，韧皮部有筛管	具原生中柱、双韧管状中柱（木质部呈圆筒状，其内、外侧各有1圈韧皮部、中柱鞘和内皮层）或网状中柱（有数个周韧型维管束环列）。木质部无导管而有管胞，韧皮部为筛胞
中央髓部	中央有髓部	髓部不明显	有髓部或髓部不明显
异常构造	有的具髓部异常维管束，如大黄；有的具木间木栓，如甘松	无	无

根茎类中药的组织观察，首先应根据维管束的类型和排列形式，判断其为蕨类、双子叶或单子叶植物的根茎。其次应注意分泌组织、草酸钙结晶、厚壁组织等的有无及分布，如苍术有油室，石菖蒲、干姜有油细胞；天南星、白及有含草酸钙针晶束的黏液细胞；苍术的木栓层中有石细胞带，味连的皮层和中柱鞘部位有石细胞；菊科、桔梗科植物根茎常含有菊糖；天麻含多糖类物质等。此外还应注意木栓组织、根被等保护组织的类型及形态。

第二节 蕨类植物根茎类中药的鉴定

狗脊（Cibotii Rhizoma）

为蚌壳蕨科植物金毛狗脊 *Cibotium barometz*（L.）J. Sm. 的干燥根茎。主产于福建、四川等地。秋、冬二季采挖，除去泥沙，干燥；或去硬根、叶柄及金黄色绒毛，切厚片，干燥，为"生狗脊片"；蒸后晒至六七成干，切厚片，干燥，为"熟狗脊片"。

【性状鉴别】

1. 药材 ①呈不规则的长块状，长 10～30cm，直径 2～10cm。②表面深棕色，残留金黄色绒毛，上面有数个红棕色木质叶柄，下面残存黑色细根。③质坚硬，不易折断。④气微，味淡、微涩。以肥大、质坚实、无空心、表面略有金黄色茸毛者为佳。

2. 饮片 ①生狗脊片：呈不规则长条形或圆形，厚 1.5～5mm；切面浅棕色，近边缘 1～4mm 处有 1 条棕黄色隆起的木质部环纹或条纹，边缘不整齐，偶有金黄色绒毛残留；质脆，易折断，有粉性。以厚薄均匀、坚实无毛、无空心者为佳。②熟狗脊片：呈黑棕色，质坚硬。③烫狗脊：形如狗脊片，表面略鼓起；棕褐色；气味同狗脊（图 2-1）。

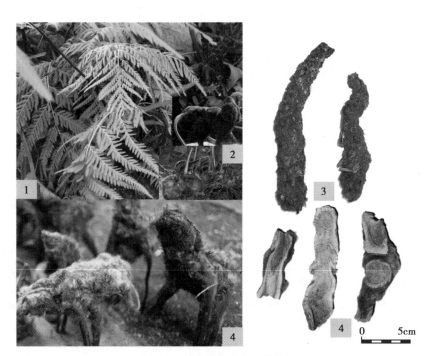

图 2-1　狗脊原植物及药材图
1. 原植物；2. 完整根茎；3. 个子药材；4. 生狗脊片。

【显微鉴别】 根茎横切面：①表皮细胞 1 列，残存金黄色非腺毛。②厚壁细胞 10 余列，棕黄色，壁孔明显。③双韧管状中柱，木质部排列成环，由管胞组成，其内外均有韧皮部及内皮层。④皮层及髓部薄壁细胞充满淀粉粒，有的含黄棕色物（图 2-2）。

【成分】 根茎含原儿茶醛、原儿茶酸、绵马酚等；毛茸含鞣质及色素。按 HPLC 法测定，烫狗脊含原儿茶酸（$C_7H_6O_4$）不得少于 0.020%（以干燥品计算）。

【功能主治】 祛风湿，补肝肾，强腰膝。主治风湿痹痛、腰膝酸软、下肢无力。用量 6～12g。

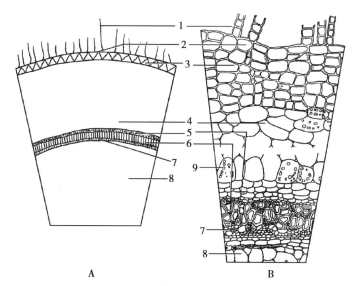

1. 非腺毛；2. 表皮；3. 厚壁组织；4. 皮层；5. 外韧皮部；6. 木质部；7. 内韧皮部；8. 髓；9. 淀粉粒。

图 2-2 狗脊根茎横切面图

A. 简图；B. 详图。

知识链接

狗脊伪品及其鉴别

主要有：乌毛蕨科植物狗脊 *Woodwardia japonica*（L. f.）Sm.、鳞毛蕨科植物半岛鳞毛蕨 *Dryopteris peninsulae* Kitag. 等的根茎。药材较金毛狗脊瘦小，断面无隆起的木质部环纹。

绵马贯众（Dryopteridis Crassirhizomatis Rhizoma）

为鳞毛蕨科植物粗茎鳞毛蕨 *Dryopteris crassirhizoma* Nakai 的干燥根茎和叶柄残基。主产于东北，又称"东北贯众"。秋季采挖，削去叶柄、须根，除去泥沙，晒干。

【性状鉴别】

1. 药材 ①呈长倒卵形，略弯曲，上端钝圆或截形，下端较尖，有的纵剖为两半，长 7～20cm，直径 4～8cm。②表面黄棕色至黑褐色，密被排列整齐的叶柄残基及鳞片，并有弯曲的须根。③叶柄残基呈扁圆形，长 3～5cm，直径 0.5～1.0cm；表面有纵棱线，质硬而脆，断面略平坦，棕色，有黄白色维管束 5～13 个，环列；每个叶柄残基的外侧常有 3 条须根，鳞片条状披针形，全缘，常脱落。④质坚硬，断面略平坦，深绿色至棕色，有黄白色维管束 5～13 个，环列，其外散有较多的叶迹维管束。⑤气特异，味初淡而微涩，后渐苦、辛。以个大、质坚实、叶柄断面深绿色为佳（图 2-3）。

2. 饮片 ①绵马贯众片：为不规则厚片或碎块；余同药材。②绵马贯众炭：为不规则厚片或碎块；表面焦黑色，内部焦褐色；味涩。

【显微鉴别】

1. 叶柄基部横切面 ①表皮为 1 列外壁增厚的小型细胞，常脱落。②下皮为 10 余列多角形厚壁细胞，棕色至褐色。③基本组织细胞排列疏松，细胞间隙中有单细胞的间隙腺毛，头部呈球形或梨形，内含棕色分泌物。④周韧维管束 5～13 个，环列，每个维管束周围有 1 列扁小的内皮层细胞，凯氏点明显，有油滴散在，其外有 1～2 列中柱鞘薄壁细胞，薄壁细胞中含棕色物和淀粉粒（图 2-4）。

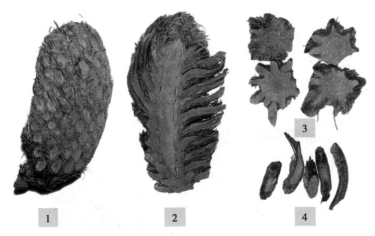

图 2-3　绵马贯众原植物及药材图

1. 个子药材；2. 药材纵切面；3. 药材横切面；4. 叶柄残基。

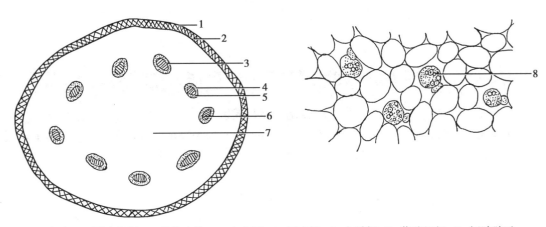

1. 表皮；2. 厚壁组织；3. 分体中柱；4. 内皮层；5. 韧皮部；6. 木质部；7. 薄壁组织；8. 间隙腺毛。

图 2-4　绵马贯众(叶柄基部)横切面简图及基本组织详图

2. 根茎横切面　基本组织外侧有多数较小的叶迹维管束，余同叶柄基部横切面。

【成分】　含间苯三酚类、羊齿三萜、绵马三萜、鞣质、挥发油、树脂等。间苯三酚类成分主要为绵马精，此类成分不稳定，易分解为绵马酸、黄绵马酸、白绵马素、去甲绵马素、绵马酚等，分解后驱虫力下降或消失，故本品鲜用效果较好，储存一年便失去有效成分而失效。此类成分主要存在于细胞间隙腺毛内。

【功能主治】　清热解毒，驱虫。主治虫积腹痛、疮疡等。用量 4.5～9g。绵马贯众炭功能收涩止血，主治崩漏下血等。

知识链接

绵马贯众混用品及其鉴别

混用品较多，分属 6 科 30 余种。主要有：①乌毛蕨科植物顶芽狗脊 *Woodwardia unigemmata*（Makino）Nakai 及狗脊 *Woodwardia japonica*（L.f.）Sm.。呈长圆柱形，表面红棕色至黑褐色；叶柄基部横断面半圆形，无细胞间隙腺毛，单芽狗脊蕨有分体中柱 5～8 个，狗脊蕨有分体中柱 2～4 个。②球子蕨科植物荚果蕨 *Matteuccia struthiopteris*（L.）Todaro。叶柄基部横断面分体中柱 2 个，八字形排列。③乌毛蕨科植物乌毛蕨 *Blechnopsis orientalis*（L.）C. Presl。叶柄基部横断面有分体中柱 17～21 个，环列。

【附药】　**紫萁贯众**　为紫萁科植物紫萁 *Osmunda japonica* Thunb. 的干燥根茎和叶柄残基。与绵马贯众的主要区别为：根茎无鳞片，折断面多中空，可见 1 个 U 字形中柱；无细胞间隙腺毛。《中国药典》2010 年版已将本品以"紫萁贯众"之名单列。

骨碎补（Drynariae Rhizoma）

为水龙骨科植物槲蕨 *Drynaria fortunei*（Kunze）J. Sm. 的干燥根茎。主产于湖北、浙江等地。全年均可采挖，除去泥沙，干燥；或再燎去茸毛（鳞片）。

【性状鉴别】

1. 药材　①呈扁平长条状，多弯曲，有分枝，长 5～15cm，宽 1～1.5cm，厚 0.2～0.5cm。②表面密被深棕色至暗棕色的小鳞片，柔软如毛，经火燎者呈棕褐色或暗褐色，两侧及上表面均具突起或凹下的圆形叶痕，少数有叶柄残基和须根残留。③体轻，质脆，易折断，断面红棕色，维管束呈黄色点状，排列成环。④气微，味淡、微涩。以条粗大、棕色者为佳（图 2-5）。

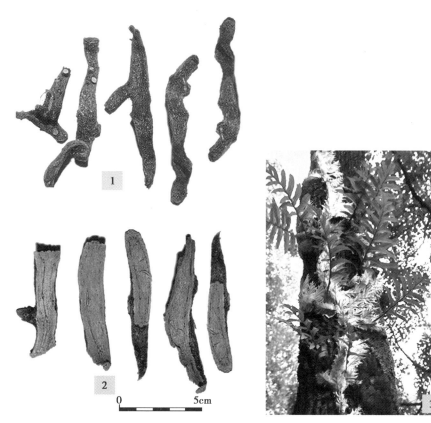

图 2-5　骨碎补原植物及药材图
1. 个子药材；2. 饮片；3. 原植物。

2. 饮片　①骨碎补片：为不规则厚片。表面深棕色至黑褐色，常残留细小棕色的鳞片，有的可见圆形的叶痕。切面红棕色，黄色的维管束点状排列成环。余同药材。②烫骨碎补：形如骨碎补或片，表面黄棕色至深棕色，体膨大鼓起。质轻，酥松（图2-6）。

【成分】　含橙皮苷、柚皮苷等。按 HPLC 法测定，本品药材、饮片含柚皮苷（$C_{27}H_{32}O_{14}$）不得少于 0.50%，烫骨碎补含柚皮苷（$C_{27}H_{32}O_{14}$）不得少于 0.40%。

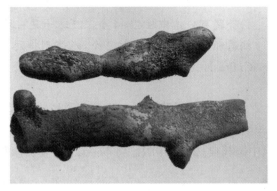

图2-6　烫骨碎补饮片图

【功能主治】　疗伤止痛，补肾强骨；外用消风祛斑。主治跌仆闪挫、筋骨折伤、肾虚腰痛、筋骨痿软、耳鸣耳聋，牙齿松动等；外治斑秃、白癜风。用量 3～9g。外用适量。

知识链接

骨碎补伪品及其鉴别

主要有：①水龙骨科植物崖姜 *Drynaria coronans*（Wall. ex Mett.）J. Sm.。主产于广东、福建等地，习称"大骨碎补"。根茎呈扁平扭曲的长条状，不分枝，长 7～15cm，直径 1～2cm；表面黑棕色，凹凸不平；断面呈类圆形。②骨碎补科植物大叶骨碎补 *Davallia divaricata* Bl.。主产于广东、广西等地，习称"硬骨碎补""广骨碎补"。根茎表面棕红色至棕褐色，有明显的纵沟纹。③骨碎补科植物骨碎补 *Davallia trichomanoides* Bl.。在山东等地作骨碎补药用。

第三节　双子叶植物根及根茎类中药的鉴定

细辛（Asari Radix et Rhizoma）

为马兜铃科植物北细辛 *Asarum heterotropoides* Fr. Schmidt var. *mandshuricum*（Maxim.）Kitag.、汉城细辛 *Asarum sieboldii* Miq. var. *seoulense* Nakai 或华细辛 *Asarum sieboldii* Miq. 的干燥根和根茎。前两者主产于东北，习称"辽细辛"；后者主产于陕西、河南等地。夏季果熟期或初秋采挖，除净地上部分及泥沙，阴干。

【性状鉴别】

1. 药材

（1）北细辛：①常卷缩成团；根茎横生呈不规则圆柱形，具短分枝，长 1～10cm，直径 0.2～0.4cm。②表面灰棕色，粗糙，有环节，节间长 0.2～0.3cm，分枝顶端有碗状的茎痕。③根细长，密生节上，表面灰黄色，平滑或具纵皱纹，有须根及须根痕。④质脆，易折断，断面平坦，黄白色或白色。⑤气辛香，味辛辣、麻舌。

（2）汉城细辛：根茎直径 0.1～0.5cm，节间长 0.1～1cm。

（3）华细辛：根茎直径 0.1～0.2cm，节间长 0.2～1cm。气味较弱。

以杂质少、气味浓者为佳（图2-7）。

2. 饮片　呈不规则的段。根茎呈不规则圆形，外表皮灰棕色，有时可见环形的节。根细，表面灰黄色，平滑或具纵皱纹。切面黄白色或白色。余同药材。

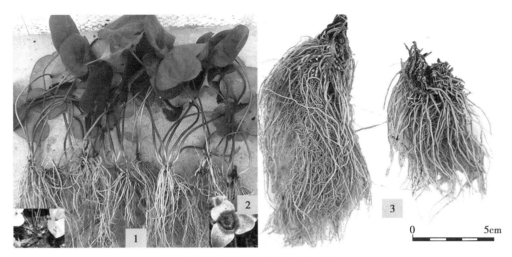

图 2-7　细辛原植物及药材图
1. 完整植株；2. 花；3. 药材。

【成分】　主要含挥发油及木脂素类成分。油中主成分为甲基丁香酚、细辛醚等；木脂素类主要为细辛脂素和芝麻脂素。本品含挥发油不得少于 2.0%（ml/g）。按 HPLC 法测定，细辛药材和饮片含细辛脂素（$C_{20}H_{18}O_6$）不得少于 0.050%；含马兜铃酸 I（$C_{17}H_{11}NO_7$）不得过 0.001%。

【功能主治】　解表散寒，祛风止痛，通窍，温肺化饮。主治风寒感冒、头痛、牙痛、鼻塞流涕、鼻鼽、鼻渊、风湿痹痛、痰饮喘咳等。用量 1～3g；散剂每次服 0.5～1g。外用适量。不宜与藜芦同用。

　　知识链接

细辛的药用部位

据考证，《雷公炮炙论》有"凡使细辛，拣去双叶，服之害人"的记载。现代研究证明，细辛地上部分含有具肾毒性的马兜铃酸，而根及根茎则不含此类成分。因此，《中国药典》自2005 年版开始将其药用部分修订为根和根茎。

大黄（Rhei Radix et Rhizoma）

为蓼科植物掌叶大黄 *Rheum palmatum* L.、唐古特大黄 *Rheum tanguticum* Maxim. ex Balf. 或药用大黄 *Rheum officinale* Baill. 的干燥根和根茎。前两者主产于甘肃、青海等地，产量占大黄的大部分，习称"北大黄"；后者主产于四川、贵州等地，习称"南大黄"。秋末茎叶枯萎或次春发芽前采挖，除去细根，刮去外皮（忌用铁器），切瓣或段，用绳穿成串干燥，或直接干燥。

【性状鉴别】

1. 药材　①呈类圆柱形、圆锥形、卵圆形或不规则块状，长 3～17cm，直径 3～10cm。②除尽外皮者表面黄棕色至红棕色，有的可见类白色网状纹理，习称"锦纹"（系类白色薄壁组织与红棕色射线所形成），偶有棕褐色栓皮残留。③质坚实，断面淡红棕色或黄棕色，显颗粒性；根茎髓部宽广，有"星点"（异常维管束）环列或散在；根形成层环明显，木部发达，具放射状纹理，无髓部及星点。④气清香，味苦而微涩，嚼之粘牙，有沙粒感，唾液被染成黄色。以个大、质坚实、气味浓者为佳（图 2-8）。

2. 饮片　①大黄片：呈不规则类圆形厚片或块，大小不等。外表皮黄棕色或棕褐色，有纵皱纹及疙瘩状隆起。切面黄棕色至淡红棕色,较平坦,有明显散在或排列成环的星点,有空隙,有的无星点。余同药材。②酒大黄:形如大黄片,表面深棕黄色,有的可见焦斑。微有酒香气。③熟大黄:不规则的块片,表面黑色,断面中间隐约可见放射状纹理,质坚硬,气微香。④大黄炭:形如大黄片,表面焦黑色,内部深棕色或焦褐色,具焦香气。

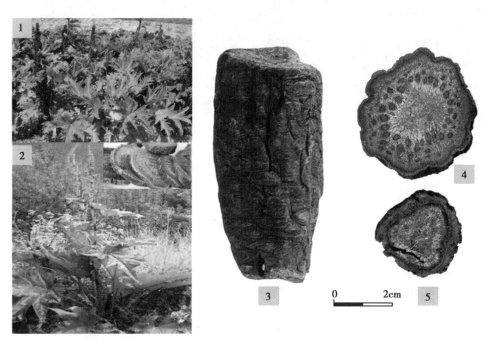

图 2-8 大黄原植物及药材图

1. 唐古特大黄原植物;2. 掌叶大黄原植物;3. 个子药材;4. 根茎横切片;5. 根横切片。

大黄的异常构造

【显微鉴别】

1. 横切面 ①根茎(图 2-9):木栓层及皮层偶有残留;韧皮部筛管群明显,薄壁组织发达,有黏液腔;形成层成环;木质部射线宽 2～4 列细胞,内含棕色物;导管非木化,常 1 至数个相聚,稀疏排列;髓部宽广,有异常维管束(星点)环列或散在;异常维管束的形成层成环,外侧为木质部,内侧为韧皮部,射线呈星状射出;韧皮部中有黏液腔,内含红棕色物质;薄壁细胞含草酸钙簇晶及淀粉粒。②根:木质部发达,中央无髓;余同根茎。

2. 粉末 黄棕色。①草酸钙簇晶:大而多,直径多为 20～160μm,大者直径可达 190μm。②导管:多为网纹,另有具缘纹孔、螺纹及环纹,非木化。③淀粉粒:甚多,单粒呈类球形或多角形,直径 3～45μm,脐点星状;复粒由 2～8 分粒组成(图 2-10)。

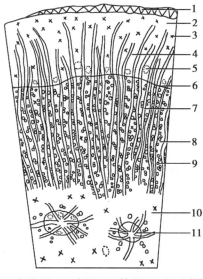

1. 木栓层;2. 皮层;3. 簇晶;4. 韧皮部;5. 黏液腔;6. 形成层;7. 射线;8. 木质部;9. 导管;10. 髓;11. 异常维管束。

图 2-9 大黄(根茎)横切面简图

【成分】 含蒽醌衍生物及鞣质等。游离蒽醌衍生物有芦荟大黄素、大黄酸、大黄酚、大黄素甲醚及大黄素等,为抗菌有效成分;结合型蒽醌衍生物包括游离蒽醌的葡萄糖苷及其双蒽酮苷(如番泻苷 A、B、C、D 等),为大黄的主要泻下成分;鞣质有止泻、收敛作用。按 HPLC 法测定,药

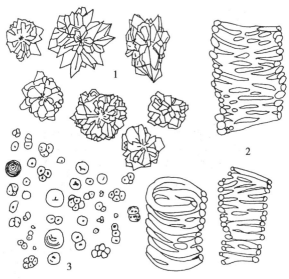

1. 草酸钙簇晶；2. 导管；3. 淀粉粒。

图 2-10 大黄（掌叶大黄）粉末图

大黄的粉末显微鉴定

材含总蒽醌以芦荟大黄素（$C_{15}H_{10}O_5$）、大黄酸（$C_{15}H_8O_6$）、大黄素（$C_{15}H_{10}O_5$）、大黄酚（$C_{15}H_{10}O_4$）和大黄素甲醚（$C_{16}H_{12}O_5$）的总量计，不得少于 1.5%，大黄炭不得少于 0.90%。按 HPLC 法测定，药材含游离蒽醌以芦荟大黄素、大黄酸、大黄素、大黄酚和大黄素甲醚的总量计，不得少于 0.20%，饮片不得少于 0.35%，酒大黄、熟大黄、大黄炭不得少于 0.50%。

【理化鉴别】 ①微量升华：取本品粉末少量，进行微量升华，可见菱状针晶或羽状结晶。②总灰分与酸不溶性灰分：前者不得过 10.0%，后者不得过 0.8%。③干燥失重：取本品，在 105℃干燥 6 小时，减失重量不得过 15.0%。④土大黄苷：取本品粉末 0.1g，加甲醇 10ml，超声处理 20 分钟，滤过，取滤液 1ml，加甲醇至 10ml，作为供试品溶液。另取土大黄苷对照品，加甲醇制成每 1ml 含 10μg 的溶液，作为对照品溶液（临用新制）。照薄层色谱法试验，吸取上述两种溶液各 5μl，分别点于同一聚酰胺薄膜上，以甲苯 - 甲酸乙酯 - 丙酮 - 甲醇 - 甲酸（30:5:5:20:0.1）为展开剂，展开，取出，晾干，置紫外光灯（365nm）下检视。供试品色谱中，在与对照品色谱相应的位置上，不得显相同的亮蓝色荧光斑点。⑤浸出物：按水溶性浸出物测定法（热浸法）测定，不得少于 25.0%。⑥薄层色谱：以大黄对照药材、大黄酸对照品为对照，进行 TLC 鉴别，供试品色谱中，在与对照药材色谱相应的位置上，应显相同的 5 个橙黄色荧光主斑点；在与对照品色谱相应的位置上，应显相同的橙黄色荧光斑点；置氨蒸气中熏后，日光下检视，斑点变为红色。

【功能主治】 泻下攻积，清热泻火，凉血解毒，逐瘀通经，利湿退黄。主治实热积滞便秘、血热吐衄、目赤咽肿、痈肿疔疮、肠痈腹痛、瘀血经闭、产后瘀阻、跌打损伤、湿热痢疾、黄疸尿赤、淋证、水肿等；外治烧烫伤。酒大黄善清上焦血分热毒，主治目赤咽肿、齿龈肿痛等。熟大黄泻下力缓，泻火解毒，主治火毒疮疡等。大黄炭凉血化瘀止血，主治血热有瘀之出血症等。用量 3～15g，用于泻下不宜久煎。外用适量，研末敷于患处。孕妇及月经期、哺乳期慎用。

【附药】 **土大黄** 为皱叶酸模 *Rumex crispus* L.、藏边大黄 *Rheum australe* D. Don、河套大黄 *Rheum hotaoense* C. Y. Cheng et C. T. Kao、天山大黄 *Rheum wittrochii* Lundstr. 等植物的根和根茎，在部分地区以"土大黄"入药，有时混入大黄商品中。本品含有土大黄苷，不含或仅含痕量结合型蒽醌类成分，无泻下作用。在紫外灯下显亮紫色荧光；除藏边大黄根茎横切面有少数星点外，其他均无星点（图 2-11）。

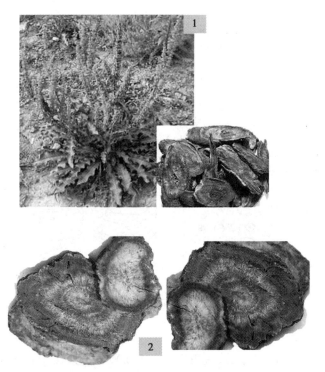

图2-11　土大黄药材及原植物图

1. 原植物（皱叶酸模）；2. 药材。

课堂互动

近日，某药监部门在例行抽查时，发现某中药饮片公司用土大黄代替大黄。如何区别大黄与土大黄？

拳参（Bistortae Rhizoma）

为蓼科植物拳参 *Polygonum bistorta* L. 的干燥根茎。主产于华北、西北等地。春初发芽时或秋季茎叶将枯萎时采挖，除去泥沙，晒干，去掉须根。

【性状鉴别】

1. 药材　①呈扁长条形或扁圆柱形，弯曲，有的对卷弯曲，两端略尖，或一端渐细。②表面紫褐色或紫黑色，粗糙，一面隆起，一面稍平坦，或略具凹槽，全体密具粗环纹，有残留须根或根痕。③质硬，断面浅棕红色或棕红色，维管束呈黄白色点状，排列成环。④气微，味苦、涩。以个大、质硬、断面浅棕红色者为佳（图2-12）。

2. 饮片　呈类圆形或近肾形的薄片。外表皮紫褐色或紫黑色。切面棕红色或浅棕红色，平坦，近边缘有一圈黄白色小点（维管束），余同药材。

【成分】　含鞣质、绿原酸、羟基游离蒽醌、β-谷甾醇等。本品按 HPLC 法测定，药材和饮片含没食子酸（$C_7H_6O_5$）不得少于 0.12%。

【功能主治】　清热解毒，消肿，止血。主治赤痢热泻、肺热咳嗽、痈肿瘰疬、口舌生疮、血热吐衄、痔疮出血、蛇虫咬伤等。用量5～10g。外用适量。

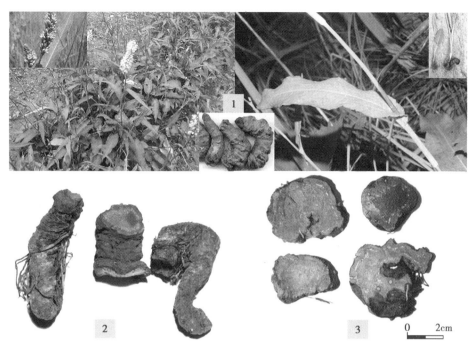

图 2-12　拳参原植物及药材图
1. 原植物；2. 个子药材；3. 饮片。

虎杖（Polygoni Cuspidati Rhizoma et Radix）

为蓼科植物虎杖 *Polygonum cuspidatum* Sieb. et Zucc. 的干燥根茎和根。主产于江苏、浙江等地。春、秋二季采挖，除去须根，洗净，鲜切短段或厚片，晒干。

【性状鉴别】　①为圆柱形短段或不规则厚片。②外皮棕褐色，有纵皱纹及须根痕。③质坚硬，断面或切面皮部薄，棕褐色，易与木部分离；木部宽广，棕黄色，射线呈放射状；根茎髓中有隔或呈空洞状。④气微，味微苦、涩。以粗壮、坚实、断面色棕黄者为佳（图 2-13）。

【成分】　含白藜芦醇（即虎杖苷元）、虎杖苷、大黄素、大黄素甲醚等。虎杖苷为镇咳及降血脂有效成分；白藜芦醇、大黄素等为抗菌有效成分。按 HPLC 法测定，本品含大黄素（$C_{15}H_{10}O_5$）不得少于 0.60%，含虎杖苷（$C_{20}H_{22}O_8$）不得少于 0.15%。

【功能主治】　利湿退黄，清热解毒，散瘀止痛，止咳化痰。主治湿热黄疸、淋浊、带下、风湿痹痛、痈肿疮毒、水火烫伤、经闭、癥瘕、跌打损伤、肺热咳嗽。用量 9～15g。外用适量，制成煎液或油膏涂敷。孕妇慎用。

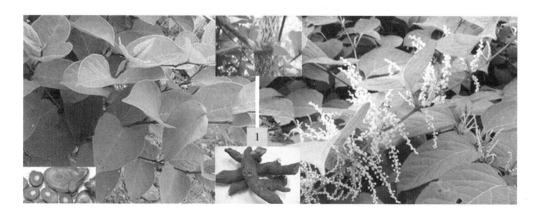

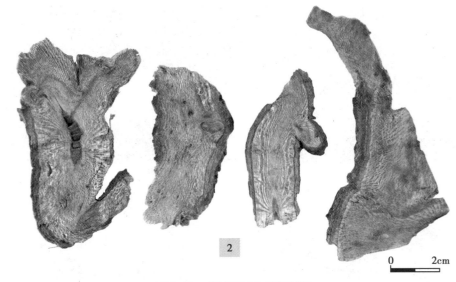

图 2-13　虎杖原植物及药材图
1. 原植物；2. 药材饮片。

何首乌 (Polygoni Multiflori Radix)

为蓼科植物何首乌 *Polygonum multiflorum* Thunb. 的干燥块根。主产于河南、湖北等地。秋、冬二季茎叶枯萎时采挖，削去两端，洗净，个大的切成块，干燥。

【性状鉴别】

1. 药材　①呈团块状或不规则纺锤形，长 6～15cm，直径 4～12cm。②表面红棕色或红褐色，皱缩不平，有浅沟、横长皮孔样突起及细根痕。③体重，质坚实，不易折断，断面浅黄棕色或浅红棕色，显粉性，皮部有多个类圆形异型维管束环列，形成云锦状花纹，中央木部较大，有的呈木心。④气微，味微苦而甘涩。以个大、质坚实、断面显云锦花纹、粉性足者为佳（图 2-14）。

2. 饮片　①何首乌片：为不规则厚片或块。余同药材。②制何首乌：呈不规则皱缩状的块片。表面黑褐色或棕褐色，凹凸不平。质坚硬，断面角质样，棕褐色或黑色。气微，味微甘而苦涩。

【显微鉴别】

1. 横切面　①木栓层为数列细胞。②木栓层内方、韧皮部外侧组织中有外韧型异型维管束 4～11 个，导管稀少。③次生维管束位于根的中央，形成层成环，木质部导管较少，周围有管胞及少数木纤维。④薄壁细胞含草酸钙簇晶及淀粉粒（图 2-15）。

2. 粉末　黄棕色。①草酸钙簇晶：直径多为 10～80μm，大者可达 160μm，偶见簇晶与方晶合生。②导管：主为具缘纹孔导管。③淀粉粒：单粒类圆形，脐点人字形、星状或三叉状，大粒者隐约可见层纹；复粒由 2～9 分粒组成。④棕色细胞：类圆形或椭圆形，壁稍厚，胞腔内充满淡黄棕色、棕色或红棕色物质，并含淀粉粒。⑤木纤维：少见，壁薄，纹孔明显。⑥有棕色块状物散在（图 2-16）。

【成分】　含蒽醌类、卵磷脂、芪类、微量元素等。蒽醌类成分主要为大黄酚、大黄素、大黄酸、大黄素甲醚、大黄酚蒽酮等；微量元素主要为锰、锌、铁等。按 HPLC 法测定，含 2, 3, 5, 4′-四羟基二苯乙烯 -2-O-β-*D*- 葡萄糖苷（$C_{20}H_{22}O_9$），药材不得少于 1.0%，制何首乌不得少于 0.70%；含结合蒽醌以大黄素（$C_{15}H_{10}O_5$）和大黄素甲醚（$C_{16}H_{12}O_5$）的总量计，药材不得少于 0.10%，何首乌片不得少于 0.05%，制何首乌不得少于 0.10%。

ER-2-8

何首乌的异常构造

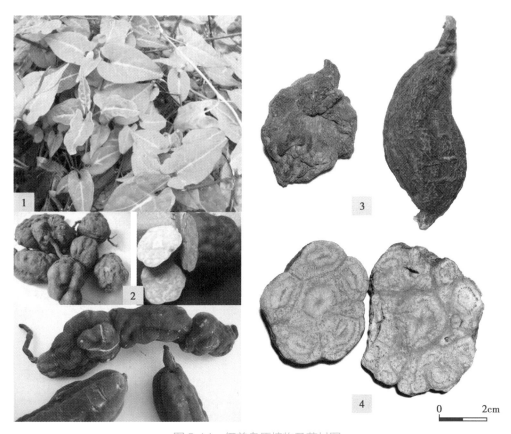

图 2-14　何首乌原植物及药材图

1. 原植物；2. 新鲜块根；3. 个子药材；4. 饮片。

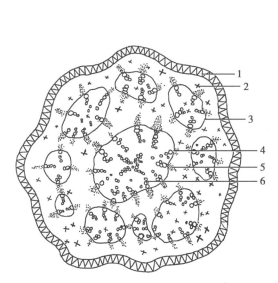

1. 木栓层；2. 草酸钙簇晶；3. 异常维管束；4. 形成层；5. 韧皮部；6. 木质部。

图 2-15　何首乌横切面简图

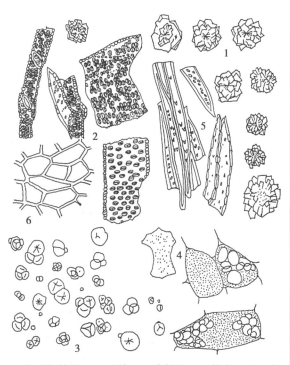

1. 草酸钙簇晶；2. 导管；3. 淀粉粒；4. 棕色细胞及棕色块；5. 木纤维；6. 木栓细胞。

图 2-16　何首乌粉末图

【功能主治】　生用解毒，消痈，截疟，润肠通便；主治疮痈、瘰疬、风疹瘙痒、久疟体虚、肠燥便秘等。制用补肝肾，益精血，乌须发，强筋骨，化浊降脂；主治血虚萎黄、眩晕耳鸣、须发早白、腰膝酸软、肢体麻木、崩漏带下、高脂血症。生品用量3～6g，制品用量6～12g。

【附药】

1. 首乌藤（夜交藤）　为何首乌的干燥藤茎。呈长圆柱形，稍扭曲，具分枝；表面紫红色至紫褐色，粗糙，具扭曲的纵皱纹，节部略膨大，有侧枝痕，外皮菲薄，可剥离；质脆，易折断，断面皮部紫红色，木部黄白色或淡棕色，导管孔明显，髓部疏松，类白色；切段者为圆柱形的段，外表面紫红色至紫褐色，断面皮部紫红色，木部黄白色或淡棕色，导管孔明显，髓部疏松，类白色；气微，味微苦涩。功能养血安神，祛风通络（图2-17）。

2. 白首乌　为萝藦科植物牛皮消 *Cynanchum auriculatum* Royle ex Wight 的块根。呈长圆柱形或纺锤形，表面土黄色，断面白色，粉性，无云锦花纹，味先甜后苦。

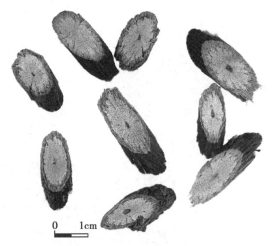

图2-17　首乌藤药材图

牛膝（Achyranthis Bidentatae Radix）

为苋科植物牛膝 *Achyranthes bidentata* Bl. 的干燥根。主产于河南、河北、山东等地。冬季茎叶枯萎时采挖，除去须根及泥沙，捆成小把，晒至干皱后，将顶端切齐，晒干。

【性状鉴别】

1. 药材　①呈细长圆柱形，上端较粗，长15～70cm，直径0.4～1cm。②表面灰黄色或淡棕色，有细纵纹、横长皮孔样突起及细根痕。③质硬脆，易折断；断面平坦，淡棕色，微呈角质样而油润，中心有黄白色小木心，周围有黄白色点状维管束断续排列成2～4轮。④气微，味微甜而稍苦涩。以根粗长、肉厚、皮细、杂质少者为佳（图2-18）。

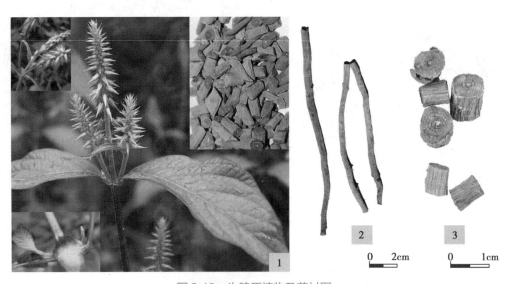

图2-18　牛膝原植物及药材图

1. 原植物；2. 个子药材；3. 饮片。

2. 饮片　①牛膝段：呈圆柱形的段。余同药材。②酒牛膝：形如牛膝段，表面色略深，偶见焦斑。略有酒香气。

【显微鉴别】

1. 横切面　①木栓层为数列扁平细胞，切向延伸。②栓内层较窄。③异常维管束断续排列成 2～4 轮，外韧型，最外轮维管束较小，束间形成层几连接成环；向内维管束较大，束间形成层不明显，木质部由导管、木纤维和木薄壁细胞组成。④次生维管束位于中央，初生木质部 2～3 原型。⑤薄壁细胞含草酸钙砂晶（图 2-19）。

2. 粉末　土黄色。①木纤维：壁微木化，胞腔大，具斜形单纹孔。②导管：为网纹或孔纹导管。③草酸钙砂晶：分布于薄壁细胞中。④木薄壁细胞：长方形，有的具单纹孔或网状增厚。⑤木栓细胞：类长方形，淡黄色（图 2-20）。

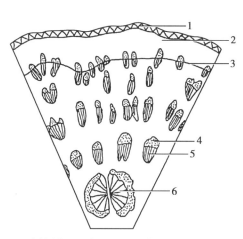

1. 木栓层；2. 皮层；3. 形成层；4. 韧皮部；
5. 木质部；6. 次生维管束。

图 2-19　牛膝横切面简图

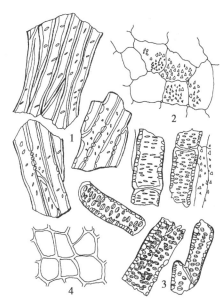

1. 木纤维；2. 草酸钙砂晶；3. 导管；4. 木栓细胞。

图 2-20　牛膝粉末图

【成分】　含 β- 蜕皮甾酮、牛膝甾酮、β- 谷甾醇、豆甾烯醇等。按 HPLC 法测定，本品含 β- 蜕皮甾酮（$C_{27}H_{44}O_7$）不得少于 0.030%。

【功能主治】　逐瘀通经，补肝肾，强筋骨，利尿通淋，引血下行。主治经闭、痛经、腰膝酸痛、筋骨无力、淋证、水肿、头痛、眩晕、牙痛、口疮、吐血、衄血。用量 5～12g。孕妇慎用。

知识链接

牛膝伪品及其鉴别

主要为同属植物柳叶牛膝 *Achyranthes longifolia*（Markino）Markino 和土牛膝 *Achyranthes aspera* L. 的根。柳叶牛膝根粗短，新鲜时断面带紫红色，又名"红牛膝"。土牛膝主根较短，分枝较多，广东以全草入药，名"倒扣草"。

川牛膝（Cyathulae Radix）

为苋科植物川牛膝 *Cyathula officinalis* Kuan 的干燥根。主产于四川、云南等地。秋、冬二季采挖，除去芦头、须根及泥沙，烘或晒至半干，堆放回润，再烘干或晒干。

【性状鉴别】

1. 药材　①呈类圆柱形,微扭曲,偶有分枝;长 30~60cm,直径 0.5~3cm。②表面黄棕色或灰褐色,有纵皱纹、支根痕及多数横长的皮孔样突起。③质坚韧,不易折断,断面淡黄色或棕黄色,维管束点状,排成 4~11 轮同心环。④气微,味甜(图 2-21)。

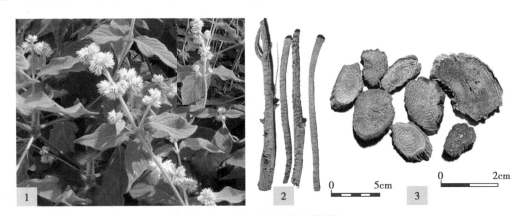

图 2-21　川牛膝原植物及药材图

1. 原植物;2. 个子药材;3. 饮片。

2. 饮片　①川牛膝片:呈类圆形薄片。余同药材。②酒川牛膝:表面棕黑色,微有酒香气。余同川牛膝片。

【显微鉴别】　横切面:①木栓细胞数列。②栓内层窄。③中柱大,异常维管束外韧型,断续排列成 4~11 轮,内侧维管束的束内形成层明显;木质部导管多单个,常径向排列,木化;木纤维较发达,有的切向延伸或断续连接成环。④中央次生维管束常分成 2~9 股;初生木质部二原型。薄壁细胞含草酸钙砂晶和方晶(图 2-22)。

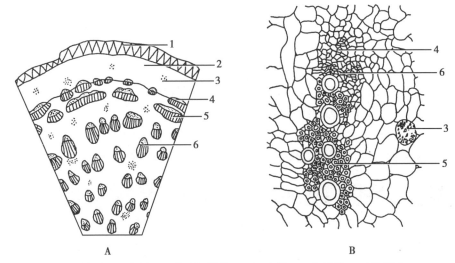

1. 木栓层;2. 皮层;3. 草酸钙晶体;4. 韧皮部;5. 木质部;6. 形成层。

图 2-22　川牛膝横切面简图及维管束详图

A. 简图;B. 维管束详图。

【成分】　含杯苋甾酮、异杯苋甾酮、甜菜碱等。本品按 HPLC 法测定,药材与饮片含杯苋甾酮($C_{29}H_{44}O_8$)不得少于 0.030%。

【功能主治】　逐瘀通经,通利关节,利尿通淋。主治经闭癥瘕、胞衣不下、跌仆损伤、风湿痹痛、足痿筋挛、尿血、血淋。用量 5~10g。孕妇慎用。

川牛膝伪品及其鉴别

为同属植物头花杯苋 *Cyathula capitata* Moq. 的根，较粗短，外皮灰褐色或棕红色，断面纤维性较强；味甘、苦、涩而麻舌。不宜作川牛膝药用，应注意鉴别。

商陆（Phytolaccae Radix）

为商陆科植物商陆 *Phytolacca acinosa* Roxb. 或垂序商陆 *Phytolacca americana* L. 的干燥根。秋季至次春采挖，除去须根及泥沙，切块或片，晒干或阴干。

【性状鉴别】

1. 药材　①为横切或纵切的不规则块片。②外皮灰黄色或灰棕色。③横切片弯曲不平，边缘皱缩；切面浅黄棕色或黄白色，木部隆起，形成数个突起的同心性轮环（异常维管束），俗称"罗盘纹"。④纵切片弯曲或卷曲，木部呈平行条状突起。⑤质硬。⑥气微，味微甜，久嚼麻舌。商品以片大、体质松、色黄白、"罗盘纹"明显但少、有粉性者为佳；反之，质硬结、粉性差、环纹多者较次（图2-23）。

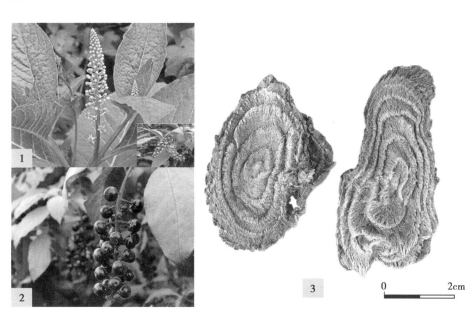

图 2-23　商陆原植物及药材图
1. 商陆原植物；2. 垂序商陆原植物；3. 药材。

2. 醋商陆　表面黄棕色，微有醋香气。余同药材。

【显微鉴别】　①商陆根横切面：木栓层为数列木栓细胞；栓内层较窄；异常维管束断续排列成数环，形成层连续成环，每环几十个维管束，维管束外韧型，木质部的木纤维较多，常数个相连或围于导管周围；薄壁细胞含草酸钙针晶束，针晶束长40～72μm；并有少数草酸钙方晶、簇晶及淀粉粒。②垂序商陆根横切面：草酸钙针晶束稍长，可达96μm；无方晶和簇晶（图2-24）。

【成分】　含商陆皂苷、加利果酸等。按HPLC法测定，药材含商陆皂苷甲（$C_{42}H_{66}O_{16}$）不得少于0.15%，醋商陆不得少于0.20%。

【功能主治】　逐水消肿，通利二便；外用解毒散结。主治水肿胀满、二便不通；外治痈肿疮毒。用量3～9g。外用适量，煎汤熏洗。孕妇禁用。

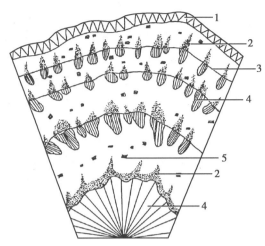

1. 木栓层；2. 韧皮部；3. 形成层；4. 木质部；5. 针晶束。

图 2-24   商陆根横切面简图

银柴胡（Stellariae Radix）

为石竹科植物银柴胡 *Stellaria dichotoma* L. var. *lanceolata* Bge. 的干燥根。主产于宁夏、甘肃等地。春、夏间植株萌发或秋后茎叶枯萎时采挖；栽培品于种植后第三年 9 月中旬或第四年 4 月中旬采挖，除去残茎、须根及泥沙，晒干。

【性状鉴别】

1. 野生品   ①类圆柱形，根头部略膨大，有多数密集呈疣状突起的芽苞、茎或根茎的残基，习称"珍珠盘"。②表面浅棕黄色至浅棕色，有扭曲的纵皱纹和支根痕，多具孔穴状或盘状凹陷，习称"砂眼"，从砂眼处折断可见棕色裂隙中有细砂散出。③质硬而脆，易折断；断面不平坦，较疏松，有裂隙，皮部甚薄，木部有黄白相间的放射状纹理。④气微，味甘（图 2-25）。

2. 栽培品   ①有分枝，下部多扭曲，根头部有多数疣状突起。②表面浅棕黄色或浅黄棕色，纵皱纹细腻明显，细支根痕多呈点状凹陷，几无砂眼。③折断面质地较紧密，几无裂隙，略显粉性，木部放射状纹理不甚明显。④味微甘。

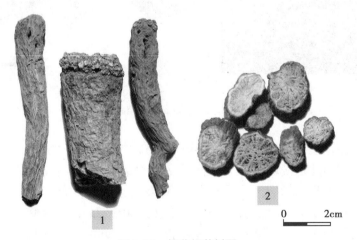

图 2-25   银柴胡药材图
1. 个子药材；2. 饮片。

【显微鉴别】   横切面：①木栓细胞数列至 10 余列。②栓内层较窄，细胞切向延长。③韧皮部筛管群明显。④形成层成环。⑤木质部发达。⑥射线宽至 10 余列细胞。⑦薄壁细胞含草酸钙砂晶，以射线细胞中为多见（图 2-26）。

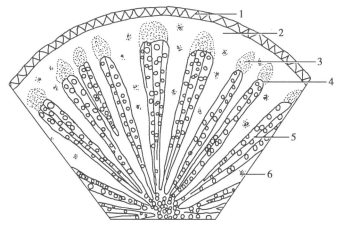

1. 木栓层；2. 栓内层；3. 韧皮部；4. 形成层；5. 木质部；6. 草酸钙砂晶。

图 2-26　银柴胡横切面简图

【成分】　含呋喃酸、6,8- 双 -C- 半乳糖基芹黄素、汉黄芩素、银柴胡环肽等。

【功能主治】　清虚热，除疳热。主治阴虚发热、骨蒸劳热、小儿疳热等。用量 3～10g。

太子参（Pseudostellariae Radix）

　　为石竹科植物孩儿参 *Pseudostellaria heterophylla*（Miq.）Pax ex Pax et Hoffm. 的干燥块根。主产于江苏、山东等地。夏季茎叶大部分枯萎时采挖，洗净，除去须根，置沸水中略烫后晒干或直接晒干。

【性状鉴别】　①呈细长纺锤形或细长条形，稍弯曲；长 3～10cm，直径 0.2～0.6cm。②表面灰黄色至黄棕色，较光滑，微有纵皱纹，凹陷处有须根痕，顶端有茎痕。③质硬而脆，断面较平坦，周边淡黄棕色，烫后干燥者淡黄白色，角质样；直接晒干者类白色，显粉性。④气微，味微甘。以条粗、色灰黄、无须根者为佳（图 2-27）。

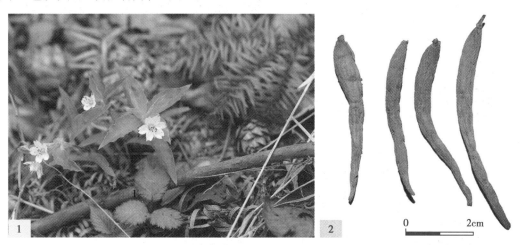

图 2-27　太子参原植物及药材图

1. 原植物；2. 药材。

【成分】　含皂苷、太子参环肽、多种氨基酸等。

【功能主治】　益气健脾，生津润肺。主治脾虚体倦、食欲不振、病后虚弱、气阴不足、自汗口渴、肺燥干咳等。用量 9～30g。

太子参伪品及其鉴别

　　主要有：禾本科植物淡竹叶 *Lophatherum gracile* Brongn、石竹科植物石生蝇子草 *Silene tatarinowii* Regel、百合科植物少花万寿竹 *Disporum uniflorum* Baker ex S. Moore、石竹科植物千针万线草 *Stellaria yunnanensis* Franch.、百部科植物直立百部 *Stemona sessilifolia*（Miq.）Miq.、蔓生百部 *Stemona japonica*（Bl.）Miq. 等的根或块根。太子参断面平坦，白色，粉性；在日光或放大镜下观察，其断面有三条灰色筋脉纹从中心射线状到达皮部，两条筋脉线纹之间形成120°夹角，将断面均匀地分为三个三角区；而伪品均无此特征。

威灵仙（Clematidis Radix et Rhizoma）

　　为毛茛科植物威灵仙 *Clematis chinensis* Osbeck、棉团铁线莲 *Clematis hexapetala* Pall. 或东北铁线莲 *Clematis manshurica* Rupr. 的干燥根和根茎。威灵仙主产于江苏、浙江等地；棉团铁线莲、东北铁线莲主产于东北。秋季采挖，除去泥沙，晒干。

【性状鉴别】

1. 药材

　　(1) 威灵仙　①根茎呈柱状，长 1.5～10cm，直径 0.3～1.5cm；表面淡棕黄色；顶端残留茎基，质较坚韧，断面纤维性，上端残留茎基，下侧着生多数细根。②根呈细长圆柱形，稍弯曲，直径 0.1～0.3cm；表面黑褐色，有细纵纹，有的皮部脱落，露出黄白色木部；质硬脆，易折断；断面皮部较广，木部淡黄色，略呈方形，皮部与木部间常有裂隙。③气微，味淡。

　　(2) 棉团铁线莲　①根茎呈短柱状，长 1～4cm，直径 0.5～1cm；②根直径 0.1～0.2cm；表面棕褐色至棕黑色；断面木部圆形。③味咸（图 2-28）。

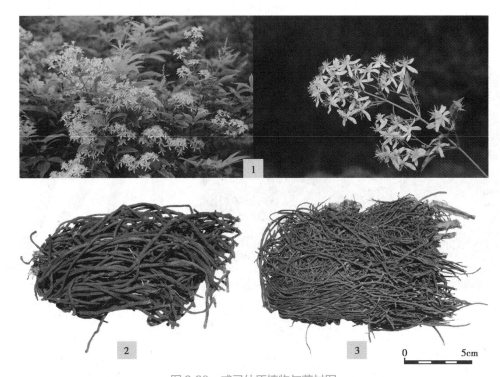

图 2-28　威灵仙原植物与药材图

1. 威灵仙原植物；2. 棉团铁线莲；3. 东北铁线莲。

（3）东北铁线莲　①根茎呈柱状，长1～11cm，直径0.5～2.5cm。②根较密集，直径0.1～0.4cm；表面棕黑色，断面木部近圆形。③味辛辣（图2-28）。

以根粗长、色黑或棕黑色、无残茎者为佳。

2. 饮片　呈不规则的段，余同药材。

【显微鉴别】　根横切面：①威灵仙。表皮细胞外壁增厚，棕黑色；皮层宽，均为薄壁细胞，外皮层细胞切向延长；内皮层明显；维管束外韧型，韧皮部外侧常有纤维束及石细胞；形成层明显；木质部细胞均木化；薄壁细胞含淀粉粒。②棉团铁线莲。外皮层细胞多径向延长；无韧皮纤维束及石细胞。③东北铁线莲：外皮层细胞径向延长，老根略切向延长；韧皮部外侧偶有纤维及石细胞（图2-29）。

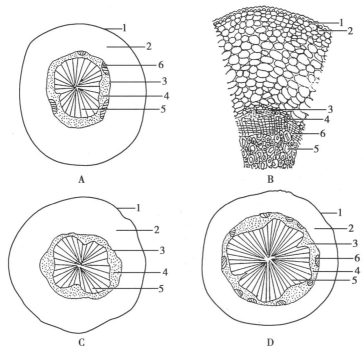

1. 表皮；2. 皮层；3. 内皮层；4. 韧皮部；5. 木质部；6. 韧皮纤维及石细胞。

图2-29　威灵仙横切面图

A. 威灵仙（简图）；B. 威灵仙（详图）；C. 棉团铁线莲；D. 东北铁线莲。

【成分】　含多种三萜类皂苷，为齐墩果酸或常春藤皂苷元的衍生物。尚含原白头翁素（约0.25%），遇热或放置易聚合为白头翁素。按HPLC法测定，药材和饮片含齐墩果酸（$C_{30}H_{48}O_3$）不得低于0.30%。

【功能主治】　祛风湿，通经络。主治风湿痹痛、肢体麻木、筋脉拘挛、屈伸不利。用量6～10g。

 知识链接

威灵仙伪品及其鉴别

威灵仙伪品主要有：①同属植物柱果铁线莲 *Clematis uncinata* Champ.、山木通 *Clematis finetiana* Lévl. et Vant. 等的根和根茎。前者根表面淡棕色，断面角质样，韧皮部有纤维束；后者根较粗，外皮黑褐色，断面木心较大，木质部多为四原或六原型，韧皮纤维束8～12个。②百合科植物短梗菝葜 *Smilax scobinicaulis* C. H. Wright 或华东菝葜 *Smilax sieboldii* Miq. 的根和根茎，别名"铁丝威灵仙"。前者根茎呈不规则块状，表面具小针状刺，下侧着生多数细长的根，根表面灰褐色或灰棕色，具小钩状刺，质韧，不易折断，有弹性，断面无木心，有微细的导管小孔，气微，味淡；后者性状与上种相似，但表面黑褐色，刺较少。

川乌（Aconiti Radix）

为毛茛科植物乌头 *Aconitum carmichaelii* Debx. 的干燥母根。主产于四川、陕西等地。6 月下旬至 8 月上旬采挖，除去子根、须根及泥沙，晒干。

【性状鉴别】

1. 药材　①呈不规则圆锥形，稍弯曲，顶端常有残茎，中部多向一侧膨大，长 2～7.5cm，直径 1.2～2.5cm。②外表棕褐色或灰棕色，皱缩，有小瘤状侧根及除去子根后的痕迹。③质坚实，断面类白色或浅灰黄色，粉性，形成层环纹呈多角形。④气微，味辛辣而麻舌。以饱满、质坚实、断面色白、粉性足者为佳（图 2-30）。

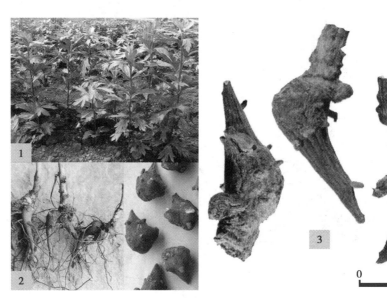

图 2-30　川乌原植物及药材图

1. 原植物（地上部分）；2. 原植物（地下部分）；3. 药材。

2. 制川乌　为川乌的炮制加工品。为不规则或长三角形的片。表面黑褐色或黄褐色，有灰棕色形成层环纹；体轻，质脆，断面有光泽；气微，微有麻舌感。

【显微鉴别】　横切面：①后生皮层为棕色木栓化细胞。②皮层薄壁组织偶见石细胞，单个散在或数个成群，类长方形、方形或长椭圆形，胞腔较大；内皮层不甚明显。③韧皮部散有筛管群，内侧偶见纤维束。④形成层类多角形，其内外侧偶有 1 至数个异型维管束。⑤木质部导管多列，呈径向或略呈"V"形排列。⑥髓部明显。薄壁细胞充满淀粉粒（图 2-31）。

【成分】　生川乌含剧毒的双酯型生物碱乌头碱、中乌头碱和次乌头碱等。其中乌头碱中毒剂量为 0.2mg，致死量为 3～4mg。在炮制过程中双酯型生物碱易水解，生成毒性较小的单酯型生物碱苯甲酰乌头原碱、苯甲酰新乌头原碱和苯甲酰次乌头原碱；如继续水解，则生成毒性更小的不带酯键的胺醇类生物碱乌头胺、中乌

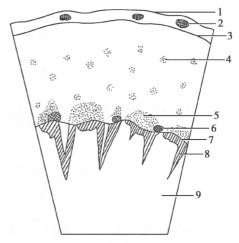

1. 后生皮层；2. 石细胞；3. 内皮层；4. 筛管群；5. 韧皮部；6. 纤维束；7. 形成层；8. 木质部；9. 髓部。

图 2-31　川乌横切面简图

头胺和次乌头胺。

为确保临床疗效和用药安全，药典规定，按 HPLC 法测定，药材和饮片含乌头碱（$C_{34}H_{47}NO_{11}$）、次乌头碱（$C_{33}H_{45}NO_{10}$）、新乌头碱（$C_{33}H_{45}NO_{11}$）的总量应为 0.050%～0.17%。制川乌含双酯型生物碱以乌头碱、次乌头碱和新乌头碱的总量计，不得过 0.040%；含单酯型生物碱苯甲酰乌头原碱（$C_{32}H_{45}NO_{10}$）、苯甲酰次乌头原碱（$C_{31}H_{43}NO_9$）、苯甲酰新乌头原碱（$C_{31}H_{43}NO_{10}$）的总量应为 0.070%～0.15%。

【功能主治】　祛风除湿，温经止痛。主治风寒湿痹、关节疼痛、心腹冷痛、寒疝作痛，可用于麻醉止痛。生品内服宜慎，一般炮制后用，用量 1.5～3g，先煎、久煎。不宜与半夏、瓜蒌、瓜蒌子、瓜蒌皮、天花粉、川贝母、浙贝母、平贝母、伊贝母、湖北贝母、白蔹、白及同用。生品孕妇禁用，制川乌孕妇慎用。

⊕ 知识链接

28 种毒性中药品种

《医疗用毒性药品管理办法》（国务院令第 23 号）收载了 28 种毒性中药品种，分别是：砒石（红砒、白砒）、砒霜、水银、生马钱子、生川乌、生草乌、生白附子、生附子、生半夏、生南星、生巴豆、斑蝥、红娘虫、青娘虫、生甘遂、生狼毒、生藤黄、生千金子、闹羊花、生天仙子、雪上一枝蒿、红升丹、白降丹、蟾酥、洋金花、红粉、轻粉、雄黄。上述中药品种因毒性剧烈、治疗剂量与中毒剂量相近，使用不当会致人中毒或死亡。为确保其临床使用安全、合理，防患于未然，2013 年，国家食品药品监督管理总局发布的《关于修订含毒性中药饮片中成药品种说明书的通知》规定，凡处方中含有《医疗用毒性药品管理办法》中收载的 28 种毒性药材制成的中药饮片（含有毒性的炮制品）的中成药品种，相关药品生产企业应在其说明书【成分】项下标明该毒性中药饮片名称，并在相应位置增加警示语："本品含××。"

草乌（Aconiti Kusnezoffii Radix）

为毛茛科植物北乌头 *Aconitum kusnezoffii* Reichb. 的干燥块根。主产于东北、华北各省。秋季茎叶枯萎时采挖，除去须根及泥沙，干燥。

【性状鉴别】

1. 药材　①呈不规则长圆锥形，略弯曲，形如乌鸦头；长 2～7cm，直径 0.6～1.8cm；顶端常有残茎和少数不定根残基，有的顶端一侧有一枯萎的芽，一侧有一圆形或扁圆形不定根残基。②表面灰褐色或黑棕褐色，极皱缩，有纵皱纹、点状须根痕和数个瘤状侧根（习称"钉角"）。③质硬，断面灰白色或暗灰色，有裂隙，形成层环纹多角形或类圆形，髓部较大或中空。④气微，味辛辣、麻舌。以个大质坚、断面色白、有粉性、残茎及须根少（杂质不得过 5%）者为佳（图 2-32）。

2. 制草乌　为不规则圆形或近三角形的片；表面黑褐色，有灰白色多角形形成层环和点状维管束，并有空隙，周边皱缩或弯曲；质脆；气微，味微辛辣，稍有麻舌感。

【成分】　含剧毒的双酯类生物碱：乌头碱、中乌头碱、次乌头碱、杰斯乌头碱、异乌头碱及北草乌碱等。按 HPLC 法测定，药材含乌头碱、次乌头原碱、新乌头碱的总量应为 0.15%～0.75%；制草乌含双酯型生物碱，以乌头碱、次乌头碱和新乌头碱的总量计，不得过 0.040%，含单酯型生物碱苯甲酰乌头原碱、苯甲酰次乌头原碱、苯甲酰新乌头原碱的总量应为 0.020%～0.070%。

【功能主治】　祛风除湿，温经止痛。主治风寒湿痹、关节疼痛、心腹冷痛、寒疝作痛及麻醉止痛。生品内服宜慎，一般炮制后用，用量 1.5～3g。宜先煎、久煎。不宜与半夏、瓜蒌、瓜蒌子、瓜蒌皮、天花粉、川贝母、浙贝母、平贝母、伊贝母、湖北贝母、白蔹、白及同用。孕妇禁用。

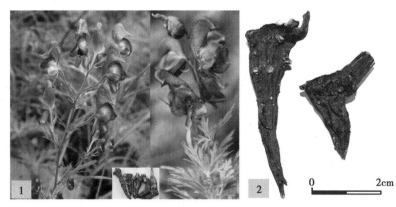

图 2-32　草乌原植物及药材图
1. 原植物；2. 药材。

知识链接

草乌混用品及其鉴别

全国各地有同属多种植物的块根作草乌用，主要有：①乌头 *Aconitum carmichaelii* Debx.，主产于中南、西南各地，野生。根呈纺锤形至倒卵形，表面灰褐色，有皱纹及突起的侧根痕。②黄草乌 *Aconitum vilmorinianum* Kom.，主产于云南、贵州等地。表面黑褐色，有多数纵皱纹，末端尖细而稍弯曲。含总生物碱约 0.43%。③多根乌头 *Aconitum karakolicum* Rapaics，主产于新疆。块根 3~4 个或更多，呈链状合生，表面棕褐色。含总生物碱可达 0.6%。④瓜叶乌头 *Aconitum hemsleyanum* Pritz.，主产于四川、湖北等地，块根呈圆锥形，直径约 1cm，表面深棕色。以上均非正品。

附子（Aconiti Lateralis Radix Praeparata）

为毛茛科植物乌头 *Aconitum carmichaelii* Debx. 的子根加工品。主产于四川、陕西等地。6 月下旬至 8 月上旬采挖，除去母根、须根及泥沙，习称"泥附子"，加工成盐附子、黑顺片、白附片等规格。其商品规格、加工炮制方法见表 2-7。

表 2-7　附子的商品规格与加工炮制方法

商品规格	加工方法
盐附子	选择个大、均匀的泥附子，洗净，浸入食用胆巴的水溶液中过夜，再加食盐，继续浸泡，每日取出晒晾，并逐渐延长晒晾时间，直至附子表面出现大量结晶盐粒（盐霜）、体质变硬为止
淡附片	取盐附子，用清水浸漂，每日换水 2~3 次，至盐分漂尽，与甘草、黑豆加水共煮透心，至切开后口尝无麻舌感时，取出，除去甘草、黑豆，切薄片，晒干。每 100kg 盐附子，用甘草 5kg、黑豆 10kg
黑顺片	取泥附子，按大小分别洗净，浸入食用胆巴的水溶液中数日，连同浸液煮至透心，捞出，水漂，纵切成厚约 5mm 的片，再用水浸漂，用调色液使附片染成浓茶色，取出，蒸至出现油润光泽后，烘至半干，再晒干或继续烘干
白附片	选择大小均匀的泥附子，洗净，浸入食用胆巴的水溶液中数日，连同浸液煮至透心，捞出，剥去外皮，纵切成厚约 3mm 的片，用水浸漂，取出，蒸透，晒干
炮附片	取黑顺片或白附片，照砂炒法用砂烫至鼓起，并微变色

【性状鉴别】　附子的商品规格、性状特征及外观质量评价方法见表2-8。

表2-8　附子的商品规格、性状特征及外观质量评价方法表

商品规格	性状特征	外观质量评价
盐附子	呈圆锥形，顶端宽大，中央有凹陷的芽痕，周围有瘤状突起的支根或支根痕；长4～7cm，直径3～5cm。表面灰黑色，被盐霜。体重，质坚实，横切面灰褐色，可见充满盐霜的小空隙及多角形的形成层环纹，环纹内侧导管束小点排列不整齐。气微，味咸而麻，刺舌	以个大、坚实、灰黑色、表面起盐霜者为佳。仅做性状检测
淡附片	呈纵切片，上宽下窄，长1.7～5cm，宽0.9～3cm，厚0.2～0.5cm。外皮褐色，半透明，有纵向导管束。质硬，断面角质样。气微，味淡，口尝无麻舌感	以片大、半透明者为佳
黑顺片	为纵切片，上宽下窄，长1.7～5cm，宽0.9～3cm，厚0.2～0.5cm。外皮黑褐色；切面暗黄色，油润，具光泽，半透明状，并有纵向导管束脉纹。质硬而脆，断面角质样。气微，味淡（图2-33）	以片大、厚薄均匀、表面油润、有光泽者为佳
白附片	无外皮，黄白色，半透明，厚约0.3cm，气味同黑顺片（图2-33）	以片大、色白、半透明者为佳
炮附片	形似黑顺片或白附片，表面鼓起，黄棕色，质松脆。气微，味淡	以膨起、质松脆为佳

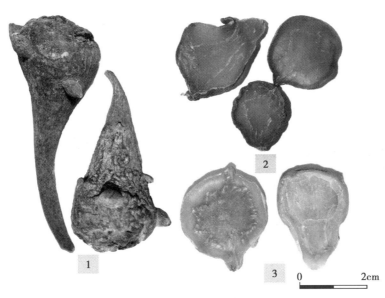

图2-33　附子药材图
1. 生附子；2. 黑顺片；3. 白附片。

【成分】　炮制降低毒性原理同川乌。盐附子的毒性则较蒸煮过的黑顺片、白附片大，需加工成"淡附片"，方可内服。按HPLC法测定，黑顺片、白附片、炮附片含双酯型生物碱以新乌头碱、次乌头碱和乌头碱的总量计，不得过0.020%；含单酯型生物碱以苯甲酰新乌头原碱、苯甲酰乌头原碱和苯甲酰次乌头原碱的总量计，不得低于0.010%。盐附子仅做性状检测；淡附片含双酯型生物碱以新乌头碱、次乌头碱和乌头碱的总量计，不得大于0.010%。

【功能主治】　回阳救逆，补火助阳，散寒止痛。主治亡阳虚脱、肢冷脉微、心阳不足、胸痹心痛、虚寒吐泻、脘腹冷痛、肾阳虚衰、阳痿宫冷、阴寒水肿、阳虚外感、寒湿痹痛。用量3～15g，先煎，久煎。孕妇慎用。不宜与半夏、瓜蒌、瓜蒌子、瓜蒌皮、天花粉、川贝母、浙贝母、平贝母、伊贝母、湖北贝母、白蔹、白及同用。

【附药】　**白附子**　为天南星科植物独角莲 *Typhonium giganteum* Engl. 的干燥块茎。呈椭圆

形或卵圆形。表面白色至黄白色，略粗糙，有环纹及须根痕，顶端有茎痕或芽痕。质坚硬，断面白色，粉性。气微，味淡、麻辣刺舌。本品有毒，功能祛风痰，定惊搐，解毒散结，止痛。

白头翁（Pulsatillae Radix）

为毛茛科植物白头翁 *Pulsatilla chinensis*（Bge.）Regel 的干燥根。主产于东北、河北等地。春、秋二季采挖，除去泥沙，干燥。

【性状鉴别】

1. 药材　①呈类圆柱形或圆锥形，稍扭曲，长 6～20cm，直径 0.5～2cm；根头部稍膨大，有白色绒毛。②表面黄棕色或棕褐色，具不规则的纵皱纹或纵沟，皮部易脱落，露出黄色木部，常有网状裂纹或裂隙，近根头处常有朽状凹洞。③质硬而脆，断面皮部黄白色或淡黄棕色，木部淡黄色。④气微，味微苦涩（图 2-34）。

2. 饮片　呈类圆形的片。外表皮黄棕色或棕褐色，具不规则纵皱纹或纵沟，近根头部有白色绒毛。切面皮部黄白色或淡黄棕色，木部淡黄色。余同药材。

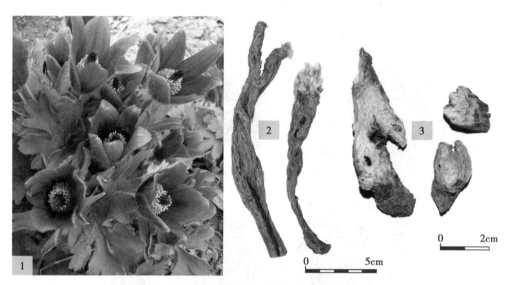

图 2-34　白头翁原植物及药材图
1. 原植物；2. 个子药材；3. 饮片。

【成分】　含白头翁皂苷 B_4、原白头翁素、胡萝卜苷等。按 HPLC 法测定，药材和饮片含白头翁皂苷 B_4（$C_{59}H_{96}O_{26}$）不得少于 4.6%。

【功能主治】　清热解毒，凉血止痢。主治热毒血痢、阴痒带下。有抗阿米巴原虫、阴道滴虫等作用，可用于治疗阿米巴原虫性痢疾、细菌性痢疾以及瘰疬、疥痈等。用量 9～15g。

知识链接

白头翁的混用品及其鉴别

由于古本草对白头翁形态描述不明，多以"近根处有白茸"作为其特征，以至于不同地区出现多种与白头翁同名不同物，作用也不尽相同的混乱品种，主要品种如下。①委陵菜：为蔷薇科植物委陵菜 *Potentilla chinensis* Ser. 的根，根呈圆锥形或圆柱形，表面红棕色至暗棕色，粗糙，栓皮易呈片状剥落，根头部有叶柄残基及茎基，有白色毛茸；折断面红棕色；气微，味苦而涩。②翻白草：为蔷薇科植物翻白草 *Potentilla discolor* Bge. 的块根。呈纺锤形或圆锥状，表面黄棕色或暗红棕色，根头部有叶柄残基及幼叶，密被白色毛茸；质坚实，断面黄白色；味微涩。③野棉花：为毛茛科植物野棉花 *Anemone vitifolia* Buch.-Ham. 的根。呈圆柱形，多扭曲；外皮棕褐色，粗糙，有纵沟纹，常有黑色空洞；根头部常有叶基残留，且密生白色绵毛；质脆易断，断面呈裂片状；气微，味苦。④漏芦：为菊科植物祁州漏芦 *Rhaponticum uniflorum* (L.) DC. 的根。呈圆锥形，多扭曲；表面灰褐色或棕黑色，粗糙，具纵沟及菱形的网状裂隙；根头部膨大，有朽状凹洞、残茎及鳞片状叶基，顶端有灰白色绒毛；质脆易折断，断面不整齐，灰黄色，有裂隙，中心灰黑或棕黑色；气特异，味微苦。此外，同属植物兴安白头翁 *Pulsatilla dahurica* (Fisch.) Spreng.、朝鲜白头翁 *Pulsatilla cernua* (Thunb.) Bercht. et Opiz. 等多种植物的根，在部分地区作白头翁用，应注意鉴别。

白芍（Paeoniae Radix Alba）

　　为毛茛科植物芍药 *Paeonia lactiflora* Pall. 的干燥根。主产于浙江（杭白芍）、安徽（亳白芍）、四川（川白芍）等地。夏、秋二季采挖种植 3～4 年植株的根，洗净，除去头尾及细根，置沸水中煮后除去外皮或去皮后再煮，晒干。

【性状鉴别】

　　1. 药材　①呈圆柱形，平直或稍弯曲，两端平截，长 5～18cm，直径 1～2.5cm。②表面类白色或淡棕红色，光滑或有纵皱纹及细根痕，偶有残存的棕褐色外皮。③质坚实，不易折断，断面较平坦，类白色或微带棕红色，角质样，形成层环明显，有放射状纹理。④气微，味微苦、酸。以根粗、坚实、无白心或裂隙者为佳（图 2-35）。

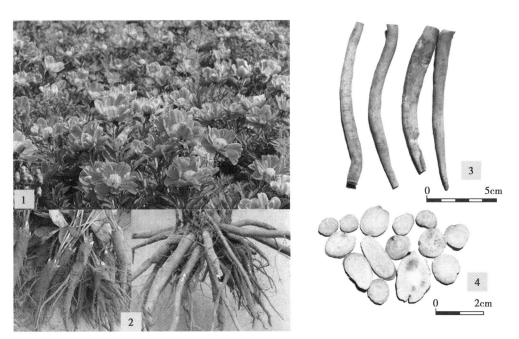

图 2-35　白芍原植物及药材图

1. 原植物；2. 新鲜根部；3. 个子药材；4. 饮片。

　　2. 饮片　有白芍片、炒白芍、酒白芍三种。与药材比较鉴别如表 2-9。

表2-9　白芍药材及其炮制品的鉴别

	药材	白芍片	炒白芍	酒白芍
加工	煮后去皮或去皮再煮,晒干	洗净,润透,切薄片,干燥	取净白芍片,照清炒法炒至微黄色	取净白芍片,照酒炙法炒至微黄色
性状	表面淡棕红色或类白色,无焦斑;气微	表面淡棕红色或类白色,无焦斑;气微	表面微黄色或淡棕黄色,有的可见焦斑;气微香	表面微黄色或淡棕黄色,有的可见焦斑;微有酒香气
水分	不得过14.0%	不得过14.0%	不得过10.0%	不得过14.0%
浸出物	不得少于22.0%	不得少于22.0%	不得少于22.0%	不得少于20.5%
芍药苷含量	不得少于1.6%	不得少于1.2%	不得少于1.2%	不得少于1.2%

【显微鉴别】

1．横切面　①木栓层细胞偶有残存。②残存的皮层细胞切向延长。③韧皮部主要由薄壁细胞组成。④形成层环呈微波状。⑤木质部束窄,导管群放射状排列,导管旁有少数木纤维。⑥薄壁细胞含草酸钙簇晶及糊化淀粉粒团块(图2-36)。

2．粉末　黄白色。①糊化淀粉粒团块:甚多。②草酸钙簇晶:直径11~35μm,存在于薄壁细胞中,常排列成行,或一个细胞中含数个簇晶。③纤维:长梭形,壁厚,微木化,具大的圆形纹孔。④导管:为具缘纹孔或网纹导管(图2-37)。

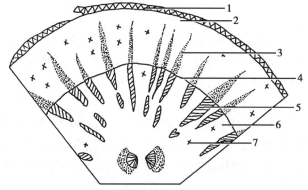

1.木栓层;2.皮层;3.韧皮部;4.形成层;5.木质部;6.射线;7.草酸钙簇晶。

图2-36　白芍横切面简图

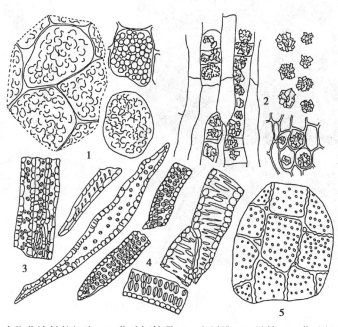

1.含糊化淀粉粒细胞;2.草酸钙簇晶;3.木纤维;4.导管;5.薄壁细胞。

图2-37　白芍粉末图

对于同样含有簇晶的3味药材大黄、人参、白芍，如何进行区分？

【成分】　含芍药苷、羟基芍药苷、芍药内酯苷、苯甲酰芍药苷、苯甲酸、鞣质、挥发油等。芍药苷为解痉有效成分，经加工为白芍饮片后，含量显著降低。按 HPLC 法测定，药材含芍药苷（$C_{23}H_{28}O_{11}$）不得少于 1.6%。

【理化鉴别】　①本品横切片，加 1% 三氯化铁试液显蓝色。②水分不得过 14.0%（烘干法）；总灰分不得过 4.0%。③重金属及有害元素照铅、镉、砷、汞、铜测定法测定，铅不得过 5mg/kg；镉不得过 1mg/kg；砷不得过 2mg/kg；汞不得过 0.2mg/kg；铜不得过 20mg/kg。④二氧化硫残留量不得过 400mg/kg。⑤按水溶性浸出物测定法（热浸法）测定，浸出物不得少于 22.0%。⑥薄层色谱：以芍药苷对照品为对照，进行 TLC 鉴别，供试品色谱中，在与对照品色谱相应的位置上，应显相同的蓝紫色斑点。

【功能主治】　养血调经，敛阴止汗，柔肝止痛，平抑肝阳。主治血虚萎黄、月经不调、自汗、盗汗、胁痛、腹痛、四肢挛痛、头痛眩晕。用量 6～15g。不宜与藜芦同用。

赤芍（Paeoniae Radix Rubra）

　　为毛茛科植物芍药 Paeonia lactiflora Pall. 或川赤芍 Paeonia veitchii Lynch 的干燥根。多系野生。芍药主产于内蒙古、东北等地；川赤芍主产于四川、甘肃等地。春、秋二季采挖，除去根茎、须根及泥沙，晒干。

【性状鉴别】

　　1. 药材　①呈圆柱形，稍弯曲，长 5～40cm，直径 0.5～3cm。②表面棕褐色，粗糙，有纵沟和皱纹，并有须根痕和横长的皮孔样突起，有的外皮易脱落。③质硬而脆，易折断，断面粉白色或粉红色，皮部窄，木部放射状纹理明显，有的有裂隙。④气微香，味微苦、酸涩。以根粗壮、断面粉白色、粉性大者、气味浓者为佳（图 2-38）。

　　2. 饮片　为类圆形切片。外表皮棕褐色。切面粉白色或粉红色。余同药材。

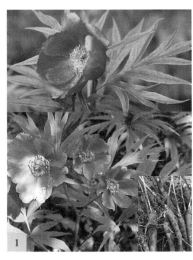
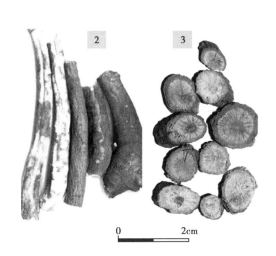

图 2-38　赤芍原植物及药材图
1. 原植物（川赤芍）；2. 个子药材；3. 饮片。

【成分】　含芍药苷、羟基芍药苷、芍药内酯苷、苯甲酸、鞣质等。按 HPLC 法测定，本品含芍药苷（$C_{23}H_{28}O_{11}$），药材不得少于 1.8%，饮片不得少于 1.5%。

【功能主治】　清热凉血，散瘀止痛。主治热入营血、温毒发斑、吐血衄血、目赤肿痛、肝郁胁痛等。用量 6～12g。不宜与藜芦同用。

知识链接

赤芍混用品及其鉴别

赤芍混用品涉及同属多种植物的根，主要如下。①美丽芍药 Paeonia mairei Lévl.：呈不规则形，有瘤状突起和茎痕，略似狗头，亦称"狗头芍药"。②窄叶芍药 Paeonia anomala L.：呈纺锤形或近球形，直径 1.2～3cm。③块根芍药 Paeonia intermedia C. A. Meyer：主根不发达，侧根呈纺锤形或块状；表面棕褐色，粗糙，外皮易脱落；质硬而脆，切面浅黄色、浅棕黄色或浅紫色，菊花纹明显，有时具裂隙；味苦，微酸。④滇牡丹 Paeonia delavayi Franch.：呈圆柱形，稍弯曲；外表棕褐色至暗红色，常有纵皱纹及须根痕；质坚实，不易折断，断面不平坦，皮部红色，木部红黄色，有菊花心；气香，味酸、涩、微苦。⑤草芍药 Paeonia obovata Maxim. 或毛叶草芍药 Paeonia obovata subsp. willmottiae（Stapf）D. Y. Hong & K. Y. Pan：其根着生在横走的根茎上，根不直，较短。

黄连（Coptidis Rhizoma）

为毛茛科植物黄连 Coptis chinensis Franch.、三角叶黄连 Coptis deltoidea C. Y. Cheng et Hsiao 或云连 Coptis teeta Wall. 的干燥根茎。黄连主产于重庆、四川等地，习称"味连"或"鸡爪连"，为商品主流；三角叶黄连主产于四川洪雅，商品习称"雅连"或"贡连"；云连主产于云南、西藏等地。秋季采挖，除去须根及泥沙，干燥，撞去残留须根。

【性状鉴别】

1. 药材

（1）味连：①多分枝，多集聚成簇，常弯曲，形如鸡爪，单枝根茎长 3～6cm，直径 0.3～0.8cm。②表面灰黄色或黄褐色，粗糙，有不规则结节状隆起、须根或须根残基，有的节间表面平滑如茎秆，习称"过桥"。上部多残留褐色鳞叶，顶端常有叶柄残基。③质硬，断面不整齐，皮部橙红色或暗棕色，木部鲜黄色或橙黄色，呈放射状排列，髓部有的中空。④气微，味极苦（图 2-39）。

（2）雅连：①多为单枝，略呈圆柱形，微弯曲，长 4～8cm，直径 0.5～1cm。②"过桥"较长。顶端有少许残茎（图 2-39）。

（3）云连：多为单枝，弯曲呈钩状，较细小（图 2-39）。

以粗壮、坚实，断面木部色黄，苦味浓，无碎节、毛须、焦枯、杂质者为佳。

2. 饮片　①黄连片：呈薄片状，余同药材。②酒黄连：形如黄连片，色泽加深，微带酒香气。③姜黄连：形如黄连片，表面棕黄色。有姜的辛辣味。④萸黄连：形如黄连片，表面棕黄色，有吴茱萸的辛辣香气。

课堂互动

仔细观察黄连标本，注意黄连的味道和不同商品的外形特征，并从来源、性状、显微鉴定三方面归纳三种商品黄连鉴别要点。

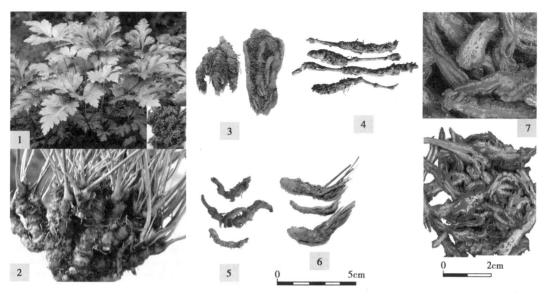

图 2-39　黄连原植物及药材图

1. 原植物（黄连）；2. 新鲜地下根茎（黄连）；3. 味连；4. 雅连；5. 云连；6. 峨眉野连；7. 黄连片。

【显微鉴别】

1. 横切面　①味连：木栓层为数列细胞，其外有表皮，常脱落。皮层较宽，石细胞单个或成群散在。中柱鞘纤维成束或伴有少数石细胞，均显黄色。维管束外韧型，环列。木质部黄色，均木化，木纤维较发达。髓部均为薄壁细胞，无石细胞。②雅连：髓部有石细胞。③云连：皮层、中柱鞘及髓部均无石细胞（图 2-40）。

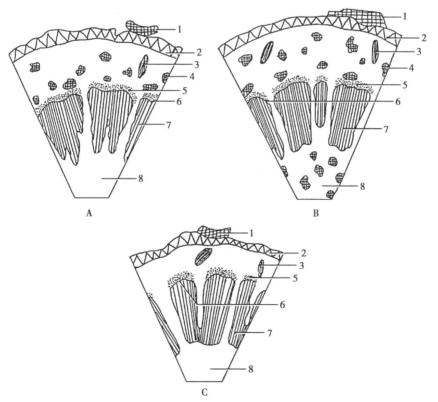

1. 鳞叶组织；2. 木栓层；3. 根迹维管束；4. 石细胞；5. 韧皮部；6. 形成层；7. 木质部；8. 髓部。

图 2-40　黄连横切面简图

A. 味连；B. 雅连；C. 云连。

2. 粉末　味连粉末深棕黄色。①石细胞：类方形、类圆形、类长方形或近多角形，鲜黄色，壁厚，有的层纹明显，纹孔小，孔沟细。②中柱鞘纤维：黄色，纺锤形或梭形，壁厚。③木纤维：较细长，壁较薄，有稀疏点状纹孔。④木薄壁细胞：类长方形或不规则形，壁稍厚，有纹孔。⑤鳞叶表皮细胞：长方形或长多角形，壁微波状弯曲，或作连珠状增厚。⑥导管：网纹或孔纹导管，均细小。⑦淀粉粒：类圆形、椭圆形、卵圆形、三角状圆形或肾形，直径 2～10μm，长至 13μm，少数可见脐点，线形或点状（图 2-41）。

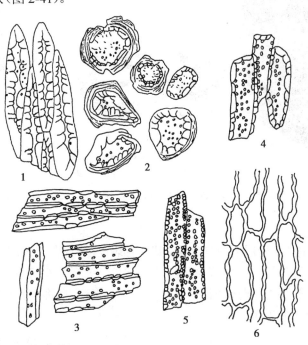

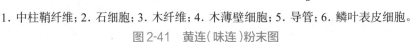

1. 中柱鞘纤维；2. 石细胞；3. 木纤维；4. 木薄壁细胞；5. 导管；6. 鳞叶表皮细胞。

图 2-41　黄连（味连）粉末图

黄连的粉末显微鉴定

【成分】　含小檗碱、表小檗碱、黄连碱、巴马汀、阿魏酸等。按 HPLC 法测定，以盐酸小檗碱（$C_{20}H_{18}ClNO_4$）计，味连药材含小檗碱（$C_{20}H_{17}NO_4$）不得少于 5.5%，表小檗碱（$C_{20}H_{17}NO_4$）不得少于 0.80%，黄连碱（$C_{19}H_{13}NO_4$）不得少于 1.6%，巴马汀（$C_{21}H_{21}NO_4$）不得少于 1.5%；雅连含小檗碱（$C_{20}H_{17}NO_4$）不得少于 4.5%；云连含小檗碱（$C_{20}H_{17}NO_4$）不得少于 7.0%；味连饮片含小檗碱不得少于 5.0%，含表小檗碱、黄连碱和巴马汀的总量不得少于 3.3%。

【理化鉴别】　①检查：药材水分不得过 14.0%；饮片水分不得过 12.0%；药材总灰分不得过 5.0%；饮片不得过 3.5%。②浸出物：照醇溶性浸出物测定法（热浸法）测定，用稀乙醇溶液作溶剂，药材及饮片均不得少于 15.0%。③薄层色谱：以黄连对照药材、盐酸小檗碱对照品为对照，进行 TLC 鉴别，供试品色谱中，在与对照药材相应位置上，应显 4 个以上相同颜色的荧光斑点；在与对照品色谱相应的位置上，应显相同颜色的荧光斑点。

【功能主治】　清热燥湿，泻火解毒。主治湿热痞满、呕吐吞酸、泻痢、黄疸、高热神昏、心火亢盛、心烦不寐、心悸不宁、血热吐衄、目赤、牙痛、消渴、痈肿疔疮；外治湿疹、湿疮、耳道流脓。酒黄连善清上焦火热，主治目赤、口疮。姜黄连清胃和胃止呕，主治寒热互结、湿热中阻、痞满呕吐。萸黄连舒肝和胃止呕，主治肝胃不和、呕吐吞酸。用量 2～5g。外用适量。

知识链接

黄连习用品及小檗碱的资源植物

1. 黄连习用品　除正品外，尚有同属植物峨眉黄连 *Coptis omeiensis*（Chen）C. Y. Cheng

和短萼黄连 *Coptis chinensis* var. *brevisepala* W. T. Wang et Hsiao 的根茎作黄连用。前者根茎结节密集,无"过桥",鳞叶较多,常常带有部分叶柄;后者称"土黄连",根茎略呈连珠状圆柱形,多弯曲,无"过桥"。

2. 含小檗碱的资源植物 小檗碱,又名黄连素,有抑制痢疾杆菌、大肠埃希菌、金黄色葡萄球菌等多种致病菌的作用,除用于菌痢、肠炎、百日咳、肺炎、各种化脓性感染、急性扁桃体炎等外,还可治疗高血脂症、冠心病、高血压、慢性胆囊炎、肠易激综合征、胃及十二指肠球部溃疡、2 型糖尿病等。提取小檗碱的资源植物主要有:①黄连须根及茎叶。②毛茛科唐松草属(*Thalictrum* L.)多种植物带根茎的根(习称"马尾黄连")。③小檗科小檗属(*Berberis* L.)多种植物的根或根皮(习称"刺黄连"或"三颗针")。④小檗科十大功劳属(*Mahonia* Nutt.)多种植物的根或茎。⑤黄柏的叶、树皮和根。

升麻 (Cimicifugae Rhizoma)

为毛茛科植物大三叶升麻 *Cimicifuga heracleifolia* Kom.、兴安升麻 *Cimicifuga dahurica* (Turcz.) Maxim. 或升麻 *Cimicifuga foetida* L. 的干燥根茎。药材依次称"关升麻""北升麻"和"西升麻"。前两者主产于东北、河北等地;后者主产于四川、陕西等地。秋季采挖,除去泥沙,晒至须根干时,燎去或除去须根,晒干。

【性状鉴别】

1. **药材** ①为不规则的长块状或结节状,多分枝,长 10～20cm,直径 2～4cm。②表面黑褐色或棕褐色,上面有数个圆形、空洞状的茎基痕,洞内壁显网状沟纹,下面凹凸不平,具须根痕。③体轻,质坚硬,不易折断,断面不平坦,有裂隙,纤维性,黄绿色或淡黄白色。④气微,味微苦而涩。以个大、质坚、外皮黑褐色、断面黄绿色、无须根者为佳(图 2-42)。

2. **饮片** 为不规则的厚片,厚 2～4mm。外表面黑褐色或棕褐色,粗糙不平,有的可见须根痕或坚硬的细须根残留,切面黄绿色或淡黄白色,具有网状或放射状纹理。余同药材。

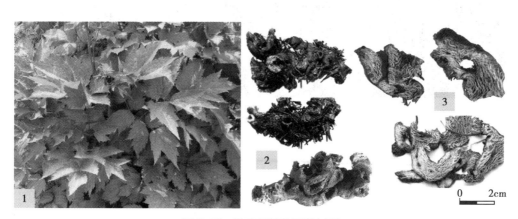

图 2-42 升麻原植物及药材图
1. 原植物(大三叶升麻);2. 个子药材;3. 饮片。

【成分】 含异阿魏酸、阿魏酸、升麻醇等。按 HPLC 法测定,本品含异阿魏酸($C_{10}H_{10}O_4$)不得少于 0.10%。

【功能主治】 发表透疹,清热解毒,升举阳气。主治风热头痛、齿痛、口疮、咽喉肿痛、麻疹不透、阳毒发斑、脱肛、子宫脱垂。用量 3～10g。

升麻伪品及其鉴别

主要有：①同属植物单穗升麻 *Cimicifuga simplex*（DC.）Wormsk. 的根茎。根茎较小，表面棕黑色或棕黄色，下面有多数须根及根痕。②菊科植物华麻花头 *Phaponticum chinensis*（S. Moore）L. Martins & Hidalgo 的根。呈圆柱形，稍扭曲，表面灰黄色或浅灰色；质脆，易折断，断面浅棕色或灰白色。③虎耳草科植物落新妇 *Astilbe chinensis*（Maxim.）Franch. et Savat. 的根茎，称"红升麻"。呈不规则长块状，有数个圆形茎痕，表面棕色或黑棕色，有多数须根痕及棕黄色绒毛；断面白色，微带红色；含矮茶素。

天葵子（Semiaquilegiae Radix）

为毛茛科植物天葵 *Semiaquilegia adoxoides*（DC.）Makino 的干燥块根。主产于江苏等地。夏初采挖，洗净，干燥，除去须根。

【性状鉴别】 ①呈不规则短柱状、纺锤状或块状，略弯曲，长 1～3cm，直径 0.5～1cm。②表面暗褐色至灰黑色，具不规则的皱纹及须根或须根痕；顶端常有茎叶残基，外被数层黄褐色鞘状鳞片。③质较软，易折断，断面皮部类白色，木部黄白色或黄棕色，略呈放射状。④气微，味甘、微苦辛（图 2-43）。

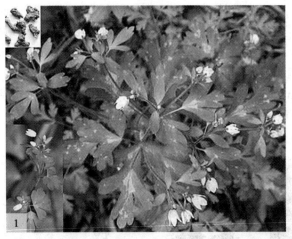
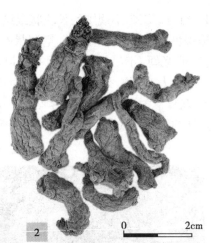

图 2-43 天葵子原植物及药材图
1. 原植物；2. 药材。

【成分】 含生物碱、内酯、香豆素、酚性成分及氨基酸等。
【功能主治】 清热解毒，消肿散结。主治痈肿疔疮、乳痈、瘰疬、蛇虫咬伤。用量 9～15g。

防己（Stephaniae Tetrandrae Radix）

为防己科植物粉防己 *Stephania tetrandra* S. Moore 的干燥根。主产于浙江、安徽等地。秋季采挖，洗净，除去粗皮，晒至半干，切段，个大者再纵切，干燥。
【性状鉴别】
1. 药材 ①呈不规则圆柱形、半圆柱形或块状，多弯曲，长 5～10cm，直径 1～5cm。②表面淡灰黄色，在弯曲处常有深陷横沟而成结节状的瘤块样。③体重，质坚实，断面平坦，灰白色，富粉性,有排列较稀疏的放射状纹理,习称"车轮纹"。④气微,味苦。以质坚实、粉性足、去净外皮、苦味浓者为佳(图2-44)。

2. 饮片　呈类圆形或半圆形的厚片。外表皮淡灰黄色。切面灰白色,粉性,有稀疏的放射状纹理。气味同药材。

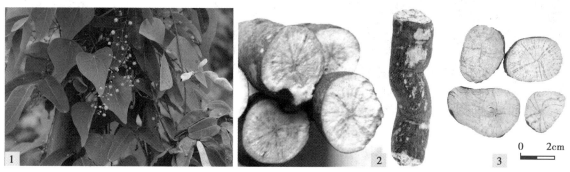

图2-44　防己原植物及药材图
1. 防己原植物;2. 个子药材;3. 饮片。

【成分】　含生物碱、黄酮苷、酚类、有机酸、挥发油等。生物碱主要为粉防己碱、防己诺林碱、去甲基粉防己碱、轮环藤酚碱等。按 HPLC 法测定,本品药材含粉防己碱($C_{38}H_{42}N_2O_6$)和防己诺林碱($C_{37}H_{40}N_2O_6$)的总量不得少于 1.6%,饮片不得少于 1.4%。

【功能主治】　祛风止痛,利水消肿。主治风湿痹痛、水肿脚气、小便不利、湿疹疮毒。用量5～10g。

【附药】　**广防己**　马兜铃科植物广防己 *Isotrema fangchi*(Y. C. Wu ex L. D. Chow & S. M. Hwang)X. X. Zhu, S. Liao & J. S. Ma 的根,因含肾毒性成分马兜铃酸,《中国药典》自 2005 年版开始已不再收载使用,应注意鉴别。呈圆柱形或半圆柱形,略弯曲。表面灰棕色,粗糙,有纵沟纹,除去粗皮的呈淡黄色。体重,质坚实,不易折断,断面类白色,粉性,有灰棕色与类白色相间连续排列的放射状纹理,习称"车轮纹"。气微,味苦。

知识链接

防己混用品及其鉴别

防己混用品主要有:①防己科植物木防己 *Cocculus orbiculatus*(L.)DC. 的根。呈圆柱形,屈曲不直,表面黑褐色;质较坚硬,不易折断;断面黄白色,无粉质。含木防己碱、异木防己碱、木兰碱等。②防己科植物秤钩风 *Diploclisia affinis*(Oliv.)Diels 的根及老茎,称"湘防己"。根横切面镜检,有 2～7 轮同心性异型维管束,而正品防己无此特征。

北豆根(Menispermi Rhizoma)

为防己科植物蝙蝠葛 *Menispermum dauricum* DC. 的干燥根茎。主产于东北、河北、山东等地。春、秋二季采挖,除去茎叶、须根及泥沙,干燥。

【性状鉴别】

1. 药材　①呈细长圆柱形,弯曲,有分枝,长可达 50cm,直径 0.3～0.8cm。②表面黄棕色至暗棕色,多有弯曲的细根、并可见突起的根痕及纵皱纹,外皮易剥落。③质韧,不易折断,断面不整齐,纤维性,木部淡黄色,呈放射状排列,中心有髓,白色。④气微,味苦。以粗壮、杂质少(不得超过 5%)、味苦者为佳(图 2-45)。

2. 饮片　为不规则的圆形厚片。余同药材。

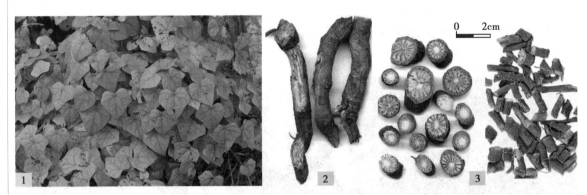

图 2-45　北豆根原植物及药材图
1. 蝙蝠葛植物；2. 个子药材；3. 饮片。

【显微鉴别】　横切面：①表皮细胞一列，外被棕黄色角质层。②木栓层为数列细胞。③皮层较宽，老的根茎有石细胞散在。④中柱鞘纤维排成新月形。⑤维管束外韧型，环列，束间形成层不明显；木质部由导管、管胞、木纤维及木薄壁细胞组成，均木化。⑥中央有髓。⑦薄壁细胞含淀粉粒及细小草酸钙结晶（图 2-46）。

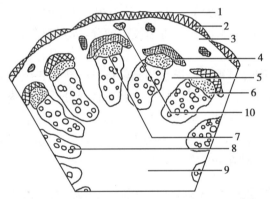

1. 表皮；2. 木栓层；3. 皮层；4. 中柱鞘纤维；5. 射线；6. 韧皮部；7. 形成层；8. 木质部；9. 髓；10. 石细胞。

图 2-46　北豆根横切面简图

【成分】　含北豆根碱、去甲北豆根碱、异去甲北豆根碱、北豆根酚碱等。按 HPLC 法测定，药材含蝙蝠葛苏林碱（$C_{37}H_{42}N_2O_6$）和蝙蝠葛碱（$C_{38}H_{44}N_2O_6$）的总量不得少于 0.60%，饮片不得少于 0.45%。

【功能主治】　清热解毒，祛风止痛。主治咽喉肿痛、热毒泻痢、风湿痹痛。用量 3～9g。

金果榄（Tinosporae Radix）

为防己科植物青牛胆 *Tinospora sagittata*（Oliv.）Gagnep. 或金果榄 *Tinospora capillipes* Gagnep. 的干燥块根。秋、冬二季采挖，除去须根，洗净，晒干。

【性状鉴别】

1. 药材　①呈不规则圆块状，长 5～10cm，直径 3～6cm。②表面棕黄色或淡褐色，粗糙不平，有深皱纹。③质坚硬，不易击碎、破开，横断面淡黄白色，导管束略呈放射状排列，色较深。④气微，味苦。以个大、断面淡黄白色、坚实者为佳（图 2-47）。

2. 饮片　呈类圆形或不规则形的厚片。外表皮棕黄色至暗褐色，皱缩，凹凸不平。切面淡黄白色，有时可见灰褐色排列稀疏的放射状纹理，有的具裂隙。气味同药材。

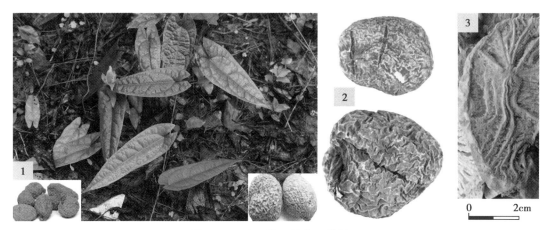

图 2-47　金果榄原植物及药材图

1. 原植物（青牛胆）；2. 个子药材；3. 饮片。

【成分】　含掌叶防己碱、古伦宾等。按 HPLC 法测定，药材和饮片含古伦宾（$C_{20}H_{22}O_6$）不得少于 1.0%。

【功能主治】　清热解毒，利咽，止痛。主治咽喉肿痛、痈疽疔毒、泄泻、痢疾、脘腹疼痛。用量 3～9g。外用适量，研末吹喉或醋磨涂敷患处。

乌药（ Linderae Radix ）

为樟科植物乌药 *Lindera aggregata*（Sims）Kos-term. 的干燥块根。主产于浙江、安徽、江苏、陕西等地。全年均可采挖，除去细根，洗净，趁鲜切片，晒干；或直接晒干。

【性状鉴别】

1. 药材　①多呈纺锤状，略弯曲，有的中部收缩成连珠状，称"乌药珠"，长 6～15cm，直径 1～3cm。②表面黄棕色或黄褐色，有纵皱纹及稀疏的细根痕。③质坚硬，切片厚 0.2～2mm，切面黄白色或淡黄棕色，射线放射状，可见年轮环纹，中心颜色较深。④气香，味微苦、辛，有清凉感。以个大、质嫩、香气浓者为佳；质老、不呈纺锤状的直根，不可供药用（图 2-48）。

2. 饮片　呈类圆形的薄片。外表皮黄棕色或黄褐色。切面黄白色或淡黄棕色，射线放射状，可见年轮环纹。质脆。余同药材（图 2-48）。

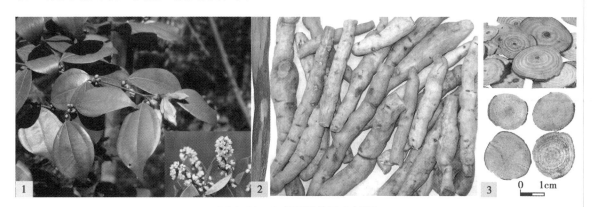

图 2-48　乌药原植物及药材图

1. 乌药原植物；2. 个子药材；3. 饮片。

【成分】　含乌药醚内酯、去甲异波尔定、乌药醇、乌药醚、乌药烯等。按 HPLC 法测定，本品含乌药醚内酯（$C_{15}H_{16}O_4$）不得少于 0.030%，含去甲异波尔定（$C_{18}H_{19}NO_4$）不得少于 0.40%。

【功能主治】 行气止痛，温肾散寒。主治寒凝气滞、胸腹胀痛、气逆喘急，膀胱虚冷、遗尿尿频、疝气疼痛、经寒腹痛。用量6～10g。

延胡索（元胡）（Corydalis Rhizoma）

为罂粟科植物延胡索 *Corydalis yanhusuo* W. T. Wang 的干燥块茎。主产于浙江、湖北等地。夏初茎叶枯萎时采挖，除去须根，洗净，置沸水中煮至恰无白心时，取出，晒干。

【性状鉴别】

1. 药材 ①呈不规则扁球形，直径0.5～1.5cm。②表面黄色或黄褐色，有不规则网状皱纹，顶端有略凹陷的茎痕，底部常有疙瘩状凸起，或稍凹陷呈脐状。③质硬而脆，断面黄色，角质样，有蜡样光泽。④气微，味苦。以个大、饱满、质坚实、断面色黄、苦味浓者为佳（图2-49）。

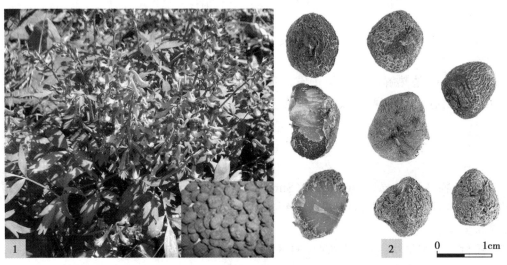

图2-49　延胡索原植物及药材图
1. 原植物；2. 药材。

2. 饮片 ①延胡索（片）：为不规则的圆形厚片。余同药材。②醋延胡索：形如延胡索或片。表面和切面黄褐色。质较硬。微具醋香气。

课堂互动

1. 注意观察标本的外形、断面和气味。"浙八味"里除了延胡索，其他七味包括哪些？
2. 延胡索又名元胡、玄胡索，你知道历史上关于延胡索名称变更的传说吗？

【显微鉴别】 粉末绿黄色。①石细胞：淡黄色，类圆形或长圆形，壁较厚，纹孔细密。②下皮厚壁细胞：绿黄色，多角形、类方形或长条形，壁稍弯曲，木化，有的成连珠状增厚，纹孔细密。③导管：多为螺纹导管，少数为网纹导管。④糊化淀粉团块：充满薄壁细胞中，淡黄色或近无色（图2-50）。

【成分】 含多种生物碱。延胡索乙素为主要镇痛、镇静成分，去氢延胡索甲素对胃及十二指肠溃疡有效。按 HPLC 法测定，本品含延胡索乙素（$C_{21}H_{25}NO_4$），药材不得少于0.050%，饮片不得少于0.040%。

【理化鉴别】 ①检查：水分不得过15.0%（烘干法）；总灰分不得过4.0%。②浸出物：按醇溶性浸出物测定法（热浸法）测定，用稀乙醇溶液作溶剂，不得少于13.0%。③薄层色谱：以延胡索对照药材、延胡索乙素对照品为对照，进行 TLC 鉴别。供试品色谱中，在与对照药材和对照品色

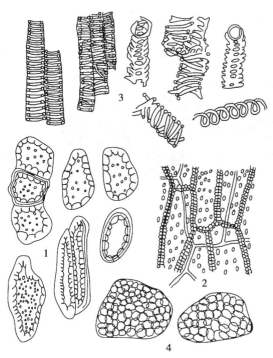

1. 石细胞；2. 下皮厚壁细胞；3. 导管；4. 含糊化淀粉粒的薄壁细胞。

图 2-50　延胡索粉末图

谱相应的位置上,应显相同颜色的荧光斑点。

【功能主治】　活血,行气,止痛。主治胸胁和脘腹疼痛、胸痹心痛、经闭痛经、产后瘀阻、跌仆肿痛等。用量 3～10g;研末吞服,一次 1.5～3g。

知识链接

延胡索混伪品及其鉴别

1. 混用品　除上种外,尚有同属多种植物的块茎作元胡或土元胡药用,主要有:齿瓣延胡索 *Corydalis turtschaninovii* Bess.,块茎呈不规则球形,表面黄棕色,皱缩。

2. 伪品　①罂粟科植物伏生紫堇(夏天无)*Corydalis decumbens*(Thunb.)Pers. 的干燥块茎。外表有瘤状突起,切面在紫外光灯下中间显金黄色,外围显蓝紫色(延胡索外表具网状皱纹,切面在紫外光灯下显金黄色)。②薯蓣科植物薯蓣 *Dioscorea opposita* Thunb. 的珠芽(俗称"余零子"),经蒸或煮、染色而成。呈不规则球形,表面皱缩;放入水中搅拌后水被染成棕黄色,稍静置,可见棕黄色沉淀;断面灰白色至灰褐色,角质,无光泽;味淡,嚼之有粘牙感。粉末中的淀粉粒多为单粒,可见黏液细胞及草酸钙针晶。

夏天无(Corydalis Decumbentis Rhizoma)

为罂粟科植物伏生紫堇 *Corydalis decumbens*(Thunb.)Pers. 的干燥块茎。主产于湖南、江西等地。春季或初夏出苗后采挖,除去茎、叶及须根,洗净,干燥。

【性状鉴别】　①呈类球形、长圆形或不规则块状,长 0.5～3cm,直径 0.5～2.5cm。②表面灰黄色、暗绿色或黑褐色,有瘤状突起和不明显的细皱纹,顶端钝圆,可见茎痕,四周有淡黄色点状叶痕及须根痕。③质硬,断面黄白色或黄色,颗粒状或角质样,有的略带粉性。④气微,味苦。以个大、质硬、断面黄白色者为佳(图 2-51)。

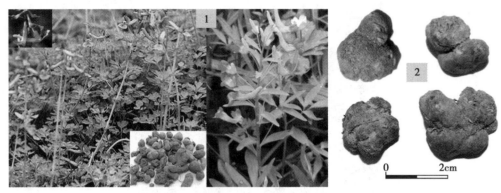

图 2-51　夏天无原植物及药材图
1. 原植物；2. 药材。

【成分】　含原阿片碱、盐酸巴马汀、延胡索乙素及夏天无碱等。按 HPLC 法测定，含原阿片碱（$C_{20}H_{19}NO_5$）不得少于 0.30%，含盐酸巴马汀（$C_{21}H_{21}NO_4 \cdot HCl$）不得少于 0.080%。

【功能主治】　活血止痛，舒筋活络，祛风除湿。主治中风偏瘫、头痛、跌仆损伤、风湿痹痛、腰腿疼痛。用量 6～12g。

板蓝根（Isatidis Radix）

为十字花科植物菘蓝 *Isatis indigotica* Fort. 的干燥根。主产于河北、江苏等地。秋季采挖，除去泥沙，晒干。

【性状鉴别】

1. 药材　①呈圆柱形，稍扭曲；长 10～20cm，直径 0.5～1cm；根头部略膨大，可见暗绿色或暗棕色轮状排列的叶柄残基和密集的疣状突起。②表面淡灰黄色或淡棕黄色，有纵皱纹、横长皮孔样突起及支根痕。③体实，质略软，断面皮部黄白色，木部黄色，习称"金井玉栏"。④气微，味微甜后苦涩。以条长、粗大、体实、味浓者为佳（图 2-52）。

2. 饮片　呈圆形的厚片。余同药材（图 2-52）。

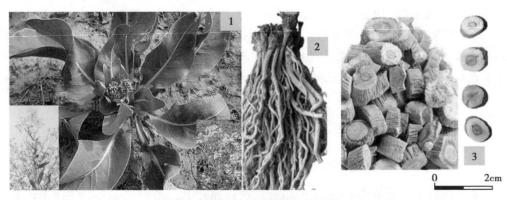

图 2-52　板蓝根原植物及药材图
1. 原植物；2. 个子药材；3. 饮片。

【成分】　含（*R, S*）- 告依春（为抗病毒有效成分）、芥子苷、靛蓝、靛玉红、腺苷及多种氨基酸。按 HPLC 法测定，药材含（*R, S*）- 告依春（C_5H_7NOS）不得少于 0.020%，饮片不得少于 0.030%。

【功能主治】 清热解毒,凉血利咽。主治温疫时毒、发热咽痛、温毒发斑、痄腮、烂喉丹痧、大头瘟疫、丹毒、痈肿等。用量9～15g。

【附药】 **南板蓝根** 为爵床科植物板蓝 *Strobilanthes cusia*(Nees)Bremek. 的根茎和根。根茎呈类圆形,多弯曲,有分枝;表面灰棕色,节膨大,节上长有细根或茎残基,外皮易剥落,蓝灰色;质硬而脆,断面皮部蓝灰色,木部灰蓝色至淡黄褐色,中央有髓;根粗细不一,弯曲有分枝;气微,味淡。根茎横切面薄壁细胞中含有椭圆形的钟乳体。

知识链接

板蓝根伪品及其鉴别

板蓝根伪品主要有以下几种。①大青:马鞭草科植物大青 *Clerodendrum cyrtophyllum* Turcz. 的干燥根。根茎不明显;根呈圆柱形,弯曲结节状,长短不等;表面土黄色至棕黄色,具多数须根痕,有纵皱纹;质坚硬,不易折断,断面淡黄白色,皮部薄,木部宽,呈放射状纹理;气微,味淡。②球花马蓝:爵床科植物球花马蓝 *Strobilanthes dimorphotricha* Hance 的干燥根和根茎。根茎表面淡灰棕色,节膨大呈关节状;质硬,断面灰白色,中央有白色的髓;气微,味淡。③广西马蓝:爵床科植物广西马蓝 *Strobilanthes guangxiensis* S. Z. Huang 的干燥根和根茎。根茎表面灰棕色,有膨大的节;质硬,断面淡黄色,中央有白色的髓;气微,味淡。

红景天 (Rhodiolae Crenulatae Radix et Rhizoma)

为景天科植物大花红景天 *Rhodiola crenulata*(Hook. f. et Thoms.)H. Ohba 的干燥根和根茎。主产于西藏、四川等地。秋季花茎凋萎后采挖,除去粗皮,洗净,晒干。

【性状鉴别】

1. 药材 ①根茎呈粗短圆柱形,略弯曲,少数有分枝,长5～20cm,直径2.9～4.5cm;表面棕色或褐色,粗糙有褶皱,剥开外表皮有一层膜质黄色表皮且具粉红色花纹;宿存部分有老花茎,花茎基部被三角形或卵形膜质鳞片;节间不规则,断面粉红色至紫红色,有一环纹,质轻,疏松。②主根圆柱形,粗短,长约20cm,上部直径约1.5cm,侧根细长,断面橙红色或紫红色,有时具裂隙。③气芳香,味微苦涩后甜。以粗大、身干、气味浓厚、杂质少者为佳。

2. 饮片 呈圆形、类圆形或不规则的片状。余同药材(图2-53)。

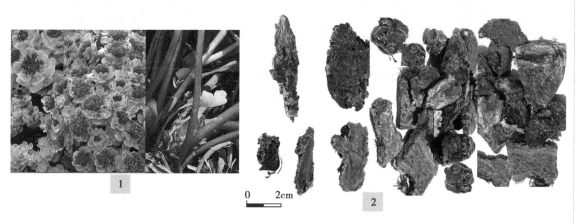

0   2cm

图2-53 红景天原植物及饮片图

1. 原植物;2. 饮片。

【成分】　含红景天苷、酪醇、黄酮类、香豆素类、挥发油类、氨基酸类、维生素类及多种微量元素等。按 HPLC 法测定，本品含红景天苷（$C_{14}H_{20}O_7$）不得少于 0.50%。

【功能主治】　益气活血，通脉平喘。主治气虚血瘀、胸痹心痛、中风偏瘫、倦怠气喘等。用量 3～6g。

地榆（Sanguisorbae Radix）

为蔷薇科植物地榆 *Sanguisorba officinalis* L. 或长叶地榆 *Sanguisorba officinalis* L. var. *longifolia*（Bert.）Yü et Li 的干燥根。前者主产于东北、内蒙古等地；后者主产于安徽、浙江等地，习称"绵地榆"。春季将发芽时或秋季植株枯萎后采挖，除去须根，洗净，干燥；或趁鲜切片，干燥。

【性状鉴别】

1. 药材

（1）地榆：①呈不规则纺锤形或圆柱形，稍弯曲，长 5～25cm，直径 0.5～2cm。②表面灰褐色至暗棕色，粗糙，有纵纹。③质硬，断面较平坦，粉红色或淡黄色，木部略呈放射状排列。④气微，味微苦涩（图 2-54）。

（2）绵地榆：①呈长圆柱形，稍弯曲，着生于短粗的根茎上。②表面红棕色或棕紫色，有细纵纹。③质坚韧，断面黄棕色或红棕色，皮部有多数黄白色或黄棕色绵状纤维。④气微，味微苦涩。

2. 饮片　①地榆片：呈不规则的类圆形片或斜切片。余同药材。②地榆炭：形如地榆片。表面焦黑色，内部棕褐色。具焦香气，味微苦涩。

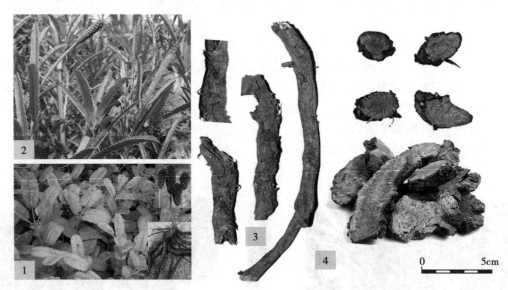

图 2-54　地榆原植物及药材图
1. 地榆原植物；2. 长叶地榆原植物；3. 个子药材；4. 地榆片。

【成分】　含鞣质及二萜苷类成分。鞣质主为地榆素、没食子酸、儿茶素等。按鞣质含量测定法测定，药材和地榆片含鞣质不得少于 8.0%，地榆炭不得少于 2.0%；按 HPLC 法测定，药材和地榆片含没食子酸不得少于 1.0%，地榆炭不得少于 0.6%。

【功能主治】　凉血止血，解毒敛疮。主治便血、痔血、血痢、崩漏、水火烫伤、痈肿疮毒。用量 9～15g。外用适量，研末涂敷患处。

苦参（Sophorae Flavescentis Radix）

为豆科植物苦参 *Sophora flavescens* Ait. 的干燥根。主产于山西、河南等地。春、秋二季采挖，除去根头和小支根，洗净，干燥；或趁鲜切片，干燥。

【性状鉴别】

1. 药材　①呈长圆柱形，下部常有分枝，长 10～30cm，直径 1～6.5cm。②表面灰棕色或棕黄色，有纵皱纹和横长皮孔样突起，外皮薄，多破裂反卷，易剥落，剥落处显黄色，光滑。③质硬，不易折断，断面纤维性，黄白色，具放射状纹理及裂隙，有的具异型维管束呈同心性环列或不规则散在。④气微，味极苦。以条匀、断面色黄白、无须根、苦味浓者为佳。

2. 饮片　呈类圆形或不规则形的厚片。余同药材（图 2-55）。

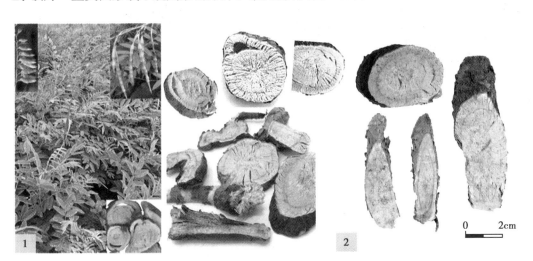

图 2-55　苦参原植物及饮片图
1. 原植物；2. 饮片。

【成分】　含苦参碱、氧化苦参碱、槐定碱、黄酮类等。按 HPLC 法测定，本品含苦参碱（$C_{15}H_{24}N_2O$）和氧化苦参碱（$C_{15}H_{24}N_2O_2$）的总量，药材不得少于 1.2%，饮片不得少于 1.0%。

【理化鉴别】　取本品横切片，加氢氧化钠试液数滴，栓皮即呈橙红色，渐变为血红色，久置不消失，木质部不呈颜色反应（检查色素）。

【功能主治】　清热燥湿，杀虫，利尿。主治热痢、便血、黄疸尿闭、赤白带下、阴肿阴痒、湿疹、湿疮、皮肤瘙痒、疥癣麻风，外治滴虫性阴道炎。用量 4.5～9g。外用适量，煎汤洗患处。不宜与藜芦同用。

山豆根（Sophorae Tonkinensis Radix et Rhizoma）

为豆科植物越南槐 *Sophora tonkinensis* Gagnep. 的干燥根和根茎。主产于广西、广东，习称"广豆根"。秋季采挖，除去茎叶，洗净泥土，干燥。

【性状鉴别】

1. 药材　①根茎呈不规则结节状，顶端常残存茎基，其下着生根数条，根呈长圆柱形，常有分枝，长短不等，直径 0.7～1.5cm。②表面棕色至棕褐色，有不规则的纵皱纹及横长皮孔样突起。③质坚硬，难折断，断面皮部浅棕色，木部淡黄色。④有豆腥气，味极苦。以条粗壮、外表棕褐色、质坚、气味浓者为佳（图 2-56）。

2. 饮片 呈不规则的类圆形厚片。余同药材（图2-56）。

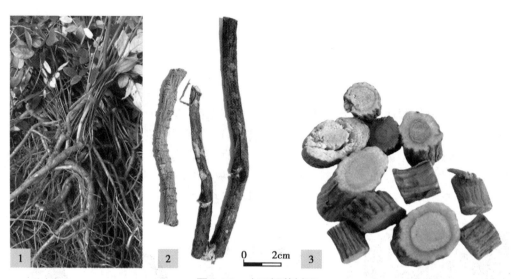

图2-56　山豆根药材图

1. 新鲜药材；2. 个子药材；3. 饮片。

【显微鉴别】 横切面：①木栓层为数列细胞。②栓内层有纤维束散在，其外侧的1～2列细胞常含草酸钙方晶，断续排列成含晶细胞环，含晶细胞的壁常木化增厚。③韧皮部散有纤维束。④形成层成环，束间形成层不明显。⑤木质部发达，导管单个或2至数个成群，木纤维成束散在。⑥薄壁细胞含淀粉粒，少数含草酸钙方晶（图2-57）。

【成分】 含苦参碱、氧化苦参碱、安那吉碱、槐果碱及黄酮类成分。按 HPLC 法测定，本品含苦参碱（$C_{15}H_{24}N_2O$）和氧化苦参碱（$C_{15}H_{24}N_2O_2$）的总量，药材不得少于0.70%；饮片不得少于0.60%。

【功能主治】 清热解毒，消肿利咽。主治火毒蕴结、乳蛾喉痹、咽喉肿痛、牙龈肿痛、口舌生疮。用量3～6g。

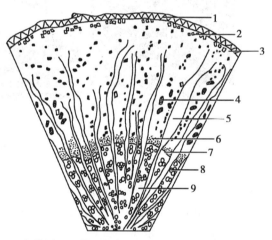

1. 木栓层；2. 草酸钙方晶；3. 皮层；4. 纤维；5. 射线；6. 韧皮部；7. 形成层；8. 导管；9. 木质部。

图2-57　山豆根（根）横切面简图

知识链接

山豆根混用品及其鉴别

　　山豆根与北豆根均有"豆根"之名和治疗咽喉肿痛的功效，易混淆，也曾有将滇豆根、土豆根作山豆根使用的情况，应注意鉴别。①滇豆根：为毛茛科植物铁破锣 *Beesia calthaefolia* (Maxim.) Ulbr. 的干燥根茎。切面黄棕色，呈蜡样光泽；气微，味苦辛。功能祛风，清热，解毒。②土豆根：为豆科植物华东木蓝 *Indigofera fortunei* Craib、花木蓝 *Indigofera kirilowii* Maxim. ex Palibin 等同属多种植物根及根茎。切面皮部黄白色或浅黄棕色，黄色木部与浅黄色射线相间排列呈辐射状；气微，味微苦。功能清热利咽，解毒，通便。

葛根（Puerariae Lobatae Radix）

为豆科植物野葛 *Pueraria lobata*（Willd.）Ohwi 的干燥根，习称"野葛"。主产于湖南、河南等地。秋、冬二季采挖，趁鲜切厚片或小块，干燥。

【性状鉴别】

1. 药材　①呈纵切的长方形厚片或小方块，长 5～35cm，厚 0.5～1cm。②外皮淡棕色至棕色，有纵皱纹，粗糙。切面黄白色至淡黄棕色，有的纹理明显，③质韧，纤维性强，纵切面有由纤维形成的纵条纹；横切面可见棕色同心性环纹。④气微，味微甜（图 2-58）。

2. 饮片　呈不规则的厚片、粗丝或边长为 0.5～1.2cm 的方块。切面浅黄棕色至棕黄色。余同药材（图 2-58）。

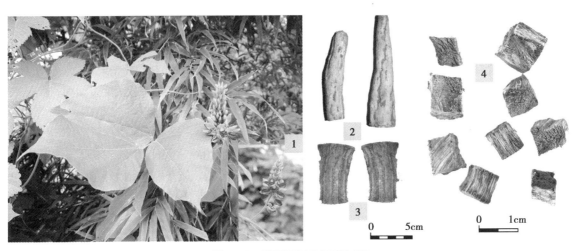

图 2-58　葛根原植物及药材图

1. 原植物；2. 个子药材；3. 葛根片；4. 葛根块。

【成分】　含葛根素、黄豆苷、黄豆苷元、β- 谷甾醇、6，7- 二甲氧基香豆素、氨基酸等。按 HPLC 法测定，药材与饮片含葛根素（$C_{21}H_{20}O_9$）不得少于 2.4%。

【功能主治】　解肌退热，生津止渴，透疹，升阳止泻，通经活络，解酒毒。主治外感发热头痛、项背强痛、口渴、消渴、麻疹不透、热痢、泄泻、眩晕头痛、中风偏瘫、胸痹心痛、酒毒伤中。用量 10～15g。

【附药】　**粉葛**　为豆科植物甘葛藤 *Pueraria thomsonii* Benth. 的干燥根。主产于广西、广东等地。秋、冬二季采挖，除去外皮，稍干，截段或再纵切两半或斜切成厚片，干燥。呈圆柱形、类纺锤形或半圆柱形；有的为纵切或斜切的厚片；表面黄白色或淡棕色；体重，质硬，富粉性；横切面可见由纤维形成的浅棕色同心性环纹，纵切面可见纤维形成的数条纵纹；气微，味微甜。本品含葛根素不得少于 0.30%。因粉葛与野葛成分含量差异较大，故《中国药典》自 2005 年版开始将粉葛单列（图 2-59）。

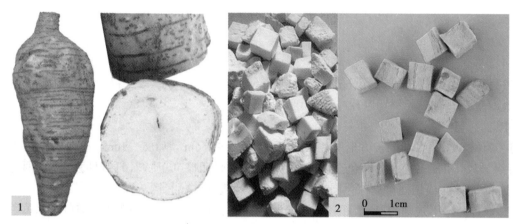

图 2-59　粉葛药材及饮片图
1. 药材；2. 饮片。

甘草（Glycyrrhizae Radix et Rhizoma）

为豆科植物甘草 *Glycyrrhiza uralensis* Fisch.、胀果甘草 *Glycyrrhiza inflata* Bat. 或光果甘草 *Glycyrrhiza glabra* L. 的干燥根和根茎。主产于内蒙古、新疆、甘肃等地。春、秋二季采挖，除去须根，晒干。

【性状鉴别】

1. 药材

（1）甘草（图 2-60）：①根呈圆柱形，长 25～100cm，直径 0.6～3.5cm。外皮松紧不一，表面红棕色或灰棕色，有显著的纵皱纹、沟纹、皮孔及稀疏的细根痕。质坚实，断面略显纤维性，黄白色，粉性，具明显的形成层环纹及放射状纹理，有的有裂隙。②根茎呈圆柱形，表面有芽痕，断面中央有髓。③气微，味甜而特殊。

（2）胀果甘草：①根及根茎木质粗壮，根茎不定芽多而粗大，有的分枝。②表面灰棕色或灰褐色，外皮粗糙。③质坚硬，木质纤维多，粉性小。

（3）光果甘草：①表面灰棕色，外皮不粗糙，皮孔细小而不明显。②根及根茎质地较坚实。

均以外皮细紧、色红棕、质坚实、断面黄白色、粉性足、甜味者为佳。

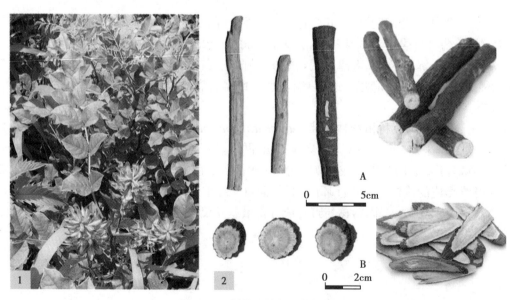

图 2-60　甘草原植物及药材图
1. 原植物；2. 药材（A. 个子药材；B. 饮片）。

2. 饮片　①甘草片：为类圆形或椭圆形切片。余同药材。②炙甘草：形同甘草片。表面红棕色或灰棕色，微有光泽，切面黄色至深黄色。质稍黏。具焦香气（图2-61）。

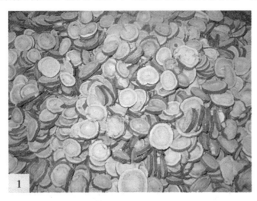 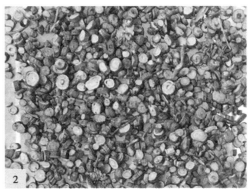

图 2-61　甘草饮片图
1. 甘草片；2. 炙甘草。

【显微鉴别】

1. 横切面　①木栓层为数列棕色细胞。栓内层较窄。②韧皮部射线宽广，多弯曲，常现裂隙；纤维多成束，非木化或微木化，周围薄壁细胞常含草酸钙方晶；筛管群常因压缩而变形。③束中形成层明显。④木质部射线宽3～5列细胞，导管较多，木纤维成束，周围薄壁细胞亦含草酸钙方晶。⑤根中心无髓；根茎中心有髓（图2-62）。

2. 粉末　淡棕黄色。①纤维及晶纤维：纤维成束，壁厚，微木化，周围薄壁细胞含草酸钙方晶，形成晶纤维；②草酸钙方晶：多见。③导管：具缘纹孔导管较大，稀有网纹导管。④木栓细胞：多角形或长方形，红棕色，微木化。⑤淀粉粒：多为单粒，卵圆形或椭圆形，脐点点状（图2-63）。

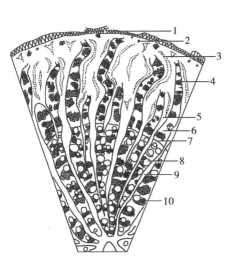 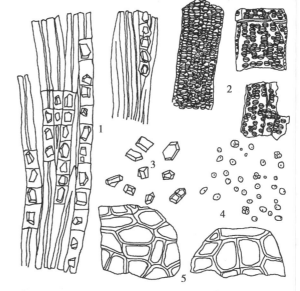

1. 木栓层；2. 草酸钙方晶；3. 裂隙；4. 韧皮纤维束；
5. 韧皮射线；6. 韧皮部；7. 形成层；8. 导管；9. 木射线；10. 木纤维束。

图 2-62　甘草根横切面简图

1. 纤维及晶纤维；2. 导管；3. 草酸钙方晶；4. 淀粉粒；5. 木栓细胞。

图 2-63　甘草粉末图

甘草的粉末显微鉴定

【成分】　含甘草甜素（甘草酸的钾、钙盐，为甘草的甜味成分，甘草酸水解得二分子葡萄糖醛酸和一分子甘草次酸）、甘草苷、甘草苷元、异甘草苷、异甘草苷元等。按 HPLC 法测定，含甘草酸（$C_{42}H_{62}O_{16}$），药材不得少于 2.0%，饮片不得少于 1.8%，炙甘草不得少于 1.0%；含甘草苷（$C_{21}H_{22}O_9$）药材不得少于 0.50%，饮片不得少于 0.45%，炙甘草不得少于 0.50%。

【功能主治】　生甘草补脾益气,清热解毒,祛痰止咳,缓急止痛,调和诸药;主治脾胃虚弱、倦怠乏力、心悸气短、咳嗽痰多、脘腹及四肢挛急疼痛、痈肿疮毒、缓解药物毒性和烈性。炙甘草补脾和胃,益气复脉;主治脾胃虚弱、倦怠乏力、心动悸、脉结代等。用量2～10g。不宜与海藻、京大戟、红大戟、甘遂、芫花同用。

黄芪（Astragali Radix）

为豆科植物蒙古黄芪 *Astragalus membranaceus*（Fisch.）Bge. var. *mongholicus*（Bge.）Hsiao 或膜荚黄芪 *Astragalus membranaceus*（Fisch.）Bge. 的干燥根（图 2-64）。主产于山西、内蒙古等地。春、秋二季采挖,除去须根及根头,晒干。

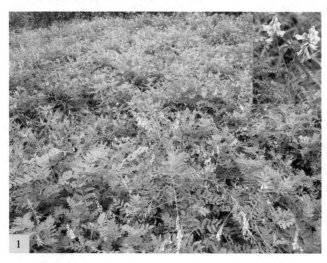
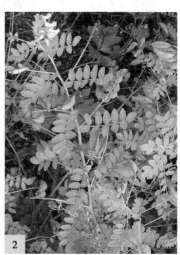

图 2-64　黄芪原植物图
1. 蒙古黄芪;2. 膜荚黄芪。

中药鉴定常用术语"金井玉栏"

【性状鉴别】
　　1. 药材　①呈圆柱形,偶有分枝,上粗下细,长 30～90cm,直径 1～3.5cm。②表面淡棕黄色或淡棕褐色,有不规则纵皱纹或纵沟。③质硬而韧,不易折断,断面纤维性强,并显粉性;皮部黄白色,木部淡黄色（习称"金井玉栏"）;有放射状纹理及裂隙;老根中心偶呈枯朽状,黑褐色或呈空洞。④气微,味微甜,嚼之有豆腥味。以条粗长、质韧、断面色黄白、无黑心及空洞、粉性足、味甜者为佳（图 2-65）。

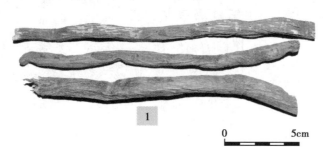
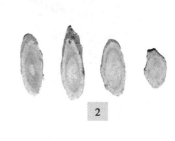

0　　　　　5cm

图 2-65　黄芪（蒙古黄芪）药材及饮片图
1. 个子药材;2. 饮片。

　　2. 饮片　①黄芪片:呈类圆形或椭圆形的厚片。外表皮黄白色至淡棕褐色。余同药材。②炙黄芪:形如黄芪片。外表浅棕黄色或棕褐色,略有光泽。具蜜香气。味甜,略带黏性,嚼之微有豆腥味（图2-66）。

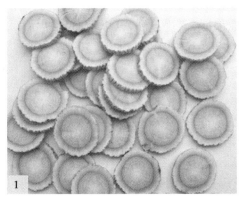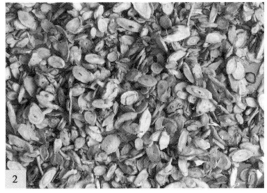

图2-66　黄芪饮片图
1. 黄芪片；2. 炙黄芪。

【显微鉴别】

1. 横切面　①木栓层细胞数列，栓内层为3～5列厚角细胞。②韧皮部射线外侧常弯曲，有裂隙；纤维成束，壁厚，木化或微木化，与筛管群交互排列；近栓内层处有时可见石细胞。③形成层成环。④木质部导管单个散在或2～3个成群，导管间有木纤维，射线中有时可见石细胞。⑤薄壁细胞含淀粉粒（图2-67）。

2. 粉末　黄白色。①纤维：成束或散离，直径8～30μm，壁厚，表面有纵裂纹，初生壁常与次生壁分离，孔沟不明显，两端常断裂成须状或较平截。②具缘纹孔导管：无色或橙黄色，具缘纹孔排列紧密。③石细胞：少见，圆形、长圆形或不规则形，壁较厚。④木栓细胞：表面观类多角形或类方形，垂周壁薄，有的细胞壁波状弯曲。⑤淀粉粒：单粒类圆形、椭圆形或类肾形；复粒由2～4分粒组成（图2-68）。

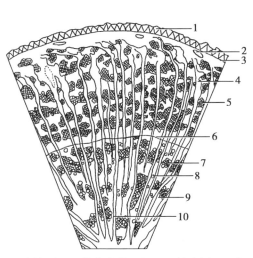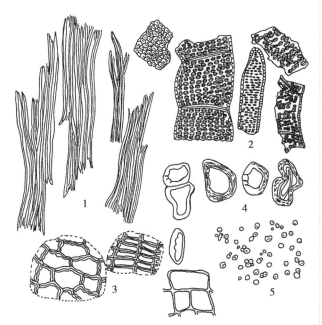

1. 木栓层；2. 管状木栓组织；3. 栓内层；4. 韧皮射线；5. 韧皮纤维束；6. 形成层；7. 木纤维束；8. 导管；9. 木质部；10. 木射线。

图2-67　黄芪（蒙古黄芪）横切面简图

1. 纤维；2. 导管；3. 木栓细胞；4. 石细胞；5. 淀粉粒。

图2-68　黄芪（蒙古黄芪）粉末图

ER-2-13
黄芪的粉末显微鉴定

【成分】　含黄芪甲苷、毛蕊异黄酮苷、黄芪多糖、槲皮素、微量元素等。按 HPLC 法测定，含黄芪甲苷（$C_{41}H_{68}O_{14}$），药材和饮片不得少于0.080%，炙黄芪不得少于0.060%；含毛蕊异黄酮苷

（$C_{22}H_{22}O_{10}$）药材和饮片不得少于0.020%，炙黄芪不得少于0.020%。

【功能主治】　补气升阳，固表止汗，利水消肿，生津养血，行滞通痹，托毒排脓，敛疮生肌。主治气虚乏力、食少便溏、中气下陷、久泻脱肛、便血崩漏、表虚自汗、气虚水肿、内热消渴、血虚萎黄、半身不遂、痹痛麻木、痈疽难溃、久溃不敛。炙黄芪益气补中，主治气虚乏力、食少便溏。用量9～30g。

知识链接

黄芪习用品与伪品

1. 黄芪习用品　下列同属多种植物的根，部分地区习作黄芪药用：①金翼黄芪 *Astragalus chrysopterus* Bge.，主产于河北、青海等地，称为"小黄芪"或"小白芪"。根细小，直径0.5～1cm，上部有细密环纹。②多花黄芪 *Astragalus floridulus* Podlech，主产于四川、西藏等地。表面灰棕色；断面皮部淡黄色，木部淡棕黄色，有棕色形成层环；味淡，微涩。③梭果黄芪 *Astragalus ernestii* Comb.，主产于四川。根表面淡棕色或灰棕色；断面皮部乳白色或淡黄白色，木部淡棕黄色；质硬而稍韧，味淡。④东俄洛黄芪 *Astragalus tongolensis* Ulbr.，主产于甘肃、青海，称为"白大芪"或"马芪"。根圆柱形，表面灰棕色至灰褐色，有纵皱纹，栓皮剥落处有棕褐色疤痕；断面粗纤维状，淡棕色，有棕色形成层环；味甜。

2. 黄芪伪品　①豆科植物锦鸡儿 *Caragana sinica*（Buc'hoz）Rehd. 的根。根圆柱形，表面有棕色的残存皮孔；断面皮部淡黄色，木部淡黄棕色；质脆，断面纤维状；气微，味淡。②锦葵科植物圆叶锦葵 *Malva pusilla* Smith、药葵 *Althaea officinalis* L.、蜀葵 *Alcaea rosea* L. 等的根，嚼之味淡，有黏滑感，无豆腥味，可与正品区别。

【附药】　**红芪**　为豆科植物多序岩黄芪 *Hedysarum polybotrys* Hand.-Mazz. 的干燥根。主产于甘肃。呈圆柱形，少有分枝，上端略粗；表面灰红棕色，具纵皱纹、横长皮孔样突起及少数支根痕，栓皮易剥落，剥落处淡黄色；质硬而韧，不易折断，断面纤维性，显粉性，皮部黄白色，木部淡黄棕色，射线放射状，形成层环呈浅棕色；气微，味微甜，嚼之有豆腥味。本品粉末黄棕色。纤维成束，壁厚，微木化，周围细胞含草酸钙方晶，形成晶纤维，含晶细胞壁不均匀增厚。性味功能同黄芪。

远志（Polygalae Radix）

为远志科植物远志 *Polygala tenuifolia* Willd. 或卵叶远志 *Polygala sibirica* L. 的干燥根。主产于山西、陕西等地。春、秋二季采挖，除去须根和泥沙，晒干或抽取木心晒干。

【性状鉴别】

1. 药材　①呈圆柱形，略弯曲，长2～30cm，直径0.2～1cm。②表面灰黄色至灰棕色，有较密并深陷的横皱纹、纵皱纹及裂纹，老根的横皱纹较密更深陷，略呈结节状。③质硬而脆，易折断，断面皮部棕黄色，木部黄白色，皮部易与木部剥离，抽取木心者中空。④气微，味苦、微辛，嚼之有刺喉感。以筒粗、肉厚、皮细、无木心者为佳（图2-69）。

2. 饮片　①远志：呈圆筒形的段，外表皮灰黄色至灰棕色，有横皱纹，切面棕黄色，气微，味苦、微辛，嚼之有刺喉感。②制远志：为净远志与甘草煎液（每100kg远志，用甘草6kg）共煮至汤吸尽、干燥而得。形如远志段，表面黄棕色，味微甜。

【显微鉴别】　根皮横切面：①木栓层为10余列细胞。②栓内层为20余列薄壁细胞，有切向裂隙。③韧皮部较宽广，常现径向裂隙。④薄壁细胞大多含脂肪油滴，有的含草酸钙簇晶及方晶（图2-70）。

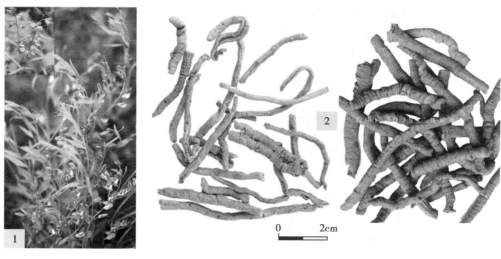

图 2-69　远志药材图
1. 原植物；2. 药材。

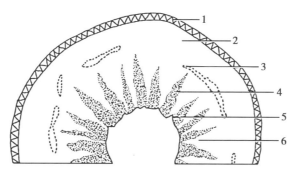

1. 木栓层；2. 皮层；3. 裂隙；4. 韧皮部；5. 形成层；6. 韧皮射线。
图 2-70　远志（根皮）横切面简图

【成分】　含多种三萜类皂苷，主要为远志皂苷 A～G，以皮部含量最多。按 HPLC 法测定，药材与饮片含细叶远志皂苷（$C_{36}H_{56}O_{12}$），不得少于 2.0%，含远志𠮥酮Ⅲ（$C_{25}H_{28}O_{15}$）不得少于 0.15%，含 3,6'-二芥子酰基蔗糖（$C_{34}H_{42}O_{19}$）不得少于 0.50%。

【功能主治】　安神益智，交通心肾，祛痰，消肿。主治心肾不交引起的失眠多梦、健忘惊悸、神志恍惚、咳痰不爽、疮疡肿毒、乳房肿痛。用量 3～10g。

甘遂（Kansui Radix）

为大戟科植物甘遂 *Euphorbia kansui* T. N. Liou ex T. P. Wang 的干燥块根。主产于陕西、河南等地。春季开花前或秋末茎叶枯萎后采挖，撞去外皮，晒干。

【性状鉴别】

1. 药材　①呈椭圆形、长圆柱形或连珠形，长 1～5cm，直径 0.5～2.5cm。②表面类白色或黄白色，凹陷处常有未去净的棕色栓皮残留。③质脆，易折断，断面白色，粉性，木部微显放射状纹理；长圆柱状者纤维性较强。④气微，味微甘而辣。以肥大、色白、粉性足者为佳（图 2-71）。

2. 醋甘遂　呈椭圆形或长圆柱形小段。表面黄色至棕黄色，有的可见焦斑。微有醋香气，味微酸而辣。

【成分】　含大戟二烯醇、γ-大戟甾醇、甘遂甾醇、α-大戟甾醇等。按 HPLC 法测定，药材、饮片及醋甘遂含大戟二烯醇（$C_{30}H_{50}O$）均不得少于 0.12%。

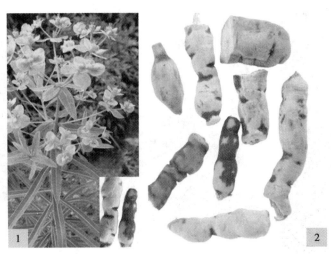

图 2-71　甘遂原植物及药材图

1. 原植物；2. 药材。

【功能主治】　泻水逐饮，消肿散结。主治水肿胀满、胸腹积水、痰饮积聚、气逆咳喘、痈肿疮毒。用量 0.5～1.5g，炮制后多入丸、散用。外用适量，生用。孕妇禁用。不宜与甘草同用。

白蔹（Ampelopsis Radix）

为葡萄科植物白蔹 *Ampelopsis japonica*（Thunb.）Makino 的干燥块根。主产于河南、安徽等地。春、秋二季采挖，除去泥沙和细根，切成纵瓣或斜片，晒干。

【性状鉴别】

1. 药材　①纵瓣呈长圆形或近纺锤形，长 4～10cm，直径 1～2cm；斜片呈卵圆形。②切面周边常向内卷曲，中部有一突起的棱线。③外皮红棕色或红褐色，有纵、横皱纹及横长皮孔，易层层脱落，脱落处呈淡红棕色。④切面类白色或浅红棕色，可见放射状纹理，周边较厚，微翘起或略弯曲。⑤体轻，质硬脆，易折断，折断时有粉尘飞出。⑥气微，味甘。以肥大、断面白色、粉性足者为佳（图 2-72）。

2. 饮片　为不规则的厚片。余同药材。

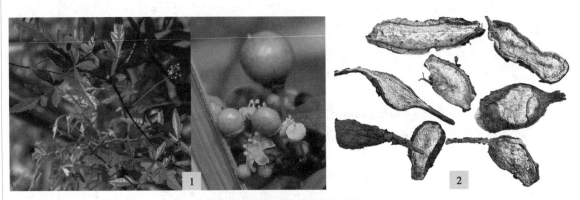

图 2-72　白蔹原植物及饮片图

1. 原植物；2. 饮片。

【成分】　含黏液质、淀粉等。

【功能主治】　清热解毒，消痈散结，敛疮生肌。主治痈疽发背、疔疮、瘰疬、烧烫伤。用量 5～10g。不宜与川乌、制川乌、草乌、制草乌、附子同用。

人参（Ginseng Radix et Rhizoma）

为五加科植物人参 *Panax ginseng* C. A. Mey. 的干燥根和根茎。主产于吉林、辽宁、黑龙江等地；韩国、朝鲜、日本有分布。其中，自然生长于深山密林下的，称"野山参"，目前商品已少见；播种在山林野生状态下自然生长的，称"林下山参"或"籽海"；人工栽培的，称"园参"；经保鲜处理，能够较长时间贮藏的，称"保鲜参"；经真空低温冷冻（−25℃）干燥的，称"活性参（冻干参）"。秋季采挖，洗净，晒干或烘干。

知识链接

人参原植物

　　人参为五加科人参属多年生草本植物。主根圆柱形或纺锤形。茎直立，圆柱形；初生叶为三出复叶，称"三花"；第2年为由五小叶组成的掌状复叶，俗称"巴掌"；3年生为2枚掌状复叶对生，称"二甲子"；4年生为3枚掌状复叶轮生，称"灯台子"；5年生为4枚掌状复叶轮生，称"四匹叶"，5枚、6枚掌状复叶轮生者分别称"五匹叶"和"六匹叶"。再以后年限增加叶数却不再增多，成株多具3～6叶；叶柄长，小叶片掌状5出，偶为3出，基部1对小叶片最小，上部3片小叶片几乎相等，长圆状椭圆形、长圆状卵形或近于卵形，先端渐尖，基部楔形；表面绿色，沿叶脉具稀疏刚毛，背面光滑，边缘具细锐锯齿。人参生长3年后开始开花，顶生，小花淡黄绿色，伞形花序。果实为浆果状核果，扁球形，成熟时鲜红色，称"红榔头"；内含半圆形种子2枚（图2-73）。

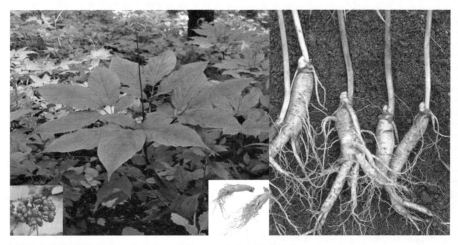

图2-73　人参原植物图

【性状鉴别】

　　1. 野山参　种子常通过鸟类传播繁殖，一直在自然环境下生长，整个生长过程始终无人为干预。传统的野山参鉴别，强调"看五形（芦、体、皮、纹、须），识六体（灵、笨、老、嫩、横、顺）"。曾流行不少口传心授的歌诀，如"芦碗紧密相互生，圆膀圆芦枣核艼。紧皮细纹疙瘩体，须似皮条长又清。珍珠点点缀须上，具此特点野山参"。"马牙雁脖芦，下伸枣核艼，身短体横灵，环纹深密生，肩膀圆下垂，皮紧细光润，腿短二三个，分裆八字形，须疏根疣密，山参特殊形"。

　　（1）芦：又称"芦头"，即主根顶端细长部分。每年秋季地上部分脱落，在根茎上留下一个茎痕,称"芦碗",其数量随参龄增加而增加。根据形态不同,可分为:①马牙芦:根茎上的茎痕稀疏而大,状如马牙,多在根茎的最上段。②堆花芦:根茎上的茎痕排列紧密,形如堆花,多在根茎中段或上段。③圆芦:根茎下段的茎痕,因生长年久而长平,表面较光滑,多在根茎下段。④雁脖芦:指根茎弯曲,形似雁脖。⑤二节芦:指根茎上端为马牙芦,下段为圆芦,无"堆花芦"。⑥三节芦:根茎上端为马牙芦,中段为"堆花芦",下段为圆芦。典型的野山参为三节芦;有的为二节芦。

(2)芋:即根茎上长出的不定根。其中,呈纺锤形,中间粗,两端细,状如枣核者,称"枣核芋"。根茎基部生长的不定根,称"护脖芋";两个不定根对生于根茎两侧,称为"掐脖芋"。典型的野山参有枣核芋,且总是自然下垂。

(3)体:即人参的主根,可分为:①灵体:指主根粗短,呈菱角形(菱角体)或类圆球形(疙瘩体),体态玲珑,体腿2条,分档自然,须根细长。②横体:指主根短粗,支根2条分档角度大,横向伸展。③顺体:指主根长圆柱形,支根顺直生长,单腿或双腿并拢。④笨体:指主根较长,根形挺直,体态笨拙,支根2条以上,即使有两腿,粗细或长短也不匀称。典型的野山参多为横灵体或疙瘩体,分腿灵活自然。

(4)纹:即主根外表上部的环状横纹。生长年限越久,横纹越多而紧密,可分为:①螺旋纹:横纹密生于主根上部,略呈黑色,纹理细密而深,呈螺旋状。②浮纹:横纹浮浅而稀疏;多见于生长年限短的人参。③断纹:山参经移植后,横纹断开,断续延散到主根下部。典型的野山参有铁线纹,主体与圆芦的连结处常有一圈比较明显的缢缩痕。

(5)皮:即主根的外层表皮。其色泽、老嫩程度与生长年限、地势、坡向、土壤、水分等有关:①老皮:表皮黄褐色,粗糙,无光泽。②嫩皮:表皮鲜嫩而细腻,黄白色而有光泽。③紧皮:表皮细腻,老嫩适中,外皮丰满,内在充实,黄色而无光泽。④锦皮:皮肉质地坚实,外皮紧凑,细腻光滑,黄白色或金黄色,形似锦缎。通常黑土地的皮白而细腻,谓"紧皮细纹";黄土地的皮黄而粗糙,谓"皮老纹深"。

(6)须:即支根上生长的细根。野山参的支根总是自然地过渡为几根细长的须,清疏不乱,长达30~60cm,质地柔韧不易折断,有弹性,习称皮条须,珍珠点明显。

2.林下山参　又称"林下参"或"籽海"等。生长年限越长,性状特征越接近野山参。其特点为:多具二节芦,无三节芦,芦碗较稀疏;芋细长,多下垂;主根多与根茎近等长或稍短,呈圆柱形、菱角形或人字形,长1~6cm;表面灰黄色,具纵皱纹,上部或中下部有细而浮浅的横环纹,"缢缩痕"不明显;支根多为2~3条,须根少而细长,清晰不乱,有较明显的疣状突起;根茎细长,少数粗短,中上部具稀疏或密集而深陷的茎痕;不定根较细,多下垂。

3.园参　①主根呈纺锤形或圆柱形,长3~15cm,直径1~2cm。②表面灰黄色,上部或全体有疏浅断续的粗横纹及明显的纵皱纹,下部有支根2~3条,并着生多数细长的须根,须根上常有不明显的细小疣状突出。③根茎(芦头)长1~4cm,直径0.3~1.5cm,多拘挛而弯曲,具不定根(芋)和稀疏的凹窝状茎痕(芦碗)。④质较硬,断面淡黄白色,显粉性,形成层环纹棕黄色,皮部有黄棕色的点状树脂道及放射状裂隙。⑤香气特异,味微苦、甘(图2-74)。

4.人参片　为圆形或类圆形薄片。外表皮灰黄色。切面淡黄白色或类白色,显粉性,形成层环纹棕黄色,皮部有黄棕色的点状树脂道及放射性裂隙。体轻,质脆。香气特异,味微苦、甘。

【显微鉴别】

1.园参主根横切面　①木栓层为数列细胞,栓内层窄。②韧皮部外侧有裂隙,内侧薄壁细胞排列较紧密,有树脂道散在,内含黄色分泌物。③形成层成环。④木质部射线宽广,导管单个散在或数个相聚,断续排列成放射状,导管旁偶有非木化的纤维。⑤薄壁细胞含草酸钙簇晶(图2-75)。

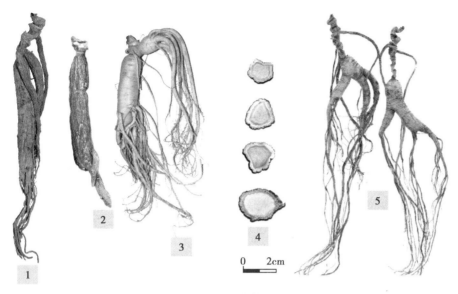

图 2-74 人参药材图

1. 生晒参；2. 红参；3. 鲜园参；4. 生晒参片；5. 林下参。

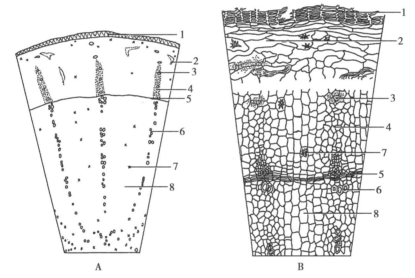

1. 木栓层；2. 裂隙；3. 树脂道；4. 韧皮部；5. 形成层；6. 木质部；7. 草酸钙簇晶；8. 射线。

图 2-75 人参横切面图

A. 简图；B. 详图。

人参的粉末显微
鉴定

2. 园参粉末 粉末淡黄白色。①树脂道碎片：易见，含黄色块状分泌物。②草酸钙簇晶：直径 20～68μm，棱角锐尖。③木栓细胞：表面观类方形或多角形，壁细波状弯曲。④导管：网纹导管和梯纹导管，直径 10～56μm。⑤淀粉粒：甚多，单粒类球形、半圆形或多角形，直径 4～20μm，脐点点状或裂缝状；复粒由 2～6 分粒组成（图 2-76）。

人参主根簇晶的多少与生长年限成正比；木质部导管的数量及辐射状排列的连续程度，随生长年限的增加呈显著增加趋势；均为野山参>林下山参>园参；淀粉粒的数量则随生长年限的增加呈显著减少的趋势。须根木质部占整体的比例与生长年限成正比，野山参须根的维管束呈明显二原型。野山参、林下山参与园参的显微特征比较见表 2-10。

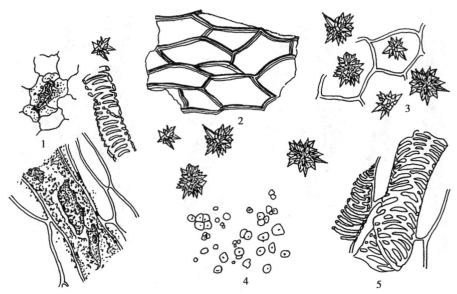

1. 树脂道；2. 木栓细胞；3. 草酸钙簇晶；4. 淀粉粒；5. 导管。

图 2-76　人参粉末图

表 2-10　野山参、林下山参、园参的显微特征比较

规格	显微特征共同点	显微特征区别
野山参	主根木质部导管较多，常数个相聚，连续排列呈辐射状；草酸钙簇晶多；淀粉粒少；须根木质部约占其直径的 1/3 以上	淀粉粒无或偶见；主根草酸钙簇晶极多；须根木质部约占直径的 1/2
林下山参		淀粉粒少；主根草酸钙簇晶多；须根木质部约占直径的 1/3
园参	主根木质部导管较少，单个散在或数个相聚，常断续排列成放射状；草酸钙簇晶少；淀粉粒多；须根木质部小于其直径的 1/3	须根木质部约占其直径的 1/5

【成分】　①三萜皂苷类：主要有人参皂苷 Ro、Ra$_1$、Ra$_2$、Rb$_1$、Rb$_2$、Rb$_3$、Rc、Rd、Re、Rf、Rg$_1$、Rg$_2$、Rg$_3$、Rh 等。②挥发油：β- 榄香烯、人参炔醇等。③人参多糖：水溶性多糖、碱溶性多糖、人参果胶等。④其他：氨基酸类、单糖、双糖、三聚糖、有机酸、维生素（B$_1$、B$_2$、C）及多种无机元素（如铁、锌、铜、钼、铬、铅、镁）等。按 HPLC 法测定，本品药材含人参皂苷 Rg$_1$（C$_{42}$H$_{72}$O$_{14}$）和人参皂苷 Re（C$_{48}$H$_{82}$O$_{18}$）的总量不得少于 0.30%；人参皂苷 Rb$_1$（C$_{54}$H$_{92}$O$_{23}$）不得少于 0.20%；饮片含人参皂苷 Rg$_1$（C$_{42}$H$_{72}$O$_{14}$）和人参皂苷 Re（C$_{48}$H$_{82}$O$_{18}$）的总量不得少于 0.27%；人参皂苷 Rb$_1$（C$_{54}$H$_{92}$O$_{23}$）不得少于 0.18%。

【功能主治】　大补元气，复脉固脱，补脾益肺，生津养血，安神益智。主治体虚欲脱、肢冷脉微、脾虚食少、肺虚喘咳、津伤口渴、内热消渴、气血亏虚、惊悸失眠、阳痿、宫冷。用量 3～9g，另煎兑服；研粉吞服，一次 2g，一日 2 次。不宜与藜芦、五灵脂同用。

🌐　　　　　　　　　　　　　　　知识链接

人参的综合利用

①人参花蕾：含七种人参皂苷，含量高于叶和根，主要用其制作饮料。②人参果实：为浆果状核果，果实成熟采收后，搓洗种子时所得的果肉、果汁，统称为"人参果浆"，含十种人参

皂苷，可用于制造药物、饮料及化妆品。③人参露：在蒸制红参过程中产生的具有芳香气味的蒸汽，经冷凝后回收而得。含人参挥发油及少量的人参皂苷。主要用于生产饮料、酒类及化妆品。④人参糖浆：为加工糖参过程中，经多次浸渍糖参而剩余的浅黄色糖液。含人参多种成分，可直接稀释分装出售，也可作为生产人参糖果的原料。

【附药】

1. 红参 为五加科植物人参 *Panax ginseng* C. A. Mey. 的栽培品经蒸制后的干燥根及根茎。主根呈纺锤形、圆柱形或扁方柱形；表面红棕色，半透明，偶有不透明的暗黄褐色斑块，具纵沟、皱纹及细根痕；上部有时具断续的不明显环纹，下部有 2～3 条扭曲交叉的支根，并带弯曲的须根或仅具须根残迹；根茎（芦头）上有数个凹窝状茎痕（芦碗），有的带有 1～2 条完整或折断的不定根（芋）；质硬而脆，折断面平坦，角质样；气微香而特异，味甘、微苦。含人参皂苷 Rg_1（$C_{42}H_{72}O_{14}$）和人参皂苷 Re（$C_{48}H_{82}O_{18}$）的总量不得少于 0.25%；含人参皂苷 Rb_1（$C_{54}H_{92}O_{23}$）不得少于 0.20%。功能大补元气，复脉固脱，益气摄血。

2. 人参叶 为五加科植物人参 *Panax ginseng* C. A. Mey. 的干燥叶。商品常扎成小把，呈束状或扇状；掌状复叶带有长柄，暗绿色，3～6 枚轮生；小叶通常 5 枚，偶有 7 或 9 枚，呈卵形或倒卵形，基部楔形，先端渐尖，边缘具细锯齿及刚毛，上表面叶脉生刚毛，下表面叶脉隆起；叶纸质，易碎；气清香，味微苦而甘。含多种与人参相同的皂苷类成分。本品含人参皂苷 Rg_1 和人参皂苷 Re 的总量不得少于 2.25%。功能补气、益肺、祛暑、生津；多作为提取人参皂苷的原料。

知识链接

人参伪劣品及其鉴别

目前市场上的林下山参单支的价格约为普通园参的十几倍，且生长年限长的林下山参市场价格更高，导致市场上出现了以其他类型人参冒充林下山参，以低生长年限的林下山参冒充高生长年限的林下山参，以林下山参冒充野山参，以及采取拼接作假等方法制造的工艺野山参和林下山参，使人参市场鱼龙混杂，扰乱了人参市场，不利于人参业的可持续发展。市场尚有经加工处理过的劣质人参，其表面泛白，质地较软，断面类白色，皮部黄棕色的点状树脂道较少或未见，形成层环纹不明显，气微酸臭，有酸味。

曾发现有人以紫茉莉科、菊科、豆科、商陆科、茄科、马齿苋科等多种植物的根冒充人参的现象。主要有商陆科植物商陆 *Phytolacca acinosa* Roxb. 或垂序商陆 *Phytolacca americana* L.；马齿苋科植物土人参 *Talinum paniculatum*（Jacq.）Gaertn.；豆科植物野豇豆 *Vigna vexillata*（L.）Rich.；茄科植物漏斗脬囊草 *Physochlaina infundibularis* Kuang；桔梗科植物桔梗 *Platycodon grandiflorus*（Jacq.）A. DC.、轮叶沙参 *Adenophora tetraphylla*（Thunb.）Fisch.、沙参 *Adenophora stricta* Miq.；菊科植物山莴苣 *Lactuca indica*（L.）Benth. ex Maxim.、华北鸦葱 *Scorzonera albicaulis* Bge.；紫茉莉科植物紫茉莉 *Mirabilis jalapa* L.；茄科植物天仙子 *Hyoscyamus niger* L. 等。这些伪品无论性状和显微等都不符合人参的规定。如野豇豆：形略似人参，表面有纵皱纹而无横纹，但头部无芦头及芦碗；内部构造无草酸钙簇晶；山莴苣类：其头部有残茎或茎痕，无芦头及芦碗，根表面无横纹，内部构造无树脂道及草酸钙簇晶，含大量菊糖；商陆：根形肥大，横切面可见同心性的多轮异常维管束，无簇晶，有草酸钙针晶束；土人参：根端有残茎，显微无树脂道；漏斗脬囊草：无树脂道及草酸钙簇晶，因含阿托品类生物碱，有毒性，曾发生中毒事故，应注意识别（图 2-77）。

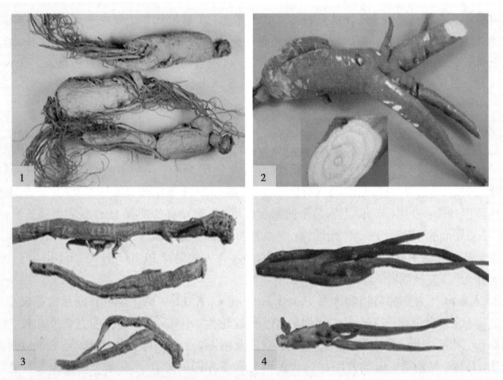

图2-77　部分人参伪劣品
1. 硫熏人参; 2. 商陆; 3. 野豇豆; 4. 土人参。

西洋参(Panacis Quinquefolii Radix)

　　为五加科植物西洋参 *Panax quinquefolium* L. 的干燥根。有进口西洋参（花旗参）和国产西洋参之分。原产美国及加拿大，现在吉林靖宇、山东文登、北京怀柔、黑龙江海林等地已发展成为我国规模较大的西洋参种植、加工基地。秋季采挖，洗净，晒干或低温干燥（图2-78）。

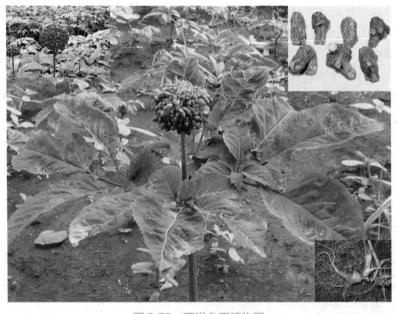

图2-78　西洋参原植物图

【性状鉴别】

1. 药材　①主根呈纺锤形、圆柱形或圆锥形，长 3～12cm，直径 0.8～2cm。②表面浅黄褐色或黄白色，可见横向环纹和线形皮孔状突起，并有细密浅纵皱纹及须根痕。主根中下部有一至数条侧根，多已折断。③有的上端有根茎（芦头），环节明显，茎痕（芦碗）圆形或半圆形，具不定根（艼）或已折断。④体重，质坚实，不易折断，断面平坦，浅黄白色，略显粉性，皮部有黄棕色点状树脂道，形成层环纹棕黄色，木部略呈放射状纹理。⑤气微而特异，味微苦、甘。以条粗、完整、皮细、横纹多、质地坚实者为佳（图 2-79）。

2. 饮片　为长圆形或类圆形薄片。外表皮浅黄褐色；切面淡黄白至黄白色，形成层环棕黄色，皮部有黄棕色点状树脂道，近形成层环处较多而明显，木部略呈放射状纹理。气微而特异，味微苦、甘（图 2-79）。

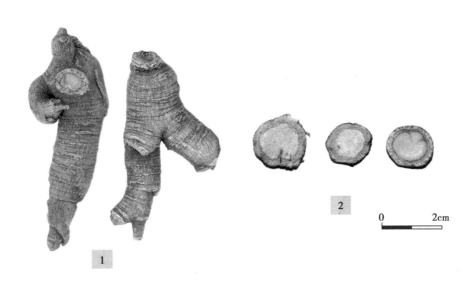

图 2-79　西洋参药材及饮片图
1. 种洋参药材；2. 种洋参饮片。

【成分】　含皂苷类、挥发油类、氨基酸类、酯类、微量元素、果胶、多糖、胡萝卜苷等成分。皂苷类主要有人参皂苷 Ro、Rb$_1$、Rb$_2$、Rb$_3$、Rc、Rd、Re、Rg$_1$、Rg$_2$、Rg$_3$、Rh$_1$、Rh$_2$、Ra$_0$，西洋参皂苷 L$_1$、R$_1$，以及拟人参皂苷 F$_{11}$、F$_3$、X$_1$ 等。西洋参各部分总皂苷的含量有所差异，通常野洋参>栽培品，芦头>须根>侧根>主根，花蕾>叶>果实>茎。按 HPLC 法测定，本品含人参皂苷 Rg$_1$（C$_{42}$H$_{72}$O$_{14}$）、人参皂苷 Re（C$_{48}$H$_{82}$O$_{18}$）和人参皂苷 Rb$_1$（C$_{54}$H$_{92}$O$_{23}$）的总量不得少于 2.0%。

【功能主治】　补气养阴，清热生津。主治气虚阴亏、虚热烦倦、咳喘痰血、内热消渴、口燥咽干。用量 3～6g，另煎兑服。不宜与藜芦同用。

知识链接

西洋参与人参的比较鉴别

西洋参为名贵滋补药材，其价格为生晒参的数倍。近年来，有人将西洋参提取成分后再干燥伪充正品西洋参，有人则以 2～3 年生人参加工伪充西洋参出售，应注意鉴别。提过有效成分的劣质品，折断面灰白色，形成层环扩散成暗棕红色，韧皮部仍可见红棕色小点，干枯不显油性；质地僵硬；气味清淡，嚼之初先苦后甘，数咽后即淡而无味。西洋参与人参的区别：①西洋参主根纺锤形、圆柱形或圆锥形；人参主根较长，纺锤形或圆柱形。②西洋参支根分叉角度较大,多已折断;人参分叉角度小。③西洋参的表面浅黄褐色或黄白色,可见横向环纹,并有细密浅纵皱纹,横长皮孔突起明显;而人参表面灰黄色,主根上部或全体有疏浅断续的粗横纹及明显的纵皱,皮孔不明显。④西洋参质重而结实,不易折断;而人参质轻较疏松,较易折断。⑤西洋参断面平坦,略显粉性,不显放射状裂隙,形成层环状,皮部散布黄棕色树脂道;而人参横切面显粉性,显放射状裂隙,形成层环状,皮部的树脂道不明显。⑥西洋参味甘苦味浓,而人参甘苦味淡。⑦西洋参密度较大($1.18\sim1.20$g/cm^3);人参密度较小($1.08\sim$ 1.10g/cm^3)。⑧取西洋参和人参药材的新折断面,在遮光下用紫外灯(波长为254nm)观察样品断面,西洋参的断面皮部呈蓝白色荧光,木部呈蓝紫色荧光;而人参的断面皮部呈蓝白色荧光,木部呈天蓝色荧光。⑨西洋参含拟人参皂苷F_{11},不含人参皂苷Rf;人参不含拟人参皂苷F_{11},含人参皂苷Rf(图2-80)。

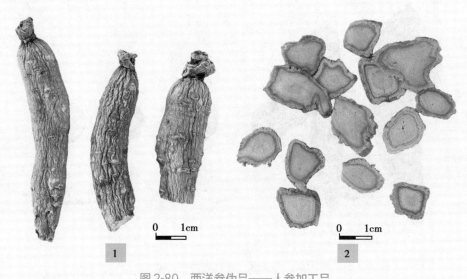

图2-80　西洋参伪品——人参加工品
1. 人参药材;2. 人参饮片。

三七(Notoginseng Radix et Rhizoma)

　　为五加科植物三七 Panax notoginseng(Burk.)F. H. Chen 的干燥根和根茎。主产于云南、广西,多系栽培。秋季开花前采挖,洗净,分开主根、支根及根茎,干燥。支根习称“筋条”,根茎习称“剪口”。

【性状鉴别】

1. 药材

　　(1)三七主根:①呈类圆锥形或圆柱形,顶端有茎痕,周围有瘤状突起,形似“猴头”,习称“猴头三七”;长1～6cm,直径1～4cm。②表面灰褐色或灰黄色,有断续的纵皱纹、支根痕。③体重,质坚实,击碎后皮部与木部常分离,断面灰绿色、黄绿色或灰白色,木部微呈放射状排列。④气微,味苦回甜。以个大、体重、质坚、断面灰绿或黄绿色、气味浓厚者为佳(图2-81)。

　　(2)剪口:呈不规则的皱缩块状或条状,表面有环纹及数个明显的茎痕,断面中心灰绿色或白色,边缘深绿色或灰色(图2-81)。

　　(3)筋条:呈圆柱形或圆锥形,长2～6cm,上端直径约0.8cm,下端直径约0.3cm。

2. 三七粉　为灰黄色的粉末。气微,味苦回甜。

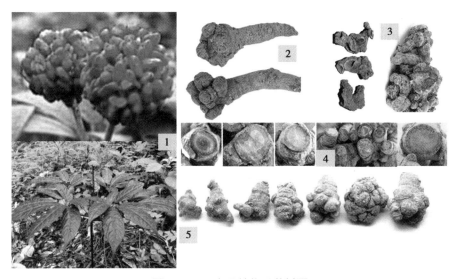

图 2-81　三七原植物及药材图

1. 原植物；2. 药材个子；3. 剪口；4. 三七断面；5. 三七分等。

三七的药用部位及规格等级

三七的药用部位在 2000 年版及以前的《中国药典》中均只收载根入药，而实际根及根茎均入药，如血塞通注射液、颗粒剂、片剂、滴丸剂等使用的原料均为三七的根茎，因此，自 2005 年版《中国药典》开始增加根茎作为药用部位。三七在种后第 3～4 年秋季开花前采挖者，称"春七"，根饱满，质佳；冬季结籽后采挖者，称"冬七"，根较松泡，质次。《中国药典》2015 年版规定应在秋季开花前采挖。

三七的等级按每斤（500g）三七包含的个数，分为一等"20 头"、二等"30 头"、三等"40 头"、四等"60 头"、五等"80 头"、六等"120 头"、七等"160 头"、八等"200 头"、九等"250 头"、十等"300 头"、十一等"无数头"、十二等"筋条"、十三等"绒根"（指三七的须根）等。据报道，三七的"剪口""筋条"与"绒根"的醇浸出物含量较主根为高。

【显微鉴别】　粉末灰黄色。①树脂道碎片：内含黄色分泌物。②草酸钙簇晶：直径 50～80μm，其棱角较钝。③导管：网纹、梯纹或螺纹导管。④淀粉粒：单粒圆形、半圆形或圆多角形，脐点点状或裂缝状；复粒由 2～10 余分粒组成。⑤木栓细胞：呈长方形或多角形，棕色（图 2-82）。

【成分】　主要含多种皂苷，总含量 9.75%～14.90%，与人参所含皂苷类似，但主要为达玛脂烷系皂苷，如人参皂苷 Rb_1、Rb_2、Rc、Rd、Re、Rg_1、Rg_2、Rh_1 及三七皂苷 R_1、R_2、R_3、R_4、R_6。另含止血活性成分田七氨酸、三七素。尚含挥发油、氨基酸、无机元素及少量黄酮类成

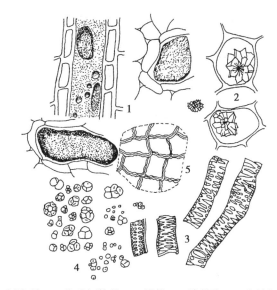

1. 树脂道；2. 草酸钙簇晶；3. 导管；4. 淀粉粒；5. 木栓细胞。

图 2-82　三七粉末图

分。按 HPLC 法测定，本品含人参皂苷 Rg_1（$C_{42}H_{72}O_{14}$）、人参皂苷 Rb_1（$C_{54}H_{92}O_{23}$）和三七皂苷 R_1（$C_{47}H_{80}O_{18}$）的总量不得少于 5.0%。

【功能主治】　散瘀止血，消肿定痛。主治咯血、吐血、衄血、便血、崩漏、外伤出血、胸腹刺痛、跌仆肿痛。用量 3～9g；研粉吞服，一次 1～3g；外用适量。孕妇慎用。

知识链接

三七伪品及其鉴别

　　三七主要伪品如下。①土三七：菊科植物菊三七 *Gynura japonica*（Thunb.）Juel. 的根茎。呈拳形块状，表面灰棕色或棕黄色，全体有瘤状突起；质坚实，断面淡黄色，环纹不明显，皮部与木部不易分离，中心有髓部；韧皮部有分泌道，薄壁细胞含菊糖。②藤三七：落葵科植物落葵薯 *Anredera cordifolia*（Tenore）Steenis 的块茎。呈类圆柱形，珠芽呈不规则的块状；断面粉性，经水煮者角质样；味微甜，嚼之有黏性。③莪术：姜科植物蓬莪术 *Curcuma phaeocaulis* Val.、广西莪术 *Curcuma kwangsiensis* S. G. Lee et C. F. Liang 或温郁金 *Curcuma wenyujin* Y. H. Chen et C. Ling 的根茎加工品。呈卵形或圆锥形，表面有环节；切面具蜡样光泽，有内皮层环纹，环内维管束散列；气香，味辛，微苦（图 2-83）。

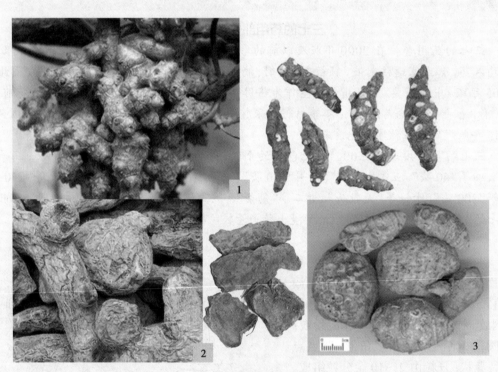

图 2-83　部分三七伪品
1. 藤三七；2. 菊三七；3. 莪术。

白芷（Angelicae Dahuricae Radix）

　　为伞形科植物白芷 *Angelica dahurica*（Fisch. ex Hoffm.）Benth. et Hook. f. 或杭白芷 *Angelica dahurica*（Fisch. ex Hoffm.）Benth. et Hook. f. var. *formosana*（Boiss.）Shan et Yuan 的干燥根。前者主产于河南（禹白芷）、河北（祁白芷）；后者主产于浙江（杭白芷）、四川（川白芷）。夏、秋间叶黄时采挖，除去须根和泥沙，晒干或低温干燥。

【性状鉴别】

1. 药材

（1）白芷：①呈长圆锥形，头粗尾细，长 10～25cm，直径 1.5～2.5cm。②表面灰棕色或黄棕色，根头部钝四棱形或近圆形，具纵皱纹、支根痕及皮孔样的横向突起（习称"疙瘩丁"），有的排列成四纵行。顶端有凹陷的茎痕。③质坚实，断面白色或灰白色，粉性，形成层环棕色，近方形或近圆形，皮部散有多数棕色油点。④气芳香，味辛、微苦（图 2-84）。

（2）杭白芷：与白芷的主要区别为：①略呈钝四棱形，横向皮孔样突起多排成四纵行，习称"四道疙瘩"。②形成层环略呈方形，木质部约占断面的 1/2（图 2-84）。

均以条粗壮、体重、粉性足、香气浓郁者为佳。

2. 饮片　呈类圆形的厚片。外表皮灰棕色或黄棕色。切面白色或灰白色，具粉性，形成层环棕色，近方形或近圆形，皮部散有多数棕色油点。气芳香，味辛、微苦（图 2-84）。

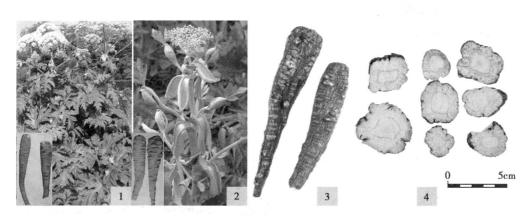

图 2-84　白芷原植物及药材图

1. 白芷；2. 杭白芷；3. 个子药材；4. 饮片。

【成分】　含欧前胡素、异欧前胡素、珊瑚菜素、花椒毒素等香豆精衍生物；另含挥发油。按 HPLC 法测定，药材和饮片含欧前胡素（$C_{16}H_{14}O_4$）不得少于 0.080%。

【功能主治】　解表散寒，祛风止痛，宣通鼻窍，燥湿止带，消肿排脓。主治感冒头痛、眉棱骨痛、鼻塞流涕、鼻衄、鼻渊、牙痛、带下、疮疡肿痛。用量 3～10g。

当归（Angelicae Sinensis Radix）

为伞形科植物当归 *Angelica sinensis*（Oliv.）Diels 的干燥根。主产于甘肃岷县。秋末采挖，除去须根及泥沙，待水分稍蒸发后，捆成小把，上棚，以烟火慢慢熏干。

【性状鉴别】

1. 药材　①略呈圆柱形，下部有支根 3～5 条或更多，长 15～25cm，主根头部直径 1.5～4cm，支根直径 0.3～1cm。②表面浅棕色至棕褐色，具纵皱纹及横长皮孔样突起。③根头（归头）具环纹，上端圆钝，或具数个明显突出的根茎痕，有紫色或黄绿色的茎和叶鞘的残基；主根（归身）表面凹凸不平；支根（归尾）上粗下细，多扭曲，有少数须根痕。④质柔韧，断面黄白色或淡黄棕色，皮部厚，有裂隙及多数棕色点状分泌腔，木部色较淡，形成层环黄棕色。⑤气香浓郁，味甘、辛、微苦。以主根粗长、油润、断面色黄白、气味浓郁者为佳（图 2-85）。

2. 饮片　①当归片：呈类圆形、椭圆形或不规则薄片。余同药材。②酒当归：形如当归片。切面深黄色或浅棕黄色，略有焦斑。香气浓郁，并略有酒香气（图 2-86）。

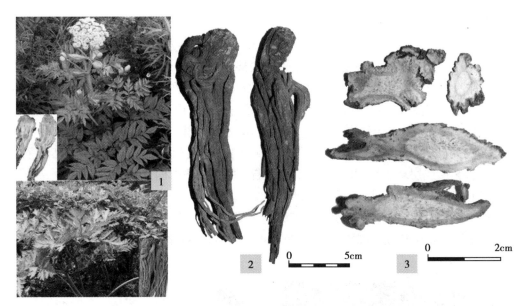

图 2-85　当归原植物及药材图
1. 原植物；2. 个子药材；3. 饮片。

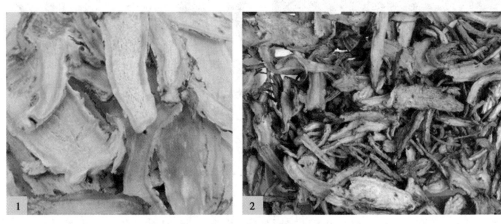

图 2-86　当归饮片图
1. 当归片；2. 酒当归。

知识链接

如何鉴别中药材是否被硫熏过？

一是闻，凡是熏过的药材都有一股刺鼻的酸味；二是看，凡是过于鲜艳或发白的药材都要警惕；三是称重，硫黄熏制后的中药材要比未熏制的重；四是尝，大多数"硫熏药材"放进嘴里能尝到一种异常的酸味。当归、白芷、白芍、人参、党参、川贝母、浙贝母、金银花、天麻、山药、枸杞子、莲子、百合、银耳等容易生虫和变色，是最容易被不法药商用硫黄熏的药材，应特别注意。

【显微鉴别】

1. 主根横切面　①木栓层为数列细胞组成。②栓内层窄，有少数油室。③韧皮部宽广，多裂隙，散在多数类圆形油室，周围的分泌细胞 6～9 个。④形成层成环。⑤木质部射线宽 3～5 列细胞，导管单个散在或 2～3 个相聚，呈放射状排列。⑥薄壁细胞含淀粉粒。本品侧根横切面木质部较小;根头部横切面有髓(图 2-87)。

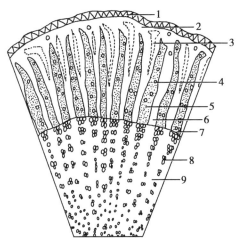

1. 木栓层;2. 栓内层;3. 裂隙;4. 油室;5. 韧皮部;6. 韧皮射线;7. 形成层;8. 导管;9. 木射线。

图 2-87　当归(主根)横切面简图

2. 粉末　粉末淡黄棕色。①韧皮薄壁细胞:呈纺锤形,壁略厚,表面有极微细的斜向交错纹理,有时可见菲薄的横隔。②油室碎片:内含棕色分泌物及油滴。③导管:梯纹导管和网纹导管多见,直径 13~80μm(图 2-88)。

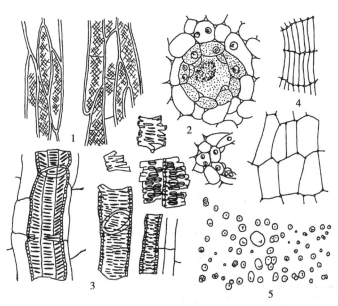

1. 韧皮薄壁细胞;2. 油室;3. 导管;4. 木栓细胞;5. 淀粉粒。

图 2-88　当归粉末图

ER-2-15

当归的粉末显微鉴定

【**成分**】　含挥发油,油中主要为藁本内酯及正丁烯基酞内酯,为解痉活性成分。另含水溶性成分(如阿魏酸、烟酸、丁二酸、棕榈酸、尿嘧啶、腺嘧啶、胆碱等)、维生素类(如维生素 A、维生素 E、维生素 B_{12} 等)、氨基酸类(如天门冬氨酸、缬氨酸、蛋氨酸、组氨酸等)、糖类(如蔗糖、果糖、葡萄糖、阿拉伯糖等)及多种微量元素(如硅、铝、磷、铁、硒等)。当归头中铜和锌的含量较当归身、当归尾高,而当归尾中铁的含量较当归头、当归身高。按挥发油测定法(乙法)测定,本品含挥发油不得少于 0.4%(ml/g)。按 HPLC 法测定,本品含阿魏酸($C_{10}H_{10}O_4$)不得少于 0.050%。

【功能主治】　补血活血，调经止痛，润肠通便。主治血虚萎黄、眩晕心悸、月经不调、经闭痛经、虚寒腹痛、风湿痹痛、跌仆损伤、痈疽疮疡、肠燥便秘等。酒当归活血通经，主治经闭痛经、风湿痹痛、跌眩损伤。用量6～12g。

知识链接

当归混用品及其鉴别

主要有：①东北地区习用同属植物东当归 *Angelica acutiloba*（Sieb. et Zucc.）Kitag. 的根。主根粗短，有较细的环纹，顶端有茎残基和叶柄痕，其下有多数支根，表面土黄色、棕黄色或棕褐色；全身有细纵皱纹、隆起的皮孔及根痕。成分、性味功能与当归类似。②华北地区习用同科植物欧当归 *Levisticum officinale* Koch 的根。主根粗长，顶端常有数个根茎痕；表面灰褐色，有纵皱纹和皮孔样疤痕；断面黄白色或浅棕黄色；气微，味稍甜，有麻舌感。

独活（Angelicae Pubescentis Radix）

为伞形科植物重齿毛当归 *Angelica pubescens* Maxim. f. *biserrata* Shan et Yuan 的干燥根，主产于湖北、四川等地。春初苗刚发芽或秋末茎叶枯萎时采挖，除去残茎、须根及泥沙，烘至半干，堆置2～3天，发软后再烘至全干。

【性状鉴别】

1. 药材　①根略呈圆柱形，下部2～3分枝或更多，长10～30cm。根头部膨大，圆锥状，多横皱纹，直径1.5～3cm，顶端有茎、叶的残基或凹陷。②表面灰褐色或棕褐色，具纵皱纹，有横长皮孔样突起及稍突起的细根痕。③质较硬，受潮则变软，断面皮部灰白色，有多数散在的棕色油室，木部灰黄色至黄棕色，形成层环棕色。④有特异香气，味苦、辛、微麻舌。以条粗壮、油润、气味浓厚者为佳（图2-89）。

2. 饮片　为类圆形薄片。外表皮灰褐色或棕褐色，具皱纹。切面皮部灰白色至灰褐色，有多数散在棕色油点，木部灰黄色至黄棕色，形成层环棕色。余同药材。

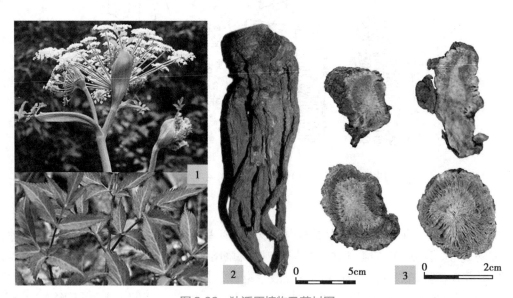

图2-89　独活原植物及药材图
1. 原植物；2. 个子药材；3. 饮片。

【成分】　含蛇床子素、二氢欧山芹醇当归酸酯等。按 HPLC 法测定，本品含蛇床子素（$C_{15}H_{16}O_3$）不得少于 0.50%，含二氢欧山芹醇当归酸酯（$C_{19}H_{20}O_5$）不得少于 0.080%。

【功能主治】　祛风除湿，通痹止痛。主治风寒湿痹、腰膝疼痛、少阴伏风头痛、风寒夹湿头痛。用量 3～10g。

知识链接

独活混用品及其鉴别

独活混用品主要如下。①牛尾独活：为同科植物短毛独活 *Heracleum moellendorffii* Hance 或独活 *Heracleum hemsleyanum* Diels 的根。根头部略膨大，顶端常残留茎基和黄色叶鞘；根单一，少有分枝；质坚硬，易折断，断面不平坦，具粉性；气香，味微苦麻。②新疆羌活：为同科植物林当归 *Angelia sylvestris* L. 的干燥根。呈类圆形，切面由黄棕色韧皮部与黄色木部组成两者相嵌的花纹状或星状，多裂隙及油点；周边棕褐色或黑褐色，具较密集的环纹、纵沟和疣状突起；体轻质脆，易折断，断面不平坦；气特异，味微甘而苦辛。③九眼独活：为五加科植物柔毛龙眼独活 *Aralia henryi* Harms 或食用土当归 *Aralia cordata* Thunb. 等的根茎。呈圆条形扭曲状，上有圆形凹窝状茎痕 6～9 个，故称"九眼独活"；质轻泡，易折断，断面纤维性；气微香，味微苦。

羌活（Notopterygii Rhizoma et Radix）

为伞形科植物羌活 *Notopterygium incisum* Ting ex H. T. Chang 或宽叶羌活 *Notopterygium franchetii* H. de Boiss. 的干燥根茎和根。主产于四川、青海等地。春、秋二季采挖，除去须根及泥沙，晒干。

【性状鉴别】

1. 药材

（1）羌活：为根茎。①根茎圆柱形，略弯曲，长 4～13cm，直径 0.6～2.5cm；顶端具茎痕。②表面棕褐色至黑褐色，外皮脱落处呈黄色；节间缩短，呈紧密隆起的环状，形似蚕，习称"蚕羌"；或节间延长，形如竹节状，习称"竹节羌"；节上有多数点状或瘤状突起的根痕及棕色破碎鳞片。③体轻，质脆，易折断，断面不平整，有多数裂隙，皮部黄棕色至暗棕色，油润，有棕色油点（为分泌腔，习称"朱砂点"），木部黄白色，射线明显，髓部黄色至黄棕色。④气香，味微苦而辛（图 2-90）。

（2）宽叶羌活：为根茎和根。①根茎类圆柱形，顶端具茎及叶鞘残基；根类圆锥形，有纵皱纹和皮孔。②表面棕褐色，近根茎处有较密的环纹，长 8～15cm，直径 1～3cm，习称"条羌"；有的根茎粗大，不规则结节状，顶部具数个茎基，根较细，习称"大头羌"。③质松脆，易折断，断面略平坦，皮部浅棕色，木部黄白色。④气味较淡（图 2-90）。

均以条粗、外皮棕褐色、断面朱砂点多、香气浓郁者为佳。

2. 饮片　类圆形、不规则形横切或斜切厚片。余同药材。

【成分】　含挥发油、羌活醇、异欧前胡素、紫花前胡苷、糖类、氨基酸、有机酸等。照挥发油测定法测定，药材和饮片含挥发油不得少于 1.4%（ml/g）；按 HPLC 法测定，药材和饮片含羌活醇（$C_{21}H_{22}O_5$）和异欧前胡素（$C_{16}H_{14}O_4$）的总量不得少于 0.40%

【功能主治】　解表散寒，祛风除湿，止痛。主治风寒感冒、头痛项强、风湿痹痛、肩背酸痛。用量 3～10g。

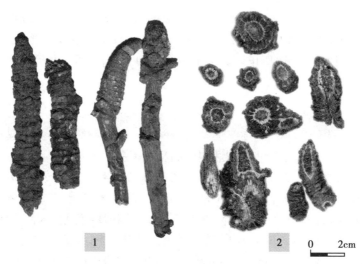

图 2-90　羌活药材及饮片图
1. 个子药材；2. 饮片。

前胡（ Peucedani Radix ）

　　为伞形科植物白花前胡 *Peucedanum praeruptorum* Dunn 的干燥根。主产于浙江、江西等地。冬季至次春茎叶枯萎或未抽花茎时采挖，除去须根，洗净，晒干或低温干燥。

【性状鉴别】

　　1. 药材　①呈不规则圆柱形、圆锥形或纺锤形，稍扭曲，下部常有分枝；长 3～15cm，直径 1～2cm。②外表黑褐色或灰黄色，根头部多有茎痕及纤维状叶鞘残基，根上部有密集的细环纹（习称"蚯蚓头"），下部有纵沟、纵纹及横向皮孔样突起。③质较柔软，干者质硬，可折断，断面不整齐，淡黄白色，可见棕色形成层环及放射状纹理，皮部约占根横切面的 3/5，淡黄色，散有多数棕黄色油点，木部黄棕色。④气芳香，味微苦、辛。以根粗壮、皮部厚、质柔软、断面油点多、香气浓者为佳（图 2-91）。

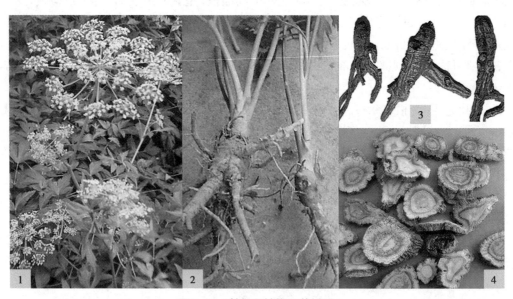

图 2-91　前胡原植物及药材图
1. 原植物地上部分；2. 新鲜地下根；3. 个子药材；4. 饮片。

2. 饮片　①前胡片：为类圆形或不规则形的薄片。余同药材。②蜜前胡：形如前胡片。表面黄褐色，略具光泽，滋润。味微甜（图2-91）。

【显微鉴别】　根横切面：①木栓层为10～20余列扁平细胞。②近栓内层处油管稀疏排列成一轮。③韧皮部宽广，外侧可见多数大小不等的裂隙；油管较多，类圆形，散在，韧皮射线近皮层处多弯曲。④形成层环状。⑤木质部大导管与小导管相间排列；木射线宽2～10列细胞，有油管零星散在；木纤维少见。⑥薄壁细胞含淀粉粒（图2-92）。

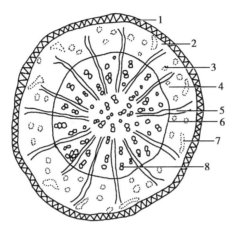

1. 木栓层；2. 皮层；3. 油管；4. 韧皮部；5. 射线；6. 形成层；7. 裂隙；8. 木质部。

图 2-92　前胡根横切面简图

【成分】　含挥发油及香豆素类成分。按 HPLC 法测定，药材和饮片含白花前胡甲素（$C_{21}H_{22}O_7$）不得少于0.90%，含白花前胡乙素（$C_{24}H_{26}O_7$）不少于0.24%。

【功能主治】　降气化痰，散风清热。主治痰热喘满、咯痰黄稠、风热咳嗽痰多。用量3～10g。

【附药】　**紫花前胡**　为伞形科植物紫花前胡 *Peucedanum decursivum*（Miq.）Maxim. 的干燥根。主产于浙江、江西等地。与白花前胡的主要区别为：①根头部偶有残留茎基，无纤维毛状物，茎基周围常残留有膜状叶鞘。②断面类白色，皮部较窄，油点少，木部占根面积的1/2或更多，放射状纹理不明显。③木质部占根半径的1/2，导管排列不规则，近中心处有纤维束散在，射线不明显。本品含紫花前胡苷（$C_{20}H_{24}O_9$）不得少于0.90%。性味功能同前胡。

川芎（Chuanxiong Rhizoma）

为伞形科植物川芎 *Ligusticum chuanxiong* Hort. 的干燥根茎。主产于四川、江西等地。夏季当茎上的节盘显著突出，并略带紫色时采挖，除去泥沙，晒后烘干，再去须根。

【性状鉴别】

1. 药材　①呈不规则结节状拳形团块，直径2～7cm。②表面灰褐色或褐色，粗糙皱缩，有多数平行隆起的轮节，顶端有凹陷的类圆形茎痕，下侧及轮节上有多数小瘤状根痕。③质坚实，不易折断，断面黄白色或灰黄色，散有黄棕色油室小点，形成层环呈波状。④气浓香，味苦、辛、稍有麻舌感，微回甜。以个大、质坚实、断面色黄白、油性大、香气浓者为佳（图2-93）。

2. 饮片　为不规则厚片，外表皮灰褐色或褐色，有皱缩纹。切面黄白色或灰黄色，具有明显波状环纹或多角形纹理（习称"蝴蝶片"），散生黄棕色油点。质坚实。气浓香，味苦、辛、微甜（图2-93）。

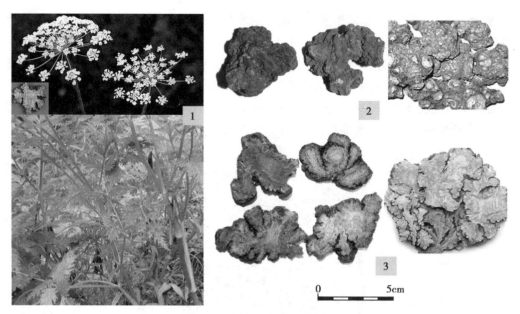

图 2-93　川芎原植物及药材图
1. 原植物；2. 个子药材；3. 饮片。

【成分】　含挥发油、生物碱类、内酯类、酚类及阿魏酸等。其中生物碱类成分川芎嗪（四甲基吡嗪）有抗血小板聚集、扩张小动脉、改善微循环等作用，并对已聚集的血小板有解聚作用，盐酸川芎嗪注射液用于脑供血不足、脑血栓、脑栓塞、冠心病、脉管炎等的治疗。按 HPLC 法测定，本品含阿魏酸（$C_{10}H_{10}O_4$）不得少于 0.10%。

【功能主治】　活血行气，祛风止痛。主治胸痹心痛、胸胁刺痛、跌仆肿痛、月经不调、经闭痛经、癥瘕腹痛、头痛、风湿痹痛。用量 3～10g。

藁本（Ligustici Rhizoma et Radix）

为伞形科植物藁本 *Ligusticum sinense* Oliv. 或辽藁本 *Ligusticum jeholense* Nakai et Kitag. 的干燥根茎和根。前者主产于陕西、甘肃等地；后者主产于辽宁、吉林等地。秋季茎叶枯萎或次春出苗时采挖，除去泥沙，晒干或烘干。

【性状鉴别】

1. 药材

（1）藁本：①根茎呈不规则结节状圆柱形，稍扭曲，有分枝，长 3～10cm，直径 1～2cm。②表面棕褐色或暗棕色，粗糙，有纵皱纹，上侧残留数个凹陷的圆形茎基，下侧有多数点状突起的根痕或残根。③体轻，质较硬，易折断，断面黄色或黄白色，纤维状。④气浓香，味辛、苦、微麻（图 2-94）。

（2）辽藁本：较小，根茎呈不规则的团块状或柱状，长 1～3cm，直径 0.6～2cm；有多数细长弯曲的根。

均以身干、整齐、气浓香者为佳。

2. 饮片　①藁本片：呈不规则的厚片。外表皮棕褐色至黑褐色，粗糙。切面黄白色至浅黄褐色，具裂隙或孔洞，纤维性。气浓香，味辛、苦、微麻。②辽藁本片：外表皮可见根痕和残根突起呈毛刺状，或有呈枯朽空洞的老茎残基。切面木部有放射状纹理和裂隙。余同药材。

【成分】　主要含挥发油。油中主成分为新蛇床内酯、柠檬烯、蛇床内酯、4- 松油醇、阿魏酸等。按 HPLC 法测定，本品含阿魏酸（$C_{10}H_{10}O_4$）不得少于 0.050%。

【功能主治】　祛风，散寒，除湿，止痛。主治风寒感冒、颠顶疼痛、风湿痹痛。用量 3～10g。

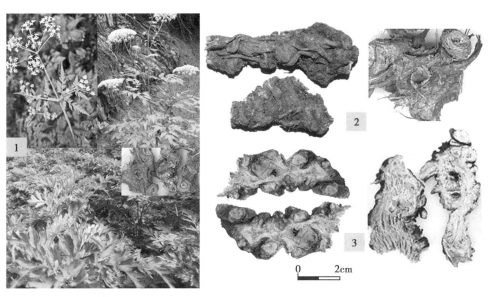

图 2-94　藁本原植物及药材图

1. 原植物；2. 个子药材；3. 饮片。

防风（ Saposhnikoviae Radix ）

为伞形科植物防风 *Saposhnikovia divaricata*（Turcz.）Schischk. 的干燥根。主产于东北，习称"关防风"。春、秋二季采挖未抽花茎植株的根，除去须根及泥沙，晒干。

【性状鉴别】

1. 药材　①呈长圆锥形或长圆柱形，下部渐细，有的略弯曲，长 15～30cm，直径 0.5～2cm。②表面灰棕色或棕褐色，粗糙；根头部有明显密集的环纹，习称"蚯蚓头"，有的环纹上残存棕褐色毛状叶基；环纹下有纵皱纹、横长皮孔样突起及点状的细根痕。③体轻，质松，易折断，断面不平坦，皮部棕黄色至棕色，有裂隙，木质部黄色。④气特异，味微甘。以条粗壮、断面皮部色浅棕、木部浅黄色者为佳（图 2-95）。

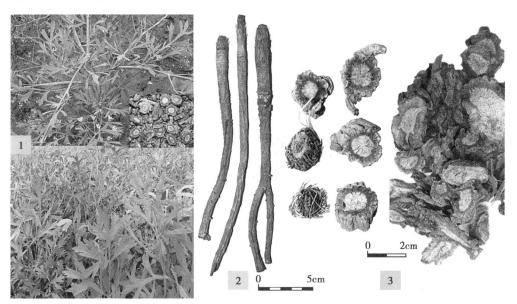

图 2-95　防风原植物及药材图

1. 原植物；2. 个子药材；3. 饮片。

2. 饮片 为圆形或椭圆形的厚片。切面有裂隙，具放射状纹理。余同药材。

【成分】 含挥发油、升麻素苷、5-O-甲基维斯阿米醇苷、升麻素、亥茅酚苷及亥茅酚等。按 HPLC法测定，药材和饮片含升麻素苷（$C_{22}H_{28}O_{11}$）和5-O-甲基维斯阿米醇苷（$C_{22}H_{28}O_{10}$）的总量不得少于0.24%。

【功能主治】 祛风解表，胜湿止痛，止痉。主治感冒头痛、风湿痹痛、风疹瘙痒、破伤风等。用量5～10g。

　知识链接

防风混伪品

除正品防风外，全国各地尚有同科多种植物的根混作防风使用。①水防风类：宽萼岩风 *Libanotis laticalycina* Shan et Sheh.、华山前胡 *Peucedanum ledebourielloides* K. F. Fu. 等。②云防风类：松叶西风芹 *Seseli yunnanense* Franch.、杏叶防风 *Pimpinella candolleana* Wight et Arn. 等。③川防风类：竹节前胡 *Peucedanum dielsianum* Fedde ex Wolff、华中前胡 *Peucedanum medicum* Dunn 等。④西北防风类：葛缕子 *Carum carvi* L.、绒果芹 *Eriocycla albescens* (Franch.) wolff 等，应注意鉴别。

柴胡（Bupleuri Radix）

为伞形科植物柴胡 *Bupleurum chinense* DC. 或狭叶柴胡 *Bupleurum scorzonerifolium* Willd. 的干燥根。前者习称"北柴胡"；后者习称"南柴胡"。北柴胡主产于河北、辽宁等地；南柴胡主产于江苏、安徽等地。春、秋二季采挖，除去茎叶及泥沙，干燥。

【性状鉴别】

1. 药材

（1）北柴胡：①呈圆柱形或长圆锥形，根头膨大，顶端残留3～15个茎基或短纤维状叶基，下部常分枝，长6～15cm，直径0.3～0.8cm；②表面黑褐色或浅棕色，具纵皱纹、支根痕及皮孔。③质硬而韧，不易折断，断面显纤维性，皮部浅棕色，木部黄白色。④气微香，味微苦（图2-96）。

（2）南柴胡：①呈圆锥形，较细，顶端有多数细毛状枯叶纤维，下部多不分枝或稍分枝。②表面红棕色或黑棕色，靠近根头处多具细密环纹。③质稍软，易折断，断面略平坦，不显纤维性。④具败油气。

均以条粗长、须根少者为佳。

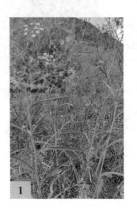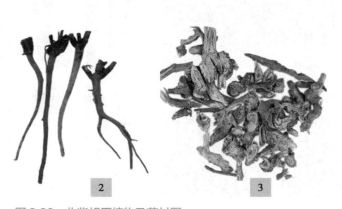

图2-96 北柴胡原植物及药材图

1. 原植物；2. 个子药材；3. 饮片。

2. 饮片

（1）柴胡片：①北柴胡片为不规则厚片。外表皮黑褐色或浅棕色，具纵皱纹及支根痕；切面淡黄白色，纤维性。质硬。气微香，味微苦。②南柴胡片为类圆形或不规则片。外表皮红棕色或黑褐色；有时可见根头处具细密环纹或有细毛状枯叶纤维；切面黄白色，平坦。具败油气。

（2）醋柴胡：①醋北柴胡：形如北柴胡片。表面淡棕黄色。微有醋香气，味微苦。②醋南柴胡：形如南柴胡片。微有醋香气。

【显微鉴别】

1. 横切面　①北柴胡：木栓层为 7～8 列木栓细胞；皮层散有油管及裂隙；韧皮部有油管分布，周围分泌细胞 6～8 个；射线宽，筛管不明显；形成层成环；木质部导管稀疏而分散，在其中间部位木纤维束排列成断续的环状，纤维多角形，壁厚，木化。②南柴胡：木栓层为 6～10 列木栓细胞；油管较多而大，周围分泌细胞 8～12 个；木质部导管多径向排列，木纤维少而散列，多位于木质部外侧（图 2-97）。

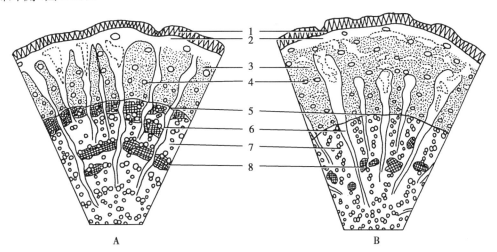

1. 木栓层；2. 皮层；3. 韧皮部；4. 油管；5. 形成层；6. 射线；7. 木质部；8. 木纤维群。

图 2-97　柴胡横切面简图

A. 北柴胡；B. 南柴胡。

2. 北柴胡粉末　灰棕色。①木纤维：成束或散在，无色或淡黄色，呈长梭形，末端渐尖，初生壁碎裂成短须状，纹孔稀疏，孔沟隐约可见。②油管：管道中含黄棕色或绿黄色条状分泌物，周围薄壁细胞大多皱缩，细胞界限不明显。③导管：网纹或双螺纹。④木栓细胞：黄棕色，常数层重叠，表面观呈类多角形，壁稍厚，有的微弯曲（图 2-98）。

【成分】　主要含挥发油、柴胡皂苷、香豆素、脂肪酸等成分。柴胡皂苷具有解热、抗炎、镇静、抗惊厥、抗病毒、抗肿瘤、调节免疫、保肝护肾等作用。按 HPLC 法测定，本品含柴胡皂苷 a（$C_{42}H_{68}O_{13}$）和柴胡皂苷 d（$C_{42}H_{68}O_{13}$）的总量不得少于 0.30%。

【理化鉴别】　①化学定性：取粉末 0.5g，加水 10ml，用力振摇，产生持久性泡沫。②显微化学鉴别：柴胡横切片加无水乙醇 - 浓硫酸（1∶1）混合液 1 滴，在显微镜下观察可见木栓层以内至次生韧皮部之间初显黄绿色至绿色，5～10 分钟后渐变为蓝绿色、蓝色，持续 1 小时以上变为浊蓝色而消失（检查柴胡皂苷）。③检查：水分不得过 10.0%；总灰分不得过 8.0%；酸不溶性灰分不得过 3.0%。④浸出物：照醇溶性浸出物测定法（热浸法）测定，用乙醇作溶剂，不得少于 11.0%。⑤薄层色谱：以柴胡对照药材、柴胡皂苷 a 对照品、柴胡皂苷 d 对照品为对照，进行 TLC 鉴别，试品色谱中，在与对照药材色谱及对照品色谱相应的位置上，应显相同颜色的斑点或荧光斑点。

【功能主治】　疏散退热，疏肝解郁，升举阳气。主治感冒发热、寒热往来、胸胁胀痛、月经不调、子宫脱垂、脱肛。用量 3～10g。

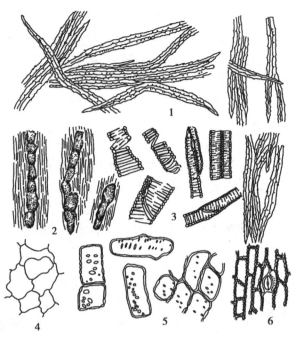

1. 木纤维；2. 油管碎片；3. 导管；4. 木栓细胞；5. 薄壁细胞（茎髓）；6. 茎表皮细胞。

图 2-98　北柴胡粉末图

知识链接

柴胡混用品与伪品

　　我国分布有柴胡属植物 30 多种，在不同地区混作柴胡药用，如锥叶柴胡 *Bupleurum bicaule* Helm、兴安柴胡 *Bupleurum sibiricum* Vest.、竹叶柴胡 *Bupleurum marginatum* Wall. ex DC.、银州柴胡 *Bupleurum yinchowense* Shan et Y. Li，等，这些品种均非正品，应注意鉴别。锥叶柴胡根较挺直，根头膨大，多分枝，根茎顶端残留棕色纤维叶基，长 6～9cm，直茎 0.4～0.8cm；表面黄褐色或红褐色，皮孔明显，并有凹凸皱纹；折断面黄色，质较松，皮部易与木部分离（图 2-99）。

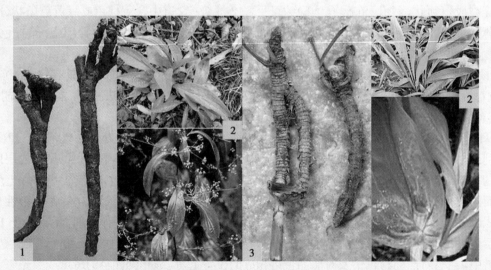

图 2-99　柴胡混用品锥叶柴胡及其伪品大叶柴胡
1. 锥叶柴胡药材；2. 大叶柴胡原植物；3. 大叶柴胡药材。

同属植物大叶柴胡 *Bupleurum longiradiatum* Turcz. 的干燥根茎,分布于东北、河南、陕西、甘肃、安徽等地,表面密生环节;切面黄白色,纤维性,常中空;质坚硬;具芹菜样香气,味微苦,有麻舌感。本品有毒,不可作柴胡使用。

北沙参(Glehniae Radix)

为伞形科植物珊瑚菜 *Glehnia littoralis* Fr. Schmidt ex Miq. 的干燥根。主产于山东、河北、内蒙古等地。夏、秋二季采挖,除去须根,洗净,稍晾,置沸水中烫后,除去外皮,干燥;或洗净直接干燥(图2-100)。

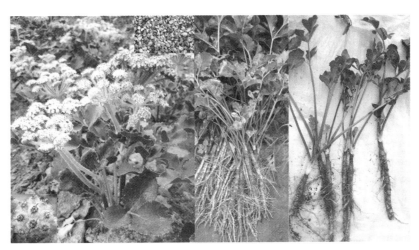

图2-100　北沙参原植物图

【性状鉴别】

1. 药材　①呈细长圆柱形,上、下部细,中部略粗,顶端常留有黄棕色根茎残基,下部偶有分枝,长15~45cm,直径0.4~1.2cm。②表面淡黄白色,稍粗糙,偶有残存外皮,不去外皮的表面黄棕色;全体有细纵皱纹和纵沟,并有棕黄色点状细根痕。③质脆,易折断,断面皮部浅黄白色,木部黄色。④气特异,味微甘(图2-101)。

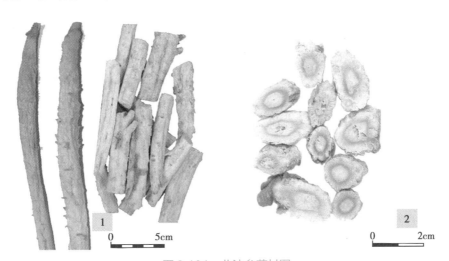

图2-101　北沙参药材图

1. 个子药材; 2. 饮片。

2. 饮片　呈段状。余同药材

【显微鉴别】　横切面：①栓内层为数列薄壁细胞，有分泌道散在；不去外皮的可见木栓层。②韧皮部宽广，射线明显，外侧筛管群颓废成条状，分泌道散在，内含黄棕色分泌物，周围分泌细胞5～8个。③形成层成环。④木质部射线宽2～5列细胞，导管多呈"V"形排列。⑤薄壁细胞含糊化淀粉粒（图2-102）。

【成分】　含香豆素类化合物、有机酸、生物碱、微量挥发油、磷脂、多糖等。

【功能主治】　养阴清肺，益胃生津。主治肺热燥咳、劳嗽痰血、胃阴不足、热病津伤、咽干口渴。用量5～12g。不宜与藜芦同用。

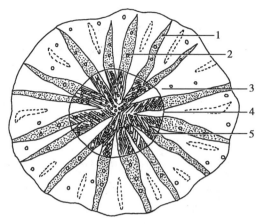

1. 韧皮部；2. 分泌道；3. 射线；4. 形成层；5. 木质部。

图2-102　北沙参横切面简图

知识链接

北沙参伪品及其鉴别

北沙参伪品主要有：①同科植物田葛缕子 *Carum buriaticum* Turcz. 及硬阿魏 *Ferula bungeana* Kitagawa 的根。根呈圆柱形或纵剖成条形，根头部有明显凹陷的茎基痕，断面皮部土黄色，木部鲜黄色。②石竹科植物麦瓶草 *Silene conoidea* L. 的根。根多为单支，外皮已除去，表面光洁而细腻，有灰棕色的须根痕。③桔梗科植物石沙参 *Adenophora polyantha* Nakai 的根。根常因加工而呈扭曲状，多单一；根头部有盘节状的茎痕。

龙胆（ Gentianae Radix et Rhizoma ）

为龙胆科植物条叶龙胆 *Gentiana manshurica* Kitag.、龙胆 *Gentiana scabra* Bge.、三花龙胆 *Gentiana triflora* Pall. 或坚龙胆 *Gentiana rigescens* Franch. 的干燥根和根茎。前三种主产于东北、内蒙古等地，习称"龙胆"或"关龙胆"；后一种主产于云南，习称"坚龙胆"或"云龙胆"。春、秋二季采挖，洗净，干燥。

【性状鉴别】

1. 药材

（1）龙胆：①根茎呈不规则块状，表面暗灰棕色或深棕色，上端有茎痕或残留茎基，周围及下端着生多数细长的根。②根呈圆柱形，略扭曲，长10～20cm，直径0.2～0.5cm。③表面浅黄色或黄棕色，上部具明显的横皱纹，下部有纵皱纹及支根痕。④质脆，易折断，断面略平坦，皮部黄白色或淡黄棕色，木部色较浅，有3～10个木质部束呈点状环列。⑤气微，味极苦（图2-103）。

（2）坚龙胆：表面无横皱纹，外皮膜质，易脱落。木部黄白色，易与皮部分离（图2-103）。均以根粗长、味极苦者为佳。

2. 饮片　①龙胆：根呈不规则形的段，根茎呈不规则块片。表面暗灰棕色或深棕色。余同药材。②坚龙胆：呈不规则形的段。余同药材。

【显微鉴别】

1. 根横切面

（1）龙胆：①表皮细胞有时残存，外壁较厚。②皮层窄，外皮层细胞类方形，壁稍厚，木栓化；

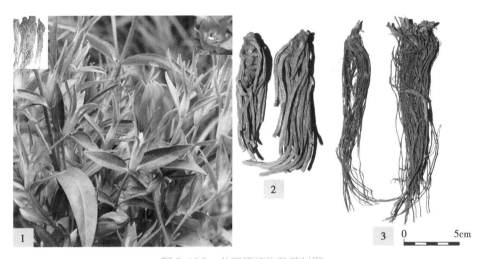

图 2-103 龙胆原植物及药材图
1. 原植物（龙胆）；2. 龙胆药材；3. 坚龙胆药材。

内皮层细胞切向延长，每一细胞被纵向壁分隔成数个类方形小细胞。③韧皮部宽广，有裂隙。④形成层不甚明显。⑤木质部导管 3～10 个群束，多呈"V"形排列。⑥髓部明显，薄壁细胞含细小草酸钙针晶（图 2-104）。

（2）坚龙胆：内皮层以外组织多已脱落。木质部导管发达，均匀密布。中央无髓（图 2-104）。

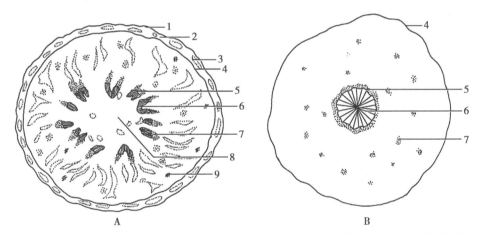

1. 外皮层；2. 皮层；3. 裂隙；4. 内皮层；5. 形成层；6. 木质部；7. 筛管群；8. 髓；9. 草酸钙针晶。
图 2-104 龙胆根横切面简图
A. 关龙胆；B. 坚龙胆。

2. 龙胆根粉末 淡黄棕色。①外皮层细胞：表面观类纺锤形，每一细胞由横壁分隔成数个扁方形的小细胞。②内皮层细胞：表面观类长方形，甚大，平周壁显纤细的横向纹理，每一细胞由纵隔壁分隔成数个栅状小细胞，纵隔壁大多连珠状增厚。③薄壁细胞：含细小草酸钙针晶。④石细胞：稀少，类圆形或类长方形。⑤导管：为网纹及梯纹导管，直径约至 45μm（图 2-105）。

【成分】 含环烯醚萜苷类成分，如龙胆苦苷、当药苦苷、当药苷等。按 HPLC 法测定，龙胆含龙胆苦苷（$C_{16}H_{20}O_9$），药材不得少于 3.0%，饮片不得少于 2.0%；坚龙胆药材含龙胆苦苷，药材不得少于 1.5%，饮片不得少于 1.0%。

【功能主治】 清热燥湿，泻肝胆火。主治湿热黄疸、阴肿阴痒、带下、湿疹瘙痒、肝火目赤、耳鸣耳聋、胁痛口苦等。用量 3～6g。

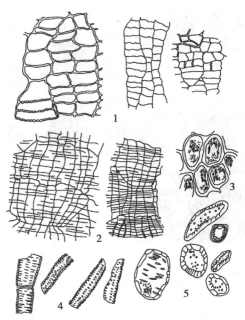

1. 外皮层碎片；2. 内皮层碎片；3. 草酸钙针晶；4. 导管；5. 石细胞。

图2-105　龙胆粉末图

知识链接

龙胆伪品及其鉴别

龙胆伪品主要如下。①六角莲：为小檗科植物桃儿七（鬼臼）*Sinopodophyllum hexandrum* (Royle) Ying 的干燥根及根茎。根茎横走呈结节状；表面棕黄色或灰棕色，上端有茎痕或残留的茎基，周围和下端着生多数细长的根；根细长圆柱形，表面灰棕色或棕黄色，具细纵纹及细根痕；质硬脆，易折断，断面略平坦，显粉性，皮部类黄白色，木部细小，淡黄色；气微，味苦，微辛。本品有毒，应注意鉴别。②甜龙胆：为石竹科植物大花剪秋罗 *Silene fulgens* (Fisch.) E. H. L. Krause 的根和根茎。根茎呈不规则结节状，表面暗褐色，上端有残留茎基，被有淡黄棕色鳞叶的芽，并有凹入的茎痕；根簇生于根茎上，表面灰褐色或土棕色，具细纵皱纹；质硬，干时易折断，断面灰白色，有淡黄色木心；气微，味微甘、苦。③兔儿伞根：为菊科植物兔儿伞 *Syneilesis aconitifolia* (Bunge) Maxim. 的根及根茎。根茎短粗，表面棕褐色，上端有残留茎基，下面簇生多数细根，根呈圆柱形，不规则弯曲；表面呈灰黄色至灰棕色，密被毛茸；质脆，易折断，断面黄白色，中央有棕色油点；气特异，味辛微苦。④红花龙胆：为龙胆科植物红花龙胆 *Gentiana rhodantha* Franch. ex Hemsl. 的根及根茎。根圆柱形；表面黄棕色，质脆；气微，味苦。

秦艽（Gentianae Macrophyllae Radix）

为龙胆科植物秦艽 *Gentiana macrophylla* Pall.、麻花秦艽 *Gentiana straminea* Maxim.、粗茎秦艽 *Gentiana crassicaulis* Duthie ex Burk. 或小秦艽 *Gentiana dahurica* Fisch. 的干燥根。前三种按性状不同分别习称"秦艽"和"麻花艽"，主产于西北、西南地区；后一种习称"小秦艽"，主产于华北。春、秋二季采挖，除去泥沙；秦艽及麻花艽晒软，堆积"发汗"至表面呈红黄色或灰黄色时，摊开晒干，或不经"发汗"直接晒干；小秦艽趁鲜搓去黑皮，晒干。

【性状鉴别】

1. 药材

（1）秦艽：①呈类圆柱形，上粗下细，扭曲不直，长 10～30cm，直径 1～3cm。②表面黄棕色或灰黄色，有扭曲的纵皱纹，顶端残存茎基及纤维状叶鞘。③质硬而脆，易折断，断面略显油性，皮部黄色或棕黄色，木部黄色。④气特异，味苦、微涩。

（2）麻花艽：①呈类圆锥形，多由数个小根纠聚成发辫状或麻花状，直径可达 7cm。②表面棕褐色，粗糙，有向左扭曲的纵皱纹及网孔状裂隙。③质松脆，易折断，断面多呈枯朽状（图 2-106）。

（3）小秦艽：①呈类圆锥形或类圆柱形，主根通常单一，下部多分枝或数个根纠聚在一起，长 8～15cm，直径 0.2～1cm。②表面棕黄色，可见纵向扭曲沟纹；顶端常有残存茎基及纤维状叶鞘。③质轻脆，易折断，断面黄白色（图 2-106）。

以粗壮、质实、色棕黄、气味浓厚者为佳。

2. 饮片　为类圆形的厚片。外表皮黄棕色、灰黄色或棕褐色，粗糙，有扭曲纵纹或网状孔纹。切面皮部黄色或棕黄色，木部黄色，有的中心呈枯朽状。气味同药材。

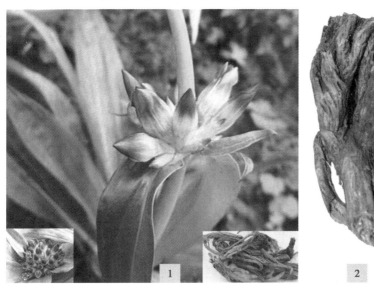
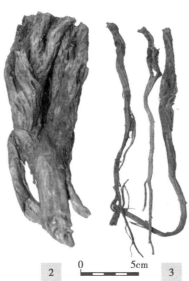

图 2-106　秦艽原植物及药材图

1. 秦艽原植物；2. 麻花艽药材；3. 小秦艽药材。

【成分】　含生物碱、龙胆苦苷、马钱苷酸等。按 HPLC 法测定，本品含龙胆苦苷（$C_{16}H_{20}O_9$）和马钱苷酸（$C_{16}H_{24}O_{10}$）的总量不得少于 2.5%。

【功能主治】　祛风湿，清湿热，止痹痛，退虚热。主治风湿痹痛、中风半身不遂、筋脉拘挛、骨节酸痛、湿热黄疸、骨蒸潮热、小儿疳积发热。用量 3～10g。

🌐 知识链接

秦艽伪品及其鉴别

秦艽伪品主要有：①唇形科植物甘西鼠尾草 *Salvia przewalskii* Maxim. 的根和根茎。根呈圆锥形，主根上部明显，下部数根纠集成麻花状；表面红褐色，有纵向沟纹，栓皮脱落处可见木质维管束呈绞丝状；质松脆，易折断，断面不整齐，疏松，黄色；气微，味淡微涩。②龙胆科植物长梗秦艽 *Gentiana Waltonii* Bur. 的干燥根。呈类圆锥形或圆柱形，根头部分枝，中部绞合成麻花状，下部又分枝。表面棕黑色，有纵向扭曲的沟纹和裂隙；质松脆，易折断，断面棕黑色，可见淡棕色小点；气微，味苦涩。③毛茛科植物牛扁 *Aconitum barbatum* var. *puberulum* Ledeb 的根。呈类圆锥形，根头部由数个小根纠集合生，略似麻花状；表面黑褐色，有纵沟和裂隙，表皮易脱落，脱落处黄白色；质松脆，体轻，易折断，断面不整齐，中心腐朽，有黑色残渣；分枝皮部黑色，木心有淡黄色菊花纹；气微，味苦而麻，有毒。④高乌头 *Aconitum sinomontanum* Nakai 的干燥根。呈类圆形，稍扁而扭曲，有分枝；表面棕色或棕褐色，有明显网状纹及裂隙；质松脆，易折断，断面不整齐，呈蜂窝状或中空；气微，味苦；有毒。⑤有以白矾水浸泡秦艽饮片以增加重量者，体重，表面可见小亮星，味涩；亦有以当归须根混入本品，味甘辛，苦味弱。

白前（Cynanchi Stauntonii Rhizoma et Radix）

为萝藦科植物柳叶白前 *Cynanchum stauntonii*（Decne.）Schltr. ex Lévl. 或芫花叶白前 *Cynanchum glaucescens*（Decne.）Hand.-Mazz. 的干燥根茎和根。主产于浙江、江苏等地。秋季采挖，洗净，晒干。

【性状鉴别】

1. 药材

（1）柳叶白前：①根茎呈细长圆柱形，有分枝，稍弯曲；长 4～15cm，直径 1.5～4mm，顶端有残茎。②表面黄白色或黄棕色，节明显，节间长 1.5～4.5cm。③节处簇生纤细弯曲的根，有多次分枝呈毛须状，常盘曲成团。④质脆，断面中空。⑤气微，味微甜（图 2-107）。

（2）芫花叶白前：①根茎较短小或略呈块状。②表面灰绿色或灰黄色，节间长 1～2cm。③根稍弯曲，分枝少。④质较硬（图 2-107）。

均以根茎粗、须根长者为佳。

2. 饮片 ①柳叶白前：呈细圆柱形的段。根直径不及 1mm。余同药材。②芫花叶白前：呈细圆柱形的段。根直径约 1mm。余同药材。③蜜白前：根茎呈细圆柱形的段，直径 1.5～4mm。表面深黄色至黄棕色，节明显，断面中空，有时节处簇生纤细的根或根痕，略有黏性，味甜。

【成分】 含三萜皂苷等。

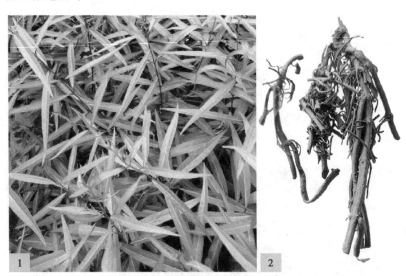

图 2-107 （柳叶）白前原植物及药材图

1. 原植物；2. 药材。

【理化鉴别】　取本品粗粉 1g，加 70% 乙醇溶液 10ml，加热回流 1 小时，滤过。取滤液 1ml，蒸干，残渣加醋酐 1ml 使溶解，再加硫酸 1 滴，柳叶白前显红紫色，放置后变为污绿色；芫花叶白前显棕红色，放置后不变色。

【功能主治】　降气，消痰，止咳。主治肺气壅实、咳嗽痰多、胸满喘急。用量 3～10g。

知识链接

白前混伪品及其鉴别

白前混伪品主要有：①有将白前与白薇混用者，两者功用迥异，应注意区别。白前折断面中空、须根柔软、生于水边，又俗称"鹅管白前""空白前""软白前""水白前"；而白薇根簇生状如龙胆、质硬、断面实心，生于山地，又俗称"实白薇""龙胆白薇""硬白薇""山白薇"。②百合科植物龙须菜 *Asparagus schoberioides* Kunth 的根及根茎。其根茎较粗大，须根也较粗长；灰褐色，质柔韧，不易折断，切面中央有小木心，木心与外皮间有放射状空隙；味微苦。③鸢尾科植物野鸢尾 *Iris dichotoma* Pall. 的根及根茎。其根茎横生，呈不规则结节状，灰褐色，有圆形茎痕或残留茎基，茎基具叶鞘；须根细长，有纵皱及纤细的绒毛；质软韧或硬脆，断面中央有小木心，味淡微苦。

白薇（Cynanchi Atrati Radix et Rhizoma）

为萝藦科植物白薇 *Cynanchum atratum* Bge. 或蔓生白薇 *Cynanchum versicolor* Bge. 的干燥根和根茎。主产于安徽、辽宁等地。春、秋二季采挖，洗净，干燥。

【性状鉴别】

1. 药材　①根茎粗短，有结节，多弯曲，上面有圆形凹陷的茎痕，下面及两侧簇生多数细长的根，状如马尾，根长 10～25cm，直径 0.1～0.2cm。②表面棕黄色，平滑或有细皱纹。③质脆，易折断，断面皮部黄白色，中央有一黄色小木心。④气微，味微苦。以根粗长、色棕黄者为佳（图 2-108）。

2. 饮片　呈不规则的段。根茎不规则形，可见圆形凹陷的茎痕，结节处残存多数簇生的根。根细，直径小于 0.2cm，表面棕黄色。切面皮部类白色或黄白色，木部较皮部窄小，黄色。质脆。余同药材。

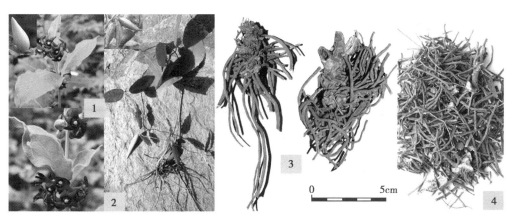

图 2-108　白薇原植物及药材图
1. 白薇原植物；2. 蔓生白薇原植物；3. 个子药材；4. 饮片。

【成分】　含挥发油、强心苷及白薇醇等。

【功能主治】　清热凉血，利尿通淋，解毒疗疮。主治温邪伤营发热、阴虚发热、骨蒸劳热、产后血虚发热、热淋、血淋、痈疽肿毒。用量5～10g。

知识链接

白薇伪品及其鉴别

白薇伪品主要如下。①龙须菜：为百合科植物龙须菜 *Asparagus schoberioides* Kunth 的干燥根和根茎。根茎粗长；表面粗糙，上端具多数圆形茎痕或卵形的芽，纵向伏生灰褐色膜质鳞片；根茎一端常残留一段草质的茎基；须根细长弯曲，密集丛生，呈圆柱形或扁缩；灰褐色，可见密生灰白色的绒毛；质柔韧，不易折断，断面中心有小木心，横切面有放射状空隙；气微弱，味微苦。②徐长卿：为萝藦科植物徐长卿 *Cynanchum paniculatum*（Bge.）Kitag. 的干燥根和根茎。根茎斜生或横生，节间短或细长，节处膨大，上端可见圆形茎痕。须根丛生，纤细较平直；表面灰黄色至灰褐色，具细纵纹；质轻脆，易折断，断面平坦，皮部黄白色，中心有黄棕色小木心，有粉性；具浓厚的丹皮香气，味辛，微有麻舌感。③白射干：为鸢尾科植物野鸢尾 *Iris dichotoma* Pall. 的干燥根和根茎。根茎呈不规则结节状；表面灰褐色，粗糙，可见圆形的茎痕或残留的茎基；须根细长弯曲；表面黄棕色，有明显的纵皱纹及疏生的细根，有时可见纤细的绒毛；质柔软韧或硬而脆；横切面中心有小木心，木心与外皮间为空隙或黄白色的皮层；气微，味微苦。④竹灵消：为萝藦科植物竹灵消 *Vincetoxicum inamoenum* Maxim. 的干燥根和根茎。根茎粗短，多分枝，略呈块状；上端可见密集的茎痕或残留茎基；须根丛生，细长圆柱形，多弯曲；表面黄棕色，稍有皱缩；质脆，易折断，断面略平坦，黄白色，中心有细小的黄色小木心；气微，味淡。

徐长卿（Cynanchi Paniculati Radix et Rhizoma）

为萝藦科植物徐长卿 *Cynanchum paniculatum*（Bge.）Kitag. 的干燥根和根茎。全国大部地区均产。秋季采挖，除去杂质，阴干。

【性状鉴别】

1. 药材 ①根茎呈不规则柱状，有盘节，节处周围着生多数根。②根呈细长圆柱形，弯曲，长10～16cm，直径1～1.5mm；表面淡黄白色至淡棕黄色或棕色，具微细纵皱纹，并有纤细的须根。③质脆，易折断，断面粉性，皮部类白色或黄白色，形成层环淡棕色，木部细小。④气香，味微辛凉（图2-109）。以香气浓者为佳。

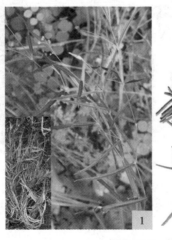
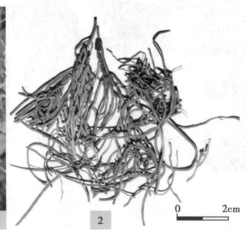

图2-109 徐长卿原植物及药材图
1. 原植物；2. 药材。

2. 饮片　呈不规则的段。余同药材。

【成分】　含丹皮酚（牡丹酚）、黄酮苷、氨基酸、糖类、微量生物碱等。按 HPLC 法测定，本品含丹皮酚（$C_9H_{10}O_3$）不得少于 1.3%。

【功能主治】　祛风，化湿，止痛，止痒。主治风湿痹痛、胃痛胀满、牙痛、腰痛、跌仆伤痛、风疹、湿疹。用量 3～12g。入煎剂宜后下。

<h2 style="text-align:center">紫草（Arnebiae Radix）</h2>

为紫草科植物新疆紫草 *Arnebia euchroma*（Royle）Johnst. 或内蒙紫草 *Arnebia guttata* Bunge 的干燥根。主产于新疆、内蒙古。春、秋二季采挖，除去泥沙，干燥。

【性状鉴别】

1. 药材

（1）新疆紫草（软紫草）：①呈不规则长圆柱形，多扭曲，长 7～20cm，直径 1～2.5cm。②表面紫红色或紫褐色，皮部疏松，呈条形片状，常 10 余层重叠，易呈薄片状剥落。③体轻，质松软，易折断，断面不整齐，皮部薄片呈同心环状排列，中心有一黄白色细小木心。④气特异，味微苦、涩（图 2-110）。

（2）内蒙紫草：①呈圆锥形或圆柱形，扭曲，长 6～20cm，直径 0.5～4cm。②表面紫红色或暗紫色，皮部略薄，常数层相叠，易剥离；根头部略粗大，顶端有残茎 1 或多个，被短硬毛。③质硬而脆，易折断，断面较整齐，皮部紫红色，木部较小，黄白色。④气特异，味涩。

均以条长、粗大、色紫、皮厚者为佳。

2. 饮片　①新疆紫草：为不规则的圆柱形切片或条形片状，直径 1～2.5cm。紫红色或紫褐色。皮部深紫色。圆柱形切片，木部较小，黄白色或黄色。②内蒙紫草：为不规则的圆柱形切片或条形片状，有的可见短硬毛，直径 0.5～4cm。质硬而脆。紫红色或紫褐色。皮部深紫色。圆柱形切片，木部较小，黄白色或黄色。

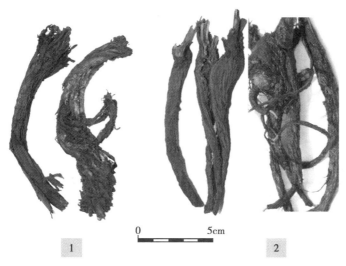

图 2-110　紫草药材图
1. 软紫草；2. 硬紫草。

【成分】　含左旋紫草素、乙酰紫草素、β, β′- 二甲基丙烯酰阿卡宁、β- 羟基异戊酰紫草素等。按紫外 - 可见分光光度法测定，含羟基萘醌总色素以左旋紫草素（$C_{16}H_{16}O_5$）计，不得少于 0.80%；按 HPLC 法测定，含 β, β′- 二甲基丙烯酰阿卡宁（$C_{21}H_{22}O_6$）不得少于 0.30%。

【功能主治】 清热凉血，活血解毒，透疹消斑。主治血热毒盛、斑疹紫黑、麻疹不透、疮疡、湿疹、水火烫伤。用量 5～10g；外用适量，熬膏或用植物油浸泡涂擦。

【附药】 **硬紫草** 为紫草科植物紫草 *Lithospermum erythrorhizon* Sieb. et Zucc. 的干燥根。主产于东北、华北等地。药材呈圆锥形或纺锤形，扭曲，有分枝；表面紫红色或紫黑色，粗糙，有纵纹，皮部薄，易呈鳞片状剥落；质硬而脆，易折断，断面皮部薄，深紫色，木部较大，灰黄色，具放射状纹理；气微，味微甜、酸。

丹参（Salviae Miltiorrhizae Radix et Rhizoma）

为唇形科植物丹参 *Salvia miltiorrhiza* Bge. 的干燥根和根茎（图 2-111）。主产于安徽、山东等地。春、秋二季采挖，除去须根、泥沙，晒干。

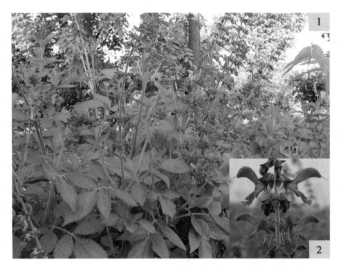
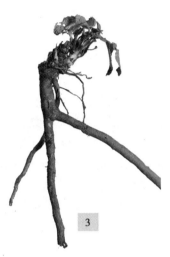

图 2-111　丹参原植物图
1. 原植物；2. 花；3. 新鲜根部。

【性状鉴别】
1. 药材

（1）野生品：①根茎粗短，顶端有时残留茎基，根数条，长圆柱形，略弯曲，有的分枝并具须状细根，长 10～20cm，直径 0.3～1cm。②表面棕红色或暗棕红色，粗糙，具纵皱纹，老根外皮疏松，多显紫棕色，常呈鳞片状剥落。③质硬而脆，易折断，断面疏松，有裂隙或略平整而致密，皮部棕红色，木部灰黄色或紫褐色，导管束黄白色，呈放射状排列。④气微，味微苦涩（图 2-112）。

（2）栽培品：①较粗壮，直径 0.5～1.5cm。②表面红棕色，有纵皱纹，外皮紧贴不易剥落。③质坚实，断面较平整，略呈角质样。

以条粗壮、色紫红者为佳。

2. 饮片 为类圆形或椭圆形的厚片。外表皮棕红色或暗棕红色，粗糙，具纵皱纹。切面有裂隙或略平整而致密，有的呈角质样，皮部棕红色，木部灰黄色或紫褐色，有黄白色放射状纹理。余同药材（图 2-112）。

【显微鉴别】 横切面：①木栓层为数列细胞，大多含橙色或淡紫棕色物，有的可见落皮层组织。②皮层宽广，内有石细胞散在。③韧皮部束状，呈半月形，散有石细胞。④形成层呈环状。⑤木质部 8～10 束，呈放射状排列，导管在形成层处较多，呈切向排列，渐至中央成单列，射线宽，纤维常成束存在于中央的初生木质部（图 2-113）。

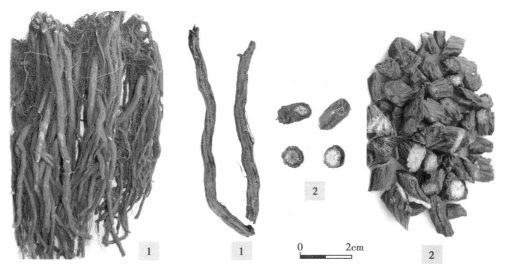

图 2-112　丹参药材图
1. 个子药材；2. 饮片。

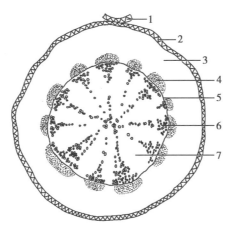

1. 落皮层；2. 木栓层；3. 皮层；4. 韧皮部；5. 形成层；6. 木质部；7. 射线。
图 2-113　丹参横切面简图

【成分】　含丹参酮Ⅰ、丹参酮ⅡA、丹参酮ⅡB、隐丹参酮等菲醌类化合物；尚含丹酚酸 B 等水溶性活性成分。按 HPLC 法测定，药材和饮片含丹参酮ⅡA（$C_{19}H_{18}O_3$）、隐丹参酮（$C_{19}H_{20}O_3$）和丹参酮Ⅰ（$C_{18}H_{12}O_3$）的总量不得少于 0.25%，含丹酚酸 B（$C_{36}H_{30}O_{16}$）不得少于 3.0%。

【功能主治】　活血祛瘀，通经止痛，清心除烦，凉血消痈。主治胸痹心痛、脘腹胁痛、癥瘕积聚、热痹疼痛、心烦不眠、月经不调、痛经经闭、疮疡肿痛。用量 10～15g。不宜与藜芦同用。

知识链接

丹参混用品及其鉴别

同属多种植物的根在一些地区作丹参用，主要有：①南丹参 Salvia bowleyana Dunn。呈圆柱形；表面灰红色，质硬，易折断，断面不平坦；气微，味微苦；根横切面，木质部束约 7～9 个。②甘西鼠尾草 Salvia przewalskii Maxim.。呈圆锥形，上粗下细；表面暗棕红色，根头部常由 1 至数个根茎合生，中下部呈辫子状或扭曲状；外皮常有部分脱落而显红褐色，具扭曲的纵沟纹；质疏松而脆，易折断，断面不整齐，可见浅黄色维管束（图 2-114）。

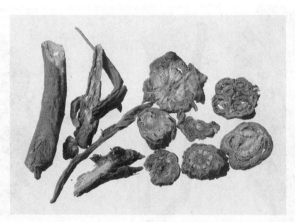

图 2-114 甘西鼠尾草

黄芩（Scutellariae Radix）

为唇形科植物黄芩 *Scutellaria baicalensis* Georgi 的干燥根（图 2-115）。主产于河北、山西等地。春、秋二季采挖，除去须根及泥沙，晒至半干后撞去粗皮，再晒干。

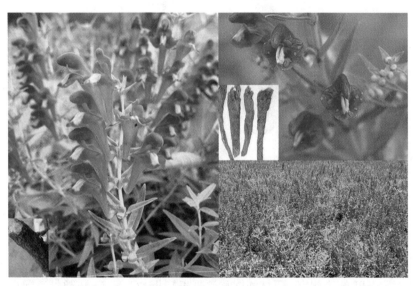

图 2-115 黄芩原植物图

【性状鉴别】

1. 药材

（1）野生品：①呈圆锥形，扭曲，长 8～25cm，直径 1～3cm。②表面棕黄色或深黄色，有扭曲的纵皱纹或不规则网纹，并有稀疏的疣状细根痕。③质硬而脆，易折断，断面黄色，中心红棕色，称"子芩"或"条芩"。④老根中心呈暗棕色或棕黑色，呈枯朽状或中空，称"枯芩"。⑤气微，味苦。

（2）栽培品：①较细长，多有分枝。②表面淡黄棕色，外皮紧贴，纵皱纹较细腻。③断面黄色或浅黄色，略呈角质样。④味微苦。

以条长、质坚实、色黄、味苦者为佳（图 2-116）。

2. 饮片 ①黄芩片：为类圆形或不规则形薄片。外表皮黄棕色或棕褐色。切面黄棕色或黄绿色，具放射状纹理。余同药材。②酒黄芩：形如黄芩片，略带焦斑，微有酒香气。

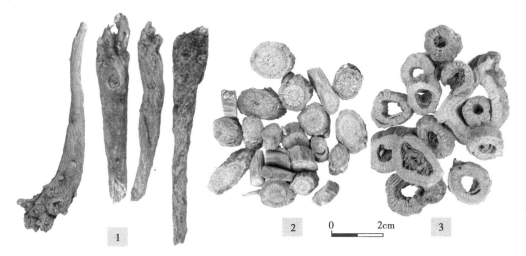

图 2-116　黄芩药材图

1. 个子药材；2. 条芩；3. 枯芩。

【显微鉴别】

1. **横切面**　①木栓层为 8~20 列扁平细胞。②韧皮部宽广，有多数石细胞和纤维，单个或成群散在，石细胞多分布于外侧，纤维多分布于内侧。③形成层成环。④木质部导管成束，排列成扁平层状，老根中央可见栓化细胞环。薄壁细胞中含淀粉粒（图 2-117）。

2. **粉末**　黄色。①韧皮纤维：单个散在或数个成束，梭形，壁厚，孔沟细。②木纤维：多碎断，具稀疏斜纹孔。③石细胞：类圆形、类方形或长方形，壁厚。④木薄壁细胞：纺锤形，伴于导管旁，壁稍厚，中部有横隔。⑤韧皮薄壁细胞：纺锤形或长圆形，壁连珠状增厚。⑥导管：为网纹及具缘纹孔导管。⑦木栓细胞：多角形，棕黄色。⑧淀粉粒：单粒类球形，脐点明显，复粒由 2~3 分粒组成（图 2-118）。

黄芩的异常构造

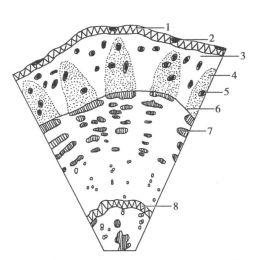

1. 木栓层；2. 石细胞；3. 栓内层；4. 韧皮部；
5. 石细胞与韧皮纤维；6. 形成层；7. 木质部；
8. 木栓化细胞环。

图 2-117　黄芩横切面简图

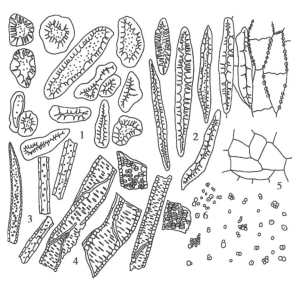

1. 石细胞；2. 韧皮纤维；3. 木纤维；4. 导管；5. 木栓细胞；
6. 淀粉粒。

图 2-118　黄芩粉末图

黄芩的粉末显微鉴定

【成分】　含黄芩苷、汉黄芩苷、黄芩素等。子芩中黄芩苷的含量远高于枯芩。黄芩加工或贮藏不当，会使有效成分黄芩苷在黄芩酶作用下发生水解，经水解后生成的黄芩素分子中具有邻三酚羟基，易被氧化成醌类衍生物而显绿色，从而使有效成分受到破坏，质量随之降低。按 HPLC

法测定,本品药材含黄芩苷($C_{21}H_{18}O_{11}$)不得少于9.0%,黄芩片和酒黄芩不得少于8.0%。

【功能主治】 清热燥湿,泻火解毒,止血,安胎。主治湿温、暑湿、胸闷呕恶、湿热痞满、泻痢、黄疸、肺热咳嗽、高热烦渴、血热吐衄、痈肿疮毒、胎动不安。用量3~10g。

　知识链接

黄芩混用品及其鉴别

有的地区亦将下列同属植物的根作黄芩用:①滇黄芩 *Scutellaria amoena* C. H. Wright 的根。产云南、四川等地。根略呈圆锥形或不规则条状,常有分枝;表面黄褐色或棕黄色,常有粗糙的栓皮,断面显纤维性,鲜黄色或微带绿色。②黏毛黄芩 *Scutellaria viscidula* Bge. 的根。产河北、山西、内蒙古等地。根呈细长圆锥形或圆柱形,表面与黄芩相似,断面很少中空或枯朽;组织中无石细胞或偶见。③甘肃黄芩 *Scutellaria rehderiana* Diels 的根茎和根。产山西、甘肃、陕西等地。其根茎细瘦,多分枝,断面中央大多有髓。

玄参(Scrophulariae Radix)

为玄参科植物玄参 *Scrophularia ningpoensis* Hemsl. 的干燥根。主产于浙江。冬季茎叶枯萎时采挖,除去根茎、幼芽、须根及泥沙,晒或烘至半干,堆放"发汗"至内部变黑色(约3~6天),反复数次至干燥(图2-119)。

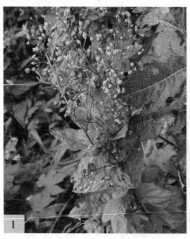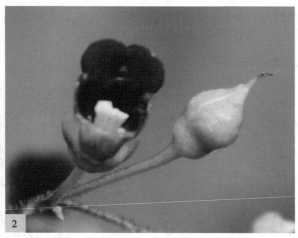

图2-119　玄参原植物图

1. 原植物;2. 花。

【性状鉴别】

1. 药材 ①呈类圆柱形,中部略粗或上粗下细,有的微弯曲似羊角状,长6~20cm,直径1~3cm。②表面灰黄色或灰褐色,有不规则的纵沟、横长皮孔样突起、稀疏的横裂纹和须根痕。③质坚实,不易折断,断面黑色,微有光泽。④气特异似焦糖,味甘、微苦。⑤用水浸泡后,水呈墨黑色。以条粗壮、质坚实、断面黑色者为佳(图2-120)。

2. 饮片 为类圆形或椭圆形的薄片。外表皮灰黄色或灰褐色。切面黑色,微有光泽,有的具裂隙。余同药材(图2-120)。

【显微鉴别】 横切面:①后生皮层细胞呈不规则长方形,微木栓化。②皮层较宽,石细胞单个散在或2~5个成群,多角形、类圆形或类方形,壁较厚,层纹明显,韧皮射线多裂隙。③形成层成环。④木质部射线宽广,亦多裂隙,导管少数,类多角形,直径约至113μm,伴有木纤维。薄壁细胞中含核状物(图2-121)。

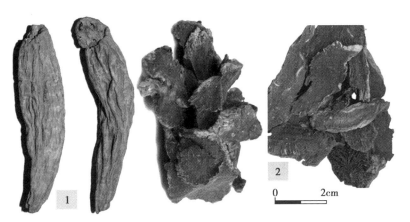

图 2-120　玄参药材图
1. 个子药材；2. 饮片。

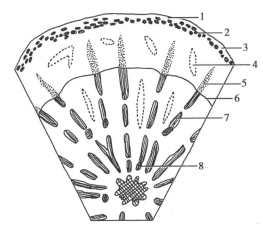

1. 后生皮层；2. 石细胞；3. 皮层；4. 裂隙；5. 韧皮部；6. 形成层；7. 木质部；8. 木纤维。
图 2-121　玄参横切面简图

【成分】　主要含环烯醚萜苷类成分哈巴苷、哈巴俄苷等。按 HPLC 法测定,本品含哈巴苷($C_{15}H_{24}O_{10}$)和哈巴俄苷($C_{24}H_{30}O_{11}$)的总量不得少于 0.45%。

知识链接

环烯醚萜苷类成分

　　环烯醚萜苷类是由单萜化合物环烯醚萜类及裂环烯醚萜类与糖结合而成的苷类,主要分布于鹿蹄草科、龙胆科、玄参科、茜草科、唇形科等植物中,具多种生物活性,如地黄中的梓醇具降血糖、利尿、缓泻等作用,栀子中的栀子苷能促进胆汁分泌而用于治疗黄疸型肝炎,龙胆中的龙胆苦苷具利胆、抗炎、促进胃液分泌及抗真菌等活性,可用于治疗黄疸等。环烯醚萜苷的苷键极易被酸或酶水解,生成的苷元很不稳定,易发生聚合反应,产生不同颜色的变化或沉淀。玄参、地黄等炮制加工变黑,均与此有关。

【功能主治】　清热凉血,滋阴降火,解毒散结。主治热入营血、温毒发斑、热病伤阴、舌绛烦渴、津伤便秘、骨蒸劳嗽、目赤、咽痛、白喉、瘰疬、痈肿疮毒。用量 9～15g。不宜与藜芦同用。

地黄（Rehmanniae Radix）

为玄参科植物地黄 *Rehmannia glutinosa* Libosch. 的新鲜或干燥块根。主产于河南、山西等地。秋季采挖，除去芦头、须根及泥沙，洗净，鲜用者习称"鲜地黄"；将鲜地黄缓缓烘焙至内部变黑，约八成干，搓成团块，习称"生地黄"。

【性状鉴别】

1. 药材

（1）鲜地黄：①呈纺锤形或条状，长 8～24cm，直径 2～9cm。②外皮薄，表面浅红黄色，具弯曲的纵皱纹、芽痕、横长皮孔样突起及不规则疤痕。③肉质，易折断，断面皮部淡黄白色，可见橘红色油点，木部黄白色，导管呈放射状排列。④气微，味微甜、微苦。以粗壮、色红黄者为佳（图 2-122）。

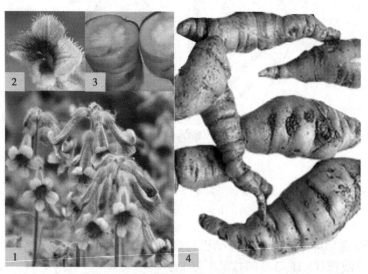

图 2-122　地黄原植物及鲜地黄药材图
1. 原植物；2. 花；3. 块根切面；4. 鲜地黄。

（2）生地黄：①呈不规则团块状或长圆形，中间膨大，两端稍细；有的细小，长条状，稍扁而扭曲；长 6～12cm，直径 2～6cm。②表面棕黑色或灰棕色，极皱缩，具不规则横曲纹。③体重，质较软而韧，不易折断，断面棕黄色至黑色或乌黑色，有光泽，具黏性。④气微，味微甜。以块大、体重、断面乌黑色者为佳（图 2-123）。

2. 饮片　为类圆形或不规则的厚片。外表皮棕黑色或棕灰色，极皱缩，具不规则的横曲纹。切面棕黄色至黑色或乌黑色，有光泽，具黏性。余同药材。

【显微鉴别】

1. 横切面　①木栓细胞数列。②栓内层薄壁细胞排列疏松，散有多数分泌细胞，含橘黄色油滴；偶有石细胞。③韧皮部较宽，分泌细胞较少。④形成层成环。⑤木质部射线宽广，导管稀疏，排列成放射状（图 2-124）。

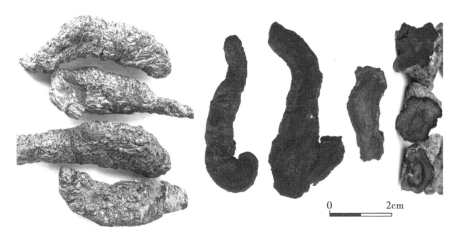

图 2-123　生地黄药材图

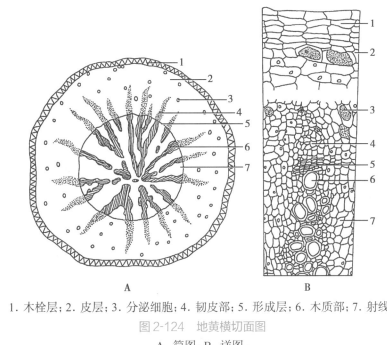

1. 木栓层；2. 皮层；3. 分泌细胞；4. 韧皮部；5. 形成层；6. 木质部；7. 射线。

图 2-124　地黄横切面图

A. 简图；B. 详图。

2. 生地黄粉末　深棕色。①木栓细胞：淡棕色。②薄壁细胞：类圆形，内含类圆形核状物。③分泌细胞：形状与一般薄壁细胞相似，内含橙黄色或橙红色油滴状物。④导管：主为具缘纹孔及网纹导管，直径约至 92μm（图 2-125）。

【成分】　含梓醇、二氢梓醇、地黄苷 D、毛蕊花糖苷、多种糖类、氨基酸等。按 HPLC 法测定，生地黄含梓醇（$C_{15}H_{22}O_{10}$）不得少于 0.20%，含地黄苷 D（$C_{27}H_{42}O_{20}$）不得少于 0.10%。

【功能主治】　鲜地黄：清热生津，凉血，止血；主治热病伤阴、舌绛烦渴、温毒发斑，吐血，衄血，咽喉肿痛；用量 12～30g。生地黄：清热凉血，养阴生津；主治热入营血、温毒发斑、吐血衄血、热病伤阴、舌绛烦渴、津伤便秘、阴虚发热、骨蒸劳热、内热消渴；用量 10～15g。

【附药】　**熟地黄**　为生地黄经酒炖或蒸制而得的炮制加工品。呈不规则的块片状。表面乌黑色，有光泽，黏性大。质柔软而带韧性，不易折断，断面乌黑色，有光泽。气微，味甜。老药工对熟地黄的质量讲究，以"色黑如漆，味甘如饴"者为佳 。按 HPLC 法测定，本品含地黄苷 D（$C_{27}H_{42}O_{20}$）不得少于 0.050%。性微温，味甘。功能补血滋阴，益精填髓（图 2-126）。

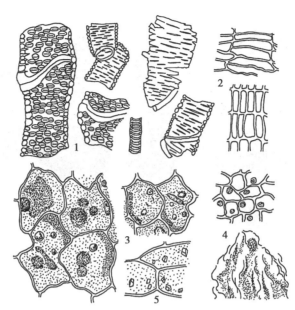

1. 导管；2. 木栓细胞；3. 分泌细胞；4. 薄壁细胞碎片；5. 草酸钙方晶。

图 2-125   地黄粉末图

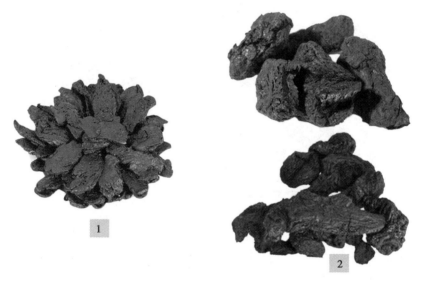

图 2-126   熟地黄药材图

1. 热地黄片；2. 热地黄块。

胡黄连（Picrorhizae Rhizoma）

为玄参科植物胡黄连 *Picrorhiza scrophulariiflora* Pennell 的干燥根茎。主产于西藏、云南及四川。秋季采挖，除去须根及泥沙，晒干。

【性状鉴别】

1. 药材　①呈圆柱形，略弯曲，偶有分枝，长 3～12cm，直径 0.3～1cm。②表面灰棕色至暗棕色，粗糙，有较密的环节、稍隆起的芽痕或根痕，上端密被暗棕色鳞片状叶柄残基。③体轻，质硬而脆，易折断，断面略平坦，淡棕色至暗棕色，木部有 4～10 个类白色点状维管束排列成环，中央灰黑色（髓部）。④气微，味极苦（图 2-127）。

以条粗、体轻、质脆、味苦者为佳。

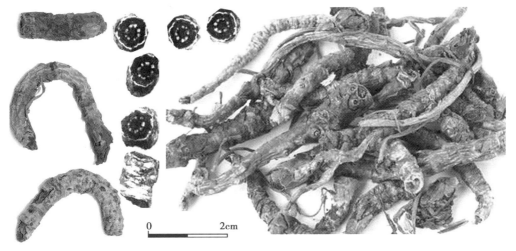

图 2-127　胡黄连药材图

2.饮片　为不规则的圆形薄片。外表皮灰棕色至暗棕色。切面灰黑色或棕黑色,木部有4~10个类白色点状维管束排列成环。余同药材。

【成分】　含环烯醚萜苷类(胡黄连苷Ⅰ、胡黄连苷Ⅱ、胡黄连苷Ⅲ)、香草醛及肉桂酸等。按HPLC 法测定,本品含胡黄连苷Ⅰ($C_{24}H_{28}O_{11}$)及胡黄连苷Ⅱ($C_{23}H_{28}O_{13}$)的总量不得少于9.0%。

【理化鉴别】　微量升华:取本品粉末0.5g,置适宜器皿中,60~80℃升华4小时,置显微镜下观察,可见针状、针簇状、棒状、板状结晶及黄色球状物。

【功能主治】　退虚热,除疳热,清湿热。主治骨蒸潮热、小儿疳热、湿热泻痢、黄疸尿赤、痔疮肿痛等。用量3~10g。

巴戟天(Morindae Officinalis Radix)

为茜草科植物巴戟天 *Morinda officinalis* How 的干燥根。主产于广东、广西等地。全年可采挖,洗净,除去须根,晒至六七成干,轻轻捶扁,晒干(图2-128)。

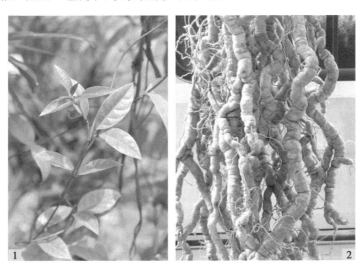

图 2-128　巴戟天原植物图
1.枝叶;2.新鲜根。

【性状鉴别】

1.药材　①呈扁圆柱形,略弯曲,长短不一,直径0.5~2cm。②表面灰黄色或暗灰色,具纵纹及横裂纹,有的皮部横向断离露出木部,形似连珠或鸡肠状,习称"鸡肠风"。③质韧,断面皮部厚,紫色或淡紫色,易与木部剥离;木心如绳索状甚坚韧;黄棕色或黄白色,表面有纵沟,横断面略呈齿轮状,直径1～5mm。④气微,味甘而微涩。⑤用开水浸泡,其水浸液呈淡蓝紫色。以条粗、显连珠状、肉厚、紫黑色、木心小者为佳(图2-129)。

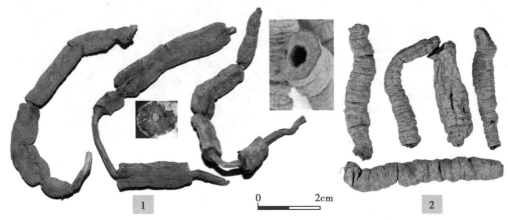

图2-129　巴戟天药材图
1. 巴戟天;2. 巴戟肉。

2. 饮片　①巴戟肉:呈扁圆柱形短段或不规则块。皮部厚,紫色或淡紫色,中空,无木心。余同药材。②盐巴戟天:呈扁圆柱形短段或不规则块。气微,味甘、咸而微涩。余同巴戟肉。

【显微鉴别】

1. 横切面　①木栓层为数列细胞。②栓内层外侧石细胞单个或数个成群,断续排列成环,薄壁细胞含有草酸钙针晶束,切向排列。③韧皮部宽广,内侧薄壁细胞含草酸钙针晶束,轴向排列。④形成层明显。⑤木质部导管单个散在或2～3个相聚,呈放射状排列;木纤维较发达,木射线宽1～3列细胞,偶见非木化的木薄壁细胞群(图2-130)。

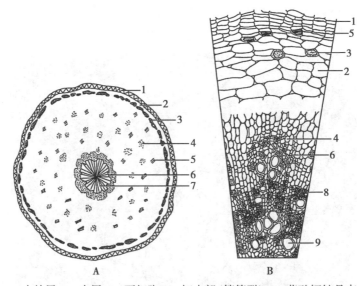

1. 木栓层;2. 皮层;3. 石细胞;4. 韧皮部(筛管群);5. 草酸钙针晶束;
6. 形成层;7. 木质部;8. 木纤维;9. 导管。

图2-130　巴戟天横切面图
A. 简图　B. 详图

2. 粉末　淡紫色或紫褐色。①石细胞:淡黄色,类圆形、类方形、类长方形、长条形或不规则形,壁厚,有的层纹明显,纹孔及孔沟明显。②草酸钙针晶:多成束存在于薄壁细胞中。③具缘纹孔导管:淡黄色,具缘纹孔细密。④木纤维:主为纤维管胞,长梭形,具缘纹孔较大,纹孔口斜缝状或相交成人字形、十字形(图2-131)。

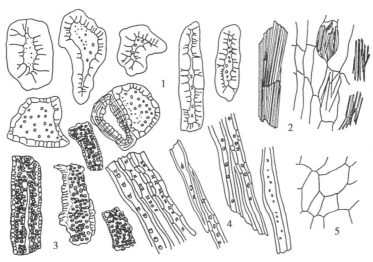

1. 石细胞; 2. 草酸钙针晶束; 3. 导管; 4. 木纤维; 5. 木栓细胞。

图2-131　巴戟天粉末图

【成分】　含环烯醚萜苷类(如去乙酰基车叶草苷酸、水晶兰苷)、糖类(如耐斯糖)、蒽醌类、有机酸类、氨基酸类等成分。按HPLC法测定,药材和饮片含耐斯糖($C_{24}H_{42}O_{21}$)不得少于2.0%。

【功能主治】　补肾阳,强筋骨,祛风湿。主治阳痿遗精、宫冷不孕、月经不调、少腹冷痛、风湿痹痛、筋骨痿软等。用量3～10g。

知识链接

巴戟天伪品及其鉴别

　　巴戟天常见伪品有以下几种。①同属植物羊角藤 *Morinda umbellata* subsp. *obovata* Y. Z. Ruan 的根:与正品"肉厚心细"之特征恰恰相反,为"肉薄而木心粗",木部约占根断面的2/3;整体圆柱状,无"连珠状"之特征;味淡,嚼之有砂砾感。②同属植物假巴戟 *Morinda shuanghuaensis* C. Y. Chen et M. S. Huang 的根:细长圆柱形,略扁,直径1.2～2cm;表面灰褐色,横裂纹较明显,皮部菲薄,易剥离;质硬,断面木部粗大,约占80%。③木兰科植物铁箍散 *Schisandra propinqua* subsp. *sinensis* 的根或茎藤:长圆柱形,细长而多弯曲,有分枝,直径2～10mm;表面棕红或棕褐色,具纵皱纹和疣状突起及分枝断痕,常有环状裂纹,环裂深处露出木心,形似连珠状;质坚韧,不易折断;断面黄棕色至棕褐色,皮部粉性,木部类白至浅灰棕色,占直径的50%～80%;气香,味微苦辛,嚼之发黏。④茜草科植物四川虎刺 *Damnacanthus officinarum* Huang 的根:又名"恩施巴戟",与正品巴戟天极相似。呈圆柱形,皮部肉厚,呈间断膨大而后收缩,自然生长成"连珠状",与正品断裂而形成的"连珠状"明显有别;其余特征略同。⑤兰科植物蕙兰 *Cymbidium faberi* Rolfe 的须根:呈不规则扁圆柱形或类圆柱形,扭曲,直径0.2～0.6cm,质脆,皮部质软,海绵状,淡灰棕色;木部直径约至1mm;气微,味淡。

茜草(Rubiae Radix et Rhizoma)

　　为茜草科植物茜草 *Rubia cordifolia* L. 的干燥根和根茎。主产于陕西、江苏等地。春、秋二季采挖，除去泥沙，干燥。

【性状鉴别】

1.药材 ①根茎呈结节状，丛生粗细不等的根，根呈圆柱形，略弯曲，长10~25cm，直径0.2~1cm。②表面红棕色或暗棕色，具细纵皱纹及少数细根痕。③质脆，易折断，断面平坦；皮部窄，紫红色；木部宽广，浅黄红色，有多数导管小孔。④气微，味微苦，久嚼刺舌。以条粗、表面红棕色、断面黄红色、无茎基者为佳（图2-132）。

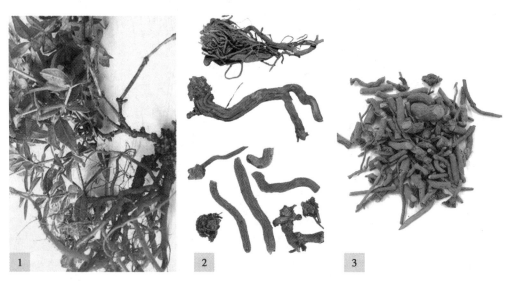

图2-132 茜草原植物及药材图
1. 原植物；2. 个子药材；3. 饮片。

2.饮片 为不规则的厚片或段。余同药材。

【成分】 主要含大叶茜草素、羟基茜草素等蒽醌类成分。按HPLC法测定，本品含大叶茜草素（$C_{17}H_{16}O_4$），药材不得少于0.40%，饮片不得少于0.20%；含羟基茜草素（$C_{14}H_8O_5$），药材不得少于0.10%，饮片不得少于0.080%。

【功能主治】 凉血，祛瘀，止血，通经。主治吐血、衄血、崩漏、外伤出血、瘀阻经闭、关节痹痛、跌仆肿痛。用量6~10g。

 知识链接

茜草伪品及其鉴别

茜草伪品主要有：①茜草科植物蓬子菜 *Galium verum* L. 的根。其外表颜色较淡；横切面呈黄白色或淡黄褐色，可见淡褐色同心环纹；以热水浸泡，可使水变成淡黄色，茜草根浸水则成淡红色。②茜草科植物大叶茜草 *Rubia schumanniana* Pritzel 的干燥根茎。圆柱形，木栓层常糟杇，细根少；木部颜色较浅，浅黄红色，较顺直。③茜草科植物紫参 *Rubia yunnanensis* Diels 的根。呈长圆柱形，数条丛生，微弯曲；表面深棕色至红棕色，有细纵皱纹；质脆，易折断，断面黄红色或深红色；气微，味苦、涩、微甜。④唇形科植物丹参 *Salvia miltiorrhiza* Bge. 的干燥根尾部。表面棕褐色，粗糙，具纵皱纹；质硬而脆，断面疏松，有裂隙或略平整而致密，皮部棕红色，木部灰黄色，可见黄白色点状维管束；气微，味微苦涩。

续断（Dipsaci Radix）

为川续断科植物川续断 *Dipsacus asper* Wall. ex Henry 的干燥根。主产于湖北、四川。秋季采挖，除去根头及须根，用微火烘至半干，堆置"发汗"至内部变绿色，再烘干。

【性状鉴别】

1. 药材　①呈圆柱形，略扁，有的微弯曲，长5～15cm，直径0.5～2cm。②表面灰褐色或黄褐色，有扭曲的纵皱、横裂的皮孔样斑痕及少数须根痕。③质软，久置后变硬，易折断，断面不平坦，皮部墨绿色或棕色，外缘褐色或淡褐色，木部黄褐色，导管束呈放射状排列。④气微香，味苦、微甜而后涩。以条粗、质软、内呈墨绿色者为佳（图2-133）。

2. 饮片　①续断片：呈类圆形或椭圆形的厚片。余同药材。②酒续断：形如续断片，表面浅黑色或灰褐色，略有酒香气。③盐续断：形如续断片，表面黑褐色，味微咸。

【成分】　含龙胆碱、川续断皂苷等。按 HPLC 法测定，含川续断皂苷Ⅵ（$C_{47}H_{76}O_{18}$），药材不得少于2.0%；续断片、酒续断、盐续断不得少于1.5%。

【功能主治】　补肝肾，强筋骨，续折伤，止崩漏。主治肝肾不足、腰膝酸软、风湿痹痛、跌仆损伤、筋伤骨折、崩漏、胎漏等。酒续断多用于风湿痹痛、跌仆损伤、筋伤骨折。盐续断多用于腰膝酸软。用量9～15g。

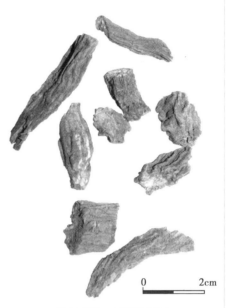

图2-133　续断药材图

天花粉（Trichosanthis Radix）

为葫芦科植物栝楼 *Trichosanthes kirilowii* Maxim. 或双边栝楼 *Trichosanthes rosthornii* Herms 的干燥根。前者主产于河南、山东等地；后者主产于四川、湖南等地。秋、冬二季采挖，洗净，除去外皮，切段或纵剖成瓣，干燥（图2-134）。

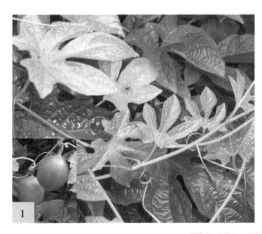
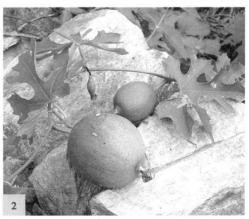

图2-134　天花粉原植物图

1. 栝楼；2. 双边栝楼。

【性状鉴别】

1. 药材 ①呈不规则圆柱形、纺锤形或瓣块状，长 8～16cm，直径 1.5～5.5cm。②表面黄白色或淡棕黄色，有纵皱纹、细根痕及略凹陷的横长皮孔，有的有黄棕色外皮残留。③质坚实，断面白色或淡黄色，富粉性，横切面可见黄色木质部，点状小孔明显，略呈放射状排列，纵切面可见黄色条状筋脉纹。④气微，味微苦。以色白、质坚实、粉性足者为佳（图 2-135）。

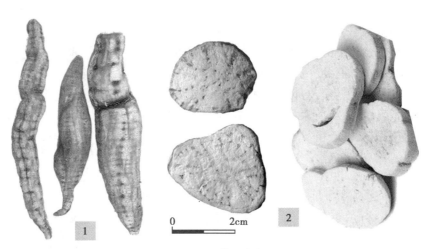

图 2-135　天花粉药材图
1. 个子药材；2. 饮片。

2. 饮片 为类圆形、半圆形或不规则形的厚片。外表皮黄白色或淡棕黄色。切面可见黄色木质部小孔，略呈放射状排列。余同药材。

【显微鉴别】 粉末类白色。①淀粉粒：甚多，单粒类球形、半圆形或盔帽状，脐点点状、短缝状或人字形，层纹隐约可见；复粒由 2～14 分粒组成。②具缘纹孔导管：大，多破碎，具缘纹孔呈六角形或方形，排列紧密。③石细胞：黄绿色，长方形、椭圆形、类方形、多角形或纺锤形，多数壁较厚，纹孔细密（图 2-136）。

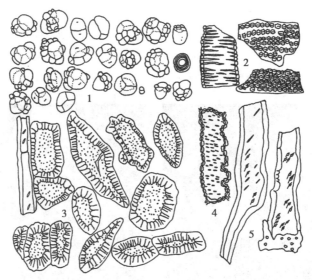

1. 淀粉粒；2. 导管；3. 石细胞；4. 木薄壁细胞；5. 木纤维。
图 2-136　天花粉粉末图

【成分】 含皂苷、天花粉蛋白及多种氨基酸。天花粉蛋白制成针剂，用于终止 12～26 周妊娠,亦可用于治疗恶性葡萄胎和绒癌。

【功能主治】 清热泻火,生津止渴,消肿排脓。主治热病烦渴、肺热燥咳、内热消渴、疮疡肿毒。用量10～15g。孕妇慎用。不宜与川乌、制川乌、草乌、制草乌、附子同用。

党参（Codonopsis Radix）

为桔梗科植物党参 *Codonopsis pilosula*（Franch.）Nannf.、素花党参 *Codonopsis pilosula* Nannf. var. *modesta*（Nannf.）L. T. Shen 或川党参 *Codonopsis tangshen* Oliv. 的干燥根。前种习称"潞党参",后两种分别习称"西党参"和"条党参"。主产于山西、甘肃、四川等地。秋季采挖,洗净,晒干(图2-137)。

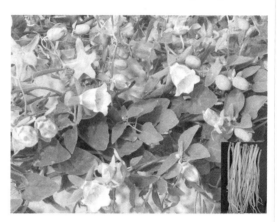

图2-137　党参原植物图

【性状鉴别】

1.药材

（1）党参（潞党）：①呈长圆柱形,稍弯曲,长10～35cm,直径0.4～2cm。②表面灰黄色、黄棕色至灰棕色,根头部膨大,有多数疣状突起的茎痕及芽,习称"狮子盘头",每个茎痕的顶端呈凹下的圆点状;根头下有致密的环状横纹,向下渐稀疏,有的达全长的1/2,栽培品环状横纹少或无,根头也较小;全体有纵皱纹及散在的横长皮孔样突起,支根断落处常有黑褐色胶状物。③质稍柔软或稍硬而略带韧性,断面稍平坦,有裂隙或放射状纹理,皮部淡棕黄色至黄棕色,木部淡黄色至黄色。④有特殊香气,味微甜(图2-138)。

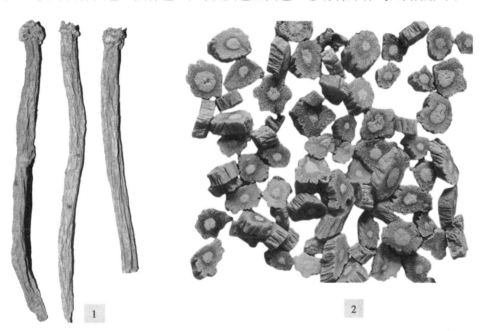

图2-138　党参药材图
1.个子药材;2.饮片。

（2）素花党参（西党参）：表面黄白色至灰黄色,根头下致密的环状横纹常达全长的1/2以上。断面裂隙较多,皮部灰白色至淡棕色。

（3）川党参（条党参）：表面灰黄色至黄棕色,有明显不规则纵沟,顶端有稀疏横纹,大者亦有

"狮子盘头"，但其茎痕较少，小者根头部小于正身，称"泥鳅头"。质较软而结实，断面裂隙较少，皮部黄白色。

均以条粗壮、狮子盘头大、横纹多、质柔润、气味浓、嚼之无渣者为佳。

2. 饮片 ①党参片：为类圆形厚片。余同药材。②米炒党参：形如党参片，表面深黄色，偶有焦斑。余同药材

【显微鉴别】

1. 横切面 ①木栓细胞数列至 10 数列，外侧有石细胞，单个或成群。②栓内层窄。③韧皮部宽广，外侧常有裂隙，散有淡黄色乳汁管群，并常与筛管群交互排列。④形成层成环。⑤木质部导管单个散在或数个相聚，成放射状排列。薄壁细胞含菊糖（图 2-139）。

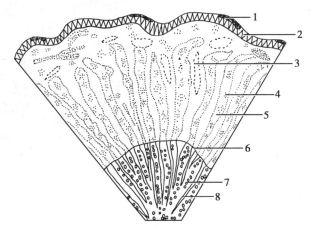

1. 石细胞；2. 木栓层；3. 裂隙；4. 乳汁管群；5. 韧皮部；6. 形成层；7. 木质部；8. 射线。

图 2-139 党参横切面简图

2. 粉末 ①淀粉粒：呈类球形，脐点呈星状或裂缝状。②石细胞：方形、长方形或多角形，壁不甚厚。③节状乳管碎片：含淡黄色颗粒状物。④导管：为网纹或具缘纹孔导管。⑤菊糖：呈扇形，表面显放射状纹理（图 2-140）。

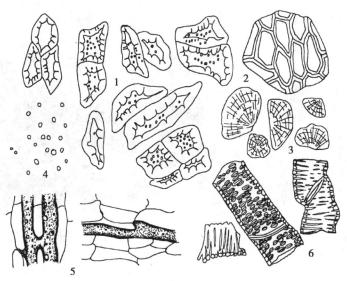

1. 石细胞；2. 木栓细胞；3. 菊糖；4. 淀粉粒；5. 节状乳管碎片；6. 导管。

图 2-140 党参粉末图

【成分】 含皂苷、菊糖、果糖、微量生物碱、多种氨基酸及微量元素等。

【理化鉴别】 ①检查：药材及党参片水分不得过 16.0%（烘干法）；米炒党参水分不得过

10.0%。总灰分不得过 5.0%。②浸出物：按醇溶性浸出物测定法（热浸法）测定，用 45% 乙醇溶液作溶剂，不得少于 55.0%。③薄层色谱：以党参炔苷对照品为对照，进行 TLC 鉴别，供试品色谱中，在与对照品色谱相应的位置上，应显相同颜色的斑点或荧光斑点。

【功能主治】　健脾益肺，养血生津。主治脾肺气虚、食少倦怠、咳嗽虚喘、气血不足、面色萎黄、心悸气短、津伤口渴、内热消渴。用量 9～30g。不宜与藜芦同用。

知识链接

党参习用品及伪品

1. 党参习用品　党参属植物中国有 39 种，药用 21 种、4 变种。除上述 3 种外，尚有同属多种植物的根在部分地区作党参药用，如管花党参 *Codonopsis tubulosa* Kom.、新疆党参 *Codonopsis clematidea*（Schrenk）C. B. Cl.、球花党参 *Codonopsis subglobosa* W. W. Sm.、灰毛党参 *Codonopsis canescens* Nannf. 等，有时会流入市场，应注意鉴别。

2. 党参伪品　主要有：①桔梗科植物羊乳 *Codonopsis lanceolata*（Sieb. et Zucc.）Trautv. 的根。呈纺锤形，短而粗；表面淡黄褐色，散在少量瘤状突起，环状横纹几达全体；体轻，质松泡，易折断，断面白色，有裂隙。②石竹科植物山女娄菜 *Silene aprica* Turcx. ex Fisch. et Mey. 的根。呈类圆形或纺锤形；断面淡黄白色，角质状；气微，味淡。③苋科植物土牛膝 *Achyranthes aspera* L. 的根。根头部无狮子盘头，而具地上茎叶残基；味微甜而后苦。④伞形科植物迷果芹 *Sphailerocarpus gracilis*（Bess.）K.-Pol. 的根。长纺锤形或类圆锥形；顶端圆钝，有茎残基，其下有致密的环状横纹；断面乳白色；具胡萝卜香气，味淡，微甜。⑤桔梗科金钱豹属植物大花金钱豹 *Campanumoea javanica* subsp. *javanica* 或金钱豹 *Campanumoea javanica* Bl. 的根。呈圆柱形，具棱；质硬，易折断，断面不平坦，黄白色；气微，味微甜，嚼之渣多。

【附药】　**明党参**　为伞形科植物明党参 *Changium smyrnioides* Wolff 的干燥根。4—5 月采挖，除去须根，洗净，置沸水中煮至无白心，取出，刮去外皮，漂洗，干燥。呈细长圆柱形、长纺锤形或不规则条块状；表面黄白色或淡棕色，光滑或有纵沟纹及须根痕，有的具红棕色斑点；质硬而脆，断面角质样，皮部黄白色，易与木部剥离，木部类白色；气微、味淡。含有机酸、糖、磷脂、多种氨基酸及微量挥发油。功能润肺化痰、养阴和胃、平肝、解毒。与党参名称相近，应注意区别。

桔梗（Platycodonis Radix）

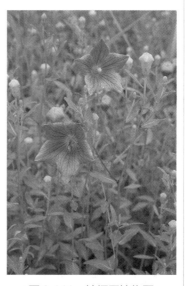

为桔梗科植物桔梗 *Platycodon grandiflorum*（Jacq.）A. DC. 的干燥根。全国大部分地区均产，以东北、华北产量较大。春、秋二季采挖，洗净，除去须根，趁鲜剥去外皮或不去外皮，干燥（图 2-141）。

【性状鉴别】

1. 药材　①呈圆柱形或纺锤形，有的有分枝，略扭曲，长 7～20cm，直径 0.7～2cm。②表面淡黄白色至黄色，未去外皮者表面黄棕色至灰棕色；有纵扭皱沟、横长皮孔样斑痕及支根痕，上部有横纹，有的顶端有较短的根茎，其上有数个半月形茎痕。③质脆，易折断，断面不平坦，有裂隙，皮部黄白色，形成层环棕色，木部淡黄色，有放射状纹理。④气微，味微甜后苦。以根粗大、色白、质坚实、苦味浓者为佳（图 2-142）。

图 2-141　桔梗原植物图

2. 饮片　为椭圆形或不规则厚片。外皮多已除去或偶有残留。切面皮部黄白色，较窄，形成层环纹明显，棕色，木部宽，有较多裂隙。气微，味微甜后苦（图2-142）。

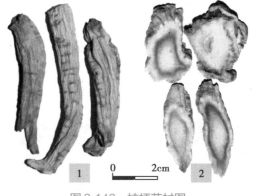

图2-142　桔梗药材图
1. 个子药材；2. 饮片。

【显微鉴别】

1. 横切面　①未去外皮者可见木栓细胞多列，细胞中含草酸钙小棱晶。②栓内层窄。③韧皮部宽广，乳汁管群散在，乳汁管内含细小颗粒状黄棕色物。④形成层成环。⑤木质部导管单个散在或数个相聚，呈放射状排列。⑥薄壁细胞含菊糖（图2-143）。

2. 粉末　黄白色。①菊糖：呈扇形或类圆形。②乳汁管：常互相连接成网状，内含黄色油滴状颗粒。③导管：多为梯纹、网纹导管，少见具缘纹孔导管（图2-144）。

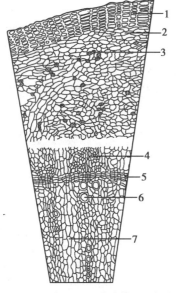

1. 木栓层；2. 皮层；3. 乳汁管；4. 韧皮部；
5. 形成层；6. 导管；7. 木射线。
图2-143　桔梗横切面详图

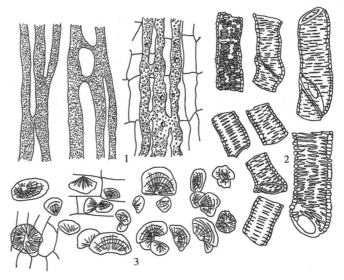

1. 乳汁管；2. 导管；3. 菊糖。
图2-144　桔梗粉末图

【成分】　含皂苷类、甾醇类、菊糖及多种氨基酸等。按HPLC法测定，药材和饮片含桔梗皂苷D（$C_{57}H_{92}O_{28}$）不得少于0.10%。

【功能主治】　宣肺，利咽，祛痰，排脓。主治咳嗽痰多、胸闷不畅、咽痛音哑、肺痈吐脓。用量3～10g。

🌐　　　　　　　　　　　　　　知识链接

桔梗伪品及其鉴别

　　某些地区以石竹科植物长蕊石头花（霞草）*Gypsophila oldhamiana* Miq. 的根伪充桔梗药用，应注意鉴别。呈圆锥形，表面黄棕色或淡黄色，有残存的棕色外皮及扭曲的纵沟纹；质坚硬，断面可见3～4轮同心性环纹（异型维管束）；气微，味苦而辣涩，有麻舌感；有草酸钙簇晶及砂晶（图2-145）。

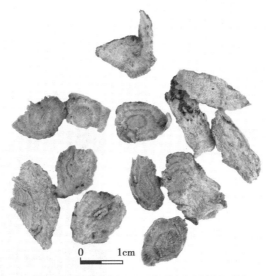

图2-145 桔梗伪品——长蕊石头花(霞草)

南沙参(Adenophorae Radix)

为桔梗科植物轮叶沙参 *Adenophora tetraphylla*（Thunb.）Fisch. 或沙参 *Adenophora stricta* Miq. 的干燥根。主产于安徽、浙江等地。春、秋二季采挖,除去须根,趁鲜刮去粗皮,洗净,干燥。

【性状鉴别】

1. 药材 ①呈圆锥形或圆柱形,略弯曲,长 7～27cm,直径 0.8～3cm。②表面黄白色或淡棕黄色,凹陷处常有残留的黄棕色栓皮,上部多有呈断续环状的深陷横纹,下部有纵纹及纵沟,顶端具 1 或 2 个根茎。③体轻,质松泡,易折断,断面不平坦,黄白色,多裂隙。④气微,味微甘(图2-146)。以条粗长、色黄白者为佳。

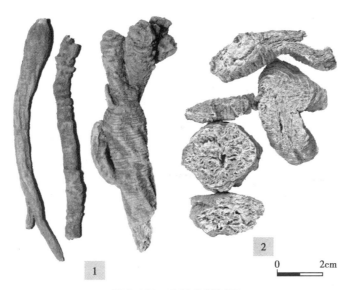

图2-146 南沙参药材图
1. 个子药材;2. 饮片。

2. 饮片 为圆形、类圆形或不规则形厚片。外表皮黄白色或淡棕黄色,切面黄白色,有不规则裂隙。余同药材。

【成分】 主要含三萜类皂苷、花椒毒素等。

【功能主治】 养阴清肺，益胃生津，化痰，益气。主治肺热燥咳、阴虚劳嗽、干咳痰黏、胃阴不足、食少呕吐、气阴不足、烦热口干等。用量9～15g。不宜与藜芦同用。

木香（Aucklandiae Radix）

为菊科植物木香 *Aucklandia lappa* Decne. 的干燥根。主产于云南，又称"云木香"。秋、冬二季采挖，除去泥沙及须根，切段，个大者再纵剖成瓣，干燥后撞去粗皮（图2-147）。

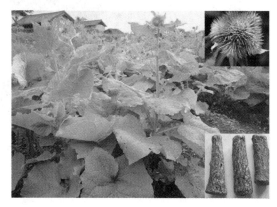

图2-147 木香原植物图

【性状鉴别】

1. 药材 ①呈圆柱形、半圆柱形或为纵剖片，长5～10cm，直径0.5～5cm。②表面黄棕色或灰褐色，有明显的皱纹、纵沟及侧根痕。③质坚，不易折断，断面灰褐色至暗褐色，周边灰黄色至浅棕黄色，形成层环棕色，有放射状纹理及散在的褐色点状油室，老根中心常呈朽木状。④气香特异，味微苦。以质坚实、香气浓、油性大者为佳（图2-148）。

2. 饮片 ①木香片：为类圆形或不规则的厚片。外表皮黄棕色至灰褐色，有纵皱纹。切面棕黄色至灰褐色，中部有明显菊花心状的放射纹理，形成层环棕色，褐色油点（油室）散在。气香特异，味微苦（图2-148）。②煨木香：形如木香片。气微香，味微苦。

【显微鉴别】

1. 横切面 ①木栓层由多列木栓细胞组成。②皮层稍窄。③韧皮部宽广，射线明显，纤维束散在。④形成层成环。⑤木质部导管单行径向排列，木纤维存在于近形成层处及中心的导管旁，初生木质部多为四原型。⑥薄壁组织中有大型油室散在，内含黄色分泌物；薄壁细胞中含有菊糖（图2-149）。

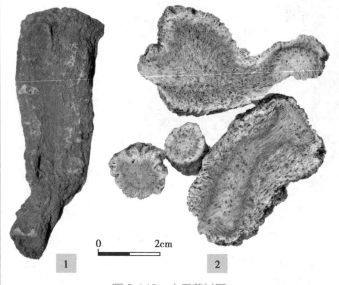

图2-148 木香药材图
1. 个子药材；2. 饮片。

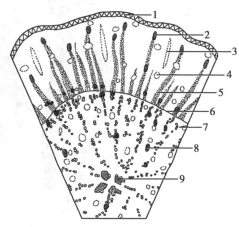

1. 木栓层；2. 韧皮纤维；3. 裂隙；4. 油室；
5. 韧皮部；6. 形成层；7. 导管；8. 木纤维；
9. 初生木质部。

图2-149 木香横切面简图

2. 粉末 黄绿色。①木栓细胞：多角形，黄棕色。②木纤维：多成束，长梭形，纹孔口横裂缝状、十字状或人字形。③导管：网纹导管多见，也有具缘纹孔导管。④油室碎片：有时可见，内含黄色或棕色分泌物。⑤菊糖：多见，表面有放射状纹理。⑥尚可见小型草酸钙方晶（图2-150）。

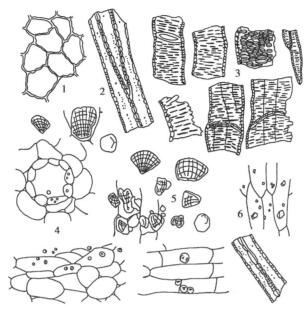

1. 木栓细胞；2. 木纤维；3. 导管；4. 油室碎片；5. 菊糖；6. 草酸钙方晶。

图 2-150　木香粉末图

【成分】　含挥发油、木香碱、菊糖、氨基酸等。挥发油的主成分为木香烃内酯、去氢木香内酯、α-木香醇、α-木香酸等。按 HPLC 法测定，本品含木香烃内酯（$C_{15}H_{20}O_2$）和去氢木香内酯（$C_{15}H_{18}O_2$）的总量，药材不得少于1.8%，木香片不得少于1.5%。

【功能主治】　行气止痛，健脾消食。主治胸胁、脘腹胀痛、泻痢后重、食积不消，不思饮食。煨木香实肠止泻，主治泄泻腹痛等。用量3～6g。

【附药】　**土木香**　为菊科植物土木香 *Inula helenium* L. 的干燥根。商品又称"祁木香"，主产于河北、新疆、甘肃、四川等地。呈圆锥形，略弯曲，表面黄棕色至暗棕色，有纵皱纹及须根痕；根头粗大，顶端有凹陷的茎痕及叶鞘残基，周围有圆柱形支根；质坚硬，不易折断，断面黄白色至浅灰黄色，有凹点状油室；气微香，味苦、辛。本品含土木香内酯和异土木香内酯的总量不得少于2.2%。本品功能健脾和胃，行气止痛，安胎。

川木香（Vladimiriae Radix）

为菊科植物川木香 *Vladimiria souliei*（Franch.）Ling 或灰毛川木香 *Vladimiria souliei*（Franch.）Ling var. *cinerea* Ling 的干燥根。主产于四川、西藏。秋季采挖，除去须根、泥沙及根头上的胶状物，干燥。

【性状鉴别】

1. 药材　①呈圆柱形（习称"铁杆木香"）或有纵槽的半圆柱形（习称"槽子木香"），稍弯曲，长10～30cm，直径1～3cm。②表面黄褐色或棕褐色，具纵皱纹，外皮脱落处可见丝瓜络状细筋脉，根头偶有黑色发黏的胶状物，习称"油头"或"糊头"。③体较轻，质硬脆，易折断，断面黄白色或黄色，有深黄色稀疏油点及裂隙，木部宽广，有放射状纹理；有的中心呈枯朽状。④气微香，味苦，嚼之粘牙（图2-151）。以条粗、质硬、香气浓者为佳。

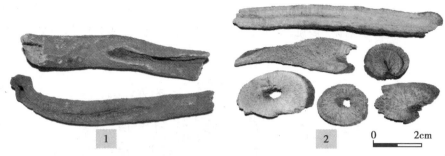

图2-151　川木香药材及饮片图
1. 个子药材；2. 饮片。

2. 饮片　类圆形切片，直径 1.5～3cm。外皮黄褐色至棕褐色。切面黄白色至黄棕色，有深棕色稀疏油点，木部显菊花心状的放射纹理，有的中心呈枯朽状，周边有一明显的环纹。余同药材（图2-151）。

【成分】　含挥发油、木香碱及菊糖等。油中主成分为木香烃内酯和去氢木香内酯等。按HPLC法测定，本品含木香烃内酯（$C_{15}H_{20}O_2$）和去氢木香内酯（$C_{15}H_{18}O_2$）的总量不得少于 3.2%。

【功能主治】　行气止痛。主治胸胁、脘腹胀痛、肠鸣腹泻、里急后重。用量 3～9g。

白术（Atractylodis Macrocephalae Rhizoma）

为菊科植物白术 *Atractylodes macrocephala* Koidz. 的干燥根茎。主产于浙江、安徽等地。冬季下部叶片枯黄、上部叶片变脆时采挖，除去泥沙，烘干（习称"烘术"）或晒干（习称"生晒术"），再除去须根（图2-152）。

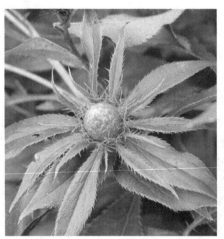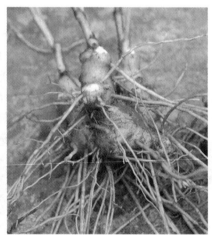

图2-152　白术原植物图

【性状鉴别】

1. 药材　①呈不规则的肥厚团块，长 3～13cm，直径 1.5～7cm。②表面灰黄色或灰棕色，有瘤状突起、须根痕、断续的纵皱和沟纹，顶端有残留茎基和芽痕。③质坚硬，不易折断，断面不平坦，生晒术黄白色至淡棕色，有棕黄色点状油室散在；烘术断面色较深，角质样，常有裂隙。④气清香，味甘、微辛，嚼之略带黏性。以个大、质坚实、气味浓者为佳（图2-153）。

2. 饮片　①白术片：为不规则厚片。外表皮灰黄色或灰棕色，切面黄白色至淡棕色，散生棕黄色的点状油室，木部具放射状纹理，烘干者断面角质样，色较深或有裂隙；余同药材。②麸炒白术：形如白术片，表面黄棕色，偶见焦斑。略有焦香气。

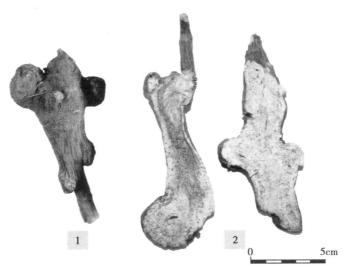

图 2-153　白术药材及饮片图

1. 个子药材；2. 饮片。

【显微鉴别】

1. 横切面　①木栓细胞数列，其内侧常夹有断续的石细胞环。②皮层、韧皮部、木射线及髓中散有多数油室，油室内含棕色油滴。③形成层环明显。④木质部呈放射状排列，中部和内部木质部束的附近有较多的纤维束，以初生木质部附近的纤维束最发达。⑤中央有髓部。薄壁细胞中含草酸钙针晶和菊糖（图 2-154）。

2. 粉末　淡黄棕色。①草酸钙针晶：细小，长 10～32μm，不规则地聚集于薄壁细胞中，少数针晶直径至 4μm。②纤维：黄色，大多成束，长梭形，壁甚厚，木化，孔沟明显。③石细胞：淡黄色，类圆形、多角形、长方形或少数纺锤形。④导管：为网纹或具缘纹孔导管，分子短小。⑤菊糖：薄壁细胞含菊糖，表面显放射状纹理（图 2-155）。

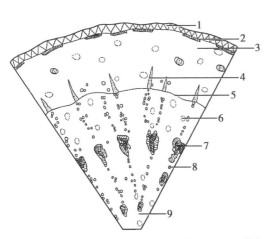

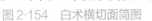

1. 木栓层；2. 石细胞；3. 皮层；4. 韧皮部；5. 形成层；6. 油室；7. 纤维；8. 木质部导管；9. 髓。

图 2-154　白术横切面简图

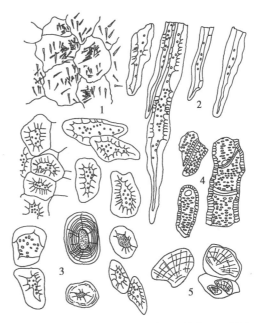

1. 草酸钙针晶；2. 纤维；3. 石细胞；4. 导管；5. 菊糖。

图 2-155　白术粉末图

ER-2-19

白术的粉末显微鉴定

【成分】　主要含挥发油。油中主要成分为苍术酮、苍术醇、白术内酯等。

【理化鉴别】　①检查：水分不得过 15.0%（烘干法）；总灰分不得过 5.0%；二氧化硫残留量不得过 400mg/kg。②色度：取本品最粗粉 1g，精密称定，置具塞烧瓶中，加 55% 乙醇溶液 200ml，用稀盐酸调节 pH 值至 2～3，连续振摇 1 小时，滤过，吸取滤液 10ml，置比色管中，按溶液颜色检查法试验，药材及白术片与黄色 9 号标准比色液比较，不得更深；麸炒白术与黄色 10 号比色液比较，不得更深；③浸出物：按醇溶性浸出物测定法（热浸法）测定，用 60% 乙醇溶液作溶剂，不得少于 35.0%；④薄层色谱：以白术对照药材为对照，进行 TLC 鉴别，供试品色谱中，在与对照药材色谱相应的位置上，应显相同颜色的斑点，并应显有一桃红色的主斑点（苍术酮）。

【功能主治】　健脾益气，燥湿利水，止汗，安胎。主治脾虚食少、腹胀泄泻、痰饮眩悸、水肿、自汗、胎动不安。用量 6～12g。

苍术（ Atractylodis Rhizoma ）

为菊科植物茅苍术 *Atractylodes lancea*（Thunb.）DC. 或北苍术 *Atractylodes chinensis*（DC.）Koidz. 的干燥根茎。茅苍术主产于江苏、湖北等地；北苍术主产于河北、山西等地。春、秋二季采挖，除去泥沙，晒干，撞去须根。

【性状鉴别】

1. 药材

（1）茅苍术：①呈不规则连珠状或结节状圆柱形，略弯曲，偶有分枝，长 3～10cm，直径 1～2cm。②表面灰棕色，有皱纹、横曲纹及残留须根。③质坚实，断面黄白色或灰白色，散有多数橙黄色或棕红色点状油室，习称"朱砂点"；暴露稍久，可析出白色细针状结晶，习称"起霜"或"吐脂"。④气香特异，味微甘、辛、苦（图 2-156）。

（2）北苍术：①呈疙瘩状或结节状圆柱形，长 4～9cm，直径 1～4cm。②表面黑棕色，除去外皮者黄棕色。③质较疏松，断面散有黄棕色点状油室。④香气较淡，味辛、苦（图 2-156）。

均以个大、质坚实、断面朱砂点多、香气浓者为佳。

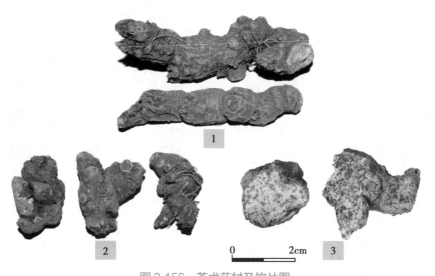

图 2-156　苍术药材及饮片图
1. 茅苍术；2. 北苍术；3. 茅苍术饮片。

2. 饮片　①苍术片：呈类圆形或条形厚片。外皮灰棕色至黑棕色，有皱纹，有时可见根痕；切面黄白色或灰白色，散有多数橙黄色或棕红色油室，有的可析出白色细针状结晶。余同药材。②麸炒苍术：形如苍术片。表面深黄色，散有多数棕褐色油室。有焦香气。余同苍术片。

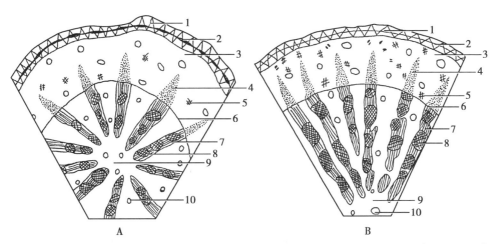

课堂互动

1. 注意观察标本外形、断面和气味，说出茅苍术和北苍术的性状区别。
2. 解释"朱砂点""起霜"。
3. 通过性状鉴定和化学成分分析，讨论为什么茅苍术质量优于北苍术？

【显微鉴别】

1. 横切面

（1）茅苍术：①木栓细胞10～40层，其间夹有石细胞环带3～8条，每一环带由2～3层类长方形的石细胞集成。②皮层宽广，其间散有大型油室；韧皮部狭小。③形成层环状；木质部内侧纤维束与导管相间排列。④射线及髓部均散有油室。薄壁细胞含有菊糖及细小的草酸钙针晶。

（2）北苍术：皮层有纤维束。木质部纤维束较大，与导管群相间排列（图2-157）。

1. 木栓层；2. 木栓石细胞；3. 皮层；4. 韧皮部；5. 草酸钙针晶；6. 形成层；7. 木质部；8. 纤维束；9. 髓；10. 油室。

图2-157　苍术横切面简图
A. 茅苍术；B. 北苍术。

2. 粉末　棕色。①石细胞：甚多，单个或成群，多角形、类圆形或类长方形，壁极厚，纹孔或孔沟明显，常与木栓细胞相连。②纤维：多成束，长梭形，壁厚木化。③导管：主为网纹或具缘纹孔导管。④草酸钙针晶：细小，长5～30μm，不规则充塞于薄壁细胞中。⑤油室碎片：多见。⑥菊糖：多见，呈扇形或块状，表面显放射状纹理（图2-158）。

【成分】　含挥发油3%～9%。油中主成分为苍术素、茅术醇、β-桉油醇、苍术醇等。按HPLC法测定，本品含苍术素（$C_{13}H_{10}O$），药材及苍术片不得少于0.30%；麸炒苍术不得少于0.20%。

【功能主治】　燥湿健脾，祛风散寒，明目。主治湿阻中焦、脘腹胀满、泄泻、水肿、脚气痿躄、风湿痹痛、风寒感冒、夜盲、眼目昏涩。用量3～9g。

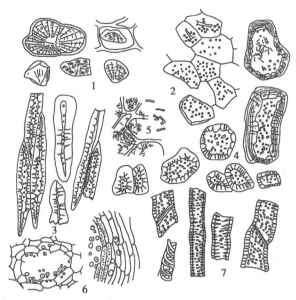

1.菊糖；2.木栓细胞；3.纤维；4.石细胞；5.草酸钙针晶；6.油室碎片；7.导管。

图 2-158　苍术粉末图

紫菀（Asteris Radix et Rhizoma）

为菊科植物紫菀 *Aster tataricus* L. f. 的干燥根和根茎。主产于河北、安徽等地。春、秋二季采挖，除去有节的根茎（习称"母根"）和泥沙，编成辫状晒干，或直接晒干。

【性状鉴别】

1. 药材　①根茎呈不规则块状，顶端常带茎、叶残基，下端簇生多数细根，根长 3～15cm，直径 0.1～0.3cm，多编成辫状。②表面紫红色或灰红色，有纵皱纹。③质较柔韧，断面淡棕色，边缘紫红色，中央有一细小点状棕黄色木心。④气微香，味甜、微苦。以根长、色紫红、质柔韧者为佳（图 2-159）。

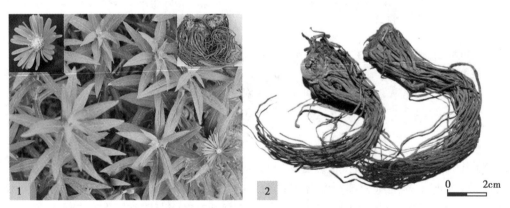

图 2-159　紫菀原植物及药材图
1.原植物；2.药材。

2. 饮片　①紫菀片：为不规则的厚片或段，余同药材。②蜜紫菀：形如紫菀片或段，表面棕褐色或紫棕色。有蜜香气，味甜。

【成分】　含紫菀酮、紫菀皂苷等。按 HPLC 法测定，药材及紫菀片含紫菀酮（$C_{30}H_{50}O$）不得少于 0.15%，蜜紫菀不得少于 0.10%。

【功能主治】　润肺下气，消痰止咳。主治痰多喘咳、新久咳嗽、劳嗽咳血。用量5～10g。

【附药】　**山紫菀**　为同科植物蹄叶橐吾 *Ligularia fischeri*（Ledeb.）Turcz. 的干燥根和根茎。根茎横生，上方有茎基痕及残存的叶基纤维；表面黄棕色或棕褐色，具短绒毛；体轻，质硬脆，易折断，断面中心有一黄色木心；有特异香气，味辛辣。取本品粗粉2g，加乙醚或甲醇10ml，浸渍过夜，滤过，取滤液滴在滤纸上，置荧光灯（254nm）下观察，山紫菀显黄色或淡黄色荧光斑点（正品紫菀显蓝色荧光斑点）。

漏芦（Rhapontici Radix）

为菊科植物祁州漏芦 *Rhaponticum uniflorum*（L.）DC. 的干燥根。主产于河北、辽宁等地。春、秋二季采挖，除去须根和泥沙，晒干（图2-160）。

【性状鉴别】

1. 药材　①呈圆锥形或扁片块状，多扭曲，直径1～2.5cm。②表面暗棕色、灰褐色或黑褐色，粗糙，具纵沟及菱形的网状裂隙，外层易剥落，根头部膨大，有残茎及鳞片状叶基，顶端有灰白色绒毛。③体轻，质脆，易折断，断面不整齐，灰黄色，有裂隙，中心有的显星状裂隙，灰黑色或棕黑色。④气特异，味微苦（图2-161）。以条粗、色灰褐、不裂者为佳。

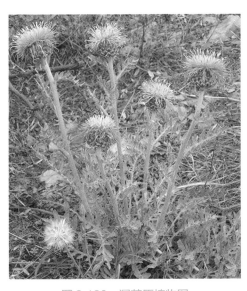

图2-160　漏芦原植物图

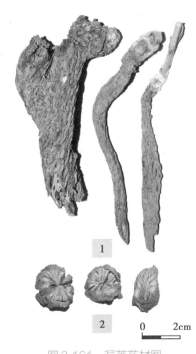

图2-161　漏芦药材图
1. 个子药材；2. 饮片。

2. 饮片　为类圆形或不规则的厚片。外表皮暗棕色至黑褐色，粗糙，有网状裂纹。切面黄白色至灰黄色，有放射状裂隙。余同药材。

【成分】　含挥发油、β-蜕皮甾酮等。按HPLC法测定，药材和饮片含β-蜕皮甾酮（$C_{27}H_{44}O_7$）不得少于0.04%。

【功能主治】　清热解毒，消痈，下乳，舒筋通脉。主治乳痈肿痛、痈疽发背、瘰疬疮毒、乳汁不通、湿痹拘挛。用量5～9g。孕妇慎用。

【附药】　**禹州漏芦**　为菊科植物驴欺口 *Echinops latifolius* Tausch. 或华东蓝刺头 *Echinops grijsii* Hance 的干燥根。呈圆柱形，稍扭曲，直径0.5～1.5cm；表面灰黄色或灰褐色，具纵皱纹，顶端有纤维状棕色硬毛；质硬，不易折断，断面皮部褐色，木部呈黄黑相间的放射状纹理；气微，味微涩。功能清热解毒，消痈，下乳，舒筋通脉。

第四节　单子叶植物根及根茎类中药的鉴定

三棱（Sparganii Rhizoma）

为黑三棱科植物黑三棱 *Sparganium stoloniferum* Buch.-Ham. 的干燥块茎。主产于江苏等地，习称"荆三棱"。冬季至次年春采挖，洗净，削去外皮，晒干。

【性状鉴别】

1. 药材　①呈圆锥形，略扁，长 2～6cm，直径 2～4cm。②表面黄白色或灰黄色，有刀削痕，须根痕小点状，略呈横向环状排列。③体重，入水下沉，质坚实，难折断，横切面灰白色或黄白色，粗糙，有多数明显的细筋脉点。④气微，味淡，嚼之微有麻辣感（图 2-162）。以体重、质坚实、去净外皮、表面黄白色者为佳。

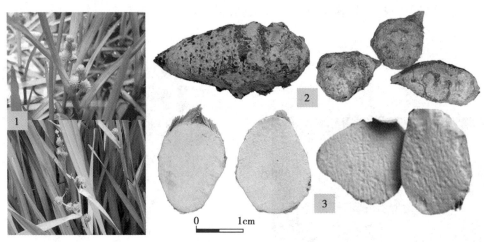

图 2-162　三棱原植物及药材图
1. 原植物；2. 个子药材；3. 饮片。

2. 饮片　①三棱片：呈类圆形薄片。外表皮灰棕色。切面灰白色或黄白色，粗糙，有多数明显的细筋脉点。余同药材。②醋三棱：形如三棱片，切面黄色至黄棕色，偶见焦黄色，微有醋香气。

【成分】　含黄酮类、挥发油、刺芒柄花素、豆甾醇、β-谷甾醇等。

【功能主治】　破血行气，消积止痛。主治癥瘕痞块、痛经、瘀血经闭、胸痹心痛、食积胀痛。用量 5～10g。孕妇禁用。不宜与芒硝、玄明粉同用。

知识链接

三棱混用品及其鉴别

三棱混用品主要有：①同属植物小黑三棱 *Sparganium emersum* Rehmann 的块茎。性状与正品相似，唯块茎较小，呈扁长卵形。②莎草科植物荆三棱 *Bolboschoenus yagara* (Ohwi) Y. C. Yang & M. Zhan 的块茎。商品习称"黑三棱"。其块茎呈类球形至倒圆锥形，表面黑褐色或红棕色，有皱纹，顶端有圆形茎痕，全体有多数点状突起的须根痕；质轻而实，入水漂浮不沉；削去外皮的表面黄白色。

泽泻（Alismatis Rhizoma）

为泽泻科植物东方泽泻 *Alisma orientale*（Sam.）Juzep. 或泽泻 *Alisma plantago-aquatica* Linn. 的干燥块茎。主产于福建、四川等地。冬季茎叶开始枯萎时采挖，洗净，干燥，除去须根及粗皮。

【性状鉴别】

1.药材 ①呈类球形、椭圆形或卵圆形，长 2～7cm，直径 2～6cm。②表面淡黄色至淡黄棕色，有不规则的横向环状浅沟纹及多数细小突起的须根痕，底部有的有瘤状芽痕。③质坚实，断面黄白色，粉性，有多数细孔。④气微，味微苦。以个大、坚实、色淡黄、粉性大者为佳（图 2-163）。

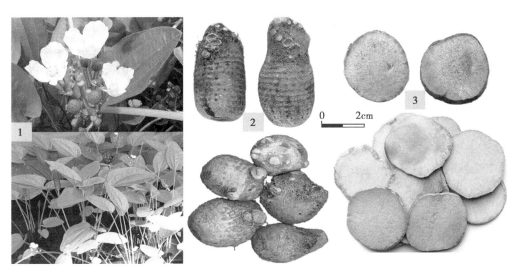

图 2-163　泽泻药材图
1. 东方泽泻原植物；2. 个子药材；3. 饮片。

2.饮片 ①泽泻片：呈圆形或椭圆形厚片。余同药材（图 2-163）。②盐泽泻：形如泽泻片，表面淡黄棕色或黄褐色，偶见焦斑。味微咸。

【显微鉴别】

1.横切面 ①外皮多除去。②皮层通气组织由薄壁细胞组成，细胞间隙甚大，内皮层细胞 1 列，壁增厚，木化，有纹孔。③中柱通气组织中，散有周木型维管束和淡黄色的分泌腔（油室）。薄壁细胞中充满淀粉粒（图 2-164）。

2.粉末 淡黄棕色。①淀粉粒：甚多，单粒长卵形、类球形或椭圆形，脐点人字形、短缝状或三叉状，复粒由 2～3 分粒组成。②薄壁细胞：类圆形，具多数椭圆形纹孔，集成纹孔群。③内皮层细胞：垂周壁波状弯曲，较厚，木化，有稀疏细孔沟。④油室：多破碎，完整者类圆形，分泌细胞中有时可见油滴（图 2-165）。

【成分】 含四环三萜类衍生物、挥发油、胆碱、卵磷脂等。按 HPLC 法测定，药材及饮片含 23- 乙酰泽泻醇 B（$C_{32}H_{50}O_5$）和 23- 乙酰泽泻醇 C（$C_{32}H_{48}O_6$）的总量不得少于 0.10%。

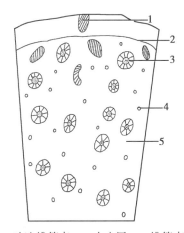

1. 叶迹维管束；2. 内皮层；3. 维管束；
4. 油室；5. 通气组织。

图 2-164　泽泻横切面简图

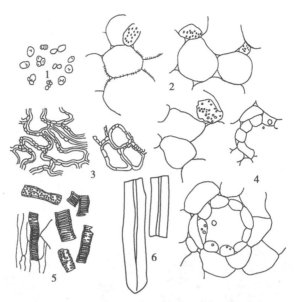

1. 淀粉粒；2. 薄壁细胞；3. 内皮层细胞；4. 油室；5. 导管；6. 纤维。

图 2-165　泽泻粉末图

【功能主治】　利水渗湿，泄热，化浊降脂。主治小便不利、水肿胀满、泄泻尿少、痰饮眩晕、热淋涩痛、高脂血症。用量 6～10g。

白茅根（Imperatae Rhizoma）

为禾本科植物白茅 *Imperata cylindrica* Beauv. var. *major*（Nees）C. E. Hubb. 的干燥根茎。春、秋二季采挖，洗净，晒干，除去须根及膜质叶鞘，捆成小把。

【性状鉴别】

1. 药材　①呈长圆柱形，直径 0.2～0.4cm。②表面黄白色或淡黄色，微有光泽，具纵皱纹，节明显，稍突起，节间长 1.5～3cm。③体轻，质略脆，断面皮部白色，多有裂隙，放射状排列，中柱淡黄色，易与皮部剥离。④气微，味微甜（图 2-166）。

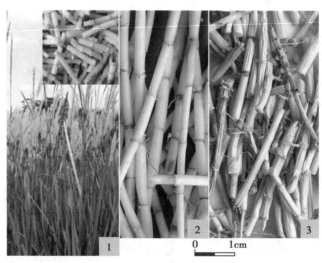

图 2-166　白茅根原植物及药材图

1. 原植物；2. 鲜白茅根；3. 药材。

2. 饮片　为圆柱形的段。外表皮黄白色或淡黄色，微有光泽，具纵皱纹，有的可见稍隆起的节。切面皮部白色，多有裂隙，放射状排列，中柱淡黄色或中空，易与皮部剥离。余同药材。

【成分】　含芦竹素、薏苡素、羊齿烯醇、西米杜鹃醇、白头翁素等。

【功能主治】　凉血止血，清热利尿。主治血热吐血、衄血、尿血、热病烦渴、湿热黄疸、水肿尿少、热淋涩痛。用量9～30g。

香附（Cyperi Rhizoma）

为莎草科植物莎草 *Cyperus rotundus* L. 的干燥根茎。主产于山东、浙江等地。秋季采挖，置沸水略煮或蒸透后晒干，称"毛香附"；燎去毛须后直接晒干，称"光香附"。

【性状鉴别】

1. 药材　①多呈纺锤形，有的略弯曲，长2～3.5cm，直径0.5～1cm。②表面棕褐色或黑褐色，有纵皱纹，并有6～10个略隆起的环节，"毛香附"在节上有棕色的毛须，并残留根痕；"光香附"已去净毛须，较光滑，环节不明显。③质硬，经蒸煮者断面黄棕色或红棕色，角质样；生晒者断面色白而显粉性，内皮层环纹明显，中柱色较深，有筋脉点散在。④气香，味微苦（图2-167）。

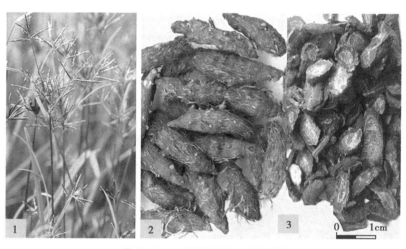

图2-167　香附原植物及药材图
1. 原植物；2. 个子药材；3. 饮片（醋香附）。

2. 饮片　①香附片：为不规则厚片。外表皮棕褐色或黑褐色，有时可见环节。切面色白或黄棕色，质硬，内皮层环纹明显。余同药材。②醋香附：形同香附片，外表黑褐色，切面浅棕色或深棕色，微有醋香气，味微苦（图2-167）。

【成分】　主要含挥发油，油中主成分为α-香附酮。照挥发油测定法测定，本品药材及香附片含挥发油不得少于1.0%（ml/g），醋香附不得少于0.8%（ml/g）。

【功能主治】　疏肝解郁，理气宽中，调经止痛。主治肝郁气滞、胸胁胀痛、疝气疼痛、乳房胀痛、脾胃气滞、脘腹痞闷、胀满疼痛、月经不调、经闭痛经。用量6～10g。

【附药】　**两头尖**　为毛茛科植物多被银莲花 *Anemone raddeana* Regel 的干燥根茎，习称"竹节香附"。呈长纺锤形，两端尖细，微弯曲，其中近一端处较膨大；表面棕褐色至棕黑色，有细微纵皱纹，膨大部位常有1～3个支根痕呈鱼鳍状突起，偶见不明显的3～5环节；质硬而脆，易折断，断面略平坦，类白色或灰褐色，略呈角质样；气微，味先淡后微苦而麻辣（图2-168）。功能祛风湿，消痈肿。孕妇禁用。

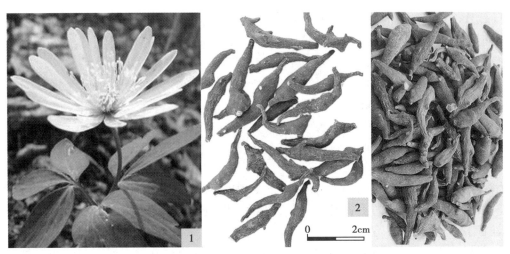

图 2-168　两头尖原植物及药材图
1. 原植物；2. 药材。

天南星（Arisaematis Rhizoma）

为天南星科植物天南星 Arisaema erubescens（Wall.）Schott、异叶天南星 Arisaema heterophyllum Bl. 或东北天南星 Arisaema amurense Maxim. 的干燥块茎。前两者全国多数地区均产；后者主产于东北。秋、冬二季茎叶枯萎时采挖，除去须根及外皮，干燥（图 2-169）。

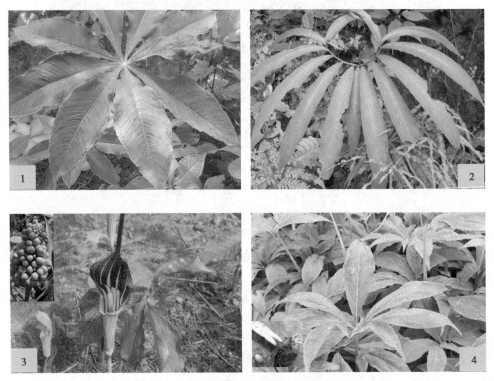

图 2-169　天南星原植物及掌叶半夏图
1. 天南星；2. 异叶天南星；3. 东北天南星；4. 掌叶半夏。

【性状鉴别】
1. 药材　①呈扁球形，高 1～2cm，直径 1.5～6.5cm。②表面类白色或淡棕色，较光滑，顶端有凹陷的茎痕，周围有麻点状根痕，有的块茎周边有小扁球形侧芽。③质坚硬，不易破碎，断面不平坦，白色，粉性。④气微辛，味麻辣。以体大、色白、粉性足者为佳（图2-170）。

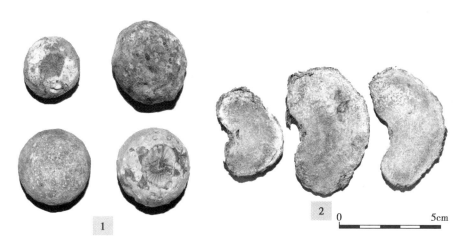

图2-170　天南星药材及饮片图
1. 个子药材；2. 饮片。

2. 制天南星　呈类圆形或不规则形薄片，黄色或淡棕色。质脆易碎，断面角质状。气微，味涩，微麻。

【显微鉴别】　粉末类白色。①淀粉粒：以单粒为主，圆球形或长圆形，脐点点状或裂缝状，大粒层纹隐约可见；复粒少数，由2～12分粒组成。②草酸钙针晶：散在或成束存在于黏液细胞中。③草酸钙方晶：多见于导管旁的薄壁细胞中。④导管：多为螺纹导管，还有环纹导管（图2-171）。

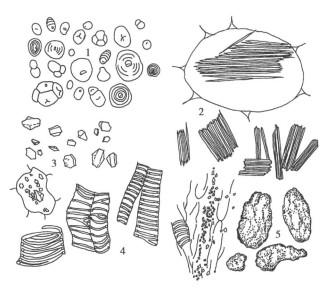

1. 淀粉粒；2. 草酸钙针晶；3. 草酸钙方晶；4. 导管；5. 棕色块。
图2-171　天南星粉末图

【成分】　含黄酮类、三萜皂苷、原儿茶醛、安息香酸等。含总黄酮以芹菜素（$C_{15}H_{10}O_5$）计，不得少于0.050%。制天南星含白矾以含水硫酸铝钾［$KAl(SO_4)_2\cdot12H_2O$］计，不得过12.0%。

【功能主治】　制天南星燥湿化痰，祛风止痉，散结消肿。主治顽痰咳嗽、风痰眩晕、中风痰壅、口眼㖞斜、半身不遂、癫痫、惊风、破伤风。生品散结消肿。外用治痈肿，蛇虫咬伤。内服一般炮制后使用，用量3～9g；生品内服宜慎。孕妇慎用。

　　【附药】　**虎掌天南星**　为同科半夏属植物虎掌 *Pinellia pedatisecta* Schott 的干燥块茎，在东北习作天南星用。药材呈扁圆形，直径1.5～5cm；周边生有数个小球状块茎，形似虎掌，每一块茎中心都有一茎痕，周围有麻点状根痕（图2-172）。

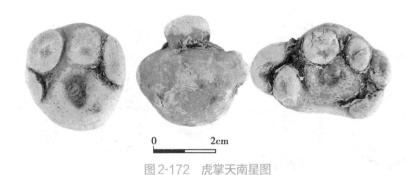

图 2-172　虎掌天南星图

半夏(Pinelliae Rhizoma)

　　为天南星科植物半夏 *Pinellia ternata*（Thunb.）Breit. 的干燥块茎。主产于四川、湖北等地。夏、秋二季采挖，洗净，除去外皮及须根，晒干。

　　【性状鉴别】

　　1. 药材　①呈类球形，有的稍偏斜，直径0.7～1.6cm。②表面白色或浅黄色，顶端有凹陷的茎痕，周围密布麻点状根痕；下面钝圆，较光滑。③质坚实，断面洁白，富粉性。④气微，味辛辣、麻舌而刺喉。以色白、质坚实、粉性足者为佳（图2-173）。

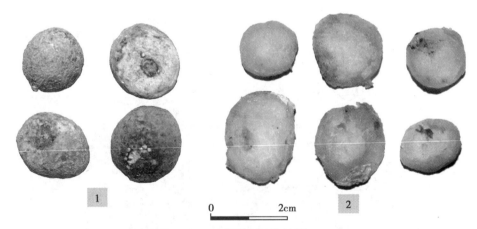

图 2-173　半夏药材及饮片图
1. 个子药材；2. 饮片。

　　2. 饮片　清半夏、姜半夏、法半夏3种炮制加工品的比较鉴别见表2-11。

表 2-11　3 种半夏炮制加工品的比较鉴别

品名	加工方法	形状	表面	质地断面	气味
清半夏	半夏经8%白矾溶液浸泡，或煮至内无干心，切厚片，干燥	椭圆形、类圆形或片状	切面淡灰白色至灰白色或黄白色至黄棕色	质脆，易折断，断面略呈粉性或角质样	气微，味微涩、微有麻舌感

续表

品名	加工方法	形状	表面	质地断面	气味
姜半夏	净半夏经水浸泡与生姜煎液及白矾共煮透；切（或不切）薄片；干燥	片状、不规则颗粒状或类球形	表面棕色至棕褐色	质硬脆，断面淡黄棕色，常具角质样光泽	气微香，味淡，微有麻舌感，嚼之略粘牙
法半夏	净半夏经水浸泡，甘草-石灰液浸泡，干燥	类球形或颗粒状	表面淡黄白色、黄色或棕黄色	质较松脆或硬脆，断面黄色或淡黄色，颗粒状者质稍硬脆	气微，味淡略甘，微有麻舌感

【显微鉴别】　粉末类白色。①淀粉粒：甚多，单粒类圆形、半圆形或圆多角形，脐点裂缝状、人字状或星状，复粒由2～6分粒组成。②草酸钙针晶束：存在于椭圆形黏液细胞中，或随处散在。③导管：多为螺纹导管（图2-174）。

【成分】　含生物碱类、黑尿酸、原儿茶醛、鸟嘌呤核苷酸、氨基酸等。

【功能主治】　生品燥湿化痰，降逆止呕，消痞散结；主治湿痰寒痰、咳喘痰多、痰饮眩悸、风痰眩晕、痰厥头痛、呕吐反胃、胸脘痞闷、梅核气；外治痈肿痰核。法半夏燥湿化痰；主治痰多咳喘、痰饮眩悸、风痰眩晕、痰厥头痛。清半夏燥湿化痰；主治湿痰咳嗽、胃脘痞满、痰涎凝聚、咯吐不出。姜半夏温中化痰，降逆止呕；主治痰饮呕吐、胃脘痞满。内服一般炮制后使用，用量3～9g；外用适量，磨汁涂或研末以酒调敷患处。不宜与川乌、制川乌、草乌、制草乌、附子同用。生品内服宜慎。

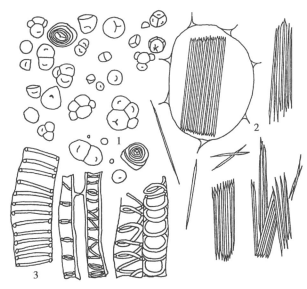

1. 淀粉粒；2. 草酸钙针晶束；3. 导管。

图 2-174　半夏粉末图

EB-2-20

半夏的粉末显微鉴定

【附药】　**水半夏**　为天南星科植物鞭檐犁头尖 *Typhonium flagelliforme* (Lodd.) Blume 的干燥块茎（图2-175）。在广东、广西等地作半夏用。药材呈圆锥形、半圆形或椭圆形，高0.8～3cm，直径0.5～1.5cm；表面类白色或浅黄色，常残留有棕黄色外皮，全体有多数隐约可见的点状根痕；上端类圆形，有凸起的叶痕或芽痕，下端略尖；质坚实，断面白色，粉性；气微，味辛辣、麻舌而刺

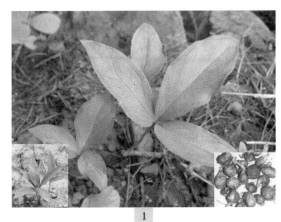
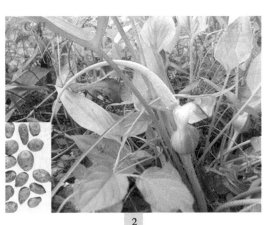

图 2-175　半夏与水半夏原植物图

1. 半夏；2. 水半夏。

喉。本品有毒。有燥湿化痰功效，无降逆止呕作用，不可代半夏使用（图2-176）。

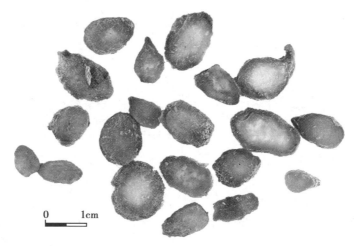

0　　1cm

图2-176　水半夏药材图

石菖蒲（ Acori Tatarinowii Rhizoma ）

　　为天南星科植物石菖蒲 *Acorus tatarinowii* Schott 的干燥根茎。主产于四川、浙江等地。秋、冬二季采挖，除去须根及泥沙，晒干。

【性状鉴别】

　　1. 药材　①呈扁圆柱形，多弯曲，常有分枝，长3～20cm，直径0.3～1cm。②表面棕褐色或灰棕色，粗糙，有疏密不匀的环节，节间长0.2～0.8cm，具细纵纹，一面残留须根或圆点状根痕，叶痕呈三角形，左右交互排列，有的其上有鳞毛状的叶基残余。③质硬，不易折断，断面纤维性，类白色或微红色，内皮层环明显，可见多数筋脉小点（维管束）及棕色油点（油细胞），散在。④气芳香，味苦，微辛。以条粗、断面色类白、香气浓者为佳（图2-177）。

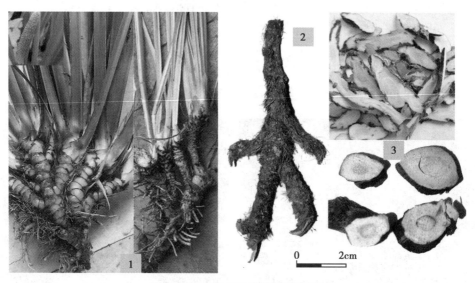

0　　2cm

图2-177　石菖蒲原植物及药材图

1. 原植物；2. 个子药材；3. 饮片。

　　2. 饮片　①呈扁圆形或长条形的厚片。②外表皮棕褐色或灰棕色，有的可见环节及根痕。③切面纤维性，类白色或微红色，有明显环纹及油点。④气芳香，味苦、微辛（图2-177）。

【显微鉴别】　横切面：①表皮细胞外壁增厚，棕色，有的含红棕色物。②皮层宽广，散有纤维束及叶迹维管束，叶迹维管束外韧型，维管束鞘纤维成环，木化，内皮层明显。③中柱维管束周木型及外韧型，维管束鞘纤维较少，纤维束与维管束鞘纤维周围细胞中含草酸钙方晶，形成晶纤维。④薄壁组织中散有油细胞，并含淀粉粒（图2-178、图2-179）。

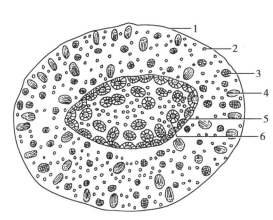

1. 表皮；2. 油细胞；3. 纤维束；4. 叶迹维管束；
5. 内皮层；6. 周木型维管束。

图2-178　石菖蒲横切面简图

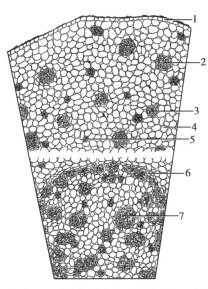

1. 表皮；2. 叶迹维管束；3. 纤维束；4. 皮层；
5. 油细胞；6. 内皮层；7. 维管束。

图2-179　石菖蒲横切面详图

【成分】　含挥发油，药材不得少于1.0%（ml/g），饮片不得少于0.7%（ml/g）。

【理化鉴别】　①荧光观察：取粉末1g，用10ml乙醚浸泡20分钟，取浸提液点于滤纸上，挥干后在紫外灯（254nm）下观察，显紫红色荧光。②检查：水分不得过13.0%（甲苯法）；总灰分不得过10.0%。③浸出物：照醇溶性浸出物测定法（冷浸法）测定，用稀乙醇溶液作溶剂，药材不得少于12.0%；饮片不得少于10.0%。④薄层色谱：以石菖蒲对照药材为对照，进行TLC鉴别，供试品色谱中，在与对照药材色谱相应的位置上，应显相同颜色的荧光斑点；再以碘蒸气熏至斑点显色清晰；供试品色谱中，在与对照药材色谱相应的位置上，应显相同颜色的斑点。

【功能主治】　开窍豁痰，醒神益智，化湿开胃。主治神昏癫痫、健忘失眠、耳鸣耳聋、脘痞不饥、噤口下痢。用量3～10g。

【附药】　**藏菖蒲（水菖蒲）**　为天南星科植物藏菖蒲 *Acorus calamus* L. 的干燥根茎。呈扁圆柱形，略弯曲；表面灰棕色至棕褐色，节明显，节间长0.5～1.5cm，上方有斜三角形的叶痕，左右交互排列，下方具多数凹陷的点状根痕；质硬，断面海绵样，淡棕色，内皮层环明显，有多数小空洞及维管束小点；气香浓烈而特异，味辛。内部构造中，皮层宽广，有通气组织（薄壁细胞排列成网状，有大型腔隙）。取粉末1g，用10ml乙醚浸泡20分钟，取浸提液点于滤纸上，晾干后在紫外灯（254nm）下观察，显蓝紫色荧光。本品含挥发油不得少于2.0%（ml/g）。具温胃、消炎止痛之功效。

千年健（Homalomenae Rhizoma）

为天南星科植物千年健 *Homalomena occulta*（Lour.）Schott 的干燥根茎。主产于广西、云南等地。春、秋二季采挖，洗净，除去外皮，晒干。

【性状鉴别】

1. 药材　①呈圆柱形，稍弯曲，有的略扁，长15～40cm，直径0.8～1.5cm。②表面黄棕色或红棕色，粗糙，可见多数扭曲的纵沟纹、圆形根痕及黄色针状纤维束。③质硬而脆，断面红褐色，黄色针状纤维束多而明显，相对应的另一断面呈多数针眼状小孔及有少数黄色针状纤维束，可见深褐色具光泽的油点。④气香，味辛、微苦。以根茎肥大、黄棕色、香气浓烈者为佳（图2-180）。

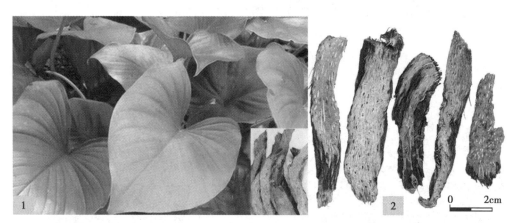

图 2-180　千年健原植物及药材图
1. 原植物；2. 药材。

2. 饮片　①呈类圆形或不规则形的片。②外表皮黄棕色或红棕色，粗糙，有的可见圆形根痕。③切面红褐色，具有众多黄色纤维束，有的呈针刺状。④气香，味辛、微苦。

【成分】　含挥发油。主要有芳樟醇、β-蒎烯、α-松油醇、橙花醇、香叶醇、丁香油酚等。照GC法测定，本品含芳樟醇（$C_{10}H_{18}O$）不得少于 0.20%。

【功能主治】　祛风湿，壮筋骨。主治风寒湿痹、腰膝冷痛、拘挛麻木，筋骨痿软。用量 5～10g。

百部（Stemonae Radix）

为百部科植物直立百部 *Stemona sessilifolia*（Miq.）Miq.、蔓生百部 *Stemona japonica*（Bl.）Miq. 或对叶百部 *Stemona tuberosa* Lour. 的干燥块根。主产于安徽、江苏等地。春、秋二季采挖，除去须根，洗净，置沸水中略烫或蒸至无白心，取出，晒干。

【性状鉴别】

1. 药材　①直立百部：呈纺锤形，上端较细长，皱缩弯曲；长 5～12cm，直径 0.5～1cm；表面黄白色或淡黄棕色，有不规则深纵沟，间或有横皱纹；质脆，易折断，断面平坦，角质样，淡黄棕色或黄白色，皮部较宽，中柱扁缩；气微，味甘、苦。②蔓生百部：两端稍狭细，表面有多数不规则皱褶及横皱纹。③对叶百部：呈长纺锤形或长条形，长 8～24cm，直径 0.8～2cm；表面浅黄棕色至灰棕色，具浅纵皱纹或不规则纵槽；质坚实，断面黄白色至暗棕色，中柱较大，髓部类白色。均以根粗壮、质坚实、色黄白者为佳（图2-181）。

2. 饮片　①百部片：呈不规则厚片或条形斜片；表面灰白色或棕黄色，有深纵皱纹；切面灰白色、淡黄棕色或黄白色，角质样；皮部较厚，中柱扁缩；质韧软；余同药材（图2-181）。②蜜百部：形同百部片，表面棕黄色或褐

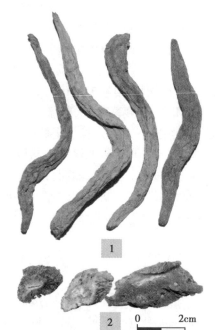

图 2-181　百部（对叶百部）药材及饮片图
1. 个子药材；2. 饮片。

棕色,略带焦斑,稍有黏性,味甜。

【显微鉴别】　直立百部横切面:①根被为 3～4 列细胞,壁木栓化及木化,具致密的细条纹。②皮层宽广,外皮层细胞排列整齐,内皮层明显。③中柱韧皮部束与木质部束各 19～27 个,间隔排列,韧皮部束内侧有少数非木化纤维;木质部束有导管 2～5 个,并有木纤维及管胞,导管类多角形,径向直径约至 48μm,偶有导管深入至髓部。④髓部散有少数细小纤维(图 2-182)。

蔓生百部横切面:①根被为 3～6 列细胞。②韧皮部纤维木化。③导管径向直径约至184μm,通常深入至髓部,与外侧导管束作 2～3 轮排列。

对叶百部横切面:①根被为 3 列细胞,细胞壁无细条纹,其最内层细胞的内壁特厚。②皮层外侧散有纤维,类方形,壁微木化。③中柱韧皮部束与木质部束各 32～40 个。④木质部束导管圆多角形,直径至107μm,其内侧与木纤维和微木化的薄壁细胞连接成环层。

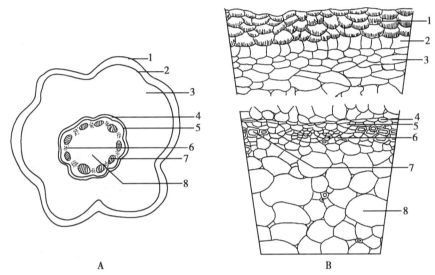

1. 根被; 2. 外皮层; 3. 皮层; 4. 内皮层; 5. 中柱鞘; 6. 韧皮部; 7. 木质部; 8. 髓。

图 2-182　直立百部横切面图

A. 简图; B. 详图。

【成分】　含百部碱、原百部碱、乙酸、甲酸、苹果酸、琥珀酸等。

【理化鉴别】　①化学定性:取本品粉末 5g,加 70% 乙醇溶液 50ml,加热回流 1 小时,滤过,滤液蒸去乙醇,残渣加浓氨试液调节 pH 值至 10～11,再加三氯甲烷 5ml,振摇提取,分取三氯甲烷层,蒸干,残渣加 1% 盐酸溶液 5ml 使溶解,滤过,滤液分作两份,一份滴加碘化铋钾试液,生成橙红色沉淀;另一份滴加硅钨酸试液,生成乳白色沉淀。②浸出物:按水溶性浸出物测定法(热浸法)测定,不得少于 50.0%。

【功能主治】　润肺下气止咳,杀虫灭虱。主治新久咳嗽、肺痨咳嗽、顿咳;外用于头虱、体虱、蛲虫病、阴痒。蜜百部润肺止咳,用于阴虚劳嗽等。用量 3～9g;外用适量,水煎或酒浸。

川贝母（Fritillariae Cirrhosae Bulbus）

为百合科植物川贝母 *Fritillaria cirrhosa* D. Don、暗紫贝母 *Fritillaria unibracteata* Hsiao et K. C. Hsia、甘肃贝母 *Fritillaria przewalskii* Maxim.、梭砂贝母 *Fritillaria delavayi* Franch.、太白贝母 *Fritillaria taipaiensis* P. Y. Li 或瓦布贝母 *Fritillaria unibracteata* Hsiao et K. C. Hsia var. *wabuensis*（S. Y. Tang et S. C. Yue）Z. D. Liu, S. Wang et S. C. Chen 的干燥鳞茎。按性状不同分别习称“松贝”“青贝”“炉贝”和“栽培品”。主产于四川、甘肃、青海等地。夏、秋二季或积雪融化后采挖,除

去须根、粗皮及泥沙,晒干或低温干燥。

【性状鉴别】

1. 松贝　①呈类圆锥形或近球形,高 0.3～0.8cm,直径 0.3～0.9cm。②表面类白色。③外层鳞叶 2 瓣,大小悬殊,大瓣紧抱小瓣,未抱部分呈新月形,习称"怀中抱月";顶部闭合,内有类圆柱形、顶端稍尖的心芽和小鳞叶 1～2 枚。先端钝圆或稍尖,底部平,微凹入,中心有灰褐色鳞茎盘,偶有残存须根,可直立放稳,俗称"观音坐莲"。④质硬而脆,断面白色,富粉性。⑤气微,味微苦。

2. 青贝　①呈类扁球形;高 0.4～1.4cm;直径 0.4～1.6cm。②表面白色或黄白色。③外层鳞叶 2 瓣,大小相近,相对抱合,顶部开裂,内有心芽和小鳞叶 2～3 枚及细圆柱形的残茎。余同松贝。

3. 炉贝　①呈长圆锥形,高 0.7～2.5cm,直径 0.5～2.5cm。②表面类白色或浅棕黄色,有的具棕色斑块,习称"虎皮斑";外层鳞叶 2 瓣,大小相近,顶部开裂而略尖,开口称"马牙嘴",底部稍尖或较钝。③余同松贝。

4. 栽培品　①呈类扁球形或短圆柱形;高 0.5～2.0cm;直径 1.0～2.5cm。②表面类白色或浅棕黄色,稍粗糙,有的具浅黄色斑点;外层鳞叶 2 瓣,大小相近,顶部多开裂而较平。③余同松贝。

均以质坚实、粉性足、色白者为佳(图 2-183)。

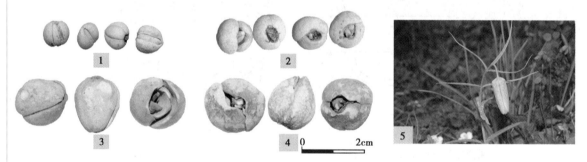

图 2-183　川贝母原植物和药材图

1. 松贝;2. 青贝;3. 白炉贝;4. 黄炉贝;5. 川贝母原植物。

【显微鉴别】

粉末类白色或淡黄色。①松贝、青贝及栽培品:淀粉粒甚多,广卵形、长圆形或不规则圆形,有的边缘不平整或略作分枝状,直径 5～64μm,脐点短缝状、点状、人字状或马蹄状,层纹隐约可见。表皮细胞类长方形,垂周壁微波状弯曲,偶见不定式气孔,圆形或扁圆形,副卫细胞 5～7 个。螺纹导管直径 5～26μm(图 2-184)。②炉贝:淀粉粒广卵形、贝壳形、肾形或椭圆形,直径约至 60μm,脐点人字状、星状或点状,层纹明显。导管为螺纹及网纹导管,直径可达 64μm。

【成分】　含异甾体和甾体生物碱类成分,如西贝母碱、贝母素甲、贝母素乙、贝母辛、茄啶等。尚含 β- 谷甾醇、胡萝卜苷、尿嘧啶、胸嘧啶、腺苷等。本品含总生物碱以西贝母碱

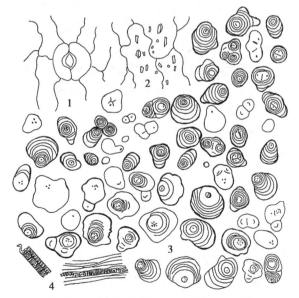

1. 气孔;2. 草酸钙结晶;3. 淀粉粒;4. 导管。

图 2-184　川贝母(暗紫贝母鳞茎)粉末图

（$C_{27}H_{43}NO_3$）计，不得少于 0.050%。

【理化鉴别】　①检查：水分（以烘干法测定）不得过 15.0%；总灰分不得过 5.0%；②浸出物：按醇溶性浸出物测定法（热浸法）测定，用稀乙醇溶液作溶剂，不得少于 9.0%。③薄层色谱：以贝母素乙对照品为对照，进行 TLC 鉴别，供试品色谱中，在与对照品色谱相应的位置上，应显相同颜色的斑点。

【功能主治】　清热润肺，化痰止咳，散结消痈。主治肺热燥咳、干咳少痰、阴虚劳嗽、痰中带血、瘰疬、乳痈、肺痈。用量 3～10g；研粉冲服，一次 1～2g。不宜与川乌、制川乌、草乌、制草乌、附子同用。

知识链接

川贝母伪品及其鉴别

川贝母主要伪品如下。①一轮贝母：为同属植物轮叶贝母 *Fritillaria maximowiczii* Freyn 的鳞茎。呈圆锥形，由 4～5 枚或更多肥厚鳞叶组成；表面浅黄色，透明状，顶端稍尖，基部生多枚鳞芽，一侧具一浅纵沟；质坚硬，断面角质样；气微，味淡。②草贝母：为同科植物丽江山慈姑（益辟坚）*Iphigenia indica* Kunth 的鳞茎。呈短圆锥形；顶端渐尖，基部常呈脐状凹入或平截；表面黄白或黄棕色，一侧有纵沟，自基部伸至顶端；质坚硬，断面角质或略带粉质，味苦，有麻舌感。本品含秋水仙碱约 0.1%，有毒。③光慈菇：为同科植物老鸦瓣 *Amana edulis* (Miq.) Honda 的鳞茎。呈卵状圆锥形，表面黄白色，一侧有纵沟自基部伸向顶端；质硬脆，断面白色，粉性，内有一圆锥形心芽；味淡。④皖贝母：为百合科植物安徽贝母 *Fritillaria anhuiensis* S. C. Chen et S. F. Yin 的干燥鳞茎。药材呈扁球形；表面类白色或淡黄色；外层鳞叶 2 枚，大小悬殊，顶端钝圆或突起，内有小鳞叶 2～3 枚，基部凹入。此外，尚有在松贝中掺薏苡仁者，应注意鉴别。

【附药】

1. 伊贝母　为百合科植物新疆贝母 *Fritillaria walujewii* Regel 或伊犁贝母 *Fritillaria pallidiflora* Schrenk 的干燥鳞茎。前者呈扁球形，表面类白色，光滑；外层鳞叶 2 瓣，月牙形，肥厚，大小相近而紧靠，顶端平展而开裂，基部圆钝，内有较大的鳞片及残茎、心芽各 1 枚。后者呈圆锥形，表面淡黄白色，稍粗糙；外层鳞叶 2 瓣，心形，肥大，一片较大或近等大，抱合；顶端稍尖，少有开裂，基部微凹陷。主要含西贝母碱、西贝母碱苷、贝母辛等成分。功能清热润肺，化痰止咳（图 2-185）。

2. 平贝母　为百合科植物平贝母 *Fritillaria usuriensis* Maxim. 的干燥鳞茎。主产于东北。呈扁球形，高 0.5～1cm，直径 0.6～2cm；表面黄白色至浅棕色；外层鳞叶 2 瓣，肥厚，大小相近或一片稍大，抱合；顶端略平或微凹入，常稍开裂，内有小鳞叶和残茎；质

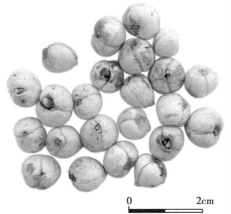

0　　　　　2cm

图 2-185　伊贝母药材图

坚实而脆，断面白色，粉性；气微，味苦。含贝母素甲、贝母素乙、贝母辛等成分。按紫外-可见分光光度法测定，本品含总生物碱以贝母素乙（$C_{27}H_{43}NO_3$）计，不得少于 0.050%。功能清热润肺，化痰止咳（图 2-186）。

3. 湖北贝母　为百合科植物湖北贝母 *Fritillaria hupehensis* Hsiao et K. C. Hsia 的干燥鳞茎。

呈扁圆球形,高 0.8～2.2cm,直径 0.8～3.5cm;表面类白色至淡棕色;外层鳞叶 2 瓣,肥厚,略呈肾形,或大小悬殊,大瓣紧抱小瓣,顶端闭合或开裂;内有小鳞叶 2～6 枚及干缩的残茎;内表面淡黄色至类白色,基部凹陷成窝状;单瓣鳞叶呈元宝状;质脆,断面类白色,富粉性;气微,味苦。含湖贝甲素、湖贝乙素等。本品含贝母素乙($C_{27}H_{43}NO_3$)不得少于 0.16%。功能清热化痰,止咳,散结。

4. 土贝母　为葫芦科植物土贝母 *Bolbostemma paniculatum*（Maxim.）Franquet 的干燥块茎。主产于河南、陕西等地。呈不规则块状,大小不等,表面淡红棕色或暗棕色,凹凸不平,腹面常有一纵沟,背面多隆起;质坚硬,不易折断,断面角质样;气微,味微苦。本品土贝母苷甲($C_{63}H_{98}O_{29}$)不得少于 1.0%。功能解毒,散结,消肿（图 2-187）。

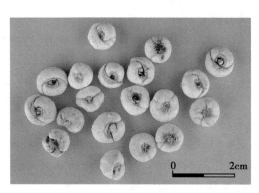

图 2-186　平贝母药材图

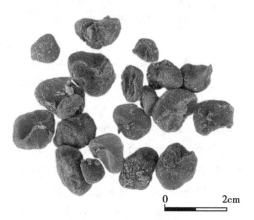

图 2-187　土贝母药材图

课堂互动

　　王女士外出旅游买回一包川贝母,原以为"赚"到了便宜,没想到却遭遇假货,在购买的川贝母中,被掺进了大量廉价的薏苡仁。如何辨别川贝母中掺有薏苡仁?

浙贝母（Fritillariae Thunbergii Bulbus）

　　为百合科植物浙贝母 *Fritillaria thunbergii* Miq. 的干燥鳞茎（图 2-188）。主产于浙江。初夏植株枯萎时采挖,洗净,大小分开,大者除去芯芽,习称"大贝",小者不去芯芽,习称"珠贝"。分别撞擦,除去外皮,拌以煅过的贝壳粉,吸去擦出的浆汁,干燥;或取鳞茎,大小分开,洗净,除去芯芽,趁鲜切成厚片,洗净,干燥,习称"浙贝片"。

【性状鉴别】

　　1. 药材　①大贝:为鳞茎外层的单瓣鳞叶。呈新月形或元宝状,一面凸出,一面凹入,肥厚,高 1～2cm,直径 2～3.5cm。外表面类白色至淡黄色,内表面白色或淡棕色,被有白色粉末。质硬而脆,易折断,断面白色至黄白色,富粉性。气微,味微苦。②珠贝:为完整的鳞茎。呈扁圆形,上下略平,形似算盘珠,故称"珠贝",高 1～1.5cm,直径 1～2.5cm。表面黄棕色至黄褐色,有不规则的皱纹,或表面类白色至淡黄色,较光滑或被有白色粉末;外层鳞叶 2 瓣,大小相近,肥厚,略似肾形,相对抱合,内有小鳞叶 2～3 枚及干缩的残茎。③浙贝片:为鳞茎外层的单瓣鳞叶切成的片。椭圆形或类圆形,大小不一,长 1.5～3.5cm,宽 1～2cm,厚 0.2～0.4cm。外皮黄褐色或灰褐色,略皱缩。或淡黄色,较光滑。切面微鼓起,灰白色;或平坦,粉白色。质脆,易折断,断面粉白色,富粉性。（图 2-189）

2. 饮片　为类圆形的厚片或碎块,有的具心芽。余同药材(图 2-189)。

均以鳞叶肥厚、质坚实、粉性足、断面色白者为佳。

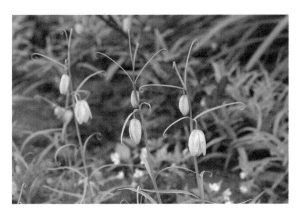

图 2-188　浙贝母原植物

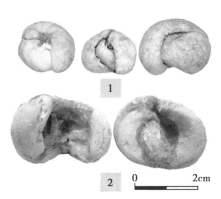
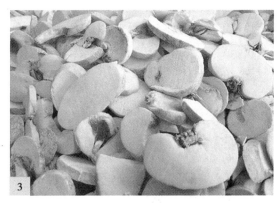

图 2-189　浙贝母药材图

1. 珠贝;2. 大贝;3. 浙贝片。

【显微鉴别】　粉末淡黄白色。①淀粉粒:甚多,单粒卵形、广卵形或椭圆形,脐点点状、裂缝状、人字形或马蹄状,位于较小端,层纹不明显,直径 6～56μm,复粒由 2 分粒组成。②表皮细胞:类多角形或长方形,垂周壁连珠状增厚。③气孔:少见,扁圆形,副卫细胞 4～5 个。④草酸钙结晶:少见,细小,多呈颗粒状,有的呈梭形、方形或细杆状。⑤导管:多为螺纹,直径至 18μm (图 2-190)。

【成分】　主要含贝母素甲、贝母素乙等甾醇类生物碱。按 HPLC 法测定,本品含贝母素甲($C_{27}H_{45}NO_3$)和贝母素乙($C_{27}H_{43}NO_3$)的总量,不得少于 0.080%。

【功能主治】　清热化痰止咳,解毒散结消痈。主治风热咳嗽、痰火咳嗽、肺痈、乳

浙贝母的粉末显微鉴定

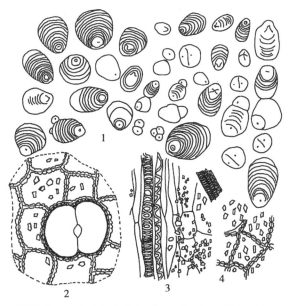

1. 淀粉粒;2. 表皮细胞及气孔;3. 导管;4. 草酸钙方晶。

图 2-190　浙贝母粉末图

痈、瘰疬、疮毒。用量5～10g。不宜与川乌、制川乌、草乌、制草乌、附子同用。

黄精（Polygonati Rhizoma）

为百合科植物滇黄精 *Polygonatum kingianum* Coll. et Hemsl.、黄精 *Polygonatum sibiricum* Red. 或多花黄精 *Polygonatum cyrtonema* Hua 的干燥根茎。全国大部分地区有产。按性状不同，习称"大黄精""鸡头黄精""姜形黄精"。春、秋二季采挖，除去须根，洗净，置沸水中略烫或蒸至透心，干燥。

【性状鉴别】

1. 药材 ①大黄精：呈肥厚肉质的结节块状，结节可长达10cm以上，宽3～6cm，厚2～3cm。表面淡黄色至黄棕色，具环节，有皱纹及须根痕，结节上侧茎痕呈圆盘状，圆周凹入，中部突出。质硬而韧，不易折断，断面角质，淡黄色至黄棕色。气微，味甜，嚼之有黏性。②鸡头黄精：呈结节状弯柱形，常有分枝，形似"鸡头"，长3～10cm，直径0.5～1.5cm，结节长2～4cm。表面黄白色或灰黄色，半透明，有纵皱纹。茎痕圆形，直径5～8mm。③姜形黄精：呈长条结节块状，长短不等，常数个块状结节相连，略似姜形。表面灰黄色或黄褐色，粗糙，结节上侧有突出的圆盘状茎痕，直径0.8～1.5cm。均以块大、肥润、色黄、断面透明、味甜者为佳（图2-191）。味苦者不可药用。

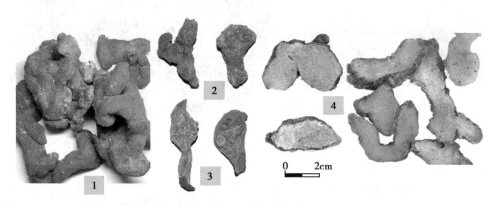

图2-191　黄精药材图
1. 大黄精；2. 姜形黄精；3. 鸡头黄精；4. 饮片。

2. 饮片 ①黄精：呈不规则的厚片，外表皮淡黄色至黄棕色。切面略呈角质样，淡黄色至黄棕色，可见多数淡黄色筋脉小点。质稍硬而韧。气微，味甜，嚼之有黏性。②酒黄精：呈不规则的厚片。表面棕褐色至黑色，有光泽，中心棕色至浅褐色，可见筋脉小点。质较柔软。味甜，微有酒香气。

【显微鉴别】 根茎横切面：①表皮细胞1列，外壁较厚。②薄壁组织间散有多数大的黏液细胞，内含草酸钙针晶束。③维管束散在，大多为周木型，鸡头黄精和姜形黄精多为外韧型（图2-192）。

【成分】 含多糖、低聚糖、氨基酸等。按紫外-可见分光光度法测定，本品含黄精多糖以无水葡萄糖（$C_6H_{12}O_6$）计，药材及黄精片不得少于7.0%，酒黄精不得少于4.0%。

【功能主治】 补气养阴，健脾，润肺，益肾。主治脾胃气虚、体倦乏力、胃阴不足、口干食少、肺虚燥咳、劳嗽咳血、精血不足、腰膝酸软、须发早白、内热消渴。用量9～15g。

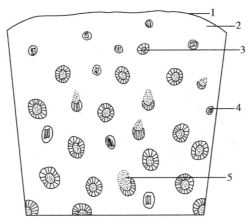

1. 表皮；2. 皮层；3. 周木型维管束；4. 含草酸钙针晶束的黏液细胞；5. 外韧型维管束。

图 2-192　黄精（滇黄精）横切面简图

苦黄精

　　为百合科植物湖北黄精 *Polygonatum zanlanscianense* Pamp. 的干燥根茎。主产于四川，呈类球形或团块状，略扁，表面灰褐色；茎痕及芽痕明显，有明显的不规则皱纹及点状突起的须根痕；断面类白色，筋脉较多；味苦，嚼之微具黏性。横切面维管束多为周木型，周围有数列壁稍厚的细胞，无针晶束。

玉竹（ Polygonati Odorati Rhizoma ）

　　为百合科植物玉竹 *Polygonatum odoratum*（Mill.）Druce 的干燥根茎。主产于湖南、河南等地。秋季采挖，除去须根，洗净，晒至柔软后，反复揉搓、晾晒至无硬心，晒干；或蒸透后，揉至半透明，晒干（图 2-193）。

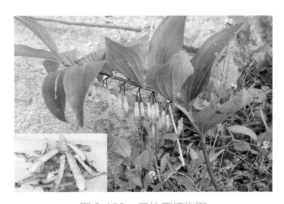

图 2-193　玉竹原植物图

【性状鉴别】

　　1. 药材　①呈长圆柱形，略扁，少有分枝，长 4～18cm，直径 0.3～1.6cm。②表面黄白色或淡黄棕色，半透明，具纵皱纹和微隆起的波状环节，有白色圆点状的须根痕和圆盘状茎痕。③质硬而脆或稍软，易折断，断面黄白色，角质样或显颗粒性，可见散在的筋脉点。④气微，味甘，嚼之发黏。以条长、肥壮、色黄白、光润、半透明、甜味浓者为佳（图 2-194）。

　　2. 饮片　呈不规则厚片或段。余同药材。

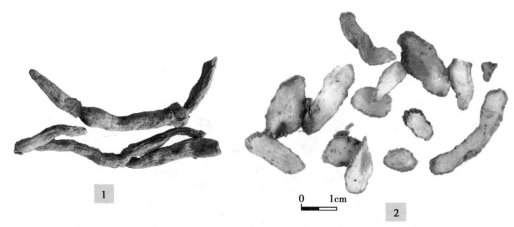

图2-194　玉竹药材及饮片图
1. 个子药材；2. 饮片。

【显微鉴别】　横切面：①表皮细胞扁圆形或扁长方形，外壁稍厚，角质化。②薄壁组织中散有多数黏液细胞，直径80～140μm，内含草酸钙针晶束。③维管束外韧型，稀有周木型，散列。

【成分】　含玉竹多糖类、白屈菜酸、山奈素、阿拉伯糖苷等。按紫外 - 可见分光光度法测定，本品含玉竹多糖以葡萄糖（$C_6H_{12}O_6$）计，不得少于6.0%。

【功能主治】　养阴润燥，生津止渴。主治肺胃阴伤、燥热咳嗽、咽干口渴、内热消渴。用量6～12g。

　知识链接

玉竹混用品及伪品

1. 混用品　①同属植物毛筒玉竹 *Polygonatum inflatum* Kom. 的根茎在东北作玉竹药用。根茎长5～10cm，有的弯曲，直径1cm左右，表面黄棕色至深棕色，节呈环状，须根脱落或留存。②同属植物热河黄精 *Polygonatum macropodium* Turcz. 的根茎在东北南部和华北部分地区作玉竹药用，称"大玉竹"。根茎圆柱形，长5～10cm，直径约0.5cm，一端稍尖，有时分叉；表面深棕色，节呈环状隆起，疏密不一。③同属植物新疆黄精 *Polygonatum roseum*（Ledeb.）Kunth 的根茎在新疆作玉竹药用。根茎细圆柱形，长5～15cm，直径0.3～0.7cm；表面深棕色，节间较长，须根少；横切面维管束多为周木型；黏液细胞及草酸钙针晶束稀少。

2. 伪品　同科植物深裂竹根七 *Disporopsis pernyi*（Hua）Diels 的根茎。根茎长5～10cm，略扁或弯曲，表面棕色至棕褐色，每隔2～4cm 有一个圆形的地上茎痕，两个地上茎痕之间，有隆起的浅棕色环节，节间疏密不一；横切面内皮层明显，维管束均为外韧型。

重楼（Paridis Rhizoma）

为百合科植物云南重楼 *Paris polyphylla* Smith var. *yunnanensis*（Franch.）Hand.-Mazz. 或七叶一枝花 *Paris polyphylla* Smith var. *chinensis*（Franch.）Hara 的干燥根茎。主产于云南、四川等地。秋季挖取，除去须根，洗净，晒干。

【性状鉴别】

1. 药材　①呈结节状扁圆柱形，略弯曲，长5～12cm，直径1.0～4.5cm。②表面黄棕色或灰棕色，外皮脱落处呈白色；密具层状突起的粗环纹，一面结节明显，结节上有椭圆形凹陷茎痕，另一面有疏生的须根或疣状须根痕；顶端具鳞叶及茎的残基。③质坚实，断面平坦，白色至浅棕色，粉性或角质。④气微,味微苦、麻。以个大、粗壮、质坚实、断面白色、粉性足者为佳(图2-195)。

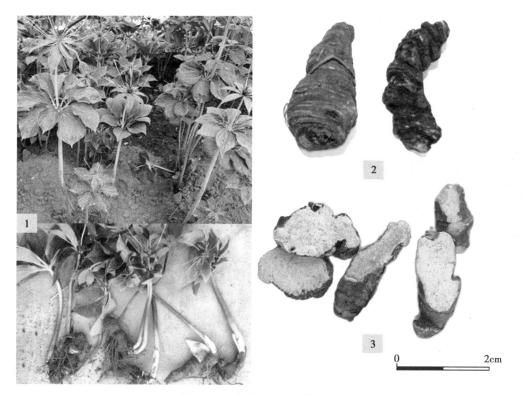

图 2-195　重楼原植物及药材图
1. 原植物(云南重楼);2. 个子药材;3. 饮片。

2. 饮片　①为近圆形、椭圆形或不规则片状。②表面白色、黄白色或浅棕色,周边表皮黄棕色或棕褐色,粉性或角质。③气微,味微苦、麻。

【显微鉴别】　粉末白色。①淀粉粒:甚多,类圆形、长椭圆形或肾形,直径 3～18μm。②草酸钙针晶:成束或散在,长 80～250μm。③导管:梯纹导管及网纹导管,直径 10～25μm。

【成分】　含甾体皂苷。按 HPLC 法测定,本品含重楼皂苷Ⅰ($C_{44}H_{70}O_{16}$)、重楼皂苷Ⅱ($C_{51}H_{82}O_{20}$)、重楼皂苷Ⅵ($C_{39}H_{62}O_{13}$)和重楼皂苷Ⅶ($C_{51}H_{82}O_{21}$)的总量,不得少于 0.60%。

【功能主治】　清热解毒,消肿止痛,凉肝定惊。主治疔疮痈肿、咽喉肿痛、蛇虫咬伤、跌仆伤痛、惊风抽搐。用量 3～9g;外用适量,研末调敷。

🌐 知识链接

重楼伪品及其鉴别

常见伪品如下。①拳参:古本草中拳参和重楼的别名都称草河车,在少数地区混作重楼用,应注意区别。②珠芽蓼:为蓼科植物珠芽蓼 *Bistorta viviparum*(L.)Gray 的干燥根茎。呈团块状或不规则的扁圆柱形,有时弯曲如虾状;表面棕黑色,密具环节,质硬不易折断,断面灰褐色或浅棕色,有15～20 个维管束点排列成环状。

土茯苓(Smilacis Glabrae Rhizoma)

为百合科植物光叶菝葜 *Smilax glabra* Roxb. 的干燥根茎。主产于广东、湖南等地。夏、秋二季采挖,除去须根,洗净,干燥;或趁鲜切成薄片,干燥。

【性状鉴别】

1.药材 ①略呈圆柱形,稍扁或呈不规则条状,有结节状隆起,具短分枝,长5～22cm,直径2～5cm。②表面黄棕色或灰褐色,凹凸不平,有坚硬的须根残基,分枝顶端有圆形芽痕,有的外皮见不规则裂纹,并有残留的鳞叶。③质坚硬。切片呈长圆形或不规则块片,厚1～5mm,边缘不整齐。切面类白色至淡红棕色,粉性,可见筋脉小点(点状维管束)及多数小亮星。④质略韧,折断时有粉尘飞扬。以水湿润后有黏滑感。⑤气微,味微甘、涩。以粉性大、筋脉少、断面淡红棕色者为佳(图2-196)。

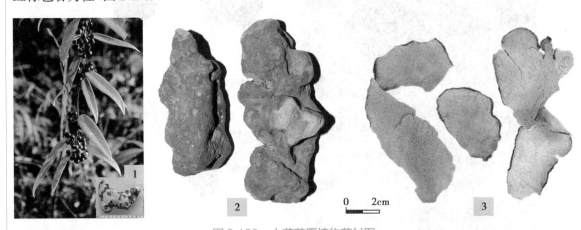

图2-196 土茯苓原植物药材图
1. 原植物;2. 个子药材;3. 饮片。

2.饮片 呈长圆形或不规则的薄片,边缘不整齐。余同药材。

【成分】 含皂苷、鞣质、淀粉等。按HPLC法测定,本品药材与饮片含落新妇苷($C_{21}H_{22}O_{11}$)不得少于0.45%。

【功能主治】 解毒,除湿,通利关节。主治梅毒及汞中毒所致的肢体拘挛和筋骨疼痛、湿热淋浊、带下、痈肿、瘰疬、疥癣。用量15～60g。

【附药】 **菝葜** 为百合科植物菝葜 *Smilax china* L. 的干燥根茎。秋末至次春采挖,除去须根,洗净,晒干或趁鲜切片,干燥。药材呈不规则块状或弯曲扁柱形,有结节状隆起;表面黄棕色或紫棕色,具圆锥状突起的茎基痕,并残留坚硬的刺状须根残基或细根;质坚硬,难折断,断面呈棕黄色或红棕色,纤维性,可见点状维管束及多数小亮点;切片呈不规则形,边缘不整齐,切面粗纤维性;质硬,折断时有粉尘飞扬;气微,味微苦、涩。本品功能利湿去浊,祛风除痹,解毒散瘀。

天冬 (Asparagi Radix)

为百合科植物天门冬 *Asparagus cochinchinensis* (Lour.) Merr. 的干燥块根。主产于贵州、四川等地。秋、冬二季采挖,洗净,除去茎基及须根,置沸水中煮或蒸至透心,趁热除去外皮,洗净,干燥(图2-197)。

【性状鉴别】

1.药材 ①呈长纺锤形,略弯曲,长5～18cm,直径0.5～2cm。②表面黄白色至淡黄棕色,半透明,光滑或具深浅不等的纵皱纹,偶有残存的灰棕色外皮,对光透视,可见中央有一条不

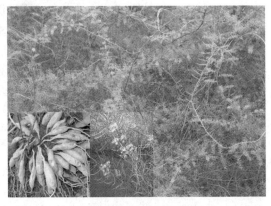

图2-197 天冬原植物图

透明的细木心。③质硬或柔润，有黏性，断面角质样，中柱黄白色。④气微，味甜、微苦。以条粗壮、色黄白、半透明、干燥无须者为佳（图2-198）。

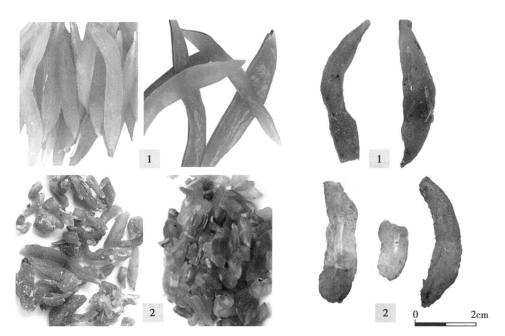

图2-198　天冬药材及饮片图
1. 个子药材；2. 饮片。

2. 饮片　呈类圆形或不规则形的片。余同药材。

【显微鉴别】　横切面：①根被有时残存。②皮层宽广，约占根的2/3，外侧有石细胞散在或断续排列成环；石细胞浅黄棕色，长条形、长椭圆形或类圆形，壁厚，纹孔及孔沟极细密；黏液细胞散在，内含草酸钙针晶束。③内皮层明显。④中柱韧皮部束和木质部束各为31～135个，相间排列，少数导管深入至髓部，髓细胞亦含草酸钙针晶束（图2-199）。

【成分】　含甾体皂苷、氨基酸、多糖等。

【理化鉴别】　①检查：水分不得过16.0%（烘干法）；总灰分不得过5.0%。②浸出物：按醇溶性浸出物测定法（热浸法）测定，用乙醇溶液作溶剂，不得少于80.0%。③二氧化硫残留量：照二氧化硫残留量测定法测定，不得过400mg/kg。

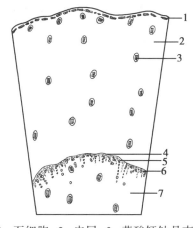

1. 石细胞；2. 皮层；3. 草酸钙针晶束；
4. 内皮层；5. 木质部；6. 韧皮部；7. 髓。
图2-199　天冬横切面简图

【功能主治】　养阴润燥，清肺生津。主治肺燥干咳、顿咳痰黏、腰膝酸痛、骨蒸潮热、内热消渴、热病津伤、咽干口渴、肠燥便秘。用量6～12g。

知识链接

天冬伪品及其鉴别

同属植物羊齿天门冬 *Asparagus filicinus* D. Don 的块根。与正品的主要区别点是内部干瘪呈空壳状，断面不呈角质样，无黄白色中柱。

麦冬（Ophiopogonis Radix）

为百合科植物麦冬 *Ophiopogon japonicus*（L.f.）Ker-Gawl. 的干燥块根。主产于浙江、四川等地。夏季采挖，洗净，反复暴晒、堆置，至七八成干，除去须根，干燥。

【性状鉴别】

1.药材 ①呈纺锤形，两端略尖，长 1.5～3cm（习称"寸冬"），直径 0.3～0.6cm。②表面淡黄色或灰黄色，有细纵纹。③质柔韧，断面黄白色，角质样，半透明，中心有一细小木心（中柱）。④气微香，味甘、微苦。以色淡黄、半透明、质柔韧、气味浓者为佳（图2-200）。

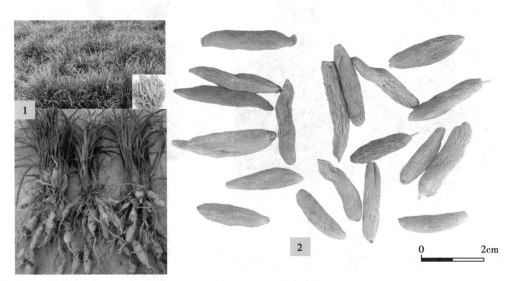

图 2-200　麦冬原植物及药材图
1. 原植物；2. 药材。

2.饮片 形如麦冬，或为轧扁的纺锤形块片。余同药材。

【显微鉴别】

1.横切面 ①表皮细胞 1 列或脱落，长方形；根被为 3～5 列木化细胞。②皮层宽广，散有含草酸钙针晶束的黏液细胞；内皮层细胞壁均匀增厚，木化，有通道细胞，外侧为 1 列石细胞，其内壁及侧壁增厚，纹孔细密。③中柱较小，维管束呈辐射型，韧皮部束 16～22 个，木质部由导管、管胞、木纤维以及内侧的木化细胞连接成环层。④髓小，薄壁细胞类圆形（图2-201）。

2.粉末 白色或黄白色。①根被细胞：多角形，壁木化，可见壁孔。②草酸钙针晶：散在或成束存在于黏液细胞中，有的为柱状针晶。③石细胞：常与内皮层细胞上下相叠，表面观类方形或类多角形，常成群存在，细胞壁三面增厚，木化，壁孔细密。④内皮层细胞：呈长方形或长条形，壁厚，木化，纹孔点状，孔沟明显。⑤木纤维：细长，壁稍厚，微木化，纹孔斜裂缝状，多相交成十字形或人字形。⑥导管及管胞：多为单纹孔及网纹，少数为具缘纹孔，常与木纤维相连（图2-202）。

【成分】 含甾体皂苷、沿阶草苷、山柰酚及其苷、生物碱、谷甾醇、豆甾醇等。按紫外 - 可见分光光度法测定，本品含麦冬总皂苷以鲁斯可皂苷元（$C_{27}H_{42}O_4$）计，不得少于 0.12%。

【理化鉴别】 ①荧光观察：取本品薄片置紫外光灯（365nm）下观察，显浅蓝色荧光。②检查：水分（以烘干法测定）不得过 18.0%；总灰分不得过 5.0%。③浸出物：按水溶性浸出物测定法（冷浸法）测定，不得少于 60.0%。

【功能主治】 养阴生津，润肺清心。主治肺燥干咳、阴虚劳嗽、喉痹咽痛、津伤口渴、内热消渴、心烦失眠、肠燥便秘。用量 6～12g。

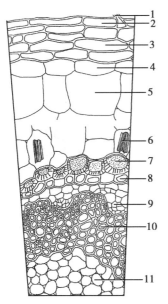

1. 表皮毛；2. 表皮；3. 根被；4. 外皮层；5. 皮层；
6. 草酸钙针晶束；7. 石细胞；8. 内皮层；9. 韧皮部；
10. 木质部；11. 髓。

图 2-201　麦冬横切面详图

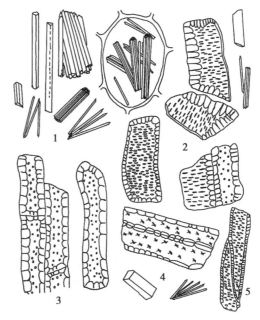

1. 草酸钙针晶及细柱状结晶；2. 石细胞；3. 内皮层细胞；
4. 木纤维；5. 管胞。

图 2-202　麦冬粉末图

知识链接

麦冬伪品及其鉴别

　　常见麦冬伪品如下。①同属植物山麦冬 *Liriope spicata*（Thunb.）Lour. 的块根：药材表面粗糙，甜味亦较差；内皮层外侧石细胞较少，韧皮部束约 19 个；切片在紫外光灯下不显荧光。②同属植物短莛山麦冬 *Liriope muscari*（Decaisne）L. H. Bailey 的块根：习称"大麦冬"，块根较大，两端钝圆，长 2～5cm，直径 0.5～1.5cm；干后坚硬，断面无明显细木心；韧皮部束 19～24 个；切片在紫外光灯下显蓝色荧光。

　　【附药】　**山麦冬**　为百合科植物湖北麦冬 *Liriope spicata*（Thunb.）Lour. var. *prolifera* Y. T. Ma 或短莛山麦冬 *Liriope muscari*（Decne.）Baily 的干燥块根。夏初采挖，洗净，反复暴晒，堆置，至近干，除去须根，干燥。①湖北麦冬：呈纺锤形，两端略尖，长 1.2～3cm，直径 0.4～0.7cm；表面淡黄色至棕黄色，具不规则纵皱纹；质柔韧，干后硬脆，易折断，断面淡黄色至棕黄色，角质样，木心细小；气微，味甘，嚼之发黏。横切面可见韧皮部束 7～15 个。切面在紫外光灯（365nm）下显浅蓝色荧光；水溶性浸出物（冷浸法）不得少于 75.0%。②短莛山麦冬：稍扁，长 2～5cm，直径 0.3～0.8cm；具粗纵纹；味甘、微苦；横切面可见韧皮部束 16～20 个。余同湖北麦冬。

知母（Anemarrhenae Rhizoma）

　　为百合科植物知母 *Anemarrhena asphodeloides* Bge. 的干燥根茎。主产于河北、山西等地。春、秋二季采挖，除去须根及泥沙，晒干，习称"毛知母"；或除去外皮，晒干，习称"知母肉"。

　　【性状鉴别】

　　1. 药材　①毛知母：呈长条状，微弯曲，略扁，偶有分枝，长 3～15cm，直径 0.8～1.5cm，一端有浅黄色的茎叶残痕，习称"金包头"。表面黄棕色至棕色，上面有一纵向凹沟，具紧密排列的环状节,节上密生黄棕色的残存叶基,由两侧向根茎上方生长,下面隆起而略皱缩,并有凹陷或突起的点状根痕。质硬,易折断,断面黄白色。气微,味微甜、略苦,嚼之带黏性。②知母肉:表面无叶基纤维,白色,有扭曲的沟纹,有时可见叶痕及根痕。均以条肥大、质硬、断面黄白色为佳(图2-203)。

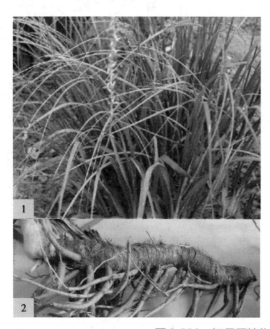
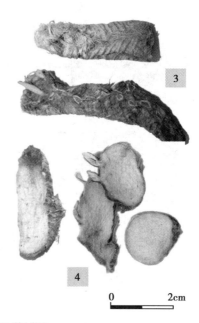

图2-203　知母原植物及药材图
1.植物体地上部分;2.植物体地下部分;3.个子药材;4.饮片。

2.饮片　①知母片:呈不规则类圆形厚片。外表皮黄棕色至棕色,可见少量残存的黄棕色叶基纤维和凹陷或突起的点状根痕;切面黄白色至黄色。气微,味微甜、略苦,嚼之带黏性(图2-203)。②盐知母:形如知母片。色黄或微带焦斑。味微咸。

【显微鉴别】

1.横切面　①栓化皮层由数层多角形木栓细胞和10～20余层扁平的长方形木栓细胞组成;其与皮层薄壁组织中均散有少数叶迹维管束。②中柱内分布有多数外韧型维管束,中柱鞘处常有横走的根迹维管束,有时维管束鞘细胞的壁稍厚,微木化。③薄壁组织中有多数黏液细胞,内含草酸钙针晶束;另有一种草酸钙柱状针晶束,多存于纤维束周围的薄壁组织中,柱状针晶多碎裂,断面方形。薄壁细胞含脂肪油滴(图2-204)。

2.粉末　黄白色。①黏液细胞:呈类圆形、椭圆形或梭形,胞腔内含草酸钙针晶束。②草酸钙针晶:成束或散在。③纤维:细长,壁稍厚,淡黄色,木化,有稀疏细小纹孔。④木化厚壁细胞:长方形、类多角形或延长成短纤维状。⑤木栓细胞:壁薄,常多层上下重叠。⑥导管:为具缘纹孔、单纹孔及螺纹导管(图2-205)。

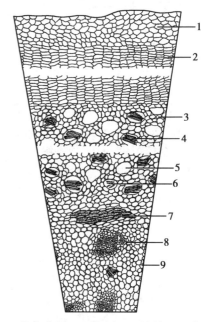

1、2.栓化皮层;3.皮层;4.针晶;5.黏液细胞;6.草酸钙柱晶;7.根迹维管束;8.维管束;9.中柱。

图2-204　知母横切面详图

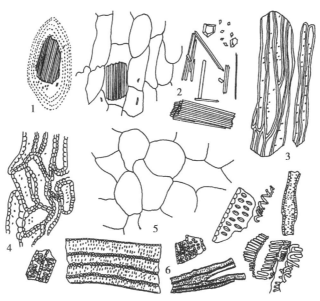

1. 含草酸钙针晶束的黏液细胞（壁已溶化）；2. 草酸钙针晶束；3. 纤维；4. 木化厚壁细胞；5. 木栓细胞；6. 导管。

图 2-205　知母粉末图

【成分】　含知母皂苷、异菝葜皂苷、知母多糖、芒果苷等。按 HPLC 法测定，本品含知母皂苷 B II（$C_{45}H_{76}O_{19}$），药材和知母片不得少于 3.0%，盐知母不得少于 2.0%；本品含芒果苷（$C_{19}H_{18}O_{11}$），药材不得少于 0.70%；知母片不得少于 0.50%；盐知母不得少于 0.40%。

【功能主治】　清热泻火，滋阴润燥。主治外感热病、高热烦渴、肺热燥咳、骨蒸潮热、内热消渴、肠燥便秘。用量 6～12g。

百合（Lilii Bulbus）

为百合科植物卷丹 *Lilium lancifolium* Thunb.、百合 *Lilium brownii* F. E. Brown var. *viridulum* Baker 或细叶百合 *Lilium pumilum* DC. 的干燥肉质鳞叶。主产于湖南、湖北等地，全国各地均有种植。秋季采挖，洗净，剥取鳞叶，置沸水中略烫，干燥。

【性状鉴别】

1. 药材　①呈长椭圆形，长 2～5cm，宽 1～2cm，中部厚 1.3～4mm。②表面黄白色至淡棕黄色，有的微带紫色，有数条纵直平行的白色维管束。顶端稍尖，基部较宽，边缘薄，微波状，略向内弯曲。③质硬而脆，断面较平坦，角质样。④气微，味微苦。以肉厚、无杂质者为佳（图 2-206）。

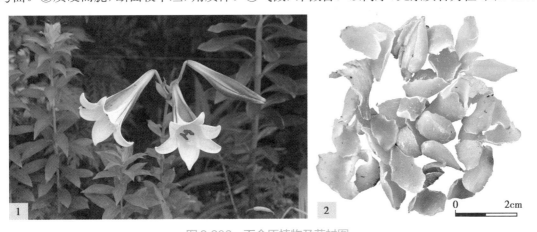

图 2-206　百合原植物及药材图
1. 原植物；2. 药材。

2. 蜜百合　形如百合。表面棕黄色，偶见焦斑，略带黏性。味甜。

【成分】　百合多糖、甾体皂苷、秋水仙碱、脑磷脂、卵磷脂、氨基酸、无机盐等。按紫外 - 可见分光光度法测定，含百合多糖以无水葡萄糖（$C_6H_{12}O_6$）计，不得少于 21.0%。

【功能主治】　养阴润肺，清心安神。用于阴虚燥咳、劳嗽咳血、虚烦惊悸、失眠多梦、精神恍惚。用量 6～12g。

薤白（Allii Macrostemonis Bulbus）

为百合科植物小根蒜 *Allium macrostemon* Bge. 或薤 *Allium chinense* G. Don 的干燥鳞茎。小根蒜主产于吉林、辽宁等地；薤，全国大部分地区均产。夏、秋二季采挖，洗净，除去须根，蒸透或置沸水中烫透，晒干。

【性状鉴别】

1. 小根蒜　①呈不规则的卵圆形，高 0.5～1.5cm，直径 0.5～1.8cm。②表面黄白色或淡黄棕色，皱缩，半透明，有类白色膜质鳞片包被，揉之易脱；底部有突起的鳞茎盘。③质硬，不易破碎，断面黄白色，角质样。④有蒜臭，味微辣。

2. 薤　①略呈扁的长卵形，高 1～3cm，直径 0.3～1.2cm。②表面淡黄棕色或棕褐色，具浅纵皱纹。③质较软，断面可见鳞叶 2～3 层。④嚼之粘牙。

以个大、饱满、质坚、黄白色、半透明、不带花茎者为佳（图 2-207）。

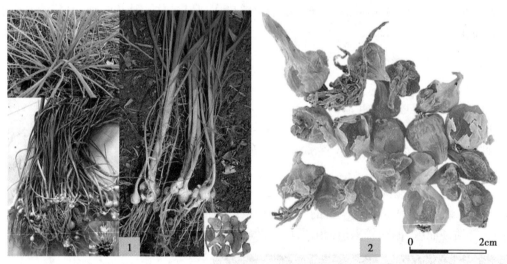

图 2-207　薤白原植物及药材图
1. 小根蒜；2. 药材。

【成分】　含甾体皂苷、大蒜氨酸、甲基大蒜氨酸、挥发油等。

【功能主治】　通阳散结，行气导滞。主治胸痹心痛、脘腹痞满胀痛、泻痢后重。用量 5～10g。

仙茅（Curculiginis Rhizoma）

为石蒜科植物仙茅 *Curculigo orchioides* Gaertn. 的干燥根茎。主产于江苏、浙江等地。秋、冬二季采挖，除去根头和须根，洗净，干燥。

【性状鉴别】

1.药材　①呈圆柱形,略弯曲,长3～10cm,直径0.4～1.2cm。②表面棕色至褐色,粗糙,有细孔状的须根痕及横皱纹。③质硬而脆,易折断,断面不平坦,灰白色至棕褐色,近中心处色较深。④气微香,味微苦、辛。以条粗壮、褐色者为佳(图2-208)。

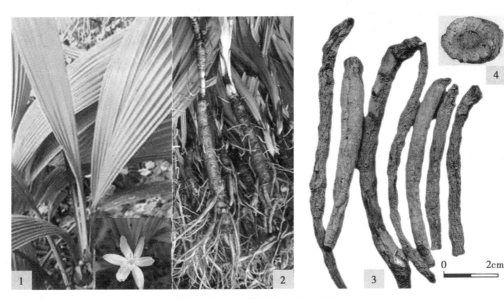

图2-208　仙茅原植物及药材图

1.植物体地上部分;2.植物体地下部分;3.个子药材;4.饮片。

2.饮片　呈类圆形或不规则形的厚片或段。余同药材(图2-208)。

【成分】　含仙茅苷、石蒜碱、丝兰皂苷元等。按HPLC法测定,含仙茅苷($C_{22}H_{26}O_{11}$),药材不得少于0.10%,饮片不得少于0.08%。

【功能主治】　补肾阳,强筋骨,祛寒湿。主治阳痿精冷、筋骨痿软、腰膝冷痛、阳虚冷泻。用量3～10g。

山药(Dioscoreae Rhizoma)

为薯蓣科植物薯蓣 *Dioscorea opposita* Thunb. 的干燥根茎。主产于河南、河北等地。冬季茎叶枯萎后采挖,切去根头,洗净,除去外皮及须根,干燥,习称"毛山药";或除去外皮,趁鲜切厚片,干燥,称为"山药片";选择肥大顺直的毛山药,置清水中,浸至无干心,闷透,用木板搓成圆柱形,切齐两端,晒干,打光,习称"光山药"。

【性状鉴别】

1.药材　①毛山药:略呈圆柱形,弯曲而稍扁,长15～30cm,直径1.5～6cm;表面黄白色或淡黄色,有纵沟、纵皱及须根痕,偶有浅棕色外皮残留;体重,质坚实,不易折断,断面白色,颗粒状,富粉性,中央无木心;气微,味淡、微酸,嚼之发黏。②光山药:呈圆柱形,两端平齐,长9～18cm,直径1.5～3cm;表面光滑,白色或黄白色。均以条长、体粗、质坚实、粉性足、色洁白者为佳(图2-209)。

2.饮片　①山药片:为不规则的厚片,皱缩不平。切面白色或黄白色。质坚脆,粉性。气微,味淡、微酸(图2-209)。②麸炒山药:形如山药片。切面黄白色或微黄色,偶见焦斑,略有焦香气。

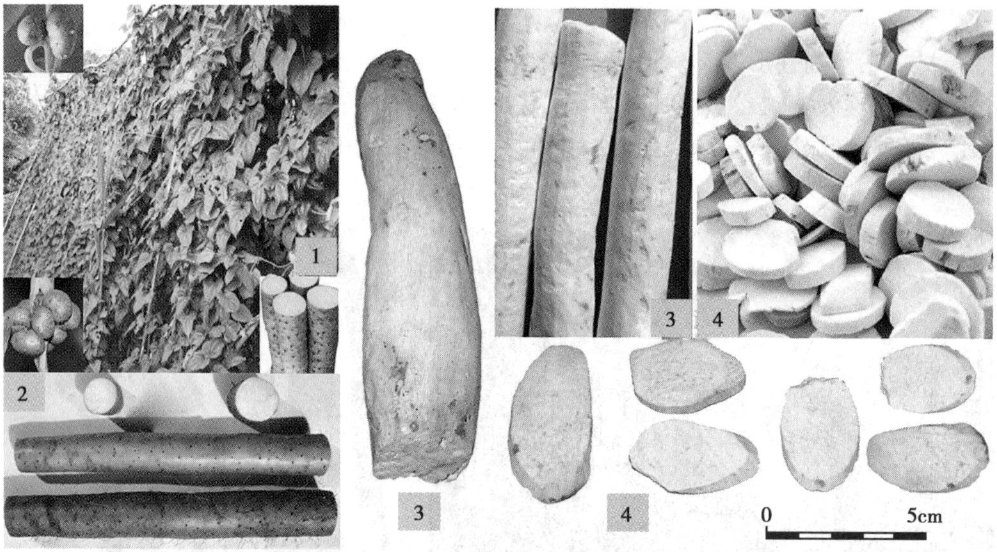

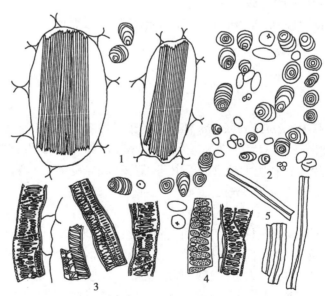

图 2-209 山药原植物及药材图

1. 原植物；2. 新鲜根茎及切面；3. 个子药材；4. 饮片。

课堂互动

目前市场上有用参薯伪充山药的现象。如果山药饮片里混进参薯，该如何辨别？

【显微鉴别】 粉末类白色。①淀粉粒：单粒众多，呈扁卵形、三角状卵形、类圆形或矩圆形，脐点点状、人字状、十字状或短缝状，可见层纹；复粒稀少，由 2～3 分粒组成。②草酸钙针晶束：存在于黏液细胞中。③导管：为具缘纹孔、网纹、螺纹及环纹导管。④筛管：邻近于导管。⑤纤维：细长，壁甚厚，木化（图 2-210）。

1. 草酸钙针晶束；2. 淀粉粒；3. 导管；4. 筛管；5. 纤维。

图 2-210 山药粉末图

【成分】 含薯蓣皂苷元、多巴胺、尿囊素、氨基酸、山药多糖等。

【理化鉴别】 ①检查：水分：毛山药和光山药不得过 16.0%；山药片不得过 12.0%。总灰分：

毛山药和光山药不得过 4.0%；山药片不得过 5.0%。②二氧化硫残留量：照二氧化硫残留量测定法测定，毛山药和光山药不得过 400mg/kg；山药片不得过 10mg/kg。③浸出物：照水溶性浸出物测定法项下的冷浸法测定，毛山药和光山药不得少于 7.0%；山药片不得少于 10.0%；麸炒山药不得少于 4.0%。

【功能主治】　补脾养胃，生津益肺，补肾涩精。主治脾虚食少、久泻不止、肺虚喘咳、肾虚遗精、带下、尿频、虚热消渴。麸炒山药补脾健胃，主治脾虚食少、泄泻便溏、白带过多等。用量 15～30g。

🌐 知识链接

山药伪品及其鉴别

山药伪品主要有：①同属植物参薯 *Dioscorea alata* L. 的根茎。药材呈不规则圆柱形、扁圆柱形、纺锤形或扁块状；表面黄白色或淡黄棕色；断面白色至黄白色，富粉性；气微，味淡，嚼之发黏。横切面中柱鞘部位可见石细胞环带，石细胞腔内含草酸钙方晶。②大戟科植物木薯 *Manihot esculenta* Crantz 的块根。多切成段或片，外皮多已除去，表面类白色，残留外皮为棕褐色或黑褐色；断面类白色，靠外侧有一明显黄白色或淡黄棕色的形成层环纹；向内可见淡黄色筋脉点呈放射状稀疏散在，中央有一细小黄色木心，有的具裂隙；气微，味淡。横切面近木栓层处有石细胞群，薄壁细胞含草酸钙簇晶。本品因含氢氰酸而具毒性。

射干（Belamcandae Rhizoma）

为鸢尾科植物射干 *Belamcanda chinensis*（L.）DC. 的干燥根茎。主产于河南、湖北等地。春初刚发芽或秋末茎叶枯萎时采挖，除去须根及泥沙，干燥。

【性状鉴别】

1. 药材　①呈不规则结节状，长 3～10cm，直径 1～2cm。②表面黄褐色、棕褐色或黑褐色，皱缩，有较密的环纹，上面有数个圆盘状凹陷的茎痕，偶有茎基残存；下面有残留的细根及根痕。③质硬，难折断，断面黄色，颗粒性。④气微，味苦、微辛。以粗壮、无须根、质硬、断面色黄者为佳（图 2-211）。

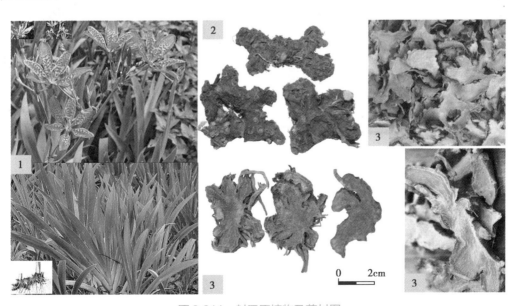

图 2-211　射干原植物及药材图
1. 原植物；2. 个子药材；3. 饮片。

2. 饮片　呈不规则形或长条形的薄片,切面淡黄色或鲜黄色,具散在筋脉小点或筋脉纹,有的可见环纹。余同药材。

【显微鉴别】　横切面:①表皮有时残存,细胞内外壁均增厚,角质化。②木栓细胞多列。③皮层稀有叶迹维管束,内皮层不明显。④中柱维管束为周木型及外韧型,靠外侧排列较紧密。⑤薄壁组织中含草酸钙柱晶、淀粉粒及油滴(图2-212)。

【成分】　含多种异黄酮类成分。按 HPLC 法测定,含次野鸢尾黄素($C_{20}H_{18}O_8$)不得少于 0.10%。

【功能主治】　清热解毒,消痰,利咽。主治热毒痰火郁结、咽喉肿痛、痰涎壅盛、咳嗽气喘。用量3~10g。

【附药】　**川射干**　为同科植物鸢尾 *Iris tectorum* Maxim. 的干燥根茎。呈不规则条状或圆锥形;表面灰黄褐色或棕色,有纵沟及环纹,可见须根残基及圆点状须根痕;质松脆,易折断,断面黄白色或黄棕色;气微,味甘、苦。本品含射干苷($C_{22}H_{24}O_{11}$)不得少于 3.6%。功能清热解毒,祛痰,利咽。

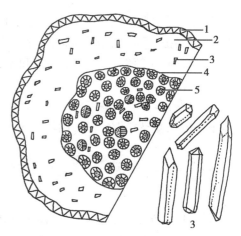

1. 木栓层;2. 皮层;3. 草酸钙柱晶;4. 内皮层;5. 维管束。

图2-212　射干横切面简图及柱晶图

莪术(Curcumae Rhizoma)

为姜科植物蓬莪术 *Curcuma phaeocaulis* Val.、广西莪术 *Curcuma kwangsiensis* S. G. Lee et C. F. Liang 或温郁金 *Curcuma wenyujin* Y. H. Chen et C. Ling 的干燥根茎。依次习称"蓬莪术""桂莪术"和"温莪术"。主产于四川、福建、广西、浙江等地。冬季茎叶枯萎后采挖,洗净,煮或蒸至透心,晒干或低温干燥后除去须根(图2-213)。

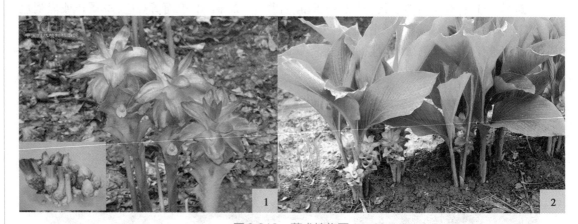

图2-213　莪术植物图
1. 广西莪术;2. 温郁金。

【性状鉴别】

1. 药材　①蓬莪术:呈卵圆形、长卵形、圆锥形或长纺锤形,顶端多钝尖,基部钝圆,长 2~8cm,直径 1.5~4cm;表面灰黄色至灰棕色,上部环节突起,有圆形微凹陷的须根痕或残留的须根,有的两侧各有 1 列下陷的芽痕和类圆形的侧生根茎痕,有的可见刀削痕。体重,质坚实,难折断,断面灰褐色至蓝褐色,蜡样,常附有灰棕色粉末。皮部与中柱易分离,内皮层环纹棕褐色。气微香,味微苦而辛。②桂莪术:环节稍凸起;断面黄棕色至棕色,常附有淡黄色粉末。内皮层环黄白色。③温莪术:断面黄棕色至棕褐色,常附有淡黄色或黄棕色粉末。气香或微香。以个大均匀、质坚实、香气浓者为佳（图 2-214）。

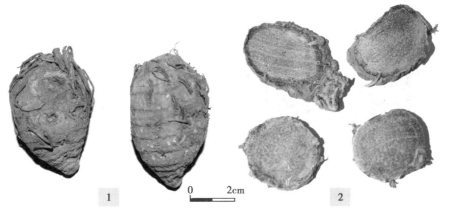

图 2-214　莪术药材及饮片图
1. 个子药材；2. 饮片。

2. 饮片　①莪术片：呈类圆形或椭圆形的厚片。外表皮灰黄色至灰棕色，有时可见环节或须根痕。切面黄绿色、黄棕色或棕褐色，内皮层环纹明显，"筋脉"小点散在。气微香，味微苦而辛（图 2-214）。②醋莪术：形如莪术片，色泽加深，角质样，微有醋香气。

【显微鉴别】　横切面：①木栓细胞数列，有的已除去。②皮层散有叶迹维管束，内皮层明显。③中柱较宽，维管束外韧型，散在，沿中柱鞘部位的维管束较小，排列较密。④薄壁细胞充满糊化的淀粉粒团块，薄壁组织中有含金黄色油状物的细胞散在（图 2-215）。

【成分】　主要含挥发油，油中主要为莪术烯醇、莪术二酮、莪术呋喃烯酮等。本品含挥发油，药材不得少于 1.5%（ml/g）；饮片不得少于 1.0%（ml/g）。

【功能主治】　行气破血，消积止痛。主治癥瘕痞块、瘀血经闭、胸痹心痛、食积胀痛。用量 6～9g；孕妇禁用。

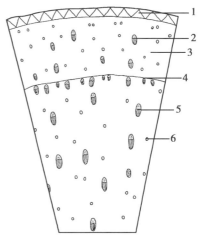

1. 木栓层；2. 叶迹维管束；3. 皮层；4. 内皮层；5. 维管束；6. 油细胞。
图 2-215　莪术（蓬莪术）横切面简图

【附药】　**莪术油**　为莪术（温莪术）经水蒸气蒸馏提取的挥发油。为淡棕色或深棕色的澄清液体；气特异，味微苦而辛。含牻牛儿酮（$C_{15}H_{22}O$）不得少于 7.5%；含呋喃二烯（$C_{15}H_{20}O$）不得少于 10.0%。本品为抗病毒药及抗癌药。

姜黄（ Curcumae Longae Rhizoma ）

为姜科植物姜黄 *Curcumae longa* L. 的干燥根茎。主产于四川、福建等地。冬季茎叶枯萎时采挖，洗净，煮或蒸至透心，晒干，除去须根。

【性状鉴别】

1. 药材　①呈不规则卵圆形、圆柱形或纺锤形（称"圆形姜黄"或"蝉肚姜黄"），常弯曲，有的具短的叉状分枝（称"指形姜黄"），长 2～5cm，直径 1～3cm。②表面深黄色，粗糙，有皱缩纹理和明显环节，并有圆形分枝痕及须根痕。③质坚实，不易折断，断面棕黄色至金黄色，角质样，有蜡样光泽，内皮层环纹明显，维管束（筋脉点）呈点状散在。④气香特异，味苦、辛。以条粗、质坚实、断面棕黄、香气浓厚者为佳（图 2-216）。

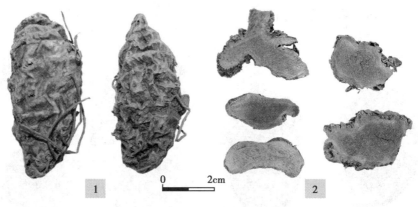

图 2-216　姜黄药材图
1. 个子药材；2. 饮片。

2. 饮片　为不规则或类圆形的厚片。余同药材。

【成分】　主要含挥发油。油中主要成分有龙脑、姜黄烯、姜黄素等。照挥发油测定法测定，本品含挥发油，药材不得少于 7.0%（ml/g），饮片不得少于 5.0%（ml/g）。按 HPLC 法测定，本品含姜黄素（$C_{21}H_{20}O_6$），药材不得少于 1.0%，饮片不得少于 0.90%。

【功能主治】　破血行气，通经止痛。主治胸胁刺痛、胸痹心痛、痛经经闭、癥瘕、风湿肩臂疼痛、跌仆肿痛。用量 3～10g。外用适量。

【附药】　**片姜黄**　为同属植物温郁金 Curcuma wenyujin Y. H. Chen et C. Ling 的根茎，经切片后晒干而成。药材为纵切的片状，厚 0.1～0.4cm；外皮灰黄色，粗糙皱缩，有时可见环节及须根痕；切面黄白色至棕黄色，有一圈环纹及多数筋脉小点；质脆而坚实，断面灰白色至棕黄色，略粉质；气香特异，味微苦而辛凉。本品含挥发油不得少于 1.0%（ml/g）。性味、功能同姜黄（图 2-217）。

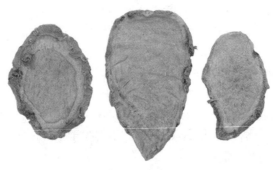

图 2-217　片姜黄药材图

郁金（Curcumae Radix）

为姜科植物温郁金 Curcuma wenyujin Y. H. Chen et C. Ling、姜黄 Curcuma longa L.、广西莪术 Curcuma kwangsiensis S. G. Lee et C. F. Liang 或蓬莪术 Curcuma phaeocaulis Val. 的干燥块根。前两者分别习称"温郁金"和"黄丝郁金"，其余按性状不同习称"桂郁金"或"绿丝郁金"。主产于浙江、四川、广西等地。冬季茎叶枯萎后采挖，除去泥沙和细根，蒸或煮至透心，干燥。

【性状鉴别】

1. 药材　温郁金、黄丝郁金、桂郁金与绿丝郁金的主要区别见表 2-12。

表 2-12　温郁金、黄丝郁金、桂郁金与绿丝郁金的比较鉴别

规格	形状	大小（cm）	表面	质地断面	气味
温郁金	呈长圆形或卵圆形，稍扁，有的微弯曲，两端渐尖	长 3.5～7；直径 1.2～2.5	表面灰褐色或灰棕色，具不规则的纵皱纹，纵纹隆起处色较浅。	质坚实，难折断，断面灰棕色，角质样，内皮层环纹明显	气微香，味微苦
黄丝郁金	呈纺锤形，有的一端细长	长 2.5～4.5；直径 1～1.5	表面棕灰色或灰黄色，有细皱纹	质坚实，断面橙黄色，外周棕黄色至棕红色	气芳香，味辛辣
桂郁金（图 2-218）	呈长圆锥形或长圆形	长 2～6.5；直径 1～1.8	表面具疏浅纵纹或较粗糙网状皱纹	质较脆，易折断，断面浅棕色	气微，味微辛、苦
绿丝郁金	呈长椭圆形，较粗壮	长 1.5～3.5；直径 1～1.2	表面灰褐色，具纵直或杂乱皱纹	质坚实，断面类似黄丝郁金，唯断面带微绿色	气微，味淡

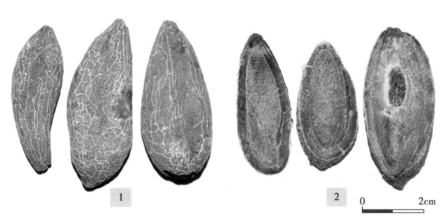

图 2-218　郁金（桂郁金）药材图
1. 个子药材；2. 饮片。

2. 饮片　①呈椭圆形或长条形薄片。②外表皮灰黄色、灰褐色至灰棕色，具不规则的纵皱纹。③切面灰棕色、橙黄色至灰黑色；角质样，内皮层环明显。余同药材。

【成分】　含挥发油、姜黄素、脱甲氧基姜黄素、姜黄酮等。

【功能主治】　活血止痛，行气解郁，清心凉血，利胆退黄。主治胸胁刺痛、胸痹心痛、经闭痛经、乳房胀痛、热病神昏、癫痫发狂、血热吐衄、黄疸尿赤。用量 3～10g。不宜与丁香、母丁香同用。

高良姜（ Alpiniae Officinarum Rhizoma ）

　　为姜科植物高良姜 *Alpinia officinarum* Hance 的干燥根茎。主产于广东、海南等地。夏末秋初采挖，除去残留的鳞叶及须根，洗净，切段，晒干。

【性状鉴别】

1. 药材　①呈圆柱形，多弯曲，有分枝，长 5～9cm，直径 1～1.5cm。②表面棕红色至暗褐色，有细密的纵皱纹及灰棕色的波状环节，节间长 0.2～1cm，一面有圆形的根痕。③质坚韧，不易折断，断面灰棕色或红棕色，纤维性，中柱约占 1/3。④气香，味辛辣。以粗壮、色红棕、气味浓、分枝少者为佳（图 2-219）。

2. 饮片　呈类圆形或不规则形的薄片。余同药材。

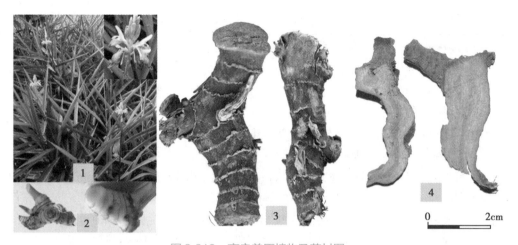

图 2-219　高良姜原植物及药材图

1. 原植物地上部分；2. 新鲜根茎；3. 个子药材；4. 饮片。

【成分】　含高良姜素、挥发油等。按 HPLC 法测定，本品含高良姜素（$C_{15}H_{10}O_5$）不得少于 0.70%。

【功能主治】　温胃止呕，散寒止痛。主治脘腹冷痛、胃寒呕吐、嗳气吞酸。用量 3～6g。

🌐　知识链接

高良姜伪品及其鉴别

高良姜伪品为同属植物红豆蔻（大高良姜）*Alpinia galanga* (L.) Willd. 的根茎。其根茎呈圆柱形，多数有分枝，较高良姜粗大，直径 2～3cm；表面淡棕红色或暗紫色，环节较稀疏，断面淡黄色；切面无油性，皮层约占 2/3，气味较淡。其挥发油含量低，不可作药用。

干姜（ Zingiberis Rhizoma ）

为姜科植物姜 *Zingiber officinale* Rosc. 的干燥根茎。主产于四川、贵州等地。冬季采挖，除去须根及泥沙，晒干或低温干燥。趁鲜切片晒干或低温干燥者称为"干姜片"（图 2-220）。

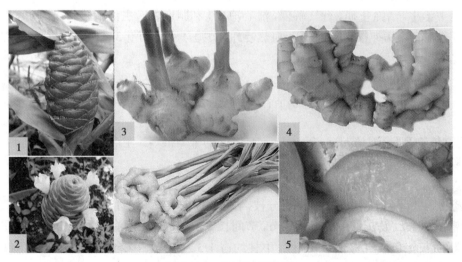

图 2-220　干姜原植物图

1. 姜果；2. 姜花；3. 原植物地下部分；4. 新鲜根茎；5. 新鲜根茎横切面。

【性状鉴别】

1. 药材　①呈扁平块状，具指状分枝，长 3～7cm，厚 1～2cm。②表面灰黄色或浅灰棕色，粗糙，具纵皱纹和明显的环节。分枝处常有鳞叶残存，分枝顶端有茎痕或芽。③质坚实，断面黄白色或灰白色，粉性或颗粒性，内皮层环纹明显，维管束及黄色油点散在。④气香而特异，味辛辣。以质坚实、断面色黄白、粉性足、气味浓者为佳（图 2-221）。

2. 饮片　①干姜片：为不规则纵切或斜切片，厚 0.2～0.4cm。外皮灰黄色或浅黄棕色。切面灰黄色或灰白色，略显粉性，可见较多的纵向纤维，有的呈毛状。质坚实，断面纤维性。余同干姜（图 2-221）。②姜炭：形如干姜片块。表面焦黑色，内部棕褐色，体轻，质松脆。味微苦，微辣。

3. 炮姜　呈不规则膨胀的块状，具指状分枝。表面棕黑色或棕褐色。质轻泡，断面边缘处显棕黑色，中心棕黄色，细颗粒性，维管束散在。气香而特异，味微辛、辣（图 2-221）。

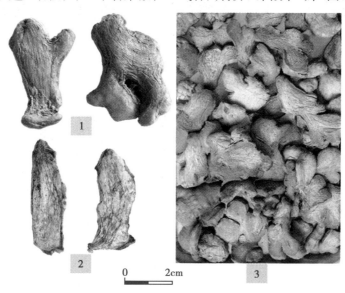

1. 干姜个子；2. 干姜片；3. 炮姜。

图 2-221　干姜与炮姜药材图

【成分】　主要含挥发油。油中主要为姜辣素（姜酚）、姜辣烯酮等。干姜及干姜片含挥发油不得少于 0.8%（ml/g）。按 HPLC 法测定，本品含 6-姜辣素（$C_{17}H_{26}O_4$），干姜及干姜片不得少于0.60%，姜炭不得少于 0.050%，炮姜不得少于 0.30%。

【功能主治】　干姜温中散寒，回阳通脉，温肺化饮；主治脘腹冷痛、呕吐泄泻、肢冷脉微、寒饮喘咳；姜炭偏于止血；用量 3～10g。炮姜温经止血，温中止痛；主治阳虚失血、吐衄崩漏、脾胃虚寒、腹痛吐泻；用量 3～9g。

天麻（Gastrodiae Rhizoma）

为兰科植物天麻 *Gastrodia elata* Bl. 的干燥块茎。主产于四川、云南、贵州、陕西等地。立冬后至次年清明前采挖，洗净，蒸透，低温干燥（图 2-222）。

【性状鉴别】

1. 药材　①呈扁椭圆形或长条形，稍弯曲，长 3～15cm，宽 1.5～6cm，厚 0.5～2cm。②表面黄白色至淡黄棕色，有纵皱纹及由潜伏芽排列而成的多轮横环纹，习称"竹节环纹"，有时可见棕褐色菌索；顶端有残留茎基（春麻）或红棕色至深棕色鹦嘴状的芽苞（冬麻），习称"鹦哥嘴"或"红小瓣"，另一端有圆脐形疤痕，习称"肚脐疤"。③质坚硬，不易折断，断面较平坦，黄白色至淡棕色，角质样。④气微，味甘。以个大、质坚实、有鹦哥嘴、断面半透明、无空心者为佳（图 2-223）。

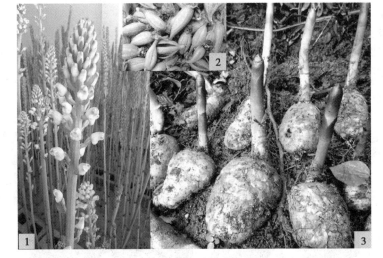

图 2-222　天麻原植物图
1. 地上茎及花；2. 果；3. 块茎。

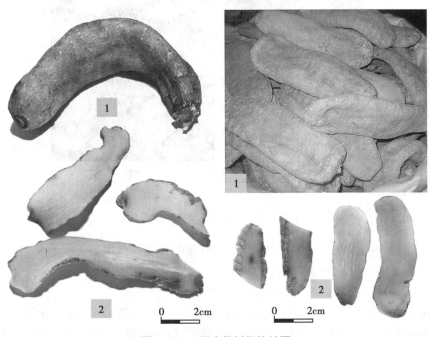

图 2-223　天麻药材及饮片图
1. 个子药材；2. 饮片。

2. 饮片　呈不规则的薄片。余同药材。

【显微鉴别】

1. 横切面　①表皮残留，下皮由 2～3 列切向延长的栓化细胞组成。②皮层为 10 数列多角形细胞，有的含草酸钙针晶束，较老块茎皮层与下皮相接处有 2～3 列椭圆形厚壁细胞，木化，纹孔明显。③中柱大，有周韧型或外韧型维管束散列，薄壁细胞亦含草酸钙针晶束（图 2-224）。

2. 粉末　黄白色至黄棕色。①厚壁细胞：椭圆形或类多角形，木化，纹孔明显。②草酸钙针晶：成束或散在。③多糖颗粒：用甘油醋酸试液装片，可见有的薄壁细胞中含有长卵形、长椭圆形或类圆形的多糖颗粒，遇碘液显棕色或淡棕紫色。④导管：螺纹、网纹或环纹导管（图 2-225）。

【成分】　含天麻素、香荚兰醇、香荚兰醛、微量生物碱、β- 谷甾醇、黏液质等。按 HPLC 法测定，含天麻素（$C_{13}H_{18}O_7$）和对羟基苯甲醇（$C_7H_8O_2$）的总量不得少于 0.25%。

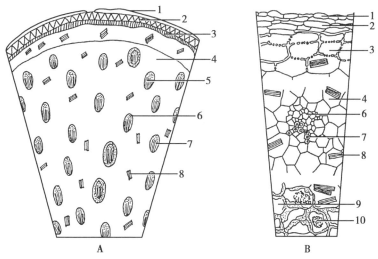

1. 表皮；2. 下皮；3. 皮层外侧的厚壁细胞；4. 中柱；5. 维管束；6. 韧皮部；
7. 木质部；8. 针晶束；9. 具纹孔的薄壁细胞；10. 糊化多糖团块。

图 2-224　天麻横切面图

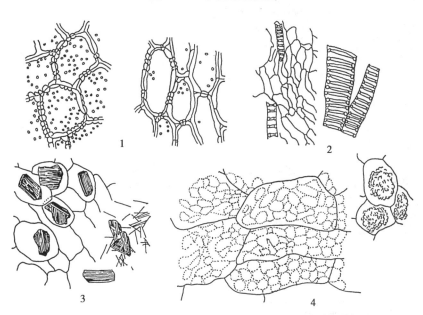

1. 厚壁细胞；2. 导管；3. 草酸钙针晶；4. 多糖颗粒。

图 2-225　天麻粉末图

【理化鉴别】

1. 化学定性　①取粉末 1g，加水 10ml 浸渍 4 小时，时时振摇，滤过，滤液加碘试液 2～4 滴，显紫红色至酒红色。②取粉末 1g，加 45% 乙醇溶液 10ml 浸泡 4 小时，时时振摇，滤过，滤液加硝酸汞试液 0.5ml，加热，溶液显玫瑰红色，并产生黄色沉淀。

2. 薄层色谱　以天麻对照药材、天麻素对照品为对照，进行 TLC 鉴别，供试品色谱中，在与对照药材色谱及对照品色谱相应的位置上，应显相同颜色的斑点。

3. 检查　①水分：药材不得过 15.0%（烘干法），饮片不得过 12.0%；②总灰分：不得过 4.5%。

4. 二氧化硫残留量　照二氧化硫残留量测定法测定，不得过 400mg/kg。

5. 浸出物　照醇溶性浸出物测定法项下的热浸法测定，用稀乙醇溶液作溶剂，不得少于 15.0%。

【功能主治】　息风止痉，平抑肝阳，祛风通络。主治小儿惊风、癫痫抽搐、破伤风、头痛眩晕、手足不遂、肢体麻木、风湿痹痛。用量 3～10g。

天麻伪品及其鉴别

天麻伪品主要有：①美人蕉科植物蕉芋 *Canna indica* 'Edulis' 的块茎（图 2-226）：呈长圆锥形或扁椭圆形；表面有 5～8 个节状环纹及细纵纹；外表因残留叶鞘而纤维外露；断面可见多数筋脉点；有焦糖气，味微甜；细胞内含草酸钙簇晶及糊化的淀粉粒。②菊科植物大丽花 *Dahlia pinnata* Cav. 的块根（图 2-227）：呈长纺锤形，微弯曲；表面灰白色，无横环纹，顶端及尾部呈纤维状；断面类白色，角质样，维管束放射状排列，中央有木心或中空；气微，味淡；有石细胞、菊糖及分泌腔；加硝酸汞试液有黄色沉淀生成。③紫茉莉科植物紫茉莉 *Mirabilis jalapa* L. 的根（图 2-228）：呈长圆锥形，稍弯曲；表面有纵皱纹及凹陷的细根痕，无横环纹；断面角质样，有数个同心环状排列的异型维管束；味淡，嚼之刺喉；细胞内含淀粉团块及草酸钙针晶束；加硝酸汞试液有淡黄色沉淀产生。此外，尚有茄科植物马铃薯 *Solanum tuberosum* L. 的块茎、菊科植物华蟹甲（羽裂蟹甲草）*Sinacalia tangutica* (Maxim.) B. Nord. 的根茎、天南星科植物芋 *Colocasia esculenta* (L.) Schott 的块茎、葫芦科植物赤爬 *Thladiantha dubia* Bunge 的块根等伪充天麻，应注意鉴别。

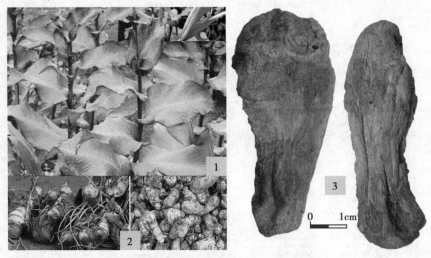

图 2-226　天麻伪品——蕉芋图

1. 原植物；2. 新鲜块茎；3. 块茎加工品。

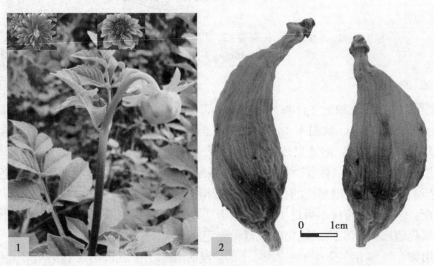

图 2-227　天麻伪品——大丽花图

1. 原植物；2. 块根加工品。

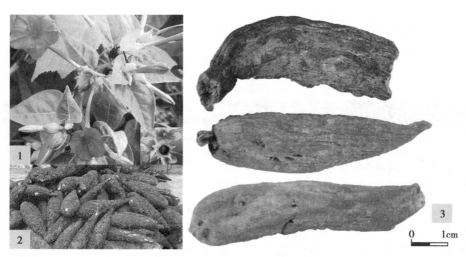

图 2-228　天麻伪品——紫茉莉图
1. 原植物；2. 鲜根；3. 根加工品。

山慈菇（ Cremastrae Pseudobulbus；Pleiones Pseudobulbus ）

为兰科植物杜鹃兰 *Cremastra appendiculata*（D. Don）Makino、独蒜兰 *Pleione bulbocodioides*（Franch.）Rolfe 或云南独蒜兰 *Pleione yunnanensis* Rolfe 的干燥假鳞茎。前者习称"毛慈菇"，后两者习称"冰球子"。主产于贵州、四川等地。夏、秋二季采挖，除去地上部分及泥沙，蒸或煮至透心，干燥。

【性状鉴别】

1. 毛慈菇　①呈不规则扁球形或圆锥形，顶端渐突起，基部有须根痕，长 1.8～3cm，膨大部位直径 1～2cm。②表面黄棕色或棕褐色，有纵皱纹或纵沟，中部有 2～3 条微突起的环节，节上有鳞叶干枯后留下的丝状纤维。③质坚硬，难折断，断面灰白色或黄白色，略呈角质。④气微，味淡，带黏性。

2. 冰球子　①呈圆锥形、瓶颈状或不规则团块，直径 1～2cm，高 1.5～2.5cm。②顶端渐尖，尖端断头处呈盘状，基部膨大且圆平，中央凹入，有 1～2 条环节，多偏向一侧。带表皮者浅棕色，撞去外皮者表面黄白色，光滑，有不规则皱纹。③断面浅黄色，角质，半透明。

以大小均匀、饱满、质坚者为佳（图 2-229）。

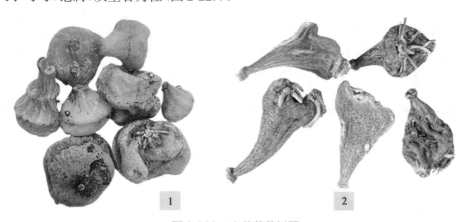

图 2-229　山慈菇药材图
1. 毛慈菇；2. 冰球子。

【成分】　含黏液质、菲类、联苄类、木脂素类及黄烷类化合物。

【功能主治】　清热解毒，化痰散结。主治痈肿疔毒、瘰疬痰核、蛇虫咬伤、癥瘕痞块。用量

3～9g。外用适量。

【附药】 **光慈姑** 为百合科植物老鸦瓣 *Tulipa edulis*（Miq.）Baker 的干燥鳞茎。呈卵圆形或圆锥形，底部圆而凹陷，有根痕，上端急尖；表面黄白色或淡黄棕色，光滑，一侧有纵沟，自基部伸向顶端；质硬而脆，断面黄白色，粉性；气微，味淡。功能消肿散结，清热解毒。

知识链接

山慈菇伪品及其鉴别

山慈菇主要伪品如下。①丽江山慈菇：为百合科植物山慈菇（益辟坚）*Iphigenia indica* Kunth 的干燥鳞茎。呈不规则短圆锥形；顶端渐尖，基部常呈脐状凹入或平截；表面黄白色或灰黄棕色，光滑，一侧有自基部伸至顶端的纵沟；质坚硬，碎断面角质样或略带粉质，类白色或黄白色；味苦而微麻舌。含秋水仙碱、角秋水仙碱等多种生物碱，有毒性。②金果榄：为防己科植物青牛胆 *Tinospora sagittata*（Oliv.）Gagnep. 或金果榄 *Tinospora capillipes* Gagnep. 的干燥块根。呈不规则圆块状；表面棕黄色或淡褐色，粗糙不平，有深而密的纵横皱纹；质坚实，不易击碎、破开，横切面淡黄白色，粉性，导管束略呈放射状排列，色较深；气微味苦。

白及（Bletillae Rhizoma）

为兰科植物白及 *Bletilla striata*（Thunb.）Reichb. f. 的干燥块茎。主产于贵州、四川等地。夏、秋二季采挖，除去须根，洗净，置沸水中煮或蒸至无白心，晒至半干，除去外皮，再晒干。

【性状鉴别】

1. 药材 ①呈不规则扁圆形，常有 2～3 个爪状分枝，少数具 4～5 个爪状分枝，长 1.5～6cm，厚 0.5～3cm。②表面灰白色至灰棕色或黄白色，有数圈同心环节和棕色点状须根痕，上面有凸起的茎痕，下面有连接另一块茎的痕迹。③质坚硬，不易折断，断面类白色，半透明，角质样，有散在的筋脉小点。④气微，味苦，嚼之有黏性。以个大、饱满、半透明、质坚实者为佳（图2-230）。

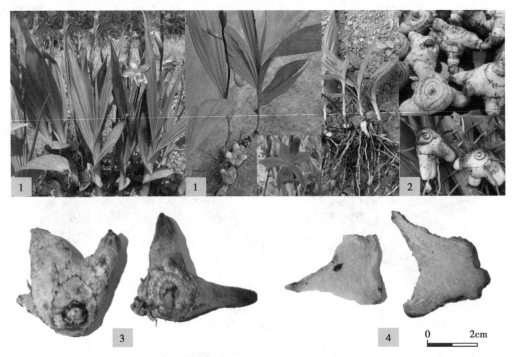

图 2-230 白及原植物及药材图

1. 原植物；2. 新鲜块茎；3. 个子药材；4. 饮片。

2. 饮片　呈不规则的薄片。余同药材。

【成分】　含白及甘露聚糖、黏液质、联苄类、菲类、挥发油等。按 HPLC 法测定，含 1, 4- 二[4-（葡萄糖氧）苄基]-2- 异丁基苹果酸酯（$C_{34}H_{46}O_{17}$），药材不得少于 2.0%，饮片不得少于 1.5%。

【功能主治】　收敛止血，消肿生肌。主治咯血、吐血、外伤出血、疮疡肿毒、皮肤皲裂。用量 6～15g；研末吞服 3～6g。外用适量。不宜与川乌、制川乌、草乌、制草乌、附子同用。

？ 复习思考题

1. 解释下列中药鉴定名词术语：锦纹、云锦花纹、车轮纹、罗盘纹、钉角、过桥、芦头、艼、芦碗、铁线纹、疙瘩丁、蚯蚓头、狮子盘头、怀中抱月、观音坐莲、竹节环纹、鹦哥嘴、肚脐疤、筋脉点。

2. 如何从性状上区别双子叶植物根和单子叶植物根？

3. 如何从性状上区别双子叶植物根茎和单子叶植物根茎？

4. 如何从性状特征区别下列各组药材：牛膝与川牛膝、白芍与赤芍、山参与园参、龙胆与坚龙胆、木香与川木香、半夏与水半夏、松贝与青贝、玄参与地黄。

5. 附子的商品规格有哪些？其中哪种毒性最强？说出附子主含的化学成分及加工炮制过程对其产生的影响。

6. 说出中药黄连的来源、药材商品规格、主产地、主要成分及断面荧光；从性状特征区别三种黄连。

7. 叙述天麻的来源及性状鉴别特征。

8. 简述下列药材粉末的显微鉴别特征：大黄、黄连、甘草、黄芪、人参、黄芩、白术、天花粉、当归、半夏、川贝母、浙贝母。

EB-2-26

扫一扫，测一测

（伍卫红　刘想晴　赵兴蕊　赵　华）

第三章　茎木类中药的鉴定

1. 掌握木通、钩藤、苏木、槲寄生的来源、性状、主要化学成分及与伪品的区别。

2. 熟悉降香、皂角刺、通草、大血藤、鸡血藤的来源、性状鉴别要点。

3. 了解海风藤、青风藤、川木通、桑寄生、小通草、竹茹、猪牙皂、皂荚的性状鉴别要点。

茎木类中药主要指以木本植物的茎或茎的某部分入药的中药,包括茎类中药和木类中药。

茎类中药主要采用木本植物的茎,以及少数草本植物的茎,包括:①茎藤(caulis):如鸡血藤;②茎枝(ramulus):如桂枝;③茎刺(spina):如皂角刺;④茎的翅状附属物:如鬼箭羽;⑤茎的髓部(medulla):如通草。大部分草本植物的茎,如石斛、麻黄等,则列为全草类中药。

木类中药通常采用木材的心材部分,如苏木、降香等。木材指木本植物茎形成层以内的部分,包括边材和心材。边材形成较晚,含水分较多,颜色较浅,亦称"液材";心材形成较早,位于木质部内方,蓄积了较多的树脂、树胶和挥发油等物质,颜色较深,质地常致密而重。

一、性状鉴别

1. 茎类中药　应注意其形状、大小、表面、颜色、质地、断面及气味等,带叶的茎枝,还应观察叶的特征。木质藤本植物的茎枝多呈圆柱形或扁圆柱形,常扭曲不直。表面多呈棕黄色、灰棕色或灰褐色,少数呈特殊的颜色。未除去栓皮的可见纵横裂纹和皮孔,节膨大,具叶痕和枝痕。质地坚硬,断面木部占大部分,导管小孔明显,射线放射状,如木通、大血藤、青风藤、海风藤;有的药材断面放射状的木质部与射线相间排列,形成车轮样纹理,习称"车轮纹";中央有较小的髓部,有的髓部偏于一侧,如鸡血藤、槲寄生;有的有异型维管束,如鸡血藤、丁公藤。气味常可帮助鉴定,如海风藤味苦,有辛辣感,而青风藤味苦而无辛辣感。草质藤茎多呈细长圆柱形,常可见数条纵向隆起的棱线;表面多呈淡黄绿色,有明显的节和叶痕;质脆,易折断,断面类白色髓部发达,有的呈空洞状。

2. 木类中药　多呈不规则块状、厚片状或长条状,常有刀削痕。颜色不一,如苏木呈黄红色至棕红色;降香呈紫红色或红褐色。质地常致密而重,沉水、半沉水或不沉水,如沉香沉水或半沉水;降香沉水。断面常有明显年轮。气味常因品种而异,如沉香气香特异,味苦;降香气香,味微苦;苏木则气微,味微涩。

二、显微鉴别

（一）茎类中药的组织构造
茎类中药的组织构造由外向内应注意观察:

1. 周皮或表皮　木栓细胞的形状、层数、增厚情况等,幼嫩木质茎和草质茎常可见表皮组织,周皮不发达。

2. 皮层 应注意其存在与否、所占比例、细胞的形态及内含物等。木栓形成层如发生在皮层内方,则初生皮层已不存在,而由栓内层(次生皮层)所代替;木栓形成层如发生在皮层,则初生皮层部分存在,其外方有时具有厚角组织或厚壁组织。

3. 韧皮部 由筛管、韧皮射线和韧皮薄壁组织组成,应注意观察各种细胞的形态及排列情况,有无厚壁组织、分泌组织等。

4. 形成层 多呈环状。

5. 木质部 应注意观察导管、木薄壁细胞、木纤维及木射线细胞的形态和排列情况。

6. 髓部 有的可见圆形单纹孔,有的髓周围具厚壁细胞,散在或形成环髓纤维或环髓石细胞。此外,还应注意草酸钙结晶、碳酸钙结晶和淀粉粒的有无及其形状;厚壁组织的形状、细胞壁的厚度、有无壁孔和分隔以及木化程度等。

双子叶植物木质藤茎,木栓层较厚,有的有明显的落皮层;导管孔较大;有的具异常构造,如鸡血藤的韧皮部和木质部层状排列成数轮,海风藤的髓部具数个异型维管束,络石藤有内生韧皮部,沉香具内涵韧皮部。

(二)木类中药的组织构造

在观察时,应分别作三个方向的切面,即横切面、径向纵切面与切向纵切面(图3-1);也可制作解离组织片或粉末片。应注意观察下列组织特征:

1. 导管和管胞 多为具缘纹孔及网纹导管。应注意观察导管分子的形状、大小,纹孔的类型,导管中有无侵填体及其形态、颜色等。松柏科植物的木材没有导管,而为管胞。管胞两端较狭细,无明显末梢壁(纤维状管胞),即使有斜形末梢壁但无穿孔而只有纹孔(导管状管胞)。

2. 木纤维 通常为单个狭长的厚壁细胞,壁厚腔小,横切面观多呈类三角形,有斜裂隙状的单纹孔;有的纤维胞腔中具有横隔,称为分隔纤维。

3. 木薄壁细胞 细胞壁常增厚或有单纹孔,多木化;有时含淀粉粒或草酸钙结晶。

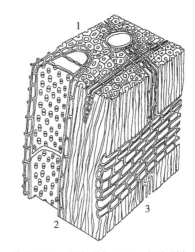

1. 横切面;2. 切向纵切面;3. 径向纵切面。

图3-1 木类中药(降香)三切面详图

4. 木射线 细胞形状与木薄壁细胞相似,射线细胞中常含有淀粉粒或草酸钙结晶,细胞壁亦常增厚或有纹孔。射线细胞的长轴是半径向的,与导管及纤维的长轴相垂直。横切面观射线细胞呈辐射状,可见射线的宽度和长度;切向纵切面观,射线略排成纺锤形,可见射线的高度和宽度;径向纵切面观,射线为多列长形细胞,从中部向外周横叠,显示射线的高度和长度。

桑寄生(Taxilli Herba)

为桑寄生科植物桑寄生 *Taxillus chinensis*(DC.)Danser 的干燥带叶茎枝。常寄生于构、槐、榆、朴等树上;主产于福建、广东、广西、海南等地,习称为"广寄生"。冬季至次春采割,除去粗茎,切段,干燥,或蒸后干燥。

【性状鉴别】

1. 药材 ①茎枝呈圆柱形。②表面红褐色或灰褐色,具分枝痕、叶痕、细纵纹及多数细小突起的棕色皮孔,嫩枝有棕褐色茸毛。③质坚硬,断面不整齐,皮部薄,红棕色,易与木部分离,木部色较浅。④叶多卷缩,具短柄,叶片展平后呈卵形或椭圆形,全缘,革质,表面黄褐色,幼叶被细茸毛。⑤气微,味涩。以枝细、质嫩、色红褐、叶未脱落者为佳(图3-2)。

2. 饮片   为厚片或不规则短段。外表皮红褐色或灰褐色,具细纵纹,并有多数细小突起的棕色皮孔,嫩枝有的可见棕褐色茸毛。切面皮部红棕色,木部色较浅。叶多卷曲或破碎,完整者展平后呈卵形或椭圆形,表面黄褐色,幼叶被细茸毛,先端钝圆,基部圆形或宽楔形,全缘;革质。气微,味涩。

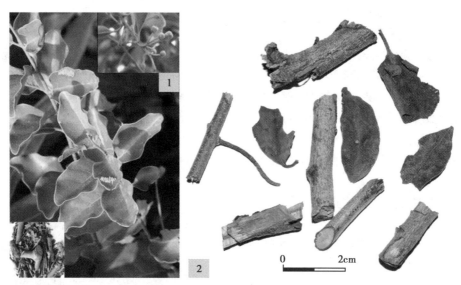

图 3-2   桑寄生原植物及药材图
1. 原植物;2. 药材。

【成分】   主要含槲皮素、广寄生苷、*D*- 儿茶素、金丝桃苷等。

【功能主治】   祛风湿,补肝肾,强筋骨,安胎元。主治风湿痹痛、腰膝酸软、筋骨无力、崩漏经多、妊娠漏血、胎动不安、头晕目眩。用量 9~15g。

槲寄生(Visci Herba)

为桑寄生科植物槲寄生 *Viscum coloratum*(Kom.)Nakai 的干燥带叶茎枝。常寄生于榆、桦、梨、枫杨、麻栎等树上;主产于东北、华北地区,又称为“北寄生”。冬季至次春采割,除去粗茎,切段,干燥,或蒸后干燥。

【性状鉴别】

1. 药材   ①茎枝呈圆柱形,常 2~5 个叉状分枝,长 30cm,直径 0.3~1cm。②表面黄绿色、金黄色或黄棕色,有纵皱纹;节膨大,节上有分枝或枝痕。③体轻,质脆,易折断,断面不平坦,皮部黄色,木部色较浅,射线放射状,髓部常偏向一边。④叶对生于枝梢,易脱落,无柄,叶片呈长椭圆状披针形,全缘,表面黄绿色,有细皱纹,主脉 5 出,中间 3 条明显,革质。⑤气微,味微苦,嚼之有黏性。以枝嫩、色黄绿、叶多、杂质少(不得过2%)者为佳(图3-3)。

2. 饮片   呈不规则的厚片。茎外皮黄绿色、黄棕色或棕褐色。切面皮部黄色,木部浅黄色,有放射状纹理,髓部常偏向一边。叶片黄绿色或黄棕色,全缘,有细皱纹;革质。气微,味微苦,嚼之有黏性。

【显微鉴别】   茎枝粉末淡黄色:①表皮细胞:类长方形,黄绿色,可见气孔。②纤维:成束,直径 10~34μm,壁较厚,略呈波状,微木化。③异形细胞:形状不规则,壁较厚,微木化,胞腔大。④草酸钙结晶:簇晶直径 17~45μm,方晶较少,直径 8~30μm。⑤石细胞:类方形、类多角形或不规则形,直径 42~102μm(图3-4)。

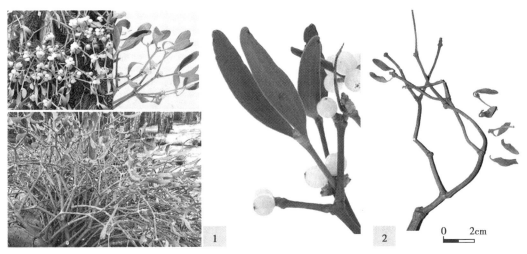

图 3-3　槲寄生原植物及药材图
1. 原植物；2. 药材。

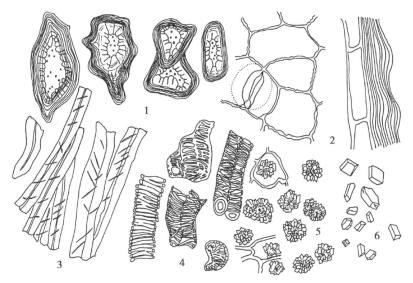

1. 石细胞；2. 表皮碎片；3. 纤维；4. 导管；5. 草酸钙簇晶；6. 草酸钙方晶。

图 3-4　槲寄生（茎枝）粉末图

【成分】　含齐墩果酸、紫丁香苷、黄酮类化合物、槲寄生毒素等。按 HPLC 法测定，本品含紫丁香苷（$C_{17}H_{24}O_9$），药材不得少于 0.040%；饮片不得少于 0.025%。

【理化鉴别】　①检查：水分不得过 12.0%（烘干法）；总灰分不得过 9.0%；酸不溶性灰分不得过 2.5%。②浸出物：按醇溶性浸出物测定法（热浸法）测定，用乙醇溶液作溶剂，不得少于 20.0%。

【功能主治】　祛风湿，补肝肾，强筋骨，安胎元。主治风湿痹痛、腰膝酸软、筋骨无力、崩漏经多、妊娠漏血、胎动不安、头晕目眩。用量 9～15g。

知识链接

槲寄生混用品扁枝槲寄生的鉴别

近来发现有用同属植物扁枝槲寄生 *Viscum articulatum* Burm. F. 的带叶茎枝混作槲寄生入药，习称"扁寄生""枫香寄生"等。其主要特点为：茎枝扁平，2～3 叉状分枝，长 15～30cm；表面黄绿色或黄棕色，有明显的纵条纹或皱纹；节膨大而略扁，每节上部宽，下部渐窄，叶于枝梢节上呈鳞片状突起；质软不易折断；气微，味微苦。

海风藤（Piperis Kadsurae Caulis）

为胡椒科植物风藤 *Piper kadsura*（Choisy）Ohwi 的干燥藤茎。主产于福建、浙江等地。夏、秋二季采割，除去根、叶，晒干。

【性状鉴别】

1. 药材 ①呈扁圆柱形，略弯曲，长 15~60cm，直径 0.3~2cm。②表面灰褐色或褐色，粗糙，有明显的纵棱及节，节部膨大，上生不定根。③体轻，质脆，易折断，断面不整齐，皮部窄，木部宽广，灰黄色，导管孔多数，射线灰白色，放射状排列，皮部与木部交界处常有裂隙，中心有灰褐色的髓。④气香，味微苦、辛。以条粗壮、均匀、不脱皮、气香者为佳（图 3-5）。

2. 饮片 呈不规则的扁圆柱形厚片。切面有灰黄色与灰白色相间排列的放射状纹理。余同药材。

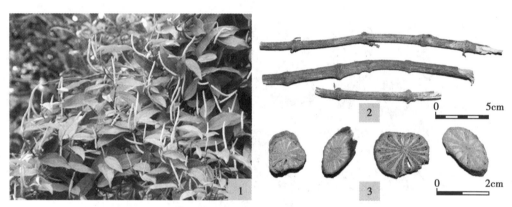

图 3-5 海风藤原植物及药材图

1. 原植物；2. 个子药材；3. 饮片。

【成分】 含挥发油、甾醇、细叶青蒌藤素等。细叶青蒌藤素具有肿瘤抑制作用。

【理化鉴别】 ①检查：水分不得过 12.0%（烘干法）；总灰分不得过 10.0%；酸不溶性灰分不得过 2.0%。②浸出物：按醇溶性浸出物测定法（热浸法）测定，用稀乙醇溶液作溶剂，不得少于 10.0%。

【功能主治】 祛风湿，通经络，止痹痛。主治风寒湿痹、肢节疼痛、筋脉拘挛、屈伸不利。用量 6~12g。

🌐 **知识链接**

海风藤伪品及其鉴别

海风藤伪品主要有：①同属植物石南藤 *Piper wallichii*（Miq.）Hand.-Mazz. 的藤茎。呈圆柱形，长可达数米，多缠绕成团，直径 0.1~0.3cm；表面灰棕色，节部明显，稍膨大，节间长 5~10cm；质轻而脆，折断面中心有灰褐色的髓；气清香，味辛辣。②木兰科植物异形南五味子 *Kadsura heteroclita*（Roxb.）Craib 的藤茎。为木质藤本，栓皮松而厚，除去外皮显红色，横断面射线不明显，髓部无小点；气香似樟木，味淡、微涩。③松萝科植物节松萝 *Usnea diffracta* Vain. 或长松萝 *Usnea longissima* Ach. 的干燥地衣体。呈丝状或须发状，缠绕成团；浅黄绿色；质韧；气微，味淡。

【附药】 **青风藤** 为防己科植物青藤 *Sinomenium acutum*（Thunb.）Rehd. et Wils. 及毛青藤 *Sinomenium acutum*（Thunb.）Rehd. et Wils. var. *cinereum* Rehd. et Wils. 的干燥藤茎。呈长圆柱形，常微弯曲；表面绿褐色至棕褐色，有的灰褐色，有细纵纹及皮孔；节部稍膨大，有分枝；体轻，质硬而脆，易折断，断面不平坦，灰黄色或淡灰棕色，皮部窄，木部射线呈放射状排列，髓部淡黄白色或黄棕色；气微，味苦。含青藤碱（$C_{19}H_{23}NO_4$）不得少于 0.50%。功能祛风湿，通经络，利小便。

木通（Akebiae Caulis）

为木通科植物木通 *Akebia quinata*（Thunb.）Decne.、三叶木通 *Akebia trifoliata*（Thunb.）Koidz. 或白木通 *Akebia trifoliata*（Thunb.）Koidz var. *australis*（Diels）Rehd. 的干燥藤茎。木通主产于江苏、浙江等地；三叶木通主产于浙江、江西等地；白木通主产于四川、湖北等地。秋季采收，截取茎部，除去细枝，阴干。

【性状鉴别】

1. 药材 ①呈圆柱形，略扭曲，长 30～70cm，直径 0.5～2cm。②表面灰棕色至灰褐色，粗糙，有不规则裂纹及纵沟纹，具突起的皮孔。③体轻，质坚实，不易折断，断面不整齐，皮部较厚，黄棕色，可见淡黄色颗粒状小点，木部黄白色，射线呈放射状排列，髓小或有时中空，黄白色或黄棕色。④气微，味微苦而涩。以条匀，断面黄白色、无黑心者为佳（图3-6）。

2. 饮片 呈圆形、椭圆形或不规则形片状。外表皮灰棕色或灰褐色。切面射线呈放射状排列，髓小或有时中空。气微，味微苦而涩。

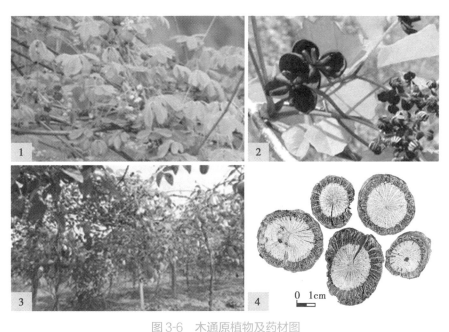

图3-6 木通原植物及药材图

1. 木通；2. 三叶木通；3. 白木通；4. 药材。

【成分】 含苯乙醇苷 B、木通皂苷、常春藤皂苷元等。按 HPLC 法测定，本品含木通苯乙醇苷 B（$C_{23}H_{26}O_{11}$）不得少于 0.15%。

【功能主治】 利尿通淋，清心除烦，通经下乳。主治淋证、水肿、心烦尿赤、口舌生疮、经闭乳少、湿热痹痛等。用量 3～6g。

把好药材质量关
——从龙胆泻肝丸事件引发的思考

2003年2月，新华社记者《龙胆泻肝丸——清火良药还是"致病"根源?》等系列报道，使有些人发现，自己缠绵不愈的肾病(肾损害甚至肾衰竭、尿毒症)，竟然是因为平时所服的龙胆泻肝丸所致。

作为我国传统的中成药，龙胆泻肝丸为"清火良药"，组方中木通为常用的利尿通淋药，但入药品种混乱，产量有限，一直供不应求。关木通逐步成为木通的替代品并逐渐占领全国药材市场。龙胆泻肝丸的不良反应实际上因关木通中的主要成分马兜铃酸会导致人体的肾损害所致，而且该损害是不可逆的。2003年6月国家食品药品监督管理局发布通知取消关木通药用标准，这意味着其从此不能作为一种合法中药被使用。

药材的鉴别往往是"失之毫厘，谬以千里"，药学工作者要努力钻研专业知识，树立药材质量观、安全用药意识，要用所学到的专业知识，准确地去鉴别药材的真伪和优劣，保证临床用药更加安全合理。

知识链接

关木通

为马兜铃科植物关木通 *Aristolochia manshuriensis* Kom. 的干燥藤茎，称关木通。因其含有具肾毒性的马兜铃酸，故《中国药典》自2005年版已将其删除，应注意鉴别。呈长圆柱形，略扭曲，直径1～6cm；表面灰黄色或棕黄色；断面黄色或淡黄色，木部宽广，众多小孔状导管排成同心层环，与类白色射线相交而呈蜘蛛网状；髓部扁缩成条状；摩擦残余粗皮，有樟脑样臭；气微，味苦(图3-7)。

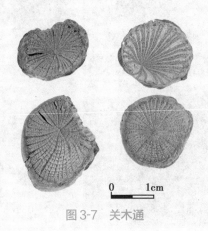

图3-7　关木通

川木通 (Clematidis Armandii Caulis)

为毛茛科植物小木通 *Clematis armandii* Franch. 或绣球藤 *Clematis montana* Buch.-Ham. 的干燥藤茎。主产于四川、贵州、湖南等地。春、秋二季采收，除去粗皮，晒干，或趁鲜切厚片，晒干。

【性状鉴别】

1. 药材　①呈长圆柱形，略扭曲，长50～100cm，直径2～3.5cm。②表面黄棕色或黄褐色，有纵向凹沟及棱线,节处多膨大,残余皮部易撕裂。③质坚硬,不易折断,残存皮部黄棕色,木部浅黄棕色或浅黄色,宽广,有黄白色放射状纹理及裂隙,其间布满导管小孔,髓部较小,类白色或黄棕色,偶有空腔;④气微,味淡。以条匀,内外色黄、无黑心者为佳(图3-8)。

2.饮片 呈类圆形厚片。切面边缘不整齐。余同药材。

【成分】 主含三萜皂苷类、黄酮类及木脂素类成分。

【功能主治】 利尿通淋,清心除烦,通经下乳。主治淋证、水肿、心烦尿赤、口舌生疮、经闭乳少、湿热痹痛。用量3～6g。

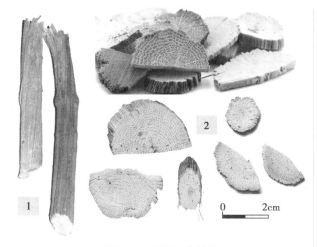

图3-8 川木通药材图
1. 个子药材;2. 饮片。

大血藤(Sargentodoxae Caulis)

ER-3-3

大血藤的性状观察

为木通科植物大血藤 *Sargentodoxa cuneata*(Oliv.)Rehd. et Wils. 的干燥藤茎。主产于湖北、四川等地。秋、冬二季采收,除去侧枝,截段,晒干。

【性状鉴别】

1.药材 ①呈圆柱形,略弯曲,长30～60cm,直径1～3cm。②表面灰棕色,粗糙,有浅纵沟、横裂纹及疣状突起,栓皮常呈鳞片状剥落而露出暗红棕色内皮,有的可见膨大的节及略凹陷枝痕或叶痕。③质坚硬,折断面裂片状,皮部呈红棕色环状,有数处向内嵌入木部,木部黄白色,导管细孔被红棕色射线隔开,呈放射状花纹,中央髓部红棕色。④气微,味微涩。以条匀、粗大者为佳(图3-9)。

2.饮片 为类椭圆形的厚片。外表皮灰棕色,粗糙。切面皮部红棕色,有数处向内嵌入木部,木部黄白色,有多数导管孔,射线呈放射状排列。气微,味微涩。

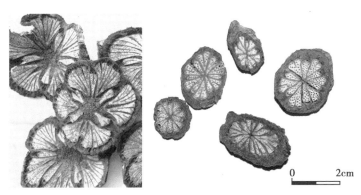

图3-9 大血藤(不同生长年限)药材图

【显微鉴别】 横切面:①木栓层为数列细胞,内含红棕色物质。②皮层石细胞常数个成群,胞腔内有时含草酸钙方晶。③维管束外韧型,韧皮部分泌细胞常切向相接,与筛管群相间隔,有少数石细胞散在。④束内形成层明显。⑤木质部导管多单个散在,类圆形,直径约至400μm,周围有木纤维,射线宽广,外侧石细胞较多,有的含数个草酸钙方晶。⑥髓部可见石细胞群。⑦薄壁细胞含棕色或棕红色物质(图3-10)。

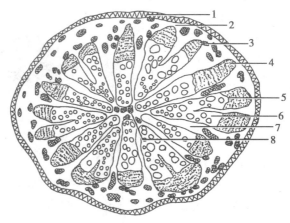

1. 木栓层；2. 皮层；3. 石细胞群；4. 韧皮部；5. 束内形成层；6. 木质部；7. 射线；8. 髓部。

图 3-10 大血藤茎横切面简图

【成分】 含没食子酸、红景天苷、绿原酸、鞣质、大黄素、大黄素甲醚、胡萝卜苷、β- 谷甾醇等。按紫外 - 可见分光光度法测定，含总酚以没食子酸（$C_7H_8O_6$）不得少于 6.8%；按 HPLC 法测定，含红景天苷（$C_{14}H_{20}O_7$）不得少于 0.040%；含绿原酸（$C_{16}H_{18}O_9$）不得少于 0.20%。

【理化鉴别】 ①检查：水分不得过 12.0%（烘干法）；总灰分不得过 4.0%。②浸出物：按醇溶性浸出物测定法（热浸法）测定，用乙醇溶液作溶剂，不得少于 8.0%。

【功能主治】 清热解毒，活血，祛风止痛。主治肠痈腹痛、热毒疮疡、经闭、痛经、跌仆肿痛、风湿痹痛。用量 9～15g。

苏木（Sappan Lignum）

为豆科植物苏木 *Caesalpinia sappan* L. 的干燥心材。主产于广东、广西等地，印度、马来西亚、泰国亦有分布。多于秋季采伐，除去白色边材，干燥。

【性状鉴别】

1. 药材　①呈圆柱形或对剖半圆柱形，长 10～100cm，直径 3～12cm。②表面黄红色至棕红色，有时可见红黄相间的细密纵向条纹，有刀削痕。③质坚硬，断面略具光泽，年轮明显，有的可见暗棕色、质松、带亮星的髓部。④气微，味微涩。⑤取碎片投于热水，水被染成桃红色，加酸变成黄色，再加碱液，复变为红色。⑥火烧后灰呈白色。以粗大、质坚实、色黄红、不带白色边材者为佳（图 3-11）。

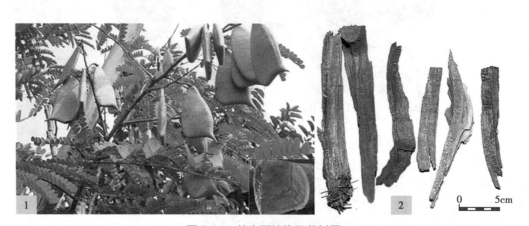

图 3-11 苏木原植物及药材图
1. 原植物；2. 药材。

2. 饮片　呈细条状、不规则片状，或为粗粉。片、条表面黄红色至棕红色，常见纵向纹理。质坚硬。有的可见暗棕色、质松、带亮星的髓部。气微，味微涩。

【显微鉴别】　粉末黄红色。①木纤维及晶纤维：多成束，橙黄色或无色，具稀疏的单斜纹孔，含晶细胞壁不均匀增厚，木化。②射线细胞：长方形，细胞壁连珠状增厚，木化，单纹孔较密，切向纵断面射线宽常为1～2列细胞，偶见3列细胞。③具缘纹孔导管：纹孔排列紧密，导管中常含棕色块状物。④薄壁细胞：长方形，壁稍厚，木化，纹孔明显。⑤草酸钙结晶：呈类方形或双锥形（图3-12）。

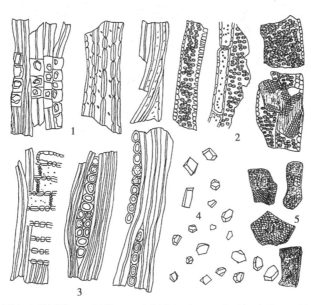

1. 木纤维及晶纤维；2. 导管；3. 木射线细胞；4. 草酸钙方晶；5. 棕色块。

图3-12　苏木粉末图

【成分】　含巴西苏木素、原苏木素（A、B、C、D等）、挥发油和鞣质等。

【理化鉴别】　①检查：水分不得过12.0%（烘干法）。②浸出物：按醇溶性浸出物测定法（热浸法）测定，用乙醇溶液作溶剂，不得少于7.0%。③薄层色谱：以苏木对照药材为对照，进行TLC鉴别，供试品色谱中，在与对照药材色谱相应的位置上，应显相同颜色的斑点。

【功能主治】　活血祛瘀，消肿止痛。主治跌打损伤、骨折筋伤、瘀滞肿痛、经闭痛经、产后瘀阻、胸腹刺痛、痈疽肿痛。用量3～9g。

知识链接

苏木伪品及其鉴别

苏木伪品主要有：①豆科植物小叶红豆 *Ormosia microphylla* Merr. et L. Chen 的干燥心材。呈不规则圆柱形或块状，大小不一；表面棕红色或紫红至紫褐色，可见刀削痕和较粗的纵向木质纹理；横切面粗糙，无光泽，同心环不甚明显；气微，味淡；取本品一小片，点火烧之，灰呈黑色；本品组织中不含草酸钙结晶；取本品一小块，滴加石灰水，显污绿色或暗褐色。②用其他木材染色的伪制苏木，加水煮沸，水染成粉红色，取出木材已脱色。

鸡血藤（Spatholobi Caulis）

为豆科植物密花豆 *Spatholobus suberectus* Dunn 的干燥藤茎。主产于广西、广东等地。秋、冬二季采收，除去枝叶，切片，晒干。

【性状鉴别】 ①呈椭圆形、长矩圆形或不规则斜切片，厚 0.3～1cm。②栓皮灰棕色，有的可见灰白色斑，栓皮脱落处呈红棕色。③质坚硬，难折断，切面木部红棕色或棕色，导管孔多数，韧皮部有红棕色至黑棕色树脂状分泌物，与木部相间排列呈数个同心性椭圆形环或偏心性半圆形的环，小形的髓部偏向一侧。④气微，味涩。以树脂状分泌物多者为佳（图 3-13）。

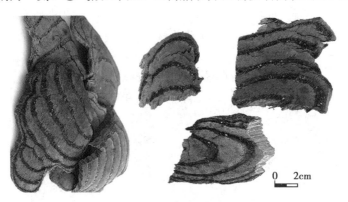

图 3-13　鸡血藤药材图

课堂互动

1. 请问为何称鸡血藤？
2. 观察鸡血藤标本，解释鸡血藤断面半圆形偏心性同心环的形成机制。

【成分】 含大豆黄素、芒柄花素、四羟基查耳酮等多种黄酮类成分。

【功能主治】 活血补血，调经止痛，舒筋活络。主治月经不调、痛经、经闭、风湿痹痛、麻木瘫痪、血虚萎黄。用量 9～15g。

【附药】 **滇鸡血藤** 为木兰科植物内南五味子 *Kadsura interior* A. C. Smith 的干燥藤茎。为圆形、椭圆形或不规则的斜切片；表面灰棕色，栓皮剥落处呈暗红紫色，栓皮较厚，粗者具多数裂隙，呈龟裂状，细者具纵沟；质坚硬，不易折断，横切面皮部窄，红棕色，纤维性强，木部宽，浅棕色，导管细密，散在，髓部小，黑褐色，呈空洞状；具特异香气，味苦而涩。含异型南五味子丁素（$C_{27}H_{30}O_8$）不得少于 0.050%。功能活血补血，调经止痛，舒筋通络，是复方鸡血藤膏的主要原料。

知识链接

鸡血藤伪品及其鉴别

鸡血藤主要伪品如下。①大血藤：木通科植物大血藤 *Sargentodoxa cuneata*（Oliv.）Rehd. et Wils. 的藤茎。②山鸡血藤：又称丰城鸡血藤，为豆科植物香花鸡血藤 *Cillettia dielsiana* Harms ex Diels 的干燥藤茎。其断面皮部狭，密布红棕色物，木部淡黄色，有多数放射状排列的小孔；质坚实；气微，味苦、涩。③过岗龙：为豆科植物榼藤 *Entada phaseoloides*（L.） Merr. 的干燥藤茎；呈不规则块片；外皮灰褐色，具灰白色斑块；栓皮粗糙，易剥落，脱落处显紫棕色；切面皮部较薄，紫棕色，疏松呈颗粒状；木部导管众多，类圆形，有紫红与类白色相间排列的数层环；质坚硬；气微，味微苦、涩。④常春油麻藤：为豆科植物油麻藤 *Mucuna sempervirens* Hemsl. 的干燥藤茎。茎呈圆柱形，有的扭曲；表面灰褐色，粗糙，具有纵沟、横环纹和疣状凸起的皮孔；横切面皮部薄，韧皮部具树脂状分泌物呈棕褐色，木质部灰黄色，导管呈孔洞状，多放射性整齐排列；韧皮部与木质部相间排列呈数层同心性环，髓部细小；质坚硬，断面呈纤维性；气微弱、味涩而微甜。

降香（Dalbergiae Odoriferae Lignum）

为豆科植物降香檀 *Dalbergia odorifera* T. Chen 树干和根的心材。主产于广东、海南等地。全年可采，除去边材，锯段，阴干。

【性状鉴别】

1. 药材　①呈类圆柱形或不规则块状。②表面紫红色或红褐色，切面有致密的纹理。③质坚硬，有油性。④气微香，味微苦。⑤火烧有黑烟及油冒出，残留白色灰烬。以色紫红、质坚硬、富油性、无白色边材、入水下沉、香气浓者为佳（图3-14）。

2. 饮片　小块、细粉或片状。余同药材。

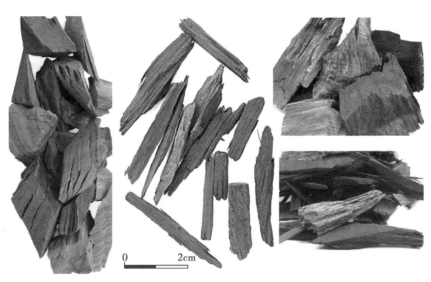

图 3-14　降香药材图

【成分】　含挥发油及黄酮类成分。本品含挥发油不得少于 1.0%（ml/g）。

【功能主治】　化瘀止血，理气止痛。主治吐血、衄血、外伤出血、肝郁胁痛、胸痹刺痛、跌仆伤痛、呕吐腹痛。用量 9～15g，后下。

【附药】　**檀香**　为檀香科植物檀香 *Santalum album* L. 的干燥心材。呈圆柱形或稍扁；表面灰黄色或黄褐色，光滑细腻，有纵裂纹及刀削痕；质坚实；气清香，燃烧时香气更浓，味淡、微辛。含挥发油，其主成分为 α- 及 β- 檀香醇、α- 及 β- 檀香烯等。功能行气温中，开胃止痛。

皂角刺（Gleditsiae Spina）

为豆科植物皂荚 *Gleditsia sinensis* Lam. 的干燥棘刺。主产于四川、贵州等地。全年可采，干燥，或趁鲜切片，干燥。

【性状鉴别】　①由主刺和 1～2 次分枝的棘刺组成；主刺长圆锥形，长 3～15cm 或更长，直径 0.3～1cm；分枝刺长 1～6cm，刺端锐尖。②表面紫棕色或棕褐色，光滑。③体轻，质坚硬，不易折断，木部黄白色，髓部疏松，淡红棕色。④气微，味淡。以片薄、纯净，整齐者为佳（图3-15）。

【成分】　含黄酮、皂荚皂苷、棕榈酸、硬酯酸、油酸、氨基酸等。

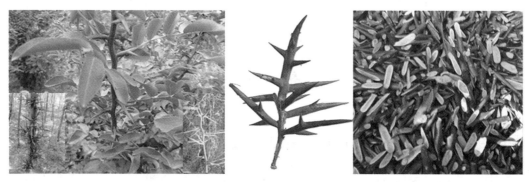

图 3-15　皂角刺原植物及药材图

【功能主治】　消肿托毒，排脓，杀虫。主治痈疽初起或脓成不溃等。用量 3～10g。

知识链接

皂角刺伪品及其鉴别

　　皂角刺伪品为豆科植物野皂荚 *Gleditsia micriphylla* Gordon ex Y. T. Lee 及山皂荚 *Gleditsia japonica* Miq. 的棘刺。前者主刺具一对或一个短分枝；枝条表面具纵纹；后者棘刺常呈扁圆柱形。

【附药】

　　1. 猪牙皂　为皂荚的干燥不育果实。呈圆柱形，略扁而弯曲；表面紫棕色或紫褐色，被灰白色蜡质粉霜，擦去后有光泽；质硬而脆，易折断，断面棕黄色，中间疏松，有淡绿色或淡棕黄色的丝状物，偶有发育不全的种子；气微，有刺激性，味先甜后辣。含多种三萜皂苷类成分；其水提液强烈振摇，即产生持久的泡沫。功能祛痰开窍，散结消肿（图 3-16）。

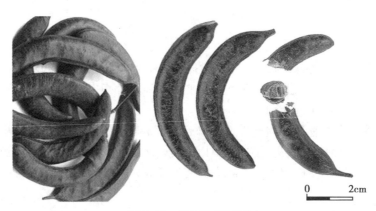

0　　　2cm

图 3-16　猪牙皂药材图

　　2. 皂荚　为皂荚的干燥成熟果实。摇之有响声；质硬，果皮内有种子多数，扁椭圆形，黄棕色，光滑。功能祛风痰，除湿毒，杀虫。

通草（Tetrapanacis Medulla）

　　为五加科植物通脱木 *Tetrapanax papyrifer*（Hook.）K. Koch 的干燥茎髓。主产于贵州、云南等地。秋季割取 2～3 年生植物的茎，截成段，趁鲜取出茎髓，理直，晒干，称"通草棍"；将通草经层叠压平,用一定尺寸的四方模板截成的方形薄片,称"方通";加工方通时修裁下来的碎丝,称"丝通"。

【性状鉴别】

1. 药材　①通草棍:呈圆柱形,长 20～40cm,直径 1～2.5cm;表面白色或淡黄色,有浅纵沟纹;体轻,质松软,稍有弹性,易折断,断面平坦,显银白色光泽,中部有直径 0.3～1.5cm 的空心或半透明圆形薄膜,纵剖面呈梯状排列;气微,味淡。②方通:呈方形的薄片,厚约 0.1cm;微透明、平滑、洁白、形似纸质而软,微有光泽。③丝通:呈不整齐的细长条片状,微透明、平滑、色洁白、形似白纸细条(图 3-17)。

2. 饮片　为圆形或类圆形厚片。表面白色或淡黄色,有浅纵沟纹。体轻,质松软,稍有弹性,切面平坦,呈银白色光泽,中部空心或有半透明的薄膜,实心者少见。气微,味淡。

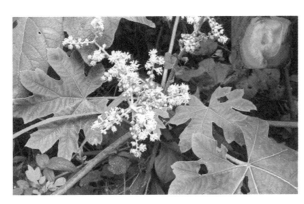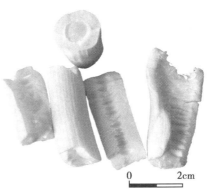

图 3-17　通草原植物及药材图

【成分】　含肌醇、多聚戊糖、多聚甲基戊糖、阿拉伯糖、果糖、乳糖等。

【功能主治】　清热利尿,通气下乳。主治湿热淋证、水肿尿少、乳汁不下。用量 3～5g。

知识链接

实心大通草

四川、云南等地习用同科植物盘叶掌叶树 *Brassaiopsis fatsioides* Harms. 的茎髓。实心大通草与通草的不同点为:表面黄白色,粗糙,质地坚硬,断面实心。

【附药】

1. 小通草　为旌节花科植物喜马山旌节花 *Stachyurus himalaicus* Hook. f. et Thoms.、中国旌节花 *Stachyurus chinensis* Franch. 或山茱萸科植物青荚叶 *Helwingia japonica*(Thunb.)Dietr. 的干燥茎髓。①旌节花:主产于西南地区。呈圆柱形,长 30～50cm,直径 0.5～1cm;表面白色或淡黄色,无纹理;体轻,质松软,捏之能变形,有弹性,易折断,断面平坦,无空心,显银白色光泽;气微,味淡;水浸后有黏滑感。横切面镜检均为薄壁细胞,有黏液细胞散在,中国旌节花有少数草酸钙簇晶;喜马山旌节花无簇晶。②青荚叶:主产于四川、湖北等地。药材表面淡黄色,有浅纵条纹;质较硬,捏之不易变形;水浸后无黏滑感;横切面镜检有少数草酸钙簇晶,无黏液细胞。功能清热,利尿,下乳(图 3-18)。

2. 灯心草　为灯心草科植物灯心草 *Juncus effuses* L. 的干燥茎髓。呈细圆柱形,直径 1～3mm;表面白色或淡黄白色,有细纵纹;体轻,质软,略有弹性,易拉断,断面白色;气微,味淡。功能清心火,利小便(图 3-18)。

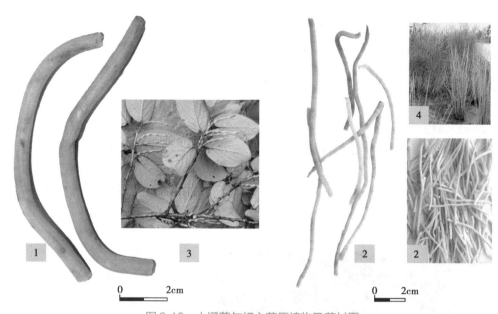

图 3-18　小通草与灯心草原植物及药材图

1. 小通草；2. 灯心草；3. 小通草原植物喜马山旌节花；4. 灯心草原植物。

钩藤（Uncariae Ramulus cum Uncis）

为茜草科植物钩藤 *Uncaria rhynchophylla*（Miq.）Miq. ex Havil.、大叶钩藤 *Uncaria macrophylla* Wall.、毛钩藤 *Uncaria hirsuta* Havil.、华钩藤 *Uncaria sinensis*（Oliv.）Havil. 或无柄果钩藤 *Uncaria sessilifructus* Roxb. 的干燥带钩茎枝。主产于广西、广东等地。秋、冬二季采收，去叶，切段，晒干。

【性状鉴别】　①茎枝呈圆柱形或类方柱形，长 2～3cm，直径 0.2～0.5cm。②表面红棕色至紫红色者，光滑无毛，具细纵纹；黄绿色至棕褐色者，有的可见白色点状皮孔，密被黄褐色柔毛。③多数枝节上对生两个向下弯曲的钩（不育花序梗），或仅一侧有钩，另一侧为突起的疤痕；钩略扁或稍圆，基部较阔，先端细尖；钩基部的枝上可见环状托叶痕和窝点状叶柄痕。④质坚韧，断面黄棕色，皮部纤维性，髓部黄白色，疏松似海绵或中空。⑤气微，味淡。以双钩、茎细、钩结实、光滑、色红棕者为佳（图 3-19）。

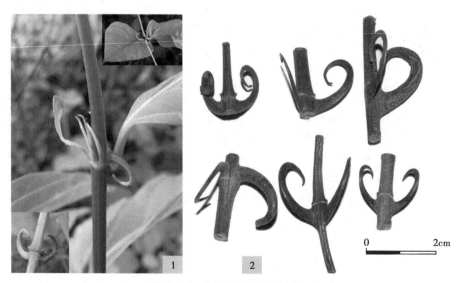

图 3-19　钩藤原植物及药材图

1. 原植物；2. 药材。

【显微鉴别】　钩藤粉末淡黄棕色至红棕色。①韧皮薄壁细胞：成片，细胞延长，界限不明显，次生壁常与初生壁脱离，呈螺旋状或不规则扭曲状。②纤维：成束或单个散在，多断裂，直径10～26μm，壁厚3～11μm。③导管：为具缘纹孔，多破碎，直径可达56μm，纹孔排列较密。④表皮细胞：棕黄色，表面观呈多角形或稍延长，直径11～34μm。⑤草酸钙砂晶：存在于长圆形的薄壁细胞中，密集，有的含砂晶细胞连接成行（图3-20）。

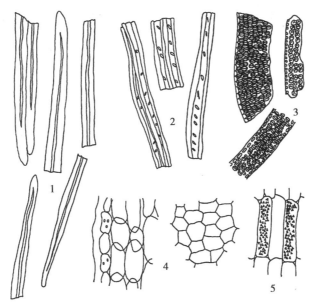

1. 韧皮纤维；2. 韧型纤维；3. 导管；4. 表皮细胞；5. 草酸钙砂晶。

图3-20　钩藤粉末图

【成分】　主要含钩藤碱、异钩藤碱等，为降血压的有效成分，遇热易分解。

【功能主治】　息风定惊，清热平肝。主治肝风内动、惊痫抽搐、高热惊厥、感冒夹惊、小儿惊啼、妊娠子痫、头痛眩晕。用量3～12g，后下。

竹茹（Bambusae Caulis in Taenias）

为禾本科植物青秆竹 *Bambusa tuldoides* Munro、大头典竹 *Sinocalamus beecheyanus*（Munro）McClure var. *pubescens* P. F. Li 或淡竹 *Phyllostachys nigra*（Lodd.）Munro var. *henonis*（Mitf.）Stapf ex Rendle 的茎秆刮去绿色外皮后刨取的中间层。主产于长江流域和南方各省。全年均可采制，取新鲜茎，除去外皮，将稍带绿色的中间层刮成丝条，或削成薄片，捆扎成束，阴干，前者称"散竹茹"；后者称"齐竹茹"。

【性状鉴别】

1. 药材　①为卷曲成团的不规则丝条，或呈长条形薄片状，宽窄厚薄不等，浅绿色、黄绿色或黄白色。②纤维性，体轻松，质柔韧，有弹性。③气微，味淡（图3-21）。以身干、色黄绿、丝均匀、质柔韧者为佳。

2. 饮片　①竹茹：呈段或小团状。余同药材。②姜竹茹：形如竹茹。表面黄色。微有姜香气。

【成分】　含2,5-二甲氧基-对-羟基苯甲醛、丁香醛、松柏醛等。

【功能主治】　清热化痰，除烦，止呕。主治痰热咳嗽、胆火挟痰、惊悸不宁、心烦失眠、中风痰迷、舌强不语、胃热呕吐、妊娠恶阻、胎动不安。用量5～10g。

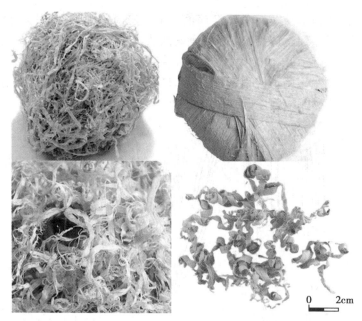

图 3-21　竹茹药材图

【附药】　**竹沥**　为新鲜淡竹经火烤灼而沥出的液汁。取鲜竹杆，截成 30～50cm 长，两端去节，劈开，架起，中部用火烤之，两端即有液汁流出，以器盛之。药材为青黄色或黄棕色液汁，透明，具焦香气。功能清心肺胃之火，豁痰润燥，定惊。

❓ 复习思考题

1. 简述木类中药横切面、径向纵切面与切向纵切面的组织构造特点。
2. 简述槲寄生、苏木、钩藤的来源及性状鉴别主特征。
3. 从来源、性状等方面鉴别下列各组药材：桑寄生与槲寄生；大血藤与鸡血藤；苏木与降香。
4. 说出下列药材的草酸钙结晶类型：钩藤、小通草、鸡血藤、苏木、槲寄生。

（李雪莹　钟卫津）

ER-3-5

扫一扫，测一测

第四章　皮类中药的鉴定

PPT 课件

知识导览

　　皮类中药（cortex）通常是以裸子植物或被子植物（多为木本双子叶植物）的茎干、枝和根的形成层以外部分入药的药材，包括周皮、皮层、初生韧皮部和次生韧皮部。以干皮、枝皮为多，如黄柏、肉桂、杜仲等；根皮较少，如牡丹皮、香加皮等；也有的干皮、枝皮和根皮同时入药，如厚朴。

一、性状鉴别

　　主要观察其形状、外表面、内表面、质地、折断面、气味等特征。由于原植物、取皮部位、采收加工方法及干燥时收缩程度不同，药材的形态特征亦有较大差别。

　　1. 形状　干皮多粗大而厚，呈长条状或板片状；枝皮则呈细条状或卷筒状；根皮多呈短片状或短小筒状。常用下列术语描述：①平坦：皮片呈板片状，较平整，如杜仲、黄柏。②弯曲：皮片向内表面横向弯曲，取自枝干或较小茎干的皮，易收缩而成弯曲状。③反曲：皮片向外表面略弯曲，皮的外层在凹下的一面，如石榴根皮。④槽状：皮片向一面卷曲的程度较大，形成半管状，如合欢皮。⑤筒状：皮片向一面卷曲，以至两侧相接，形成管状，如牡丹皮。⑥单卷状：皮片向一面卷曲，以至两侧重叠，如肉桂（桂通）。⑦双卷筒状：皮片两侧各自向同一面卷起，如厚朴（如意朴）。⑧复卷筒状：几个单卷或双卷状的皮片，相互重叠在一起，如锡兰桂皮（图 4-1）。

　　2. 外表面　未去栓皮者多粗糙，具纵横裂纹、皱纹或皮孔。皮孔多横向延长，边缘隆起，中央凹下。皮孔的形状、颜色、排列方式、分布密度等常是皮类药材的重要鉴别特征，如牡丹皮的皮孔呈灰褐色，横向延长并略凹陷；合欢皮的皮孔呈棕红色，椭圆形；杜仲的皮孔呈斜方形。有的药材表面有地衣斑，如肉桂。有的表面有刺毛，如红毛五加皮；或有钉状物，如海桐皮等。除去栓皮的药材较平滑，如黄柏。

　　3. 内表面　一般较外表面色浅，平滑或具粗细不等的纵向皱纹，有的显网状纹理，含油的皮类中药，划之显油痕，如肉桂、厚朴。

　　4. 折断面　皮类中药横断面的特征与其组织构造和排列方式有关，具有鉴别意义。常见的有下列类型：①平坦状：组织中富含薄壁组织而无纤维束或石细胞群的皮，折断面较平坦，无显著突起物，如牡丹皮、白鲜皮。②颗粒状：组织中富含石细胞群的皮，折断面常呈颗粒状突起，如肉桂。③纤维状：组织中富含纤维的皮，折断面有纤维状或刺状物突起，如桑白皮、秦皮、合欢皮。④层片状：组织中纤维束与薄壁组织成环带状间隔排列，形成明显的层片状，如苦楝皮、黄柏。⑤其他：有的皮片在折断时有胶质丝状物相连，如杜仲；有的皮片因含有较多的淀粉，折断时有粉尘出现，如白鲜皮；有的皮片断面外层较平坦或颗粒状，内层显纤维状，如厚朴。

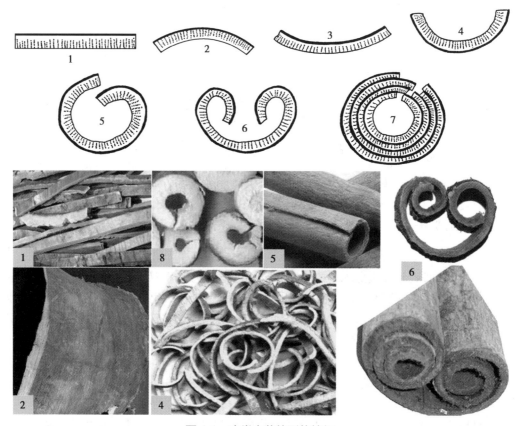

图 4-1　皮类中药的形状特征

1. 平坦；2. 弯曲；3. 反曲；4. 槽状；5. 单卷状；6. 双卷筒状；7. 复卷筒状；8. 筒状。

5. 气味　气味与皮中所含成分有关。有的皮外形相似，但气味不同。如香加皮与地骨皮，前者香气特异，味苦，后者气味均较微弱（常以"糟皮白里无香气"概括其特征）；肉桂与桂皮，前者香气浓郁，味甜而辛辣，后者香气淡，味辛而凉。

二、显 微 鉴 别

皮类中药的构造由外向内一般分为周皮、皮层、中柱鞘部位和韧皮部。

1. 周皮　包括木栓层、木栓形成层和栓内层 3 部分。木栓层细胞多呈切向长方形，栓化或木化。有的细胞壁不均匀增厚，如肉桂的最内层木栓细胞外壁特别增厚；杜仲的木栓细胞内壁特别增厚。木栓形成层常为一列扁平的薄壁细胞；栓内层细胞一般径向排列成行，壁较薄，有的含叶绿体而显绿色，故又称"绿皮层"。

2. 皮层　多由薄壁细胞组成，靠近周皮部分常分化成厚角组织。皮层中常有纤维、石细胞、分泌组织及草酸钙结晶等分布。如秦皮、黄柏有纤维、石细胞；肉桂、厚朴有油细胞；桑白皮有乳汁管；桑白皮、黄柏含草酸钙方晶；牡丹皮、苦楝皮含草酸钙簇晶；肉桂含草酸钙针晶。

3. 中柱鞘部位　中柱鞘部位常有厚壁组织（如纤维束）、石细胞群或纤维和石细胞群形成的环带。观察该部位有无纤维、石细胞等的存在，以及它们的形态、细胞排列情况和多少，都具有鉴定意义。

4. 韧皮部　包括韧皮部束和射线两部分。①韧皮部束：主要由筛管和韧皮薄壁细胞组成，有时可见厚壁细胞、分泌组织及细胞内含物等分布。筛管常被挤压呈条状，不易清楚区分完整的筛管形态，故常称之为颓废筛管组织。②射线：分为髓射线和韧皮射线两种。髓射线较长，常弯曲，外侧渐宽呈喇叭口状；韧皮射线较短。两者均由薄壁细胞组成，射线的宽度和形状具有鉴别意义。

皮类中药的粉末鉴别，应注意观察各种细胞的形状、大小、壁厚、纹孔与纹孔沟的有无和排列情况；细胞内含物的有无及形态等。皮类中药的粉末特征中不应检出木质部的组织和细胞，如导管、管胞、木纤维、木薄壁细胞等。

课堂互动

1. 皮类中药与植物学所指的表皮、周皮有何区别？
2. 显微观察皮类中药粉末，通常可以看到哪些特征？看不到哪些特征？

桑白皮（Mori Cortex）

为桑科植物桑 *Morus alba* L. 的干燥根皮。全国各地均产。秋末叶落时至次春发芽前采挖根部，刮去黄棕色粗皮，纵向剖开，剥取根皮，晒干（图4-2）。

【性状鉴别】

1. 药材 ①呈扭曲的卷筒状、槽状或板片状，厚1～4mm。②外表面白色或淡黄白色，较平坦，有的残留橙黄色或棕黄色鳞片状粗皮，有纵向裂纹。③内表面黄白色或灰黄色，有细纵纹。④体轻，质韧，纤维性强，难折断，易纵向撕裂，撕裂时有白色粉尘飞扬。⑤气微，味微甘。以皮厚、色白、粉性足者为佳（图4-3）。

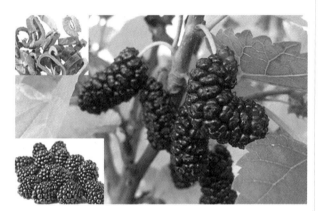

图4-2 桑白皮原植物图

2. 饮片 ①桑白皮丝：呈丝条状。余同药材。②蜜桑白皮：不规则的丝条状。表面深黄色或棕黄色，略具光泽，滋润。味甜。余同药材。

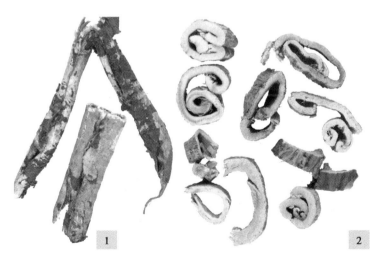

图4-3 桑白皮药材及饮片图

1. 个子药材；2. 饮片。

【成分】　含桑皮素、桦皮酸、挥发油等。

【功能主治】　泻肺平喘,利水消肿。主治肺热咳喘、水肿胀满尿少、面目肌肤浮肿。用量6～12g。

知识链接

桑白皮混用品及其鉴别

主要有:①同属植物华桑 *Morus cathayana* Hemsl.、鸡桑 *Morus australis* Poir. 的根皮。特点为:气微,味淡;含草酸钙棱晶和簇晶;②同科植物构树 *Broussonetia papyrifera*(L.)L' Hér. ex Vent. 及柘 *Maclura tricuspidata* Carr. 的根皮。特点为:略具豆腥气,味微苦涩;具晶纤维。

【附药】

1. 桑叶　为桑的干燥叶。初霜后采收,除去杂质,晒干。多皱缩破碎,完整者呈卵形或宽卵形,先端渐尖,基部圆形或近心形,边缘有锯齿;上表面黄绿色或浅黄棕色,下表面色稍浅,叶脉突起;气微,味淡、微苦涩。功能疏散风热,清肺润燥,清肝明目(图4-4)。

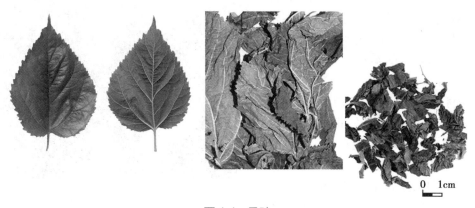

图4-4　桑叶

2. 桑枝　为桑的干燥嫩枝。春末夏初采收,去叶,晒干,或趁鲜切片,晒干。呈长圆柱形;表面灰黄色或黄褐色,有多数黄褐色点状皮孔;质坚韧,不易折断,断面纤维性,皮部较薄,木部黄白色,有放射状纹理,中央有白色或黄白色海绵状髓部;气微,味淡。功能祛风湿,利关节(图4-5)。

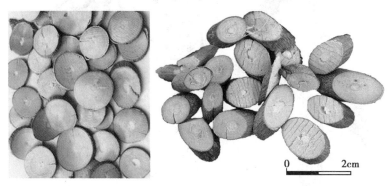

图4-5　桑枝药材图

3. 桑椹　为桑的干燥成熟果穗。4—6月果实变红时采收,晒干或略蒸后晒干。果穗由多数瘦果集合而成，略呈圆柱状，小瘦果卵圆形而扁，黄棕色、棕红色或暗紫色，外包肉质花被片 4 枚；气微，味微酸而甜。功能滋阴补血，生津润燥。

牡丹皮（Moutan Cortex）

为毛茛科植物牡丹 *Paeonia suffruticosa* Andr. 的干燥根皮。主产于安徽、四川、河南、山东等地，安徽铜陵凤凰山所产者称"凤丹皮"，质佳。秋季采挖根部，除去细根和泥沙，剥取根皮晒干，称"连丹皮"；或刮去粗皮，除去木心，晒干，称"刮丹皮"（图4-6）。

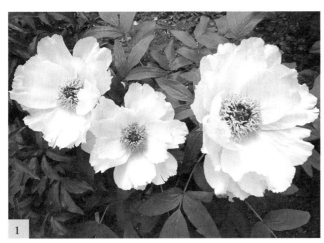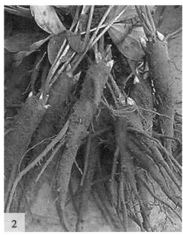

图4-6 牡丹皮原植物图
1. 植物体地上部分；2. 新鲜根部。

【性状鉴别】

1. 连丹皮 ①呈筒状或半筒状，两边向内卷曲，长 5～20cm，直径 0.5～1.2cm，厚 0.1～0.4cm。②外表灰褐色或黄褐色，有细根痕及横向皮孔样突起，栓皮脱落处粉红色。③内表面淡灰黄色或淡棕色，有明显的细纵纹，常见发亮的结晶（丹皮酚）。④质硬而脆，易折断，断面较平坦，淡粉红色，粉性。⑤气芳香，味微苦而涩（图4-7）。

2. 刮丹皮 外表面有刮刀削痕，红棕色或淡灰黄色，有多数横向皮孔痕及圆形细根痕，有时可见灰褐色斑点状残存外皮。

以条粗长、皮厚、无木心、断面白色、粉性足、香气浓、结晶多者为佳。

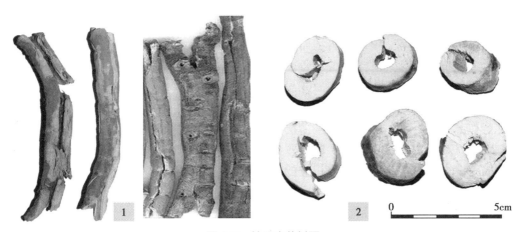

图4-7 牡丹皮药材图
1. 个子药材；2. 饮片。

3. 饮片   呈圆形或卷曲形的薄片。连丹皮外表面灰褐色或黄褐色，栓皮脱落处粉红色；刮丹皮外表面红棕色或淡灰黄色。内表面有时可见发亮的结晶。切面淡粉红色，粉性。气芳香，味微苦而涩。

【显微鉴别】

粉末淡红棕色。①淀粉粒：单粒类圆形或多角形，直径 3～16μm，脐点点状、裂缝状或飞鸟状；复粒由 2～6 分粒组成。②草酸钙簇晶：直径 9～45μm，有时含晶细胞连接，簇晶排列成行，或一个细胞含数个簇晶。③连丹皮可见木栓细胞：长方形，壁稍厚，浅红色（图 4-8）。

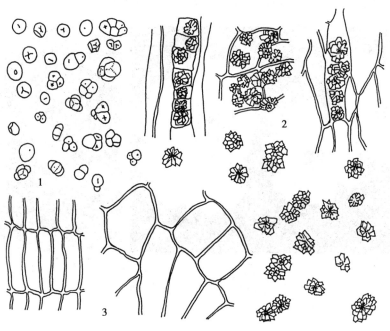

1. 淀粉粒。2. 草酸钙簇晶。3. 木栓细胞。

图 4-8   牡丹皮粉末图

【成分】   含丹皮酚、芍药苷、挥发油等。丹皮酚有抗菌、镇痛、解痉作用。按 HPLC 法测定，本品含丹皮酚（$C_9H_{10}O_3$）不得少于 1.2%。

【理化鉴别】   ①微量升华：取本品粉末微量升华，镜检可见长柱状、针状及羽状结晶，滴加三氯化铁醇溶液，则结晶溶解而显暗紫色（检查丹皮酚）。②检查：水分不得过 13.0%（甲苯法）；总灰分不得过 5.0%。③浸出物：按醇溶性浸出物测定法（热浸法）测定，用乙醇作溶剂，不得少于 15.0%。④薄层色谱：以丹皮酚对照品为对照，进行 TLC 鉴别，供试品色谱中，在与对照品色谱相应的位置上，应显相同颜色的斑点（图 4-9）。

【功能主治】   清热凉血，活血化瘀。主治热入营血、温毒发斑、吐血衄血、夜热早凉、无汗骨蒸、经闭痛经、跌仆伤痛、痈肿疮毒。用量 6～12g。孕妇慎用。

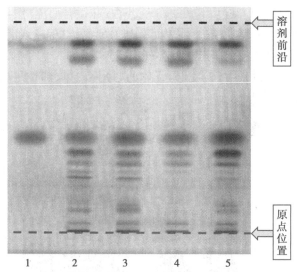

溶剂前沿

原点位置

1. 丹皮酚对照品；2～5. 不同产地的牡丹皮药材。

图 4-9   牡丹皮的 TLC 鉴别

ER 4-3

牡丹皮的粉末显微鉴定

白鲜皮（Dictamni Cortex）

为芸香科植物白鲜 *Dictamnus dasycarpus* Turcz. 的干燥根皮。主产于东北、华北、华东等地。春、秋二季采挖根部，去除泥沙及粗皮，剥取根皮，干燥（图4-10）。

【性状鉴别】

1. 药材　①呈卷筒状，长5～15cm，直径1～2cm，厚0.2～0.5cm。②外表面灰白色或淡灰黄色，具细纵皱纹及细根痕，常有突起的颗粒状小点；内表面类白色，有细纵纹。③质脆，折断时有粉尘飞扬，断面不平坦，略呈层片状，剥去外层，迎光可见闪烁的小亮点。④有羊膻气，味微苦。以条大、肉厚、色灰白、断面分层、气味浓者为佳（图4-11）。

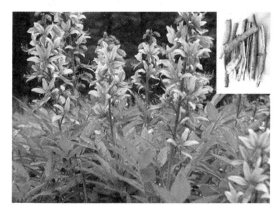

图4-10　白鲜皮原植物图

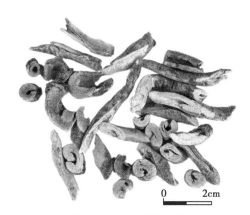

图4-11　白鲜皮药材图

2. 饮片　呈不规则的厚片。切面类白色，略呈层片状。余同药材。

【成分】　含梣酮、黄柏酮、白鲜碱、挥发油等。梣酮为杀虫活性成分。按HPLC法测定，本品含梣酮（$C_{14}H_{16}O_3$）不得少于0.050%；含黄柏酮（$C_{26}H_{34}O_7$）不得少于0.15%。

【功能主治】　清热燥湿，祛风解毒。主治湿热疮毒、黄水淋漓、湿疹、风疹、疥癣疮癞、风湿热痹、黄疸尿赤。用量5～10g；外用适量。

　知识链接

白鲜皮伪品及其鉴别

白鲜皮主要伪品如下。①八角枫皮：为八角枫科植物八角枫 *Alangium chinense*（Lour.）Harms 的根皮。呈卷筒状或片块状；表面青灰白色或灰褐色，具有细纵纹，内表面黄白色，光滑；质脆，断面黄白色；气腥，味苦，有小毒。②鸡根皮：为远志科植物黄花倒水莲 *Polygala fallax* Hemsl. 的干燥根皮。呈卷筒状；表面褐色或淡棕黄色，有较深纵纹或纵沟，有圆形侧根痕；内表面黄白色，具细皱纹；质韧，折断面棕黄色；气微，味微甜、略苦。

厚朴（Magnoliae Officinalis Cortex）

为木兰科植物厚朴 *Magnolia officinalis* Rehd. et Wils. 或凹叶厚朴 *Magnolia officinalis* Rehd. et Wils. var. *biloba* Rehd. et Wils. 的干燥干皮、根皮及枝皮。主产于四川、湖北等地。4—6月剥取，根皮及枝皮直接阴干；干皮置沸水中微煮后，堆置阴湿处，"发汗"至内表面变紫褐色或棕褐色时，蒸软，取出，卷成筒状，干燥（图4-12）。

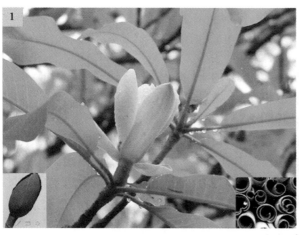
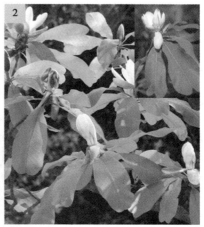

图 4-12　厚朴原植物图
1. 厚朴；2. 凹叶厚朴。

【性状鉴别】

1. 药材　①干皮：呈卷筒状或双卷筒状，长 30～35cm，厚 0.2～0.7cm，习称"筒朴"，近根部的干皮一端展开如喇叭口，习称"靴筒朴"；外表面灰棕色或灰褐色，粗糙，有明显椭圆形皮孔及纵皱纹，刮去粗皮者显黄棕色。内表面紫棕色或深紫褐色，较平滑，具细密纵纹，划之显油痕，可见多数小亮星。质坚硬，不易折断，断面颗粒性，外层灰棕色，内层紫褐色或棕色，纤维性，油润，有时可见发亮的结晶（厚朴酚与和厚朴酚）。气香，味辛辣、微苦。②根皮（根朴）：呈单筒状或不规则块片，有的弯曲似鸡肠，称"鸡肠朴"。质硬，较易折断，断面纤维性。③枝皮（枝朴）：呈单筒状，长 10～20cm，厚 0.1～0.2cm。质脆，易折断，断面纤维性。以皮厚、肉细、油性足、内表面色紫棕而有发亮结晶物、香味浓者为佳（图 4-13）。

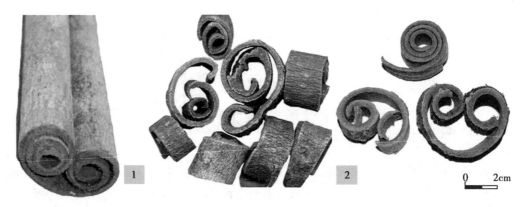

图 4-13　厚朴药材及饮片图
1. 个子药材；2. 饮片。

ER-4-4

厚朴的粉末显微
鉴定

2. 饮片　①厚朴丝：呈弯曲的丝条状或单、双卷筒状。余同药材。②姜厚朴：形同厚朴丝，表面灰褐色，偶见焦斑。略有姜辣气。

【显微鉴别】

1. 横切面　①木栓层为 10 余列细胞，有的可见落皮层。②皮层外侧有石细胞环带，内侧散有多数油细胞及石细胞群。③韧皮射线宽 1～3 列细胞；纤维束众多，壁极厚；油细胞较多，单个散在或 2～5 个相连。④薄壁细胞中含淀粉粒（蒸过的大多已糊化）及少数草酸钙方晶（图 4-14）。

2. 粉末　棕色。①石细胞：呈类方形、椭圆形、卵圆形或不规则分枝状，有时可见层纹。②纤维：多成束，壁甚厚，有的呈波浪形或一边呈锯齿状，孔沟不明显。③油细胞：呈椭圆形或类圆形,含黄棕色油状物。尚可见筛管、木栓细胞、草酸钙方晶等(图4-15)。

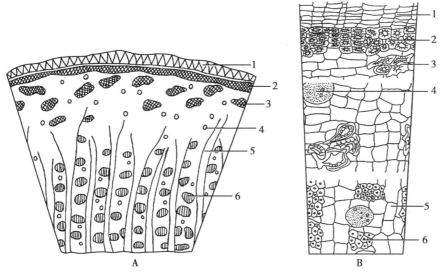

1. 木栓层;2. 石细胞环带;3. 异型石细胞;4. 油细胞;5. 韧皮射线;6. 韧皮纤维束。

图4-14 厚朴横切面图

A. 简图;B. 详图。

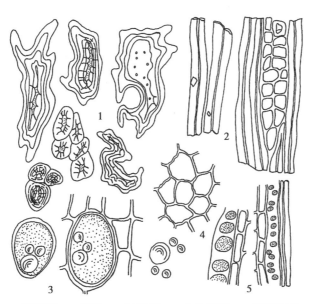

1. 石细胞;2. 纤维;3. 油细胞;4. 木栓细胞;5. 筛管分子。

图4-15 厚朴粉末图

【成分】 含厚朴酚、和厚朴酚、生物碱、皂苷、鞣质、烟酸、挥发油等。其中,厚朴酚与和厚朴酚具有松弛骨骼肌、杀虫、杀菌、中枢抑制和抗溃疡等作用;挥发油主成分为 α-、β- 桉油醇,有镇静作用。按 HPLC 法测定,含厚朴酚($C_{18}H_{18}O_2$)与和厚朴酚($C_{18}H_{18}O_2$)的总量,药材及厚朴丝不得少于2.0%;姜厚朴不得少于1.6%。

【理化鉴别】 ①检查:以甲苯法测定,药材水分不得过15%,总灰分不得过7.0%,酸不溶性灰分不得过3.0%;饮片水分不得过10.0%,总灰分不得过5.0%。②薄层色谱:以厚朴酚、和厚朴酚对照品为对照,进行 TLC 鉴别,供试品色谱中,在与对照品色谱相应的位置上,应显相同颜色的斑点(图4-16)。

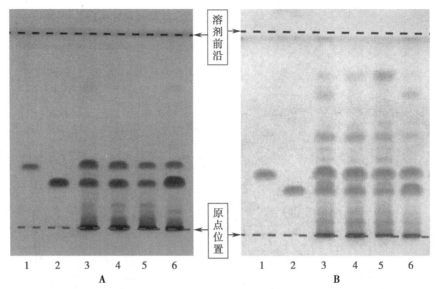

1. 厚朴酚对照品；2. 和厚朴酚对照品；3～6. 厚朴药材。

图 4-16 厚朴的 TLC 鉴别

A. 紫外光灯（254nm）下检视；B. 可见光下检视。

【功能主治】 燥湿消痰，下气除满。主治湿滞伤中、脘痞吐泻、食积气滞、腹胀便秘、痰饮喘咳。用量 3～10g。

 知识链接

厚朴伪品及其鉴别

厚朴主要伪品如下。①西康天女花：为木兰科植物西康天女花 *Oyama wilsonii* 的干燥树皮。表面灰白色，粗糙，内表面棕褐色；质坚韧，折断面纤维性甚强，气微香，味辛，微苦，微有麻舌感。②凹叶玉兰：为木兰科植物凹叶玉兰 *Yulania sargentiana* 的干燥树皮。表面灰褐色或棕褐色；栓皮大部刮去，内表面棕褐色，划之无油痕；质坚硬，折断面 1/4 较平整，内 3/4 为纤维性；气微香，味辛苦。③滇藏玉兰：为木兰科植物滇藏玉兰 *Yulania campbellii* 的干燥树皮。表面灰棕色或暗褐色，较光滑，内表面灰褐色；质坚韧，折断面外 1/10 平整；内 9/10 纤维性甚强；气微，味苦涩。④山木兰：为木兰科植物山木兰 *Lirianthe delavayi* 的干燥树皮。表面灰棕色至灰褐色，栓皮大都刮尽，内表面棕褐色；质坚韧，折断面平整，内 1/2 为纤维性；气弱，味淡。⑤武当玉兰：为木兰科植物武当玉兰 *Yulania sprengeri* 的干燥树皮。皮较厚，约 0.15～0.5cm；外表面灰褐色或暗棕色，粗糙，栓皮厚，呈片块状脱落，并常残留棕色至黄棕色斑痕；质硬，断面外侧呈颗粒状，内侧呈纤维状；气芳香，味辛辣、微苦。⑥五加科植物白背鹅掌柴 *Heptapleurum hypoleucum* 的干燥树皮。树皮呈卷筒状，表面灰棕色，有纵皱纹及灰白色栓皮和棕色点状皮孔；内表面棕黑色，平滑，有细纵纹，划之不显油性；质硬，不易折断，折断面呈纤维状，中间有一列白色点状纤维束；味微苦。

【附药】 **厚朴花** 为厚朴或凹叶厚朴的干燥花蕾。春季花未开放时采摘，稍蒸后，晒干或低温干燥。呈长圆锥形；红棕色至棕褐色；花被多为 12 片，肉质，外层的呈长方倒卵形，内层的呈匙形；雄蕊多数，花药条形；雌蕊心皮多数，分离，螺旋状排列在圆锥形的花托上；气香，味淡。按 HPLC 法测定，本品含厚朴酚与和厚朴酚的总量不得少于 0.20%。功能芳香化湿、理气宽中（图 4-17）。

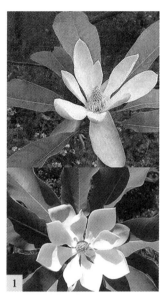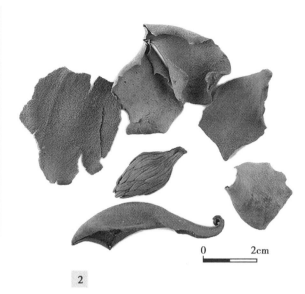

图 4-17　厚朴花原植物及药材图

1. 原植物；2. 药材。

肉桂（Cinnamomi Cortex）

为樟科植物肉桂 *Cinnamomum cassia* Presl 的干燥树皮。主产于广东、广西、云南、福建等地。多于秋季剥取树皮，加工成不同的规格，阴干。①桂通（官桂）：为剥取栽培 5～6 年的幼树干皮和粗枝皮、老树枝皮，不经压制，自然卷成筒状，长约 30cm，直径 2～3cm。②企边桂：剥取生长 10 年以上的肉桂树干皮，两端削成斜面，突出桂心，夹在木制的凹凸板内，压成两侧向内卷曲的浅槽状，长约 40cm，宽 6～10cm。③板桂：剥取老年肉桂树近地面的干皮，夹在木制的桂夹内，晒至九成干时取出，纵横堆叠，加压，约 1 个月后即完全干燥。④桂碎：在肉桂加工过程中的碎块。

【性状鉴别】　①呈槽状或卷筒状，长 30～40cm，宽或直径 3～10cm，厚 0.2～0.8cm。②外表面灰棕色，稍粗糙，有不规则的细纵纹及横向突起的皮孔，有的可见灰白色地衣斑。③内表面红棕色，略平滑，有细纵纹，划之显油痕。④质硬而脆，易折断，断面不平坦，颗粒性，外层棕色而粗糙，内层红棕色而油润，中间有 1 条黄棕色线纹（石细胞环带）。⑤气香浓烈，味甜、辣。以皮细肉厚、油性大、香气浓、味甜辣、嚼之渣少者为佳（图 4-18）。

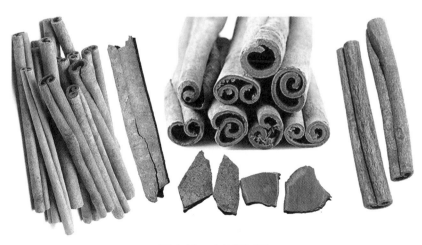

图 4-18　肉桂药材图

【显微鉴别】

1. 横切面　①木栓细胞数列,最内层细胞外壁增厚,木化。②皮层散有石细胞和分泌细胞。③中柱鞘部位有石细胞群,断续排列成环,外侧伴有纤维束,石细胞外壁较薄。④韧皮部射线宽1～2列细胞,散有油细胞、黏液细胞、细小草酸钙针晶和纤维,纤维常单个散在或2～3个成群。薄壁细胞中含有淀粉粒(图4-19)。

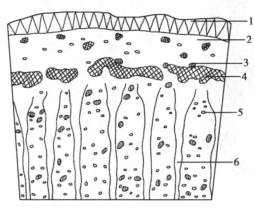

1. 木栓层；2. 皮层；3. 纤维束；4. 石细胞群；5. 油细胞；6. 射线。

图4-19　肉桂横切面简图

2. 粉末　红棕色。①纤维:多单个散在,长梭形,平直或波状弯曲,壁厚,木化,纹孔不明显。②石细胞:类方形或类圆形,壁厚,有的细胞壁常三面增厚,一面菲薄,木化,少数胞腔内含草酸钙针晶。③油细胞:类圆形或长圆形,含黄色油滴。④草酸钙针晶:细小,散在于射线细胞中。⑤木栓细胞:多角形,含红棕色物质。⑥尚有淀粉粒及片状草酸钙结晶等(图4-20)。

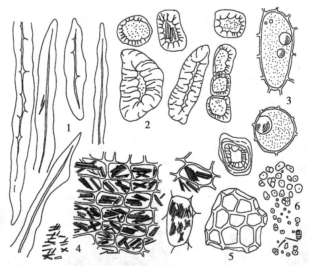

1. 纤维；2. 石细胞；3. 油细胞；4. 草酸钙针晶(在射线细胞中)；5. 木栓细胞；6. 淀粉粒。

图4-20　肉桂粉末图

【成分】　含挥发油、苯甲醛、肉桂酸、水杨酸等。油中主成分为桂皮醛,有镇静、镇痛、解热作用。按挥发油测定法(乙法)测定,本品含挥发油不得少于1.2%(ml/g);按HPLC法测定,本品含桂皮醛(C_9H_8O)不得少于1.5%。

【理化鉴别】　①检查:水分不得过15.0%(甲苯法);总灰分不得过5.0%。②薄层色谱:以桂皮醛对照品为对照,进行TLC鉴别,供试品色谱中,在与对照品色谱相应的位置上,应显相同颜色的斑点(图4-21)。

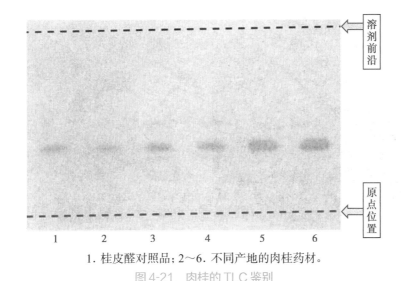

溶剂前沿

原点位置

1 2 3 4 5 6

1. 桂皮醛对照品；2～6. 不同产地的肉桂药材。

图4-21 肉桂的TLC鉴别

【功能主治】 补火助阳，引火归元，散寒止痛，温通经脉。主治阳痿宫冷、腰膝冷痛、肾虚作喘、虚阳上浮、眩晕目赤、心腹冷痛、虚寒吐泻、寒疝腹痛、痛经经闭等。用量1～5g。有出血倾向者及孕妇慎用，不宜与赤石脂同用。

知识链接

肉桂伪品及其鉴别

肉桂伪品主要有：①樟科植物柴桂 *Cinnamomum tamala*（Buch.-Ham.）Th. 的树皮，称"柴桂皮"。呈槽状、半筒状、不规则块状；外表面灰棕色，粗糙，有时可见灰白色斑纹；内表面红棕色，划之油痕明显；质坚硬，断面不平坦，内外层分层明显，外层较厚，切面有众多略具光泽的黄白色斑点，内层较薄，深棕色，油性强；具肉桂气并夹樟气，味辣，微甜；水浸出液中黏液质甚多，呈团块状。②木兰科植物大花八角 *Illicium macranthum* A. C. Smith 的干燥树皮。广东、云南等地误作肉桂使用，本品有毒，应注意鉴别。

【附药】

1. 官桂 为同属植物银叶桂 *C. mairei* Lévl.、毛桂 *C. appelianum* Schewe 等多种植物的树皮。药材折断面微显颗粒状，味辛凉，嚼之有滑腻感。

2. 桂皮 为同属植物阴香 *C. burmanni*（Nees & T. Nees）Blume、天竺桂 *C. japonicum* Sieb. 及香桂 *C. subavenium* Miq. 的树皮。呈槽板片状或不规则块状，厚0.1～0.6cm；外表面灰棕或灰褐色，内表面红棕色，划之油痕不明显；质硬而脆，易折断，断面红棕色，粗糙，无黄棕色线纹（石细胞环带）；具丁香气，味辛辣而不甜。主要用作香料或调味品。

3. 肉桂油 为肉桂的干燥枝、叶经水蒸气蒸馏而得的挥发油。为黄色或黄棕色的澄清液体，有肉桂的特异香气，味甜、辛。按GC法测定，本品含桂皮醛不得少于75.0%。为祛风健胃药。

4. 桂枝 为肉桂的干燥嫩枝。呈长圆柱形，多分枝；表面红棕色至棕色，有纵棱线、细皱纹及小疙瘩状的叶痕、枝痕和芽痕，皮孔点状；质硬而脆，易折断，切片厚2～4mm，切面皮部红棕色，木部黄白色至浅黄棕色，髓部略呈方形；有特异香气，味甜、微辛。本品含桂皮醛不得少于1.0%。功能发汗解肌，温通经脉，助阳化气，平冲降气（图4-22）。

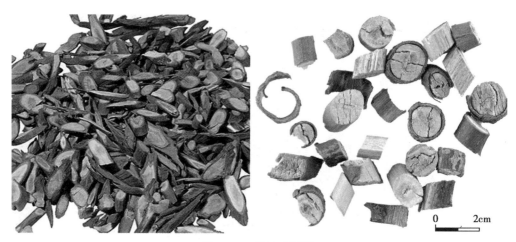

图 4-22　桂枝药材图

观察肉桂药材,找出主要性状鉴别特征,并与桂皮对比,比较两者的主要性状特征。

杜仲(Eucommiae Cortex)

　　为杜仲科植物杜仲 *Eucommia ulmoides* Oliv. 的干燥树皮。主产于湖北、四川、陕西等地。4—6月剥取,刮去粗皮,堆置"发汗"至内皮呈紫褐色,晒干(图4-23)。

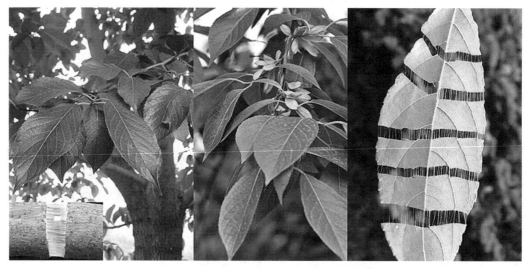

图 4-23　杜仲原植物图

【性状鉴别】

　　1. 药材　①呈板片状或两边稍向内卷。②外表面淡棕色或灰褐色,有皱纹或纵裂槽纹,较薄的树皮未去粗皮,可见斜方形皮孔。③内表面暗紫色或紫褐色,光滑。④质脆,易折断,断面有细密、银白色、富弹性的橡胶丝相连。⑤气微,味微苦,嚼之有胶状残余物。以皮厚、块大、去净粗皮、内表面暗紫色、断面橡胶丝多者为佳(图4-24)。

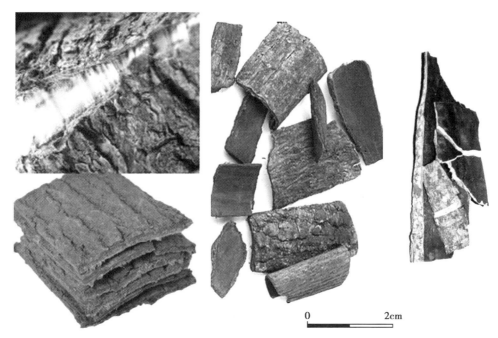

图4-24　杜仲药材图

2. 饮片　①杜仲块或杜仲丝：呈小方块或丝状。余同药材。②盐杜仲：形如杜仲块或丝。表面黑褐色，内表面褐色，折断时橡胶丝弹性较差。味微咸。

【显微鉴别】

1. 横切面　①落皮层残存，内侧有数个木栓组织层带，每层为排列整齐、内壁特厚且木化的木栓细胞，两层带间为颓废的皮层组织，细胞壁木化。②韧皮部有5～7条断续的石细胞环带，每环有3～5列石细胞并伴有少数纤维，射线宽2～3列细胞，近栓内层时向一方偏斜。③白色橡胶质团块，以韧皮部为多，存在于乳汁细胞内（图4-25）。

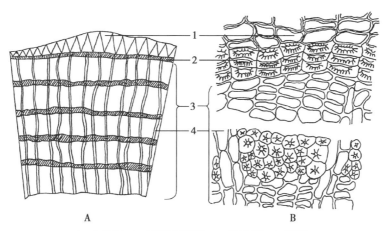

1. 木栓层；2. 石细胞环带；3. 韧皮部；4. 射线。

图4-25　杜仲横切面图

A. 简图；B. 详图。

2. 粉末　棕色。①石细胞：众多，大多成群，类长方形、类圆形或不规则形，壁厚，有的胞腔内含橡胶团块。②橡胶丝：细长条状或扭曲成团，表面显颗粒性。③木栓细胞：表面观多角形，壁不均匀增厚，木化，纹孔细小；侧面观长方形，壁三面增厚，一面薄，孔沟明显。④淀粉粒类圆形（图4-26）。

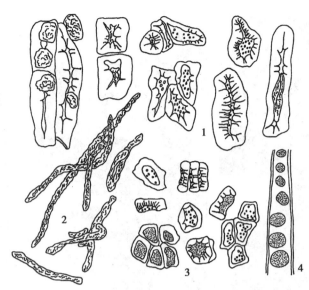

1. 石细胞；2. 橡胶丝；3. 木栓细胞；4. 筛管。

图 4-26　杜仲粉末图

【成分】　含松脂醇二葡萄糖苷、杜仲胶、桃叶珊瑚苷、β- 谷甾醇、绿原酸、白桦脂醇等。按 HPLC 法测定，本品含松脂醇二葡萄糖苷（$C_{32}H_{42}O_{16}$）不得少于 0.10%。

【理化鉴别】　①化学定性：取本品粉末 1g，加三氯甲烷 10ml，浸渍 2 小时，滤过，滤液蒸干，加乙醇 1ml，产生具弹性的胶膜。②浸出物：按醇溶性浸出物测定法（热浸法）测定，用 75% 乙醇溶液作溶剂，药材、杜仲块或杜仲丝不得少于 11.0%；盐杜仲不得少于 12.0%。

【功能主治】　补肝肾，强筋骨，安胎。主治肝肾不足、腰膝酸痛、筋骨无力、头晕目眩、妊娠漏血、胎动不安。用量 6～10g。

 知识链接

杜仲伪品及其鉴别

杜仲伪品主要涉及 5 科 30 种，其中以卫矛科最多（23 种）：如白杜 *Euonymus maackii* Rupr.、冬青卫矛 *Euonymus japonicus* Thunb. 等；夹竹桃科（6 种）：如杜仲藤 *Urceola micrantha*、毛杜仲藤 *Urceola huaitingii*（Chun et Tsiang）D. J. Middleton 等；紫草科（2 种）：如云南粗糠树 *Ehretia confinis* Johnst. 等；大风子科（1 种）：栀子皮 *Itoa orientalis* Hemsl.；萝藦科（1 种）：青蛇藤 *Periploca calophlla*（Wight）Falc.。其中，夹竹桃科、卫矛科伪品断面有橡胶丝，但橡胶丝少，内部构造有草酸钙结晶；夹竹桃科伪品尚有乳汁管。紫草科、大风子科、萝藦科伪品折断面无橡胶丝。

【附药】　**杜仲叶**　为杜仲的干燥叶。夏、秋二季枝叶茂盛时采收，晒干或低温烘干。多皱缩破碎，完整叶片呈椭圆形或卵形；表面黄绿色或黄褐色，微有光泽，边缘有锯齿，具短叶柄；质脆易碎，折断时有少量银白色橡胶丝相连；气微，味微苦。按醇溶性浸出物测定法（热浸法）测定，用稀乙醇溶液作溶剂，不得少于 16.0%；本品含绿原酸（$C_{16}H_{18}O_{9}$）不得少于 0.080%。功能补肝肾，强筋骨。

黄柏（ Phellodendri Chinensis Cortex ）

为芸香科植物黄皮树 *Phellodendron chinense* Schneid. 的干燥树皮。主产于四川，称"川黄柏"。3—6 月间剥取生长 10 年左右的树皮,晒至半干,刮净粗皮,压成板状,晒干。

【性状鉴别】

1. 药材 ①呈板片状或浅槽状,厚 1~6mm。②外表面黄褐色至黄棕色,有的可见皮孔痕及残存的灰褐色粗皮。③内表面暗黄色或淡棕色,具细密的纵棱纹。④体轻,质硬,断面深黄色,纤维性,呈片状分层。⑤气微,味极苦,嚼之有黏性。以皮厚、色黄、无栓皮者为佳(图 4-27)。

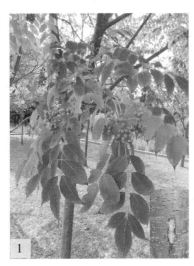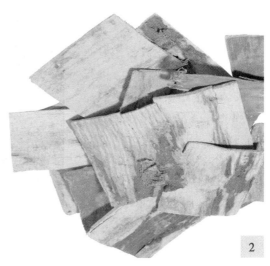

图 4-27 黄柏原植物及药材图
1. 原植物;2. 药材。

2. 饮片 ①黄柏丝:呈丝条状。切面纤维性,呈裂片状分层,深黄色。余同药材。②盐黄柏:形如黄柏丝。表面深黄色,偶有焦斑。味极苦,微咸。③黄柏炭:形如黄柏丝。表面焦黑色,内部深褐色或棕黑色。体轻,质脆,易折断。味苦涩。

【显微鉴别】 粉末鲜黄色。①石细胞:鲜黄色,成群或单个散在,类圆形或纺锤形,有的呈分枝状,枝端尖锐,壁厚,层纹明显;可见大型纤维状的石细胞。②纤维及晶纤维:纤维鲜黄色,常成束,壁厚腔狭,边缘微波状;纤维束周围的细胞中含草酸钙方晶,形成晶纤维,含晶细胞壁木化增厚。③黏液细胞:类球形,含黄色无定形黏液质。④草酸钙方晶较多(图 4-28)。

黄柏的粉末显微鉴定

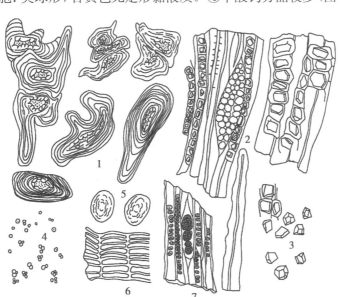

1. 石细胞;2. 纤维及晶纤维;3. 草酸钙方晶;4. 淀粉粒;5. 黏液细胞;6. 木栓细胞;7. 筛管。

图 4-28 黄柏粉末图

【成分】 含小檗碱、黄柏碱、黄柏酮、黄柏内酯等。小檗碱有抗菌作用,黄柏碱对中枢系统有抑制作用。按 HPLC 法测定,本品含小檗碱以盐酸小檗碱计($C_{20}H_{17}NO_4 \cdot HCl$)不得少于 3.0%;含黄柏碱以盐酸黄柏碱($C_{20}H_{23}NO_4 \cdot HCl$)计,不得小于 0.34%。

【理化鉴别】 ①检查:水分不得过 12.0%(烘干法);总灰分不得过 8.0%。②浸出物:按醇溶性浸出物测定法(冷浸法)测定,用稀乙醇溶液作溶剂,不得少于 14.0%。③薄层色谱:以黄柏对照药材、盐酸黄柏碱对照品为对照,进行 TLC 鉴别,供试品色谱中,在与对照药材色谱和对照品色谱相应的位置上,应显相同颜色的斑点(图 4-29)。

【功能主治】 清热燥湿,泻火除蒸,解毒疗疮,主治湿热泻痢、黄疸尿赤、带下阴痒、热淋涩痛、脚气痿躄、骨蒸劳热、盗汗、遗精、疮疡肿毒、湿疹湿疮。盐黄柏滋阴降火,主治阴虚火旺、盗汗骨蒸。用量 3~12g。

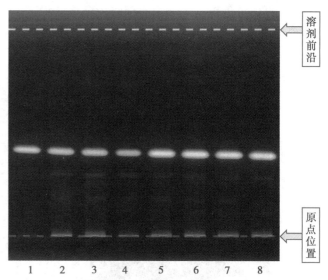

1. 盐酸黄柏碱对照品;2. 对照药材;3~8. 不同产地药材。

图 4-29 黄柏的 TLC 鉴别

知识链接

黄柏伪品及其鉴别

黄柏伪品主要有:①杨柳科植物山杨 *Populus davidiana* Dode 的树皮经染色加工而成。呈微卷曲的丝状;全体被染成鲜黄色;外表面粗糙,内表面有细密纵纹,切面纤维性,裂片状分层;体轻,质硬,气微、味淡,嚼之稍有麻舌感(图 4-30)。②芸香科吴茱萸属植物棣叶吴萸 *Tetradium glabrifolium*(Champion ex Bentham)T. G. Hartley 的树皮。呈卷筒或板片状;外表面黄白色或土黄色;体轻,质硬,断面纤维性,呈裂片分层,浅黄色;气微,味苦涩,嚼之稍有黏性。③紫葳科植物木蝴蝶 *Oroxylum indicum*(L.)Bentham ex Kuaz 的干燥树皮。呈卷筒状或不规则片状;外表面灰黄白色或灰棕黄色,栓皮甚厚,粗糙,有的呈鳞片状;内表面淡黄或红棕色;断面淡黄或暗棕黄色;气微,味微苦涩,嚼之渣甚多。

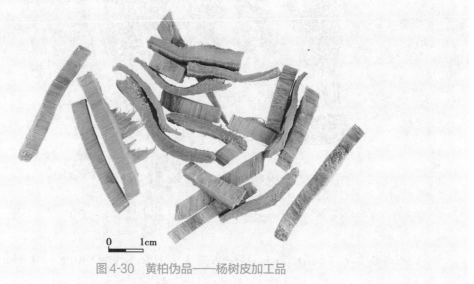

0   1cm

图 4-30 黄柏伪品——杨树皮加工品

【附药】**关黄柏**　为芸香科植物黄檗 *Phellodendron amurense* Rupr. 的干燥树皮。主产于东北。厚 2～4mm；外表面黄绿色或淡棕黄色，较平坦，具不规则的纵裂纹，皮孔痕小而少见，偶有灰白色粗皮残留；内表面黄色或黄棕色，断面鲜黄色或黄绿色。气微，味极苦，嚼之有黏性。粉末绿黄色或黄色，镜检可见石细胞类圆形或纺锤形，有的分枝状者，枝端锐尖；草酸钙方晶甚多。按醇溶性浸出物测定法（热浸法）测定，以 60% 乙醇溶液作溶剂，不得少于 17.0%；按 HPLC 法测定，本品含小檗碱以盐酸小檗碱计不得少于 0.60%，含盐酸巴马汀（$C_{21}H_{21}NO_4 \cdot HCl$）不得少于 0.30%（图 4-31）。

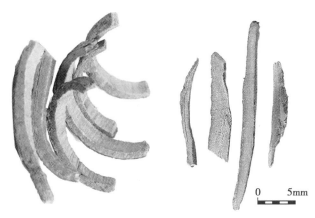

图 4-31　关黄柏药材图

苦楝皮（Meliae Cortex）

为楝科植物川楝 *Melia toosendan* Sieb. et Zucc. 或楝 *Melia azedarach* L. 的干燥树皮及根皮。春、秋二季剥取，晒干，或除去粗皮，晒干。

【性状鉴别】

1. 药材　①呈不规则板片状、槽状或半卷筒状。②外表面灰棕色或灰褐色，粗糙，有交织的纵横裂纹及点状灰棕色皮孔，除去粗皮者呈淡黄色。③内表面类白色或淡黄色。④质韧，不易折断，断面纤维性，呈层片状，易剥离。⑤取本品一段，用手折叠揉搓，可分为多层薄片，层层黄白相间，每层薄片有极细的网纹。⑥气微，味苦（图 4-32）。

2. 饮片　呈不规则的丝状。余同药材。

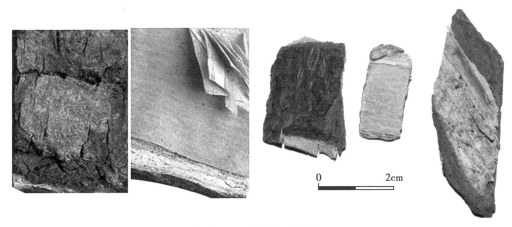

图 4-32　苦楝皮药材图

【成分】　主要含萜类、香豆素、酚酸和甾体等。川楝素是楝属植物的活性单体，主要具有驱虫、抗菌和抗病毒等药理作用。按 HPLC-MS 法测定，本品含川楝素（$C_{30}H_{38}O_{11}$）应为 0.010%～0.20%。

【功能主治】　杀虫，疗癣。主治蛔虫病、蛲虫病，虫积腹痛；外治疥癣瘙痒。用量 3～6g。

秦皮（Fraxini Cortex）

为木犀科植物苦枥白蜡树 *Fraxinus rhynchophylla* Hance、白蜡树 *Fraxinus chinensis* Roxb.、尖叶白蜡树 *Fraxinus szaboana* Lingelsh. 或宿柱白蜡树 *Fraxinus stylosa* Lingelsh. 的干燥枝皮或干皮。苦枥白蜡树主产于东北三省；白蜡树主产于四川；尖叶白蜡树、宿柱白蜡树主产于陕西。春、秋二季剥取，晒干。

【性状鉴别】

1. 药材　①枝皮：呈卷筒状或槽状，厚 1.5～3mm；外表面灰白色、灰棕色至黑棕色或相间呈斑状，平坦或稍粗糙，并有灰白色圆点状皮孔及细斜皱纹，有的具分枝痕；内表面黄白色或棕色，平滑；质硬而脆，易折断，断面纤维性，黄白色，易成层剥离；气微，味苦。②干皮：为长条状块片，厚 3～6mm。外表面灰棕色，具龟裂状沟纹及红棕色圆形或横长皮孔；质坚硬，断面纤维性较强。以条长、外皮薄而光滑者为佳（图 4-33）。

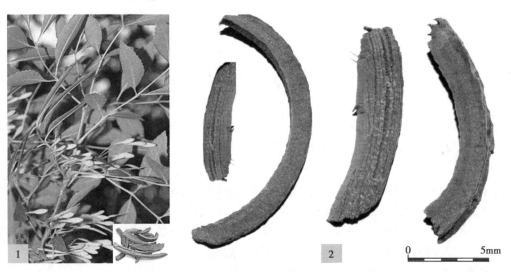

图 4-33　秦皮原植物及药材图
1. 原植物；2. 药材。

2. 饮片　为长短不一的丝条状。外表面灰白色、灰棕色至黑棕色；内表面黄白色或棕色，平滑。切面纤维性。质硬。气微，味苦。

【显微鉴别】　横切面：①木栓层为 5～10 余列木栓细胞。②栓内层为数列多角形厚角细胞。③皮层较宽，纤维束及石细胞单个散在或成群；中柱鞘部位有纤维束及石细胞组成的环带，偶有间断。④韧皮射线宽 1～3 列细胞，纤维束与少数石细胞成层状排列，中间贯穿射线，形成井字形。⑤薄壁细胞含草酸钙砂晶（图 4-34）。

【成分】　含秦皮甲素、秦皮乙素及生物碱等。按 HPLC 法测定，含秦皮甲素（$C_{15}H_{16}O_9$）和秦皮乙素（$C_9H_6O_4$）的总量，药材不得少于 1.0%；饮片不得少于 0.80%。

【理化鉴别】　①荧光观察：取本品用热水浸泡，浸出液在日光下可见碧蓝色荧光。②薄层色谱：检查秦皮甲素、秦皮乙素及秦皮素 3 种成分（方法略）。③检查：水分不得过 7.0%（烘干法）；

药材总灰分不得过 8.0%,饮片总灰分不得过 6.0%。④浸出物:按醇溶性浸出物测定法(热浸法)测定,用乙醇溶液作溶剂,药材不得少于 8.0%;饮片不得少于 10.0%。

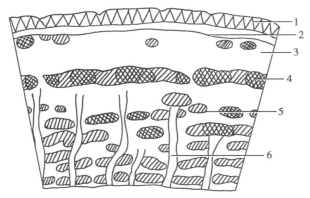

1. 木栓层;2. 厚角细胞层;3. 皮层;4. 石细胞群;5. 纤维束;6. 射线。

图 4-34　秦皮横切面简图

【功能主治】　清热燥湿,收涩止痢,止带,明目。主治湿热泻痢、赤白带下、目赤肿痛、目生翳膜。用量 6~12g。

秦皮伪品及其鉴别

主要有:①胡桃科植物胡桃楸 *Juglans mandshurica* Maxim. 的树皮。树皮外表浅灰棕色,有明显的猴脸状大型叶痕;内表面暗棕色,有细纹;质坚韧,不易折断;气微,味微苦;组织中有大型草酸钙簇晶;热水浸出液呈浅黄色或棕色,日光下无荧光。②豆科植物合欢 *Albizia julibrissin* Durazz. 的干燥树皮。外表皮裂纹少,皮孔棕红色;气微香,味淡、微涩、稍刺舌;水浸液在日光下无荧光。

香加皮(Periplocae Cortex)

为萝藦科植物杠柳 *Periploca sepium* Bge. 的干燥根皮,习称"北五加皮"。主产于山西、河南、河北、山东等地。春、秋二季采挖,剥取根皮,晒干。

【性状鉴别】

1. **药材**　①呈卷筒状、槽状或不规则块片状,长 3~10cm,直径 1~2cm,厚 0.2~0.4cm。②外表面灰棕色或黄棕色,栓皮松软常呈鳞片状,易剥落。③内表面淡黄色或淡黄棕色,较平滑,有细纵纹。④体轻,质脆,易折断,断面不整齐,黄白色。⑤有特异香气,味苦。以块大、皮厚、香气浓、无木心者为佳(图 4-35)。

2. **饮片**　呈不规则的厚片。余同药材。

【显微鉴别】

1. **横切面**　①木栓层为数列细胞。②栓内层较宽,有乳汁管及石细胞分布。③韧皮部乳汁管较多,射线宽 1~5 列细胞。④薄壁细胞含草酸钙方晶及淀粉粒(图 4-36)。

2. **粉末**　淡棕色。①石细胞:长方形或类多角形,壁厚,孔沟明显。②乳汁管碎片:常与薄壁细胞共存,含无色油滴状颗粒。③草酸钙结晶:呈方形、多面形、锥形或簇状。④木栓细胞:棕黄色,多角形。⑤淀粉粒:甚多,单粒类圆形或长圆形,脐点点状或裂缝状;复粒由 2~6 分粒组成(图 4-37)。

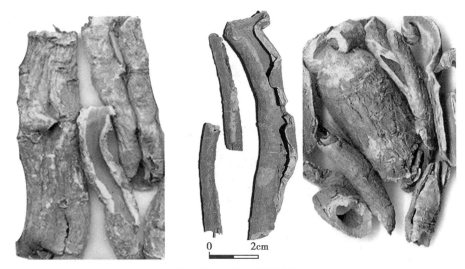

图 4-35 香加皮药材图

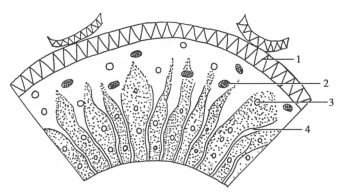

1. 木栓层; 2. 石细胞; 3. 乳汁管; 4. 射线。

图 4-36 香加皮横切面简图

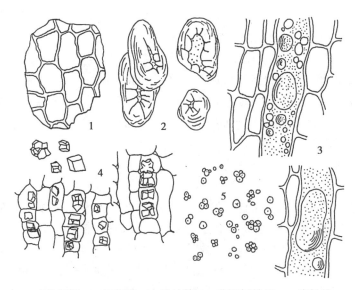

1. 木栓细胞; 2. 石细胞; 3. 乳汁管; 4. 草酸钙结晶; 5. 淀粉粒。

图 4-37 香加皮粉末图

【成分】　含北五加苷 G、4- 甲氧基水杨醛、β- 谷甾醇、香树脂醇等。其中, 4- 甲氧基水杨醛为香气成分；北五加苷 G 有强心作用。按 HPLC 法测定, 本品含 4- 甲氧基水杨醛（$C_8H_8O_3$）不得少于 0.20%。

【功能主治】　利水消肿, 祛风湿, 强筋骨。主治下肢浮肿、心悸气短、风寒湿痹、腰膝酸软。用量 3～6g, 过量服用或久服可引起中毒。

🌐 知识链接

香加皮伪品及其鉴别

香加皮主要伪品如下。①白簕 *Eleutherococcus trifoliatus* 的根皮：呈不规则筒状, 外表面灰红棕色, 内表面灰褐色；折断面有棕色点状树脂道, 可见其中的亮黄棕色油树脂；气微香, 味微辛、苦。②红毛五加 *Eleutherococcus giraldii*（Harms）Nakai 的茎皮：分布于四川、广东等地。茎皮呈卷筒状, 外表面黄棕色, 密被红棕色倒向一端的毛状针刺。功能祛风湿, 通关节, 强筋骨。

五加皮（Acanthopanacis Cortex）

为五加科植物细柱五加 *Acanthopanax gracilistylus* W. W. Smith 的干燥根皮, 主产于湖北、安徽等地, 习称"南五加皮"。夏、秋二季采挖根部, 洗净, 剥取根皮, 晒干。

【性状鉴别】

1. 药材　①呈不规则卷筒状, 长 5～15cm, 直径 0.4～1.4cm, 厚约 0.2cm。②外表面灰褐色, 有扭曲的纵皱纹及横长皮孔样斑痕。③内表面淡黄色或灰黄色, 有细纵纹。④体轻, 质脆, 易折断, 断面灰白色。⑤气微香, 味微辣而苦。以皮厚、粗长、气香、断面色灰白, 无木心者为佳（图 4-38）。

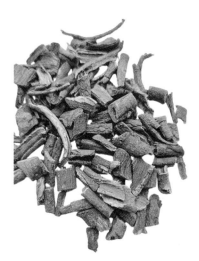

图 4-38　五加皮药材图

2. 饮片　呈不规则的厚片。外表面灰褐色。切面不整齐。余同药材。

【成分】　含有异贝壳杉烯酸、挥发油及树脂等。油中主成分为 4- 甲氧基水杨醛。另含紫丁香苷、右旋芝麻素、异秦皮素葡萄苷、β- 谷甾醇、胡萝卜苷、硬脂酸及维生素 A、维生素 B_1 等成分。

【功能主治】　祛风除湿, 补益肝肾, 强筋壮骨, 利水消肿。主治风湿痹病、筋骨痿软、小儿行迟、体虚乏力、水肿、脚气。用量 5～10g。

课堂互动

1. 观察香加皮药材，指出主要性状鉴别特征。

2. 山东某五加皮酒厂生产的滋补酒导致多人中毒，中毒的原因是由于工作人员误将香加皮当作五加皮使用。如何鉴别五加皮和香加皮？

地骨皮（Lycii Cortex）

为茄科植物枸杞 *Lycium chinense* Mill. 或宁夏枸杞 *Lycium barbarum* L. 的干燥根皮。春初或秋后采挖根部，洗净，剥取根皮，晒干（图4-39）。

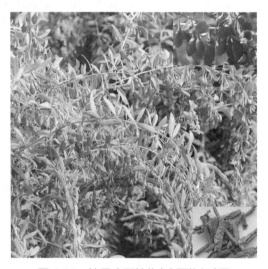

图4-39 地骨皮原植物（宁夏枸杞）图

【性状鉴别】

1. 药材 ①呈筒状或槽状，厚0.1～0.3cm。②外表面灰黄色至棕黄色，粗糙，有裂纹，易呈鳞片状剥落（称"糟皮"）。③内表面黄白色至灰黄色，较平坦，有细纵纹。④体轻，质脆，易折断，断面外层黄棕色，内层灰白色（称"白里"）。⑤气微，味微甘而后苦。以块大、肉厚、无木心与杂质者为佳（图4-40）。

2. 饮片 呈筒状或槽状，长短不一。余同药材。

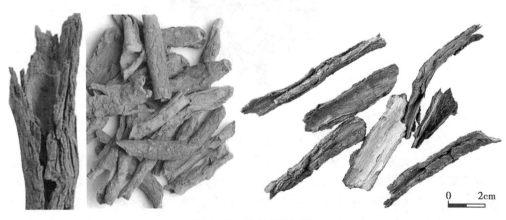

图4-40 地骨皮药材图

【显微鉴别】　①枸杞根皮横切面：木栓层为 4～10 余列细胞，其外有较厚的落皮层。韧皮射线大多宽 1 列细胞；纤维单个散在或 2 至数个成束；薄壁细胞含草酸钙砂晶与淀粉粒，有时可见纤维及石细胞散在。②宁夏枸杞：组织中无纤维及石细胞（图 4-41）。

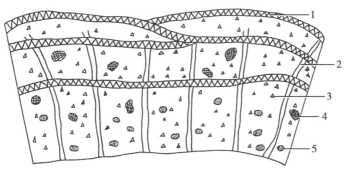

1. 木栓层；2. 射线；3. 草酸钙砂晶；4. 石细胞；5. 纤维束。

图 4-41　地骨皮横切面简图

【成分】　含甜菜碱、枸杞酰胺、桂皮酸、牛磺酸等。牛磺酸为降血糖的活性成分。

【功能主治】　凉血除蒸，清肺降火。主治阴虚潮热、骨蒸盗汗、肺热咳嗽、咯血、衄血、内热消渴。用量 9～15g。

 知识链接

地骨皮伪品

地骨皮伪品主要有马鞭草科植物大青 *Clerodendrum cyrtophyllum* Turcz. 的根皮。呈管状或半管状卷片；外表面黄棕色或黄橙色，有纵皱纹；内表面黄棕色或黄白色，有纵细条纹；折断面外层浅黄棕色，内层棕褐色；气微，味微苦。

? **复习思考题**

1. 简述皮类中药横向折断面的特征与其组织构造的关系。

2. 写出下列药材的主要化学成分（或有效成分）：牡丹皮、厚朴、肉桂、杜仲、黄柏、秦皮。

3. 简述厚朴、肉桂的药材商品规格及性状鉴别主要特征。

4. 识别下列各组药材：香加皮与地骨皮；黄柏与关黄柏；杜仲与红杜仲；肉桂与桂皮；秦皮与核桃楸皮。

5. 说出下列药材分泌组织及草酸钙结晶的有无及类型：香加皮、秦皮、黄柏、肉桂、厚朴、牡丹皮、五加皮、地骨皮。

扫一扫，测一测

（李雪莹　钟卫津）

PPT课件

知识导览

第五章　叶类中药的鉴定

学习目标

1. 掌握淫羊藿、大青叶、番泻叶的来源、性状、显微鉴别主要特征、主要化学成分及与伪品的区别。

2. 熟悉石韦、枇杷叶的来源、性状鉴别要点。

3. 了解艾叶、枸骨叶、罗布麻叶、蓼大青叶的性状鉴别要点。

叶类中药多采用完整、成熟而干燥的叶（folium），包括单叶（如大青叶）、复叶的小叶（如番泻叶）、带叶枝梢（如侧柏叶）、叶鞘纤维（如棕榈）等。

一、性　状　鉴　别

叶类中药多质地较薄，常皱缩卷曲或破碎。在性状观察时，可将叶片用水浸泡后展开，必要时可借助解剖镜或放大镜，或对光透视观察。主要应注意以下几点。①叶片的类型：单叶与复叶。②形状：常见的有披针形、椭圆形、卵形等，应注意叶片的外形、叶缘、叶端、叶基、叶脉、叶片分裂情况，同时注意叶柄、托叶、叶鞘的有无与特征。③大小：叶片的长度和宽度。④表面：叶的表面特征多样，有的具角质层，光滑无毛；有的仅下表面被毛茸；有的上、下表面均被毛茸；有的对光透视可见深色的条纹、透明腺点（油点）或灰色斑点（草酸钙结晶）；有的叶脉凸起或凹下；有的在放大镜下可察见凹陷的点状腺鳞。⑤色泽：一般呈暗绿色、灰绿色或黄绿色等，少数叶片呈紫色、蓝紫色等特殊颜色。⑥质地：草质、革质、纸质或肉质。⑦气味：可直接嗅闻，亦可在破碎、揉搓或热水浸泡后嗅闻与口尝。

二、显　微　鉴　别

叶类中药的显微鉴别主要观察叶中脉部分横切片、表面制片及粉末制片。

（一）叶横切片或表面制片

叶的横切片主要观察上、下表皮细胞的特征及附属物，栅栏组织的分布与分化程度，中脉维管束的类型、数目等。表面制片主要观察上、下表皮细胞的特征及附属物，如角质层、蜡被、结晶体、毛茸等。

1. 双子叶植物叶的构造　一般由表皮、叶肉和叶脉三部分组成（图5-1）。

（1）表皮：通常为一列排列紧密的扁平或近方形细胞，少数由多层细胞组成。表皮细胞的外壁较厚，常有角质层、蜡被或毛茸。有的叶片上表皮细胞垂周壁较平直，而下表皮较弯曲，如枇杷叶；有的上、下表皮细胞的垂周壁均较弯曲，如薄荷叶；有的表皮细胞垂周壁呈念珠状增厚；有的植物叶的表皮细胞较大，内含葡萄状或螺旋状的钟乳体（碳酸钙结晶），如桑叶、穿心莲叶；有的植物叶的表皮细胞内含簇状橙皮苷结晶体，如薄荷叶；有的植物叶的表皮细胞内含黏液质，如番泻叶，均有重要的鉴别意义。

叶的表皮常可见腺毛、非腺毛和气孔等附属物。腺毛和非腺毛的形态、细胞组成、排列情况、壁是否木化、分布密度及气孔类型、分布状况等亦为叶类中药重要的鉴别特征。气孔有各种类型，与植物的科属关系密切，如豆科多为平轴式，唇形科多为直轴式，有的叶片有几种形式的气孔。

（2）叶肉：叶肉位于上、下表皮之间，常分为栅栏组织和海绵组织两部分。①栅栏组织：只在上表皮内方有栅栏细胞的称为"异面叶"，如薄荷叶；上、下表皮内方均有栅栏细胞的称为"等面叶"，如番泻叶。栅栏细胞一般不通过主脉，有些叶类中药的栅栏组织通过主脉，如穿心莲叶等。②海绵组织：组织中有无结晶体（如钟乳体、草酸钙结晶）、分泌组织（如油细胞、黏液细胞、油室、间隙腺毛）及异型细胞的存在，其形状及分布等都具有重要的鉴别意义。

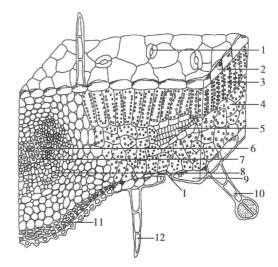

1. 气孔；2. 上表皮；3. 栅栏组织；4. 海绵组织；5. 侧脉纵切面；6. 木质部；7. 形成层；8. 韧皮部；9. 下表皮；10. 腺毛；11. 厚角组织；12. 非腺毛。

图 5-1　双子叶植物叶的组织构造

（3）叶脉：叶脉是叶片中的维管束，通常为外韧型，木质部位于上方，略呈槽状或半月形，由导管和管胞等组成；韧皮部在木质部下方。有的为双韧维管束，如罗布麻叶。在木质部和韧皮部的外侧，常有纤维等厚壁组织围绕，如蓼大青叶；中脉部分的表皮下方常有厚角组织，有的叶中脉部分有栅栏组织通过，如番泻叶；有的中脉维管束分裂成 2～3 个或更多。

2. 单子叶植物叶的构造　类型较多，以禾本科植物淡竹叶为例（图 5-2）。

（1）表皮：上表皮主要由大型的运动细胞组成，细胞径向延长呈长方形或方形，壁薄而弯曲；下表皮细胞较小，椭圆形，呈切向延长，排列紧密。上下表皮被角质层、气孔及毛茸。表面观气孔由两个中间狭长、两端膨大的哑铃形保卫细胞组成，保卫细胞外侧连接近圆三角形的副卫细胞。

（2）叶肉：栅栏组织为 1 列圆柱形薄壁栅状细胞组成，海绵组织为 2～3 列排列疏松的不规则圆形细胞，两者均含叶绿体。

（3）叶脉：主脉维管束为有限外韧形，其外围有 1～2 列纤维包围，组成维管束鞘。木质部导管稀少，排成"V"形，其下方为韧皮部。

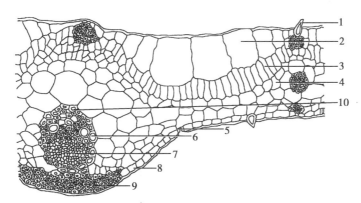

1. 非腺毛；2. 运动细胞；3. 栅栏组织；4. 海绵组织；5. 气孔；
6. 木质部；7. 韧皮部；8. 下表皮；9. 纤维层；10. 维管束鞘。

图 5-2　单子叶植物叶（淡竹叶）组织构造

（二）粉末特征

叶类中药的粉末鉴别应注意下列特点。①表皮：细胞的形状、大小、垂周壁的弯曲程度、增厚情况、角质层厚度等。②气孔：类型、大小、保卫细胞等。③毛茸：非腺毛的细胞数目、形状，细胞壁的厚薄及疣状突起等；腺毛头部及柄部细胞的形状、数目及排列情况等。④厚壁组织：纤维常存在于叶脉碎片中，有的为晶纤维，如番泻叶，石细胞较少见。⑤分泌组织：如油细胞、黏液细胞、油室、间隙腺毛等。

（三）显微常数

叶类中药常见的显微常数主要有栅表细胞比、气孔数、气孔指数、脉岛数和脉端数等，常因中药原植物种类的不同而异，具有重要的鉴别意义。

1. 栅表细胞比　是指一个表皮细胞下方的平均栅栏细胞数，简称"栅表比"。栅表比对同属不同种植物叶，具有鉴别意义。如尖叶番泻叶上表面的栅表比多为 4.5～9.5，少数可达 18.0，下表面多为 3.5～7.0，少数可达 14.5；狭叶番泻叶上表面多为 2.0～7.5，少数可达 12.1，下表面多为 2.5～5.1，少数可达 10.5。

2. 气孔数与气孔指数　气孔数是指每平方毫米叶表皮的气孔数目；气孔指数是指叶片单位面积上的气孔数占同面积内表皮细胞与气孔数之和的百分比。同种植物叶的气孔数虽有较大差异，但气孔指数则较恒定，常用来鉴定形态相似的叶类中药。例如：颠茄叶下表皮的气孔指数多为 19.5～21.6，少数可达 23.9；尖叶番泻叶下表皮的气孔指数多为 11.4～12.2，少数可达 13.0。

$$气孔指数 = \frac{单位面积上的气孔数}{同面积表皮细胞数 + 气孔数} \times 100$$

3. 脉岛数　叶脉中最微细的叶脉所包围的叶肉单位为一个脉岛；每平方毫米面积中脉岛的数目称为脉岛数。同种植物叶的脉岛数是恒定的，不受产地、植物生长年龄和叶片大小的影响，可作为叶类中药的鉴别特征之一。此外，也可测量脉端数，即叶的完全游离小脉或小脉分枝末端的数目。

石韦（Pyrrosiae Folium）

为水龙骨科植物庐山石韦 *Pyrrosia sheareri*（Bak.）Ching、石韦 *Pyrrosia lingua*（Thunb.）Farwell 或有柄石韦 *Pyrrosia petiolosa*（Christ）Ching 的干燥叶。前两者习称"大叶石韦"，后者习称"小叶石韦"。庐山石韦主产于江西、湖南等地；石韦主产于长江以南各省；有柄石韦主产于东北、华北等地。全年可采，除去根茎及根，晒干或阴干。

【性状鉴别】

1. 药材

（1）庐山石韦：①叶片略皱缩，展开后呈披针形，长 10～25cm，宽 3～5cm；先端渐尖，基部耳状偏斜，全缘，边缘常内卷；上表面黄绿色或灰绿色，散布有黑色圆形小凹点；下表面密生红棕色星状毛，有的侧脉间布满棕色圆点状的孢子囊群。②叶柄具四棱，长 10～20cm，直径 1.5～3mm，略扭曲，有纵槽。③叶片革质。④气微，味微涩、苦（图 5-3）。

（2）石韦：①叶片披针形或长圆状披针形，长 8～12cm，宽 1～3cm；基部楔形，对称；孢子囊群在侧脉间，排列紧密而整齐。②叶柄长 5～10cm，直径约 1.5mm（图 5-3）。

（3）有柄石韦：①叶片多卷曲成筒状，展平后呈长圆形或卵状长圆形，长 3～8cm，宽 1～2.5cm；基部楔形，对称；下表面侧脉不明显，布满孢子囊群。②叶柄长 3～12cm，直径约 1mm。

均以叶厚、完整、杂质少（不得过 3%）者为佳。

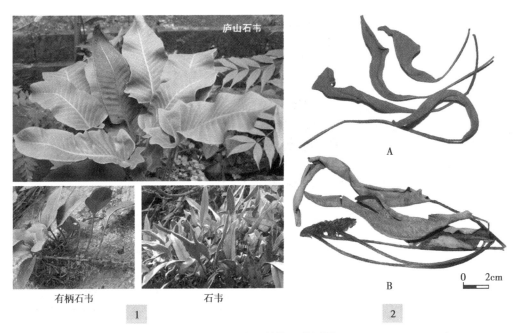

图 5-3　石韦原植物及药材图

1. 原植物；2. 药材（A. 有柄石韦；B. 石韦）。

2. 饮片　呈丝条状。上表面黄绿色或灰褐色，下表面密生红棕色星状毛。孢子囊群着生侧脉间或下表面布满孢子囊群。叶全缘。叶片革质。气微，味微涩苦。

【成分】　含绿原酸、芒果苷、异芒果苷、延胡索酸、咖啡酸等。按 HPLC 法测定，本品含绿原酸（$C_{16}H_{18}O_9$）不得少于 0.20%。

【功能主治】　利尿通淋，清肺止咳，凉血止血。主治热淋、血淋、石淋、小便不通、淋沥涩痛、肺热喘咳、吐血、衄血、尿血、崩漏。用量 6～12g。

淫羊藿（Epimedii Folium）

为小檗科植物淫羊藿 *Epimedium brevicornu* Maxim.、箭叶淫羊藿 *Epimedium sagittatum*（Sieb. et Zucc.）Maxim.、柔毛淫羊藿 *Epimedium pubescens* Maxim. 或朝鲜淫羊藿 *Epimedium koreanum* Nakai 的干燥叶。主产于四川、陕西等地。夏、秋二季茎叶茂盛时采收，晒干或阴干。

【性状鉴别】

1. 药材

（1）淫羊藿：①为二回三出复叶，小叶片卵圆形，长 3～8cm，宽 2～6cm；先端微尖，顶生小叶基部心形，两侧小叶较小，偏心形，外侧较大，呈耳状，边缘具黄色刺毛状细锯齿；上表面黄绿色，下表面灰绿色，主脉 7～9 条，基部有稀疏细长毛，细脉两面突起，网脉明显；小叶柄长 1～5cm。②叶片近革质。③气微，味微苦（图 5-4）。

（2）箭叶淫羊藿：为一回三出复叶，小叶片长卵形至卵状披针形，长 4～12cm，宽 2.5～5cm；先端渐尖，两侧小叶基部明显偏斜，外侧呈箭形；下表面疏被粗短伏毛或近无毛；叶片革质。

（3）柔毛淫羊藿：为一回三出复叶，叶下表面及叶柄密被绒毛状柔毛。

（4）朝鲜淫羊藿：为二回三出复叶，小叶较大，长 4～10cm，宽 3.5～7cm，先端长尖；叶片较薄。

以色黄绿、叶整齐不碎、身干、杂质少（不得过 3%）者为佳。

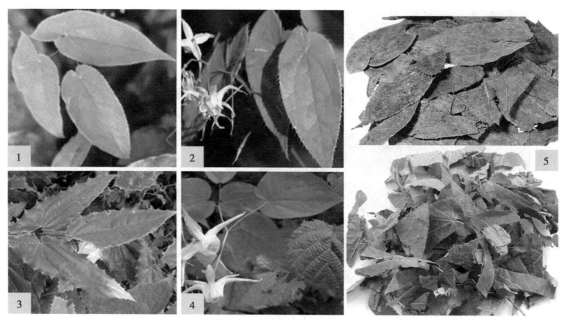

图 5-4　淫羊藿原植物及饮片图

1. 原植物(淫羊藿); 2. 原植物(箭叶淫羊藿); 3. 原植物(柔毛淫羊藿); 4. 原植物(朝鲜淫羊藿); 5. 饮片。

2. 饮片　①淫羊藿丝:呈丝片状。余同药材。②炙淫羊藿:形如淫羊藿丝。表面浅黄色,显油亮光泽。微有羊脂油气。

【成分】　含淫羊藿苷、淫羊藿次苷、淫羊藿新苷等黄酮苷类成分。按紫外-可见分光光度法测定,本品含总黄酮以淫羊藿苷($C_{33}H_{40}O_{15}$)计,不得少于 5.0%;按 HPLC 法测定,本品按干燥品计算,叶片含朝藿定 A($C_{39}H_{50}O_{20}$)、朝藿定 B($C_{38}H_{48}O_{19}$)、朝藿定 C($C_{39}H_{50}O_{19}$)和淫羊藿苷($C_{33}H_{40}O_{15}$)的总量,朝鲜淫羊藿不得少于 0.50%;淫羊藿、柔毛淫羊藿、箭叶淫羊藿均不得少于 1.5%。按 HPLC 法测定,炙淫羊藿含宝藿苷Ⅰ($C_{27}H_{30}O_{10}$)不得少于 0.030%,含朝藿定 A($C_{39}H_{50}O_{20}$)、朝藿定 B($C_{38}H_{48}O_{19}$)、朝藿定 C($C_{39}H_{50}O_{19}$)和淫羊藿苷($C_{33}H_{40}O_{15}$)的总量,朝鲜淫羊藿不得少于 0.40%,淫羊藿、柔毛淫羊藿、箭叶淫羊藿均不得少于 1.2%。

【功能主治】　补肾阳,强筋骨,祛风湿。主治肾阳虚衰、阳痿遗精、筋骨痿软、风湿痹痛、麻木拘挛。用量 6~10g。

【附药】　**巫山淫羊藿**　为小檗科植物巫山淫羊藿 *Epimedium wushanense* T. S. Ying 的干燥叶,是《中国药典》1995 年版开始收载的淫羊藿正品来源之一。但其所含成分与淫羊藿差异较大,主成分为朝藿定 C,淫羊藿苷的含量较低,因此,自《中国药典》2010 年版始将该品种单列。为三出复叶;小叶片披针形至狭披针形,先端渐尖或长渐尖;边缘具刺齿,侧生小叶基部的裂片偏斜,内边裂片小,圆形,外边裂片大,三角形,渐尖;下表面被绵毛或秃净;叶片近革质;气微,味微苦。本品含朝藿定 C($C_{39}H_{50}O_{19}$)不得少于 1.0%。性味功能同淫羊藿。

大青叶(Isatidis Folium)

为十字花科植物菘蓝 *Isatis indigotica* Fort. 的干燥叶。主产于河北、江苏等地。夏、秋二季分 2~3 次采收,除去杂质,晒干。

【性状鉴别】

1. 药材　①多皱缩卷曲,有的破碎,完整叶片呈长椭圆形至长圆状倒披针形,长 5~20cm,宽 2~6cm;叶片上表面暗灰绿色,有的可见色较深稍突起的小点(分泌细胞);先端钝,全缘或微波状，基部狭窄下延至叶柄呈翼状。②叶柄长 4～10cm，淡棕黄色，质脆。③气微，味微酸、苦、涩。以叶片完整、色暗灰绿者为佳（图 5-5）。

2. 饮片　为不规则的碎段。余同药材。

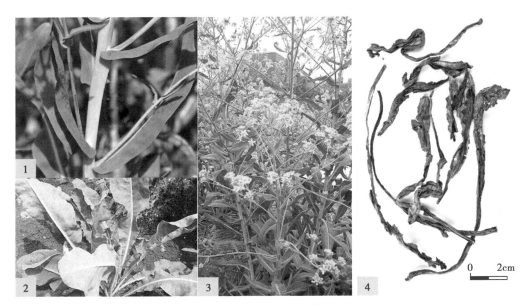

图 5-5　大青叶原植物及药材图
1. 茎生叶；2. 基生叶；3. 花枝；4. 药材。

【显微鉴别】

1. 叶横切面　①上下表皮均为 1 列横向延长的细胞，外被角质层。②栅栏细胞 3～4 列，与海绵组织分化不明显，细胞略呈长圆形。③主脉维管束 4～9 个，外韧型，中间 1 个较大，每个维管束上下侧均有厚壁组织。④含芥子酶的分泌细胞呈类圆形，分布于主脉薄壁组织和叶肉组织中，较周围的薄壁细胞小，直径 10～40μm，内含棕黑色颗粒状物质（图 5-6）。

2. 粉末　绿褐色。①叶表皮细胞：上表皮细胞垂周壁近平直，可见角质层纹理；下表皮细胞垂周壁稍弯曲，略呈连珠状增厚。②气孔：不等式，副卫细胞 3～4 个。③厚角细胞：纵断面

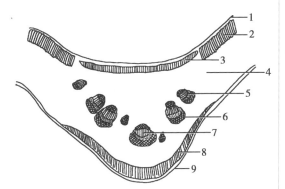

大青叶的粉末显
微鉴定

1. 上表皮；2. 栅栏组织；3、8. 厚角组织；4. 海绵组织；5. 韧皮部；6. 纤维束；7. 木质部；9. 下表皮。

图 5-6　大青叶（主脉）横切面简图

观呈长条形，角隅处壁增厚。④导管：为螺纹和网纹导管。⑤靛蓝结晶：常见于叶肉细胞中，呈蓝色颗粒状或片状，多聚集成堆。⑥橙皮苷样结晶：分布于叶肉或表皮细胞中，呈淡黄绿色或无色，类圆形或不规则形，有的呈针簇状（图 5-7）。

【成分】　含菘蓝苷约 1%，水解产生靛玉红及靛蓝，另含芥苷、新芥苷、β-谷甾醇、多种氨基酸等。按 HPLC 法测定，本品含靛玉红（$C_{16}H_{10}N_2O_2$）不得少于 0.020%。

【功能主治】　清热解毒，凉血消斑。主治温病高热、神昏、发斑发疹、痄腮、喉痹、丹毒、痈肿。用量 9～15g。

【附药】　**蓼大青叶**　为蓼科植物蓼蓝 *Polygonum tinctorium* Ait. 的干燥叶。药材多皱缩破碎，完整叶片呈椭圆形，蓝绿色或黑蓝色，先端钝，基部渐狭，全缘，叶脉浅黄棕色，于下表面略

突起；叶柄扁平，基部有膜质托叶鞘；气微，味微涩、稍苦。主要含靛苷、靛玉红、β-谷甾醇等，靛苷酸水解生成吲哚醇，在空气中氧化成靛蓝。本品含靛蓝（$C_{16}H_{10}N_2O_2$）不得少于 0.55%。性寒，味苦；功能清热解毒，凉血消斑。

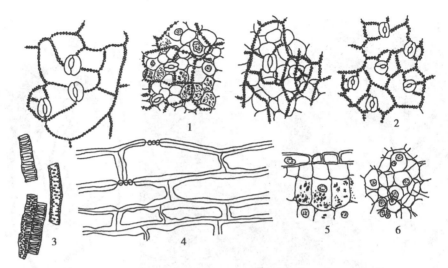

1. 上表皮；2. 下表皮；3. 导管；4. 厚角组织；5. 靛蓝结晶；6. 橙皮苷样结晶。

图 5-7　大青叶粉末图

枇杷叶（Eriobotryae Folium）

为蔷薇科植物枇杷 *Eriobotrya japonica*（Thunb.）Lindl. 的干燥叶。主产于江苏、浙江等地。全年可采，晒至七八成干时，扎成小把，再晒干。

【性状鉴别】

1. 药材　①呈长圆形或倒卵形，长 12～30cm，宽 4～9cm。②先端渐尖，基部楔形，边缘有疏锯齿，近基部全缘。③上表面灰绿色、黄棕色或红棕色，较光滑，下表面密被黄色绒毛，主脉于下表面显著突起，侧脉羽状。④叶柄极短，被棕黄色绒毛。⑤革质而脆，易折断。⑥气微，味微苦。以叶片完整、色灰绿者为佳（图 5-8）。

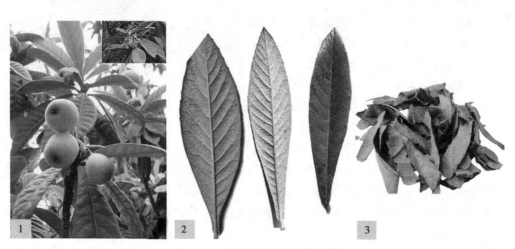

图 5-8　枇杷叶原植物及药材图

1. 原植物；2. 完整叶（新品）；3. 饮片。

2. 饮片　①枇杷叶丝：呈丝条状，余同药材。②蜜枇杷叶：形如枇杷叶丝，表面黄棕色或红棕色，微显光泽，略带黏性；具蜜香气，味微甜。

【成分】　含挥发油、熊果酸、齐墩果酸、苦杏仁苷、维生素 B_1 等。按 HPLC 法测定，本品含齐墩果酸（$C_{30}H_{48}O_3$）和熊果酸（$C_{30}H_{48}O_3$）的总量不得少于 0.70%。

【功能主治】　清肺止咳，降逆止呕。主治肺热咳嗽、气逆喘急、胃热呕逆、烦热口渴。用量 6～10g。

番泻叶（Sennae Folium）

为豆科植物狭叶番泻 *Cassia angustifolia* Vahl 或尖叶番泻 *Cassia acutifolia* Delile 的干燥小叶。前者主产于红海以东至印度一带，通常在开花前采摘，阴干后用水压机打包；后者主产于埃及尼罗河上游，我国广东、海南及云南等地有栽培，通常在 7—8 月果实近成熟时剪取枝条，摘取叶片，晒干，按全叶、碎叶分别包装。

【性状鉴别】

1. 狭叶番泻叶　①呈长卵形或卵状披针形，长 1.5～5cm，宽 0.4～2cm，叶端急尖，基部稍不对称，全缘。②上表面黄绿色，下表面浅黄绿色，无毛或近无毛，叶脉稍隆起，有压叠线纹。③革质。④气微弱而特异，味微苦，稍有黏性（图 5-9）。

2. 尖叶番泻叶　①呈披针形或长卵形，长 2～4cm，宽 0.7～1.2cm，略卷曲，叶端短尖或微突，全缘，叶基不对称。②上表面浅绿色，下表面灰绿色，两面均有细短毛茸。③质地较薄脆，略呈革质状，无压叠线纹。

以叶大、完整、干燥、色绿、梗少、无黄叶、碎叶及杂质者为佳。

番泻叶的性状观察

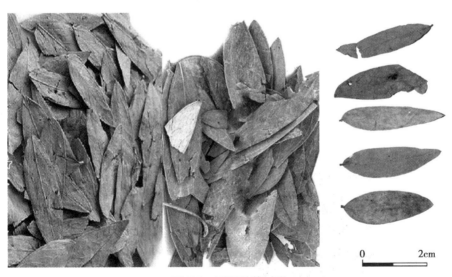

图 5-9　番泻叶药材图

【显微鉴别】

1. 叶片横切面组织特征　①表皮细胞 1 列，部分细胞内含黏液质，上、下表面均有气孔，下表面非腺毛较多。②叶肉组织为等面型，上表面的栅栏组织通过主脉；海绵组织细胞中常含草酸钙簇晶。③主脉维管束外韧型，上、下两侧均有纤维束，纤维外方薄壁细胞含草酸钙方晶，形成晶纤维（图 5-10）。

2. 粉末特征　淡绿色或黄绿色。①表皮细胞：表面观呈多角形，垂周壁平直。②气孔：主为平轴式，副卫细胞多为 2 个，少有 3 个。③非腺毛：单细胞，壁厚，有疣状突起。④晶纤维：多

番泻叶的粉末显微鉴定

见。⑤草酸钙簇晶：直径 9～20μm（图5-11）。

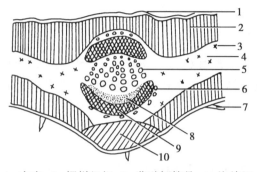

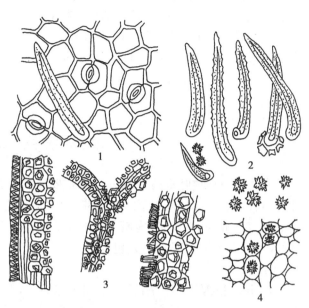

1. 表皮；2. 栅栏组织；3. 草酸钙簇晶；4. 海绵组织；5. 导管；6. 草酸钙方晶；7. 非腺毛；8. 韧皮部；9. 中柱鞘纤维；10. 厚角组织。

图5-10　番泻叶（主脉）横切面简图

1. 表皮及平轴式气孔；2. 非腺毛；3. 晶纤维；4. 草酸钙簇晶。

图5-11　番泻叶粉末图

【成分】　含番泻苷（A、B、C、D）、芦荟大黄素双蒽酮苷、大黄酸葡萄糖苷、芦荟大黄素葡萄糖苷等。按 HPLC 法测定，本品含番泻苷 A（$C_{42}H_{38}O_{20}$）和番泻苷 B（$C_{42}H_{38}O_{20}$）的总量不得少于 1.1%。

【理化鉴别】　①化学定性：取本品粉末 25mg，加水 50ml 及盐酸 2ml，置水浴中加热 15 分钟，放冷，加乙醚 40ml，振摇提取，分取醚层，通过无水硫酸钠层脱水，滤过；取滤液 5ml，蒸干，放冷，加氨试液 5ml，溶液显黄色或橙色，置水浴中加热 2 分钟后，变为紫红色（检查蒽醌类成分）。②检查：杂质不得过 6%；水分不得过 10.0%（烘干法）。③薄层色谱：以番泻叶对照药材为对照，进行 TLC 鉴别，供试品色谱中，在与对照药材色谱相应的位置上，应显相同颜色的荧光斑点；喷以 20% 硝酸溶液，在 120℃加热约 10 分钟，放冷，再喷 5% 氢氧化钾的稀乙醇溶液，在日光下检视，供试品色谱中，在与对照药材色谱相应的位置上，应显相同颜色的斑点（图5-12）。

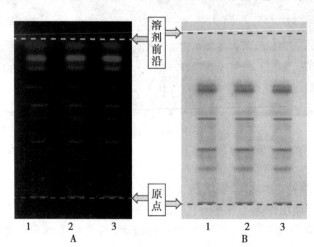

1. 对照药材；2、3. 药材。

图5-12　番泻叶的 TLC 鉴别

A. 紫外光灯（365nm）下检视；B. 可见光下检视。

【功能主治】　泻热行滞，通便，利水。主治热结积滞、便秘腹痛、水肿胀满。用量2～6g，后下，或开水泡服。孕妇慎用。

知识链接

番泻叶伪品及其鉴别

主要有同属植物耳叶决明 *Cassia auriculata* L. 的小叶，常混在进口番泻叶中，所含番泻苷的量甚微，应注意鉴别。与正品的主要区别为：小叶呈卵圆形或倒卵圆形，先端钝圆或微凹陷，具短刺，叶基大多不对称，全缘；表面灰绿色或红棕色，密被灰白色茸毛。显微特征为叶肉非等面型，上表皮内具2列栅栏细胞，下表皮内无典型的栅栏组织；草酸钙簇晶少且较小，方晶8～12μm；单细胞非腺毛细长而密集，表面多平滑。此外，近来发现市场有用罗布麻（*Apocynum venetum* L.）和紫穗槐（*Amorpha fruticosa* L.）的叶掺入番泻叶中，应注意鉴别。

枸骨叶（Ilicis Cornutae Folium）

为冬青科植物枸骨 *Ilex cornuta* Lindl. ex Paxt. 的干燥叶。主产于河南、安徽等地。秋季采收，除去杂质，晒干。

【性状鉴别】　①呈类长方形或矩圆状长方形，偶有长卵圆形，长3～8cm，宽1.5～4cm。先端具有3枚较大的硬刺齿，顶端1枚常反曲，基部平截或宽楔形，两侧有时各具刺齿1～3枚，边缘稍反卷；长卵圆形叶常无刺齿。②上表面黄绿色或绿褐色，有光泽，下表面灰黄色或灰绿色，主脉向下凸出，叶柄较短，叶脉羽状。③革质而厚。④气微，味微苦。以叶大、色绿、无枝条及杂质者为佳（图5-13）。

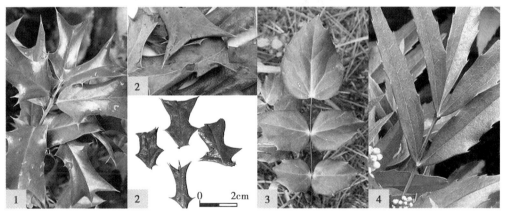

图5-13　枸骨叶与混用品阔叶十大功劳及细叶十大功劳叶

1. 枸骨原植物；2. 枸骨叶药材；3. 阔叶十大功劳；4. 细叶十大功劳。

【成分】　含苦丁茶苷、地榆苷、冬青苷、咖啡因、齐墩果酸苷、鞣质等。

【功能主治】　清热养阴，益肾，平肝。主治肺痨咯血、骨蒸潮热、头晕目眩。用量9～15g。

罗布麻叶（Apocyni Veneti Folium）

为夹竹桃科植物罗布麻 *Apocynum venetum* L. 的干燥叶。主产于河北、陕西等地。夏季开花前采摘嫩叶，除去杂质，干燥。

【性状鉴别】　①多皱缩卷曲或破碎，完整叶片呈椭圆状披针形或卵圆状披针形；长 2～5cm，宽 0.5～2cm。淡绿色或灰绿色，先端钝，有小芒尖，基部钝圆或楔形，边缘具细齿，常反卷，两面无毛，叶脉于下表面突起。②叶柄细，长约 4mm。③质脆易碎。④气微，味淡。以叶完整、色绿者为佳（图 5-14）。

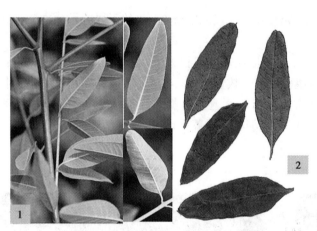

图 5-14　罗布麻叶原植物及药材图
1. 原植物；2. 药材。

【成分】　主要含金丝桃苷、芦丁、槲皮素、异槲皮苷等。按 HPLC 法测定，本品含金丝桃苷（$C_{21}H_{20}O_{12}$）不得少于 0.30%。

【功能主治】　平肝安神，清热利水。主治肝阳眩晕、心悸失眠、浮肿尿少。用量 6～12g。

艾叶（Artemisiae Argyi Folium）

为菊科植物艾 *Artemisia argyi* Levl. et Vant. 的干燥叶。全国各地均产。夏季花未开时采摘，除去杂质，晒干。

【性状鉴别】　①多皱缩、破碎，具短叶柄，完整叶片呈卵状椭圆形，羽状深裂，裂片椭圆状披针形，叶缘有不规则的粗锯齿。②上表面灰绿色或深黄绿色，被稀疏的柔毛和腺点，下表面有密集的灰白色绒毛。③质柔软。④气清香，味苦。以质柔软、香气浓者为佳（图 5-15）。

【成分】　含挥发油及黄酮类成分，油中主要成分为桉油精、龙脑、侧柏酮、水芹烯等。按 GC 法测定，本品含桉油精（$C_{10}H_8O$）不得少于 0.050%，含龙脑（$C_{10}H_8O$）不得少于 0.020%。

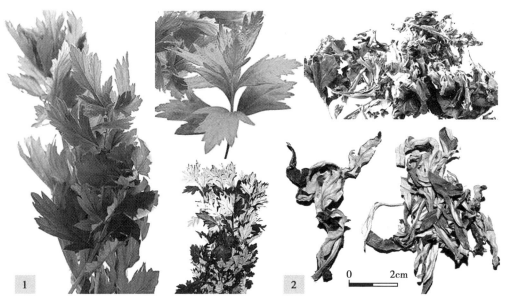

图 5-15　艾叶原植物及药材图
1. 原植物；2. 药材。

【功能主治】　温经止血，散寒止痛，外用祛湿止痒。主治吐血、衄血、崩漏、月经过多、胎漏下血、少腹冷痛、经寒不调、宫冷不孕等；外治皮肤瘙痒。醋艾炭温经止血，用于虚寒性出血。用量 3～9g；外用适量，供灸治或熏洗用。

? 复习思考题

1. 解释下列名词术语：栅表细胞比、气孔数、气孔指数、脉岛数。
2. 简述双子叶植物与单子叶植物叶的组织构造异同点。
3. 如何鉴别番泻叶的真伪？
4. 简述大青叶的来源及主要性状特征。
5. 说出下列药材分泌组织、草酸钙结晶及毛茸的有无及类型：番泻叶、大青叶、蓼大青叶。

扫一扫，测一测

（李雪莹　钟卫津）

第六章　花类中药的鉴定

　　1. 掌握辛夷、丁香、金银花、款冬花、红花、西红花的来源、性状鉴别、显微鉴别和化学成分。

　　2. 熟悉玫瑰花、合欢花、合欢皮、槐花、旋覆花、菊花、蒲黄、洋金花的来源、性状鉴别和化学成分。

　　3. 熟悉金银花与山银花、玫瑰花与月季花、不同产地菊花的比较鉴别；熟悉西红花、洋金花的真伪鉴别。

　　4. 了解月季花、忍冬藤、槐角、野菊花、谷精草、母丁香、山银花、金沸草的性状特征。

　　花（flos）类中药是指以花或花的一部分，或以花序为药用部位的中药。如辛夷、丁香以花蕾入药，红花、洋金花以开放的花入药，菊花、旋覆花以花序入药，莲须以雄蕊入药，玉米须以花柱入药，西红花以柱头入药，蒲黄以花粉粒入药等。

一、性　状　鉴　别

　　花类中药经过采制、干燥，常干缩、破碎而形状改变，常见的有圆锥状、棒状、团簇状、丝状、粉末状等；颜色较新鲜时亦有所改变，气味常较新鲜时浓一些。鉴别时，以整花入药者，注意观察花托、花萼、花瓣、雄蕊和雌蕊的数目及其着生位置、形状、颜色、被毛与否、气味等；以花序入药者，除单朵花的观察外，需注意观察花序的类型、总苞片或苞片等。如花序或花很小，需将药材在水中浸泡后借助放大镜、解剖镜仔细观察。

二、显　微　鉴　别

　　除花梗和花托做横切片外，花类中药一般只做表面制片和粉末观察。

　　1. 苞片和萼片　与叶片构造相似，应注意上、下表皮细胞的形态，气孔及毛茸的有无、类型、形状及分布，有无分泌组织或草酸钙结晶等，如丁香萼筒皮层有油室、洋金花有草酸钙砂晶。

　　2. 花瓣　花瓣构造变异较大，上表皮细胞常呈乳头状或毛茸状突起，无气孔；下表皮细胞的垂周壁常呈波状弯曲，有时有毛茸及少数气孔存在。相当于叶肉的部分，由数层排列疏松的大型薄壁细胞组成，其维管束细小，仅见少数螺纹导管。有时可见分泌组织及贮藏物质，如红花有分泌管，含黄棕色至红棕色分泌物。

　　3. 雄蕊　雄蕊包括花丝和花药两部分。花丝有时被毛茸，如闹羊花花丝下部被两种非腺毛；花药主要观察花粉囊及花粉粒。花粉囊内壁细胞的壁常呈网状、螺旋状、环状或点状增厚，且大多木化；花粉粒的形状、大小、表面纹理、萌发孔等，对花类中药的鉴定有重要意义。花粉粒的形状有圆球形（如金银花）、椭圆形（如松花粉）、三角形（如丁香）、四分体（如闹羊花）等；花粉粒的外表有的光滑(如西红花)、有的呈刺状突起(如红花)、有的具放射状雕纹(如洋金花)、有的具网状纹理(如蒲黄);花粉粒的外壁有萌发孔或萌发沟,一般双子叶植物具有 3 个或 3 个以上的萌发孔,单子叶植物和裸子植物的萌发孔只有 1 个。

4. 雌蕊 由子房、花柱和柱头组成。子房的表皮多为薄壁细胞,有的表皮细胞分化成多细胞束状毛(如闹羊花);花柱表皮细胞少数分化成毛状物(如红花);柱头顶端表皮细胞常分化成绒毛状(如金银花、红花、西红花)。

5. 花梗和花托 有些花类中药常带有部分花梗和花托。横切面构造与茎相似,应注意表皮、皮层、内皮层、维管束及髓部是否明显,有无厚壁组织、分泌组织存在,有无草酸钙结晶、淀粉粒等。

辛夷 (Magnoliae Flos)

为木兰科植物望春花 *Magnolia biondii* Pamp.、玉兰 *Magnolia denudata* Desr. 或武当玉兰 *Magnolia sprengeri* Pamp. 的干燥花蕾。主产于河南、湖北等地。冬末春初花未开放时采收,除去枝梗及杂质,阴干。

【性状鉴别】

1. 望春花 ①呈长卵形,似毛笔头,长 1.2～2.5cm,直径 0.8～1.5cm。②基部常具木质短梗,长约 0.5cm,梗上有类白色点状皮孔;苞片 2～3 层,每层 2 片,两层苞片间有小鳞芽,苞片外表面密被灰白色或灰绿色毛茸,内表面类棕色,无毛;花被片 9,棕色,外轮花被片 3,条形,约为内两轮长的 1/4,呈萼片状,内两轮花被片 6,每轮 3,轮状排列;除去花被,内有多数棕黄色或黄绿色的雄蕊和雌蕊,螺旋状排列。③体轻,质脆。④气芳香,味辛凉而稍苦(图 6-1)。

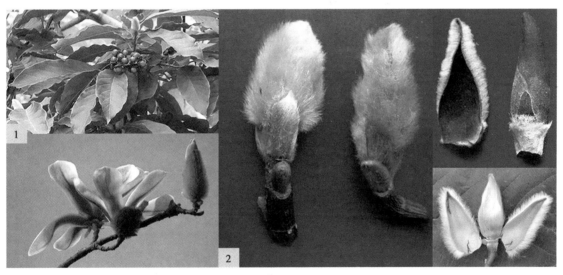

图6-1 辛夷原植物(望春花)及药材图
1. 原植物(望春花);2. 药材。

2. 玉兰 ①长 1.5～3cm,直径 1～1.5cm。②基部枝梗较粗壮,皮孔浅棕色。③苞片外表面密被灰白色或灰绿色茸毛。④花被片 9,内外轮同型。

3. 武当玉兰 ①长 2～4cm,直径 1～2cm。②基部枝梗较粗壮,皮孔红棕色。③苞片外表面密被淡黄色或淡黄绿色茸毛,有的最外层苞片茸毛已脱落而呈黑褐色。④花被片 10～12(偶见 15),内外轮无显著差异。

均以完整、内瓣紧密、无枝梗、香气浓者为佳。

【成分】 主要含挥发油(主成分为 β-蒎烯、桉油精、樟脑等)和木兰脂素。本品含挥发油不得少于 1.0%（ml/g）；按 HPLC 法测定，本品含木兰脂素（$C_{23}H_{28}O_7$）不得少于 0.40%。

【功能主治】 散风寒，通鼻窍。主治风寒头痛、鼻塞流涕、鼻衄、鼻渊。用量 3～10g，包煎。外用适量。

玫瑰花（Rosae Rugosae Flos）

为蔷薇科植物玫瑰 *Rosa rugosa* Thunb. 的干燥花蕾。主产于甘肃、山东等地，全国大部分地区有栽培。春末夏初花将开放时分批采摘，及时低温干燥。

【性状鉴别】 ①略呈半球形或不规则团状，直径 0.7～1.5cm。②残留花梗上被细柔毛，花托半球形，与花萼基部合生；萼片 5，披针形，黄绿色至棕绿色，被有细柔毛；花瓣多皱缩，展平后呈宽卵形，呈覆瓦状排列，紫红色，有的黄棕色；雄蕊多数，黄褐色；花柱多数，柱头在花托口集成头状，略突出，短于雄蕊。③体轻，质脆。④气芳香浓郁，味微苦涩。以花朵大、完整、瓣厚、色紫、色泽鲜、不露蕊、香气浓者为佳（图 6-2）。

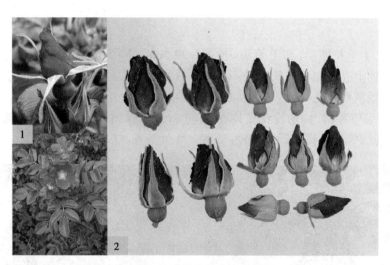

图 6-2 玫瑰花原植物及药材图
1. 原植物；2. 药材。

【成分】 含挥发油、槲皮素、矢车菊双苷、有机酸、β-胡萝卜素、脂肪油等。

【功能主治】 行气解郁，和血，止痛。主治肝胃气痛、食少呕恶、月经不调、跌仆伤痛。用量 3～6g。

月季花（Rosae Chinensis Flos）

为蔷薇科植物月季 *Rosa chinensis* Jacq. 的干燥花。主产于河南、江苏、山东等地，全国大部分地区有栽培。全年均可采收，花微开时采摘，阴干或低温干燥。

【性状鉴别】 ①呈类球形，直径 1.5～2.5cm。②花托长圆形，萼片 5，暗绿色，先端尾尖；花瓣呈覆瓦状排列，有的散落，长圆形，紫红色或淡紫红色；雄蕊多数，黄色。③体轻，质脆。④气清香，味淡、微苦。以紫红色、半开放的花蕾、不散瓣、气味清香者为佳（图 6-3）。

【成分】 含挥发油、金丝桃苷、异槲皮苷等。按 HPLC 法测定，本品含金丝桃苷（$C_{21}H_{20}O_{12}$）和异槲皮苷（$C_{21}H_{20}O_{12}$）的总量不得少于 0.38%。

【功能主治】 活血调经，疏肝解郁。主治气滞血瘀、月经不调、痛经、闭经、胸胁胀痛。用量 3～6g。

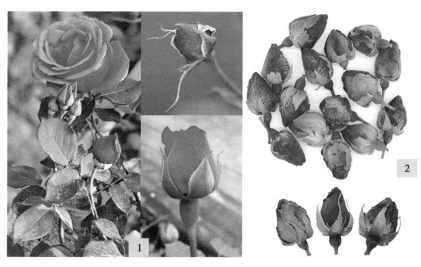

图6-3　月季花原植物及药材图

1. 原植物；2. 药材。

合欢花（Albiziae Flos）

为豆科植物合欢 *Albizia julibrissin* Durazz. 的干燥花序或花蕾。主产于湖北、江苏、安徽、浙江等地。栽培或野生。夏季花开放时择晴天采收或花蕾形成时采收，及时晒干。前者习称"合欢花"，后者习称"合欢米"。

【性状鉴别】

1. 合欢花　①为头状花序，皱缩成团。②总花梗长 3～4cm，有时与花序脱离，黄绿色，有纵纹，被稀疏毛茸。③花全体被毛茸，细长而弯曲，长 0.7～1cm，淡黄色至黄褐色，无花梗或几无花梗。④花萼筒状，先端有 5 小齿；花冠筒长约为萼筒的 2 倍，先端 5 裂，裂片披针形；雄蕊多数，花丝细长，黄棕色至黄褐色，下部合生，上部分离，伸出花冠筒外。⑤气微香，味淡。以色黄绿、梗少、杂质少者为佳（图6-4）。

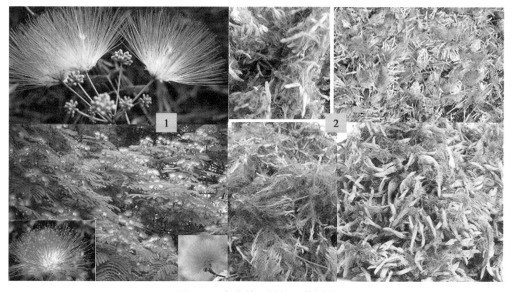

图6-4　合欢花原植物及药材图

1. 原植物；2. 药材。

2. 合欢米　①呈棒槌状，长 2～6mm，膨大部分直径约 2mm，淡黄色至黄褐色，全体被毛茸，花梗极短或无。②花萼筒状，先端有 5 小齿；花冠未开放；雄蕊多数，细长并弯曲，基部连合，包于花冠内。③气微香，味淡。以色绿、粒大、杂质少者为佳。

【成分】　含槲皮苷、皂苷、鞣质等。按 HPLC 法测定，本品含槲皮苷（$C_{21}H_{20}O_{11}$）不得少于 1.0%。

【功能主治】　解郁安神。主治心神不安、忧郁失眠。用量 5～10g。

【附药】　**合欢皮**　为合欢的干燥树皮。夏、秋二季剥取，晒干。呈卷曲筒状或半筒状；外表面灰棕色至灰褐色，有纵皱纹或浅裂纹，密生明显的椭圆形横向皮孔，棕色或棕红色，偶有突起的横棱或较大的圆形枝痕，常附有地衣斑；内表面淡黄棕色或黄白色，平滑，有细密纵纹；质硬而脆，易折断，断面呈纤维性片状，淡黄棕色或黄白色；气微香，味淡、微涩、稍刺舌，而后喉头有不适感。本品含（−）- 丁香树脂酚 -4-O-β-D- 呋喃芹糖基 -（1 → 2）-β-D 吡喃葡萄糖苷（$C_{33}H_{44}O_{17}$）不得少于 0.030%。功能解郁安神，活血消肿（图 6-5）。

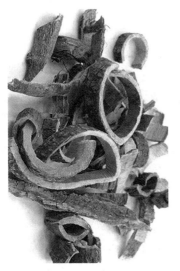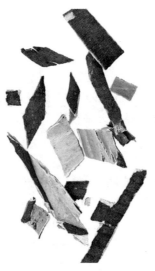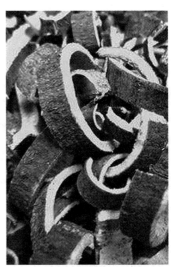

图 6-5　合欢皮药材图

槐花（ Sophorae Flos ）

为豆科植物槐 *Sophora japonica* L. 的干燥花及花蕾。主产于河南、河北、山东、辽宁等地。夏季花开放或花蕾形成时采收，及时干燥，除去枝、梗及杂质。前者习称"槐花"，后者习称"槐米"。

【性状鉴别】

1. 槐花　①皱缩而卷曲，花瓣多散落，完整者花萼钟状，黄绿色，先端 5 浅裂；花瓣 5，黄色或黄白色，旗瓣 1 片较大，近圆形，先端微凹，向外反卷，其余 4 片长圆形；雄蕊 10，其中 9 枚基部连合，花丝细长；雌蕊圆柱形，弯曲。②体轻。③气微，味微苦。以黄白色、整齐、无枝梗者为佳（图 6-6）。

2. 槐米　①呈卵圆形或椭圆形，长 2～6mm，直径约 2mm。②花萼下部有数条纵纹；萼上方为黄白色未开放的花瓣，呈扁圆形，疏生白色短柔毛；花梗细小。③体轻，手捻即碎。④气微，味微苦涩。以粒大、紧缩、色黄绿者为佳（图 6-7）。

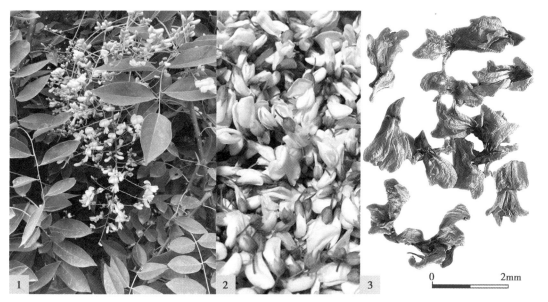

图 6-6　槐花原植物及药材图
1. 原植物；2. 鲜花；3. 药材。

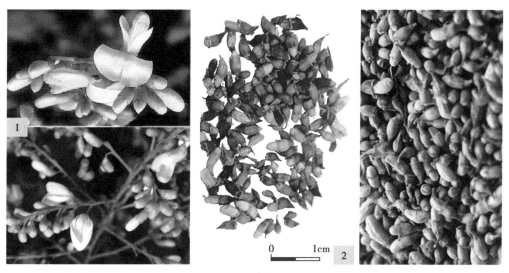

图 6-7　槐米药材图
1. 新鲜花蕾；2. 药材。

【显微鉴别】　粉末：黄绿色。①花粉粒：呈类球形或钝三角形，具 3 个萌发孔。②萼片表皮细胞：表面观呈多角形。③非腺毛：1～3 细胞。④气孔：不定式，副卫细胞 4～8 个。⑤草酸钙方晶：较多（图 6-8）。

【成分】　含芦丁（芸香苷）、槐花米甲素、槐花米乙素、槐花米丙素等。槐花米甲素为黄酮类化合物，乙素、丙素为甾体化合物。按紫外 - 可见分光光度法测定，本品含总黄酮以芦丁（$C_{27}H_{30}O_{16}$）计，槐花不得少于 8.0%，槐米不得少于 20.0%；按 HPLC 法测定，本品含芦丁（$C_{27}H_{30}O_{16}$）槐花不得少于 6.0%，槐米不得少于 15.0%。

【功能主治】　凉血止血，清肝泻火。主治便血、痔血、血痢、崩漏、吐血、衄血、肝热目赤、头痛眩晕。用量 5～10g。

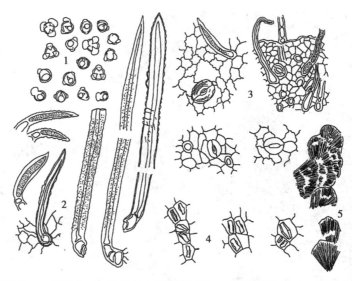

1. 花粉粒；2. 非腺毛；3. 萼片表皮细胞及气孔；4. 草酸钙方晶；5. 芸香苷结晶。

图6-8 槐花粉末图

知识链接

槐花伪品及其鉴别

　　槐花伪品为豆科植物刺槐 *Robinia pseudoacacia* L. 的花：其花比正品大；花萼钟状，先端浅裂成5齿，微呈二唇形，具柔毛；花冠白色或淡黄白色，旗瓣近圆形，有爪，基部有2黄色斑点，翼瓣弯曲，龙骨瓣向内弯，下部连合；雄蕊10，二体，上部分离或半分离；花柱较长，头状，先端具柔毛；气微香。

　　【附药】　槐角　为槐的干燥成熟果实。荚果呈连珠状；表面黄绿色或黄褐色，皱缩而粗糙，背缝线一侧呈黄色；质柔润，干燥皱缩，易在收缩处折断，断面黄绿色，有黏性；种子1～6粒，肾形，表面光滑，棕黑色，一侧有灰白色圆形种脐；质坚硬，子叶2，黄绿色；果肉气微，味苦，种子嚼之有豆腥气。含槐角苷、槐角双苷、芸香苷、槐糖等。按 HPLC 法测定，本品含槐角苷（$C_{21}H_{20}O_{10}$）不得少于 4.0%。功能清热泻火，凉血止血（图6-9）。

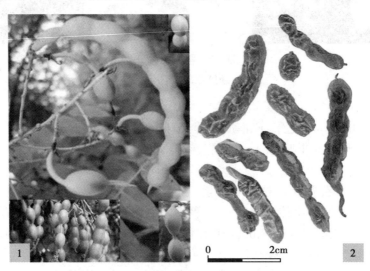

图6-9　槐角
1. 新鲜果实；2. 药材。

丁香（Caryophylli Flos）

为桃金娘科植物丁香 *Eugenia caryophyllata* Thunb. 的干燥花蕾。主产于坦桑尼亚、马来西亚、印度尼西亚等国；我国海南、广西等地有引种栽培。当花蕾由绿色转红色时采摘，晒干。

【性状鉴别】 ①花蕾略呈研棒状，长 1～2cm。②花冠圆球形，直径 0.3～0.5cm，花瓣 4，覆瓦状抱合，棕褐色或褐黄色，花瓣内为雄蕊和花柱，搓碎后可见众多黄色细粒状的花药；萼筒圆柱状，略扁，有的稍弯曲，红棕色或棕褐色，上部有 4 枚三角状的萼片，十字状分开。③质坚实，富油性。④气芳香浓烈，味辛辣，有麻舌感。⑤入水则萼管下沉（与已去油的丁香区别）。以完整、个大、油性足、颜色深红、香气浓郁、入水下沉者为佳（图 6-10）

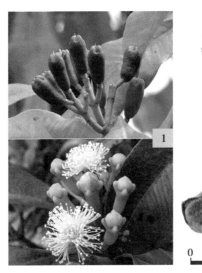
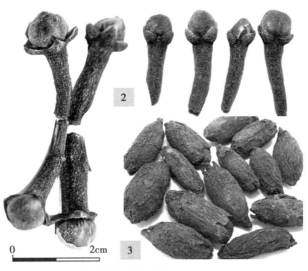

图 6-10 丁香、母丁香原植物及药材图
1. 原植物；2. 丁香药材；3. 母丁香药材。

【显微鉴别】

1. 萼筒中部横切面 ①表皮细胞 1 列，有较厚角质层。②皮层外侧散有 2～3 列径向延长的椭圆形油室，其下有 20～50 个小型双韧维管束，断续排列成环，维管束外围有少数中柱鞘纤维，壁厚，木化；内侧为数列薄壁细胞组成的通气组织，有大型腔隙。③中心轴柱薄壁组织间散有多数细小维管束；薄壁细胞含众多细小草酸钙簇晶（图 6-11）。

2. 粉末 暗红棕色。①纤维：梭形，顶端钝圆，壁较厚。②花粉粒：众多，极面观三角形，赤道面观双凸镜形，具 3 副合沟。③草酸钙簇晶：众多，直径 4～26μm，存在于较小的薄壁细胞中。④油室：多破碎，分泌细胞界限不清，含黄色油状物。⑤表皮细胞：呈多角形，有不定式气孔，副卫细胞 6～7 个（图 6-12）。

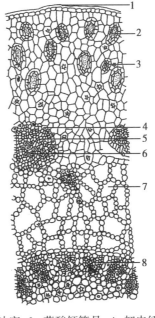
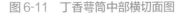

1. 表皮；2. 油室；3. 草酸钙簇晶；4. 韧皮纤维；5. 韧皮部；6. 木质部；7. 气室；8. 中柱维管束。

图 6-11 丁香萼筒中部横切面图

丁香的粉末显微鉴定

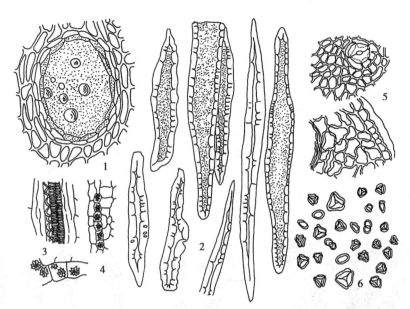

1. 油室；2. 纤维；3. 导管；4. 草酸钙簇晶；5. 花托表皮细胞；6. 花粉粒。

图 6-12 丁香粉末图

【成分】 含挥发油，油中主成分为丁香酚、β- 丁香烯、乙酰基丁香酚等。按 GC 法测定，本品含丁香酚（$C_{10}H_{12}O_2$）不得少于 11.0%。

【理化鉴别】 ①检查：杂质不得过 4%，水分（以甲苯法测定）不得过 12.0%。②薄层色谱：以丁香酚对照品为对照，进行 TLC 鉴别，供试品色谱中，在与对照品色谱相应的位置上，应显相同颜色的斑点。

【功能主治】 温中降逆，补肾助阳。主治脾胃虚寒、呃逆呕吐、食少吐泻、心腹冷痛、肾虚阳痿。用量 1～3g，内服或研末外敷。不宜与郁金同用。

【附药】 母丁香 为丁香的干燥近成熟果实，又名"鸡舌香"。果实呈卵圆形至长椭圆形；表面黄棕色或褐棕色，有细皱纹；顶端有齿状宿存萼片 4 枚，向内弯曲呈钩状，基部具果柄痕；果皮与种仁可剥离，种仁由两片子叶抱合而成，棕色或暗棕色，显油性，子叶形如鸡舌，中央有一条明显的纵沟；内有胚，呈细杆状；质较硬，难折断；气香，味麻辣。含淀粉及少量挥发油。按 HPLC 法测定，本品含丁香酚（$C_{10}H_{12}O_2$）不得少于 0.65%，母丁香酚（$C_{11}H_{14}O_4$）不得少于 0.80%。本品性温，味辛；功能温中降逆，补肾助阳（图 6-10）。

洋金花（Daturae Flos）

为茄科植物白花曼陀罗 *Datura metel* L. 的干燥花，习称"南洋金花"。主产于江苏、浙江、福建、广东等地。4—11 月花初开时采收，晒干或低温干燥。

【性状鉴别】 ①多皱缩成条状，完整者长 9～15cm。②花萼呈筒状，长为花冠的 2/5，灰绿色或灰黄色，先端 5 裂，基部具纵脉纹 5 条，表面微有茸毛；花冠呈喇叭状，淡黄色或黄棕色，先端 5 浅裂，裂片有短尖，短尖下有明显的纵脉纹 3 条，两裂片间微凹；雄蕊 5 枚，花丝贴生于花冠筒内，长为花冠的 3/4；雌蕊 1 枚，柱头棒状。③烘干品质柔韧，气特异；晒干品质脆，气微，味微苦。以朵大、不破碎，花冠肥厚者为佳（图 6-13）。

【显微鉴别】 粉末淡黄色。①花粉粒：呈类球形或长圆形，直径 42～65μm，表面有条纹状雕纹。②腺毛：头部为 1～5 个细胞，柄 1～5 个细胞。③非腺毛：花萼非腺毛 1～3 个细胞，壁具疣突；花冠裂片边缘非腺毛 1～10 细胞，壁微具疣突；花丝基部非腺毛粗大，1～5 个细胞，基部直径约至 128μm，顶端钝圆。④草酸钙晶体：花萼、花冠薄壁细胞中有草酸钙簇晶、砂晶及方晶（图 6-14）。

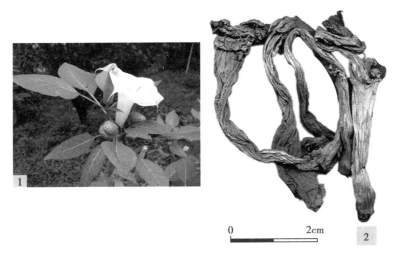

图 6-13　洋金花原植物及药材图
1. 原植物；2. 药材。

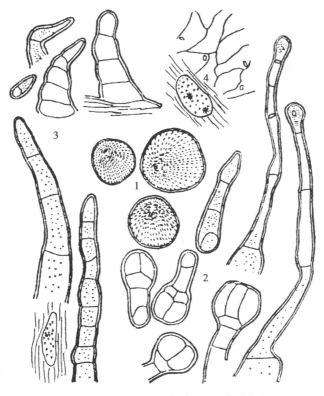

1. 花粉粒；2. 腺毛；3. 非腺毛；4. 薄壁组织。
图 6-14　洋金花粉末图

洋金花的粉末显微鉴定

【成分】　含总生物碱，主要为东莨菪碱、莨菪碱、阿托品等。按 HPLC 法测定，本品含东莨菪碱（$C_{17}H_{21}NO_4$）不得少于 0.15%。

【功能主治】　平喘止咳，解痉定痛。主治哮喘咳嗽、脘腹冷痛、风湿痹痛、小儿慢惊，外科麻醉。用量 0.3～0.6g，宜入丸散；外用适量。孕妇、外感及痰热咳喘、青光眼、高血压及心动过速者禁用。

金银花（Lonicerae Japonicae Flos）

　　为忍冬科植物忍冬 *Lonicera japonica* Thunb. 的干燥花蕾或带初开的花。主产于山东、河南等地。夏初花开放前采收，干燥。

　　【性状鉴别】　①呈棒状，上粗下细，略弯曲，长 2～3cm，上部直径约 3mm，下部直径约 1.5mm。②表面黄白色或绿白色（久贮色渐深），密被短柔毛。③花萼绿色，先端 5 裂，裂片有毛。④开放者花冠筒状，先端二唇形；雄蕊 5 枚，附于筒壁，黄色；雌蕊 1 枚，子房无毛。⑤气清香，味淡、微苦。以花未开放、花蕾肥壮、色泽青绿微白、身干、无枝叶、气清香者为佳（图 6-15）。

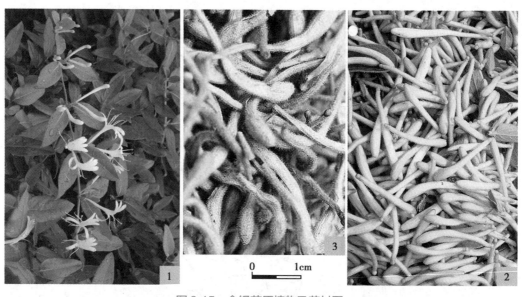

图 6-15　金银花原植物及药材图
1. 原植物；2. 新鲜花蕾；3. 药材。

　　【显微鉴别】　粉末浅黄棕色或黄绿色。①腺毛：较多，头部倒圆锥形、类圆形或略扁圆形，4～33 细胞，排成 2～4 层，柄部 1～5 细胞。②非腺毛：有两种类型，一种为厚壁非腺毛，单细胞，表面有微细疣状或泡状突起，有的具螺纹；另一种为薄壁非腺毛，单细胞，甚长，弯曲或皱缩，表面有微细疣状突起。③簇晶：薄壁细胞中含细小草酸钙簇晶。④花粉粒：众多，黄色，类圆形或三角形，外壁表面具细密短刺及细颗粒状雕纹，具 3 个萌发孔。⑤柱头顶端表皮细胞：呈绒毛状（图 6-16）。

　　【成分】　含黄酮类，为木犀草素及木犀草苷、忍冬苷、金丝桃苷。并含肌醇、绿原酸、异绿原酸、3, 5- 二 -O- 咖啡酰奎宁酸、4, 5- 二 -O- 咖啡酰奎宁酸、皂苷及挥发油。油中主含双花醇、芳樟醇等。现已证明金银花的抗菌活性成分以绿原酸和异绿原酸为主。按 HPLC 法测定，本品含绿原酸（$C_{16}H_{18}O_9$）不得少于 1.5%；含酚酸类以绿原酸（$C_{16}H_{18}O_9$）、3, 5- 二 -O- 咖啡酰奎宁酸（$C_{25}H_{24}O_{12}$）和 4,5-二-O-咖啡酰奎宁酸（$C_{25}H_{24}O_{12}$）的总量计，不得少于 3.8%；含木犀草苷（$C_{21}H_{20}O_{11}$）不得少于 0.050%。

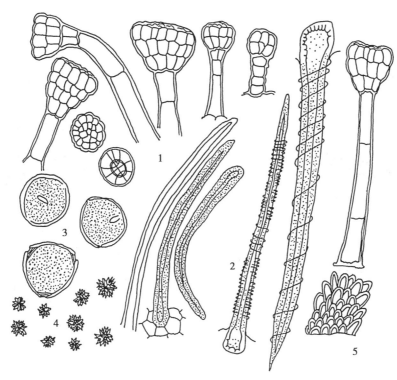

1. 腺毛；2. 非腺毛；3. 花粉粒；4. 草酸钙簇晶；5. 柱头顶端表皮细胞。

图 6-16　金银花粉末图

【理化鉴别】　①水分不得过 12.0%（甲苯法）；②总灰分不得过 10.0%；酸不溶性灰分不得过 3.0%。③重金属及有害元素：按铅、镉、砷、汞、铜测定法测定，本品含铅不得过 5mg/kg，镉不得过 1mg/kg，砷不得过 2mg/kg，汞不得过 0.2mg/kg，铜不得过 20mg/kg。④薄层色谱：以绿原酸对照品为对照，进行 TLC 鉴别，供试品色谱中，在与对照品色谱相应的位置上，应显相同颜色的荧光斑点。

【功能主治】　清热解毒，疏散风热。主治痈肿疔疮、喉痹、丹毒、热毒血痢、风热感冒、温病发热。用量 6～15g。

知识链接

金银花掺伪品及其鉴别

近年来，因市场需求量急增，金银花的掺伪使杂现象严重。掺入物有黄芫花、毛瑞香、扁豆花、夜香树花、金银花药渣、面粉、玉米面、蔗糖、食盐、白矾、白砂土、滑石粉、石英粉、萝卜条、锯末、细砂等，掺伪金银花表面常黏附细粉状物，体重而脆，掺糖者味甜；掺盐者味咸；掺矾者味涩；用热水泡之，水层混浊或有沉淀产生。应注意鉴别。

【附药】

1. 山银花　为忍冬科植物灰毡毛忍冬 *Lonicera macranthoides* Hand.-Mazz.、红腺忍冬 *Lonicera hypoglauca* Miq.、华南忍冬 *Lonicera confusa* DC. 或黄褐毛忍冬 *Lonicera fulvoto-mentosa* Hsu et S. C. Cheng 的干燥花蕾或带初开的花。夏初花开放前采收，干燥。①灰毡毛忍冬：呈棒状，略弯曲；表面黄色或黄绿色，总花梗集结成簇，开放者花冠裂片不及全长之半；质稍硬，手捏之稍有弹性；气清香，味微苦、甘。②红腺忍冬：表面黄白色至黄棕色，无毛或疏被毛；萼筒无毛,先端 5 裂,裂片长三角形,被毛;开放者花冠下唇反转,花柱无毛。③华南忍冬:萼筒和花冠密被灰白色毛;子房有毛。④黄褐毛忍冬:花冠表面淡黄棕色或黄棕色,密被黄色茸毛。本品含绿原酸($C_{16}H_{18}O_9$)不得少于 2.0%;含灰毡毛忍冬皂苷乙($C_{65}H_{106}O_{32}$)和川续断皂苷乙($C_{53}H_{86}O_{22}$)的总量不得少于 5.0%。性味功能同金银花(图 6-17)。

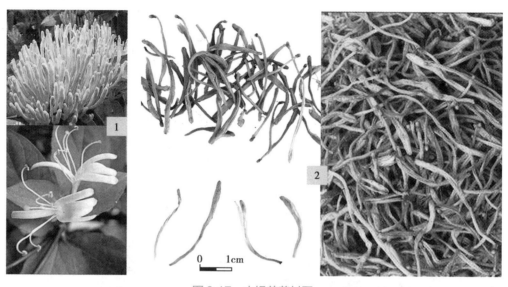

图 6-17　山银花药材图
1. 原植物(灰毡毛忍冬);2. 药材。

2. 忍冬藤　为忍冬的干燥茎枝。呈长圆柱形,多分枝,常缠绕成束,直径 1.5～6mm。表面棕红色至暗棕色,有的灰绿色,光滑或被茸毛;外皮易剥落。枝上多节,节间长 6～9cm,有残叶和叶痕。质脆,易折断,断面黄白色,中空。气微,老枝味微苦,嫩枝味淡。本品含绿原酸不得少于 0.10%;含马钱苷($C_{17}H_{26}O_{10}$)不得少于 0.10%。功能清热解毒,疏风通络(图 6-18)。

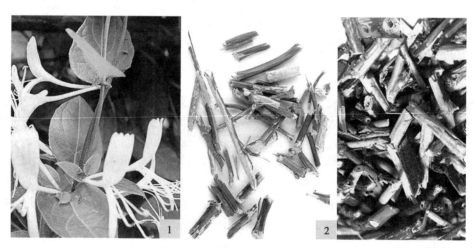

图 6-18　忍冬藤原植物及药材图
1. 原植物;2. 药材。

旋覆花(Inulae Flos)

为菊科植物旋覆花 *Inula japonica* Thunb. 或欧亚旋覆花 *Inula britannica* L. 的干燥头状花序。

主产于河南、河北、江苏、浙江等地。夏、秋二季花开放时采收,除去杂质,阴干或晒干。

【性状鉴别】 ①呈扁球形或类球形,直径1～2cm。②总苞由多数苞片组成,呈覆瓦状排列,苞片膜质,条形或披针形,灰黄色,表面被白色茸毛。③舌状花1列,黄色,长约1cm,多卷曲,常脱落,先端3齿裂;管状花多数,棕黄色,先端5齿裂;子房顶端有多数白色冠毛,长5～6mm。有的可见椭圆形小瘦果。④体轻,易散碎。⑤气微,味微苦。以花头完整、色黄绿、有白茸毛、无枝梗者为佳(图6-19)。

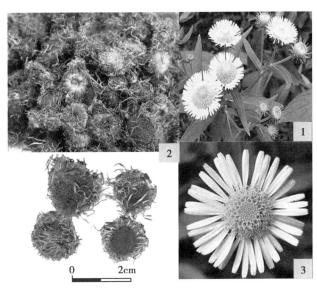

图6-19　旋覆花原植物及药材图
1. 原植物;2. 药材;3. 新鲜花。

【成分】 主含倍半萜类化合物(包括大花旋覆花内酯、1-O-乙酰基大花旋覆花内酯、1,6-O,O-二乙酰基大花旋覆花内酯、双旋覆花内酯A～T、大花旋覆花素A、欧亚旋覆花内酯G、旋覆花内酯等),尚含有黄酮类、其他萜类、甾体类、挥发油、多糖类等化合物。

【功能主治】 降气,消痰,行水,止呕。主治风寒咳嗽、痰饮蓄结、胸膈痞闷、喘咳痰多、呕吐噫气、心下痞硬。用量3～9g,包煎。

【附药】 金沸草 为菊科植物条叶旋覆花 Inula linariifolia Turcz. 或旋覆花 Inula japonica Thunb. 的干燥地上部分。夏、秋二季采割,晒干。①条叶旋覆花:茎呈圆柱形,上部分枝;表面绿褐色或棕褐色,疏被短柔毛,有多数细纵纹;质脆,断面黄白色,髓部中空。叶互生,叶片条形或条状披针形,宽0.5～1cm;先端尖,基部抱茎,全缘,边缘反卷,上表面近无毛,下表面被短柔毛。头状花序顶生,直径0.5～1cm,冠毛白色,长约0.2cm。气微,味微苦。②旋覆花:叶片椭圆状披针形,宽1～2.5cm,边缘不反卷,头状花序较大,直径1～2cm,冠毛长约0.5cm。功能降气,消痰,行水。

菊花 (Chrysanthemi Flos)

为菊科植物菊 Chrysanthemum morifolium Ramat. 的干燥头状花序。主产于安徽、浙江、河南等地。按产地和加工方法不同,分为"亳菊""滁菊""贡菊""杭菊""怀菊"。秋末冬初花盛开时分批采收已开放的花,不同产地和不同商品规格采收加工方法不同。亳菊先将花枝摘下,阴干后再剪取花头;滁菊剪下花头后,用硫黄熏蒸,再晒至半干,筛成球形,再晒干;贡菊直接由新鲜花头烘干;杭菊摘取花头后,上笼蒸3～5分钟后再取出晒干;怀菊采摘花头,阴干,或摘下花枝阴干后，再摘取花头。

【性状鉴别】

1. 亳菊 ①呈倒圆锥形或圆筒形，有时稍压扁呈扇形，直径 1.5～3cm，多离散。②总苞蝶状，总苞片 3～4 层，卵形或椭圆形，草质，黄绿色或褐绿色，外面被柔毛，边缘膜质。③花托半球形，外围为舌状花数层，雌性，类白色，劲直，上举，纵向折缩，散生金黄色腺点；管状花多数，两性，位于中央，为舌状花所隐藏，黄色，顶端 5 齿裂，瘦果不发育，无冠毛。④体轻，质柔润，干时松脆。⑤气清香，味甘、微苦（图 6-20）。

2. 滁菊 呈不规则球形或扁球形，直径 1.5～2.5cm；舌状花类白色，不规则扭曲，内卷，边缘皱缩，有时可见淡褐色腺点；管状花大多隐藏。

3. 贡菊 呈扁球形或不规则球形，直径 1.5～2.5cm；舌状花白色或类白色，斜升，上部反折，边缘稍内卷而皱缩，通常无腺点；管状花少，外露。

4. 杭菊 呈蝶形或扁球形，直径 2.5～4cm，常数个相连成片；舌状花类白色或黄色，平展或微折叠，彼此粘连，通常无腺点；管状花多数，外露。

5. 怀菊 呈不规则球形或扁球形，直径 1.5～2.5cm。多数为舌状花，舌状花类白色或黄色，不规则扭曲，内卷，边缘皱缩，有时可见腺点；管状花大多隐藏。

均以花朵完整、颜色新鲜、气清香、少梗叶者为佳。

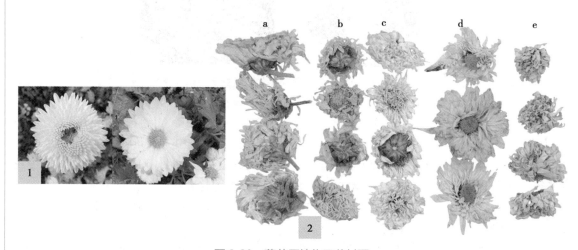

图 6-20　菊花原植物及药材图

1. 原植物；2. 药材（a. 亳菊；b. 滁菊；c. 贡菊；d. 杭菊；e. 怀菊）。

【成分】 含绿原酸、3,5-O- 二咖啡酰基奎宁酸、挥发油（油中主为菊花酮、龙脑、龙脑乙酸酯等）、黄酮类（如木犀草苷、大波斯菊苷、刺槐素苷）等。按 HPLC 法测定，本品含绿原酸（$C_{16}H_{18}O_9$）不得少于 0.20%；含木犀草苷（$C_{21}H_{20}O_{11}$）不得少于 0.080%；含 3,5-O- 二咖啡酰基奎宁酸（$C_{25}H_{24}O_{12}$）不得少于 0.70%。

【功能主治】 散风清热，平肝明目，清热解毒。主治风热感冒、头痛眩晕、目赤肿痛、眼目昏花、疮痈肿毒。用量 5～10g。

【附药】 **野菊花** 为菊科植物野菊 *Chrysanthemum indicum* L. 的干燥头状花序。秋、冬二季花初开放时采摘，晒干，或蒸后晒干。呈类球形，直径 0.3～1cm；棕黄色，舌状花 1 轮，黄色至棕黄色，皱缩卷曲，中央有多数管状花，深黄色；总苞灰绿色，4～5 层，边缘膜质；体轻；气芳香，味苦。本品含蒙花苷（$C_{28}H_{32}O_{14}$）不得少于 0.80%。功能清热解毒，泻火平肝（图 6-21）。

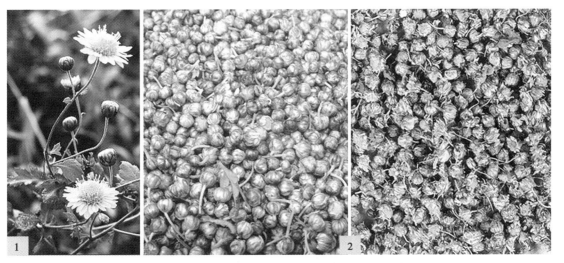

图6-21　野菊花原植物及药材图
1. 原植物；2. 药材。

款冬花（Farfarae Flos）

为菊科植物款冬 *Tussilago farfara* L. 的干燥花蕾。主产于河南、山西、陕西、甘肃等地。12月或地冻前当花尚未出土时采挖，除去花梗及泥沙，阴干。

【性状鉴别】　①呈长圆棒状，单生或2～3个基部连生，习称"连三朵"。②上端较粗，下端渐细或带有短梗，外部被有多数鱼鳞状苞片；苞片外表面紫红色或淡红色，内表面密被白色絮状茸毛。③体轻，撕开后可见白色茸毛。④气香，味微苦而辛，嚼之显棉絮状。以蕾大、肥壮、色紫红鲜艳、花梗短者为佳。木质老梗及已开花者不可供药用（图6-22）。

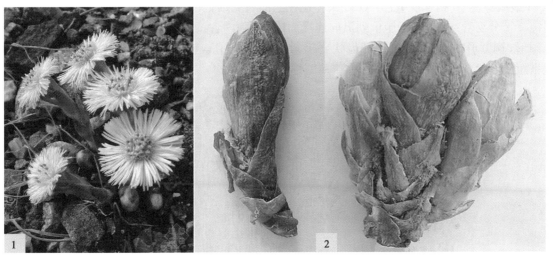

图6-22　款冬花原植物及药材图
1. 原植物；2. 药材。

【成分】　含款冬酮、芸香苷、款冬二醇、金丝桃苷、挥发油等。按 HPLC 法测定，本品含款冬酮（$C_{23}H_{34}O_5$）不得少于0.070%。

【功能主治】　润肺下气，止咳化痰。主治新久咳嗽、喘咳痰多、劳嗽咳血。用量5～10g。

红花（Carthami Flos）

为菊科植物红花 *Carthamus tinctorius* L. 的干燥花。主产于河南、河北、浙江、四川、新疆等地。均为栽培。夏季花冠由黄变红时采摘，阴干或晒干。

【性状鉴别】 ①为不带子房的管状花，长 1～2cm。②表面红黄色或红色，花冠筒细长，先端 5 裂，裂片狭条形；雄蕊 5，花药黄白色，聚合成筒状；柱头长圆柱形，顶端微分叉。③质柔软。④气微香，味微苦。⑤花浸入水中，水染成金黄色（图 6-23）。以花冠色红而鲜艳、质柔润、手握软如茸毛者为佳。

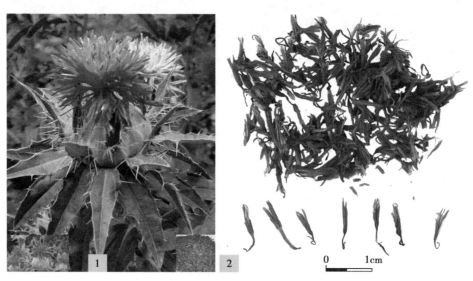

图 6-23　红花原植物及药材图
1. 原植物；2. 药材。

【显微鉴别】 粉末橙黄色。①柱头和花柱上部表皮细胞：分化成圆锥形单细胞毛，先端尖或稍钝。②分泌管：由分泌细胞单列纵向连接而成，细胞内含黄棕色至红棕色分泌物。③花粉粒：类圆形、椭圆形或橄榄形，外壁有齿状突起，具 3 个萌发孔。④花冠裂片顶端表皮细胞：外壁突起呈短绒毛状。⑤草酸钙方晶：存在于薄壁细胞中（图 6-24）。

ER-6-6

红花的粉末显微
鉴定

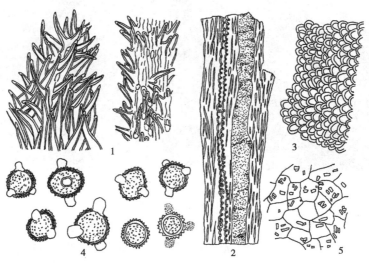

1. 柱头及花柱碎片；2. 分泌管；3. 花瓣顶端碎片；4. 花粉粒；5. 草酸钙方晶。

图 6-24　红花粉末图

【成分】　含红花苷、红花醌苷及新红花苷等。不同成熟期的红花所含成分有差异，淡黄色花主含新红花苷、微量红花苷；黄色花主含红花苷；橘红色花主含红花苷或红花醌苷。另含红花素、红花黄色素、羟基红花黄色素 A、山柰酚等。按 HPLC 法测定，本品含羟基红花黄色素 A（$C_{27}H_{32}O_{16}$）不得少于 1.0%；含山柰酚（$C_{15}H_{10}O_6$）不得少于 0.050%。

【理化鉴别】　①浸出物：按水溶性浸出物测定法（冷浸法）测定，不得少于 30.0%。②薄层色谱：以红花对照药材为对照，进行 TLC 鉴别，供试品色谱中，在与对照药材色谱相应的位置上，应显相同颜色的斑点。

【功能主治】　活血通经，散瘀止痛。主治经闭、痛经、恶露不行、癥瘕痞块、胸痹心痛、瘀滞腹痛、胁肋刺痛、跌仆损伤、疮疡肿痛。用量 3～10g。孕妇慎用。

知识链接

红花掺杂品及其鉴别

红花的掺杂品通常有三种：一是掺入一些极细的泥沙、糖粉或面粉，用手握之松开后，手上留有少量花粉及一层灰黄色细粉样物，捻之有粗糙感；二是将染色的纸浆切成细丝状，拌入红糖掺入红花中，鉴别时可取少许红花放入水中搅拌，纸浆丝即化为浆；三是将菊花的舌状花染色冒充，仔细观察可见舌状花瓣，用水浸泡红色即褪，水液也会被染成红色。

谷精草（Eriocauli Flos）

为谷精草科植物谷精草 *Eriocaulon buergerianum* Koern. 的干燥带花茎的头状花序。主产于江苏、浙江、湖北等地。秋季采收，将花序连同花茎拔出，晒干。

【性状鉴别】　①头状花序呈半球形，直径 4～5mm。②底部有苞片层层紧密排列，苞片淡黄绿色，有光泽，上部边缘密生白色短毛，花序顶部灰白色，揉碎花序，可见多数黑色花药及细小黄绿色未成熟的果实。③花茎纤细，长短不一，直径不及 1mm，淡黄绿色，有数条扭曲的棱线。④质柔软。⑤气微，味淡（图 6-25）。以（珠）花序大而紧、色灰白，花茎短、色黄绿者为佳。

【成分】　主含谷精草素、挥发油等。

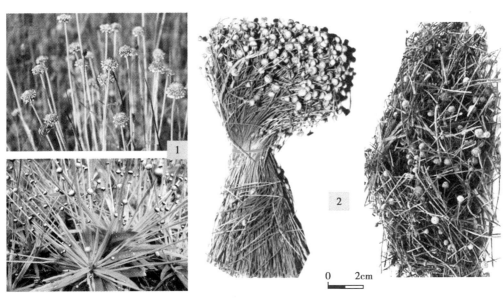

图 6-25　谷精草原植物及药材图

1. 原植物；2. 药材。

【功能主治】 疏散风热,明目退翳。主治风热目赤、肿痛羞明、眼生翳膜、风热头痛。用量5~10g。

蒲黄（Typhae Pollen）

为香蒲科植物水烛香蒲 *Typha angustifolia* L.、东方香蒲 *Typha orientalis* Presl 或同属植物的干燥花粉。水烛香蒲主产于江苏、浙江、安徽、山东等地,东方香蒲主产于贵州、山东、山西及东北各省。夏季采收蒲棒上部的黄色雄花序,晒干后碾轧,筛取花粉。

【性状鉴别】 ①黄色粉末,体轻,易飞扬。②手捻有滑腻感,易附于手指上。③放水中则漂浮水面。④气微,味淡。以粉细、质轻、色鲜黄、滑腻感强者为佳(图6-26)。

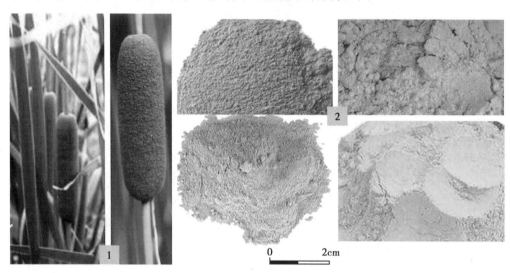

图 6-26 蒲黄原植物及药材图
1. 原植物；2. 药材。

【显微鉴别】 粉末黄色。花粉粒呈类圆形或椭圆形,直径17~29μm,表面有网状雕纹,周边轮廓线光滑,呈凸波状或齿轮状,单萌发孔,不甚明显(图6-27)。

【成分】 含异鼠李素-3-O-新橙皮苷、香蒲新苷、芸香苷、氨基酸、β-谷甾醇、无机盐 Zn、Cu 等。按 HPLC 法测定,本品含异鼠李素-3-O-新橙皮苷($C_{28}H_{32}O_{16}$)和香蒲新苷($C_{34}H_{42}O_{20}$)的总量不得少于0.50%。

【功能主治】 止血,化瘀,通淋。主治吐血、衄血、咯血、崩漏、外伤出血、经闭痛经、胸腹刺痛、跌仆肿痛、血淋涩痛。用量5~10g,包煎；外用适量,敷患处。孕妇慎用。

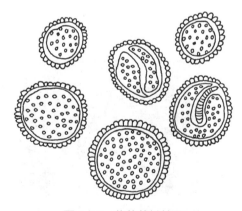

图 6-27 蒲黄花粉粒图

知识链接

蒲黄掺杂品

蒲黄掺杂现象主要有：①掺入玉米面或黄土面：用手捻之有滑腻感,用力捻之则顶手；取少许放入水中,部分会沉入水底(正品水试全部浮于水面)。②掺入粉碎后的蒲棒：呈淡黄色,手捻之有顶手感,置水中多漂浮于水面,在放大镜下可见有大量纤维物(图6-28)。

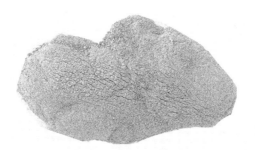

图 6-28　掺伪蒲黄图

西红花（Croci Stigma）

　　为鸢尾科植物番红花 *Crocus sativus* L. 的干燥柱头。主产于西班牙、希腊、法国、伊朗等地，我国浙江、江苏、上海、北京、新疆等地有栽培。花期摘取柱头，摊放在竹匾内，上盖一张薄吸水纸后晒干，或 40～50℃烘干，或在通风处晾干。

　　【性状鉴别】　①呈线形，三分枝，长约 3cm。②暗红色，上部较宽而略扁平，顶端边缘显不整齐的齿状，内侧有一短裂隙，下端有时残留一小段黄色花柱。③体轻，质松软，无油润光泽，干燥后质脆易断。④气特异，微有刺激性，味微苦。以柱头色棕红、黄色花柱少者为佳（图 6-29）。

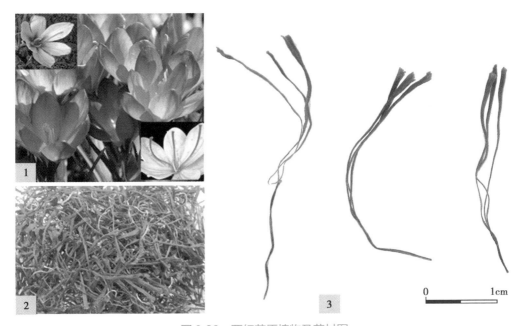

图 6-29　西红花原植物及药材图
1. 原植物；2、3. 药材。

　　【显微鉴别】　粉末橙红色。①表皮细胞：表面观长条形，壁薄，微弯曲，有的外壁凸出呈乳头状或绒毛状，表面隐约可见纤细纹理。②柱头顶端表皮细胞：呈绒毛状，表面有稀疏纹理。③草酸钙结晶：聚集于薄壁细胞中，呈颗粒状、圆簇状、梭形或类方形（图 6-30）。

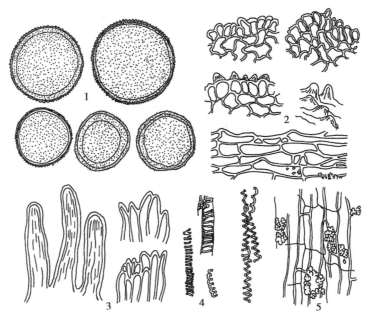

1. 花粉粒（放大）；2. 表皮细胞；3. 柱头顶端表皮细胞及绒毛状细胞；4. 导管；5. 草酸钙结晶。

图 6-30　西红花粉末图

【成分】　主含胡萝卜素类化合物（西红花苷 - Ⅰ、西红花苷 - Ⅱ、西红花苷 - Ⅲ、西红花苷 - Ⅳ、西红花二甲酯、α- 胡萝卜素、β- 胡萝卜素、α- 西红花酸、玉米黄质、苦番红花素等）和挥发油（主要为西红花醛，其次为桉脑、蒎烯）。按 HPLC 法测定（避光操作），本品含西红花苷 - Ⅰ（$C_{44}H_{64}O_{24}$）和西红花苷 - Ⅱ（$C_{38}H_{54}O_{19}$）的总量不得少于 10.0%；含苦番红花素（$C_{16}H_{26}O_7$）不得少于 5.0%。

【理化鉴别】　①取本品浸水中，可见橙黄色物质成直线下降，并逐渐扩散，水被染成黄色，无沉淀。柱头呈喇叭状，有短缝；在短时间内，用针拨之不破碎。②取本品少量，置白瓷板上，加硫酸 1 滴，酸液显蓝色经紫色缓缓变为红褐色或棕色（检查西红花苷和苷元）。③薄层色谱：以西红花对照药材为对照，进行 TLC 鉴别，供试品色谱中，在与对照药材色谱相应的位置上，显相同颜色的斑点或荧光斑点（避光操作）。④检查：总灰分不得过 7.5%；取本品 2g，精密称定，在 105℃干燥 6 小时，减失重量不得过 12.0%。⑤浸出物：按醇溶性浸出物测定法（热浸法）测定，用 30% 乙醇溶液作溶剂，不得少于 55.0%。

【功能主治】　活血化瘀，凉血解毒，解郁安神。主治经闭癥瘕、产后瘀阻、温毒发斑、忧郁痞闷、惊悸发狂。用量 1～3g，煎服或沸水泡服。孕妇慎用。

知识链接

西红花伪品及其鉴别

西红花价格昂贵，伪品或掺伪较多，应注意鉴别。①用莲须、金针菜或菊花染色冒充者，全体呈红色，无黄色部分，用水浸泡，水被染成红色；呈条片状或丝状，而非花柱状或喇叭状（图 6-31）。②用印度西朗草苗冒充者，其条粗硬，不呈花柱形，色紫红，无光泽。③用化学纸浆做成丝状，外包一层淀粉，经染色并加少许油质冒充者，浸在水中不成喇叭状，加碘液可变成蓝色。④掺有合成染料或其他色素，则水溶液常呈红色或橙黄色，而非黄色。⑤淀粉及糊精等的掺伪，可用碘试液检识。⑥若有矿物油或植物油掺杂，则在纸上留有油渍。⑦若有甘油、硝酸铵等水溶性物质掺杂，则水溶性浸出物含量增高。⑧掺杂非挥发性盐类，则灰分含量增高。

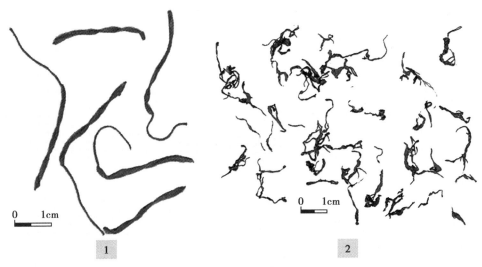

图 6-31　西红花伪品
1. 莲的雄蕊加工品；2. 菊花加工品。

课堂互动

用菊花舌状花加工后冒充西红花，如何鉴别？纸浆与淀粉加工品冒充西红花，如何鉴别？

复习思考题

1. 区别下列药材的花粉粒：蒲黄、槐花、金银花、红花、丁香、西红花。
2. 简述丁香、金银花、红花及西红花的显微鉴别要点。
3. 如何鉴别西红花的伪品或掺伪品？
4. 说出下列药材粉末中分泌组织、草酸钙结晶及毛茸的有无及类型：丁香、金银花。
5. 简述金银花、丁香与红花的来源与性状特征。

ER-6-7

扫一扫、测一测

（袁国卿）

第七章　果实及种子类中药的鉴定

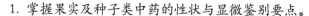

　　1. 掌握果实及种子类中药的性状与显微鉴别要点。

　　2. 掌握五味子、木瓜、补骨脂、枳壳、吴茱萸、小茴香、山茱萸、连翘、枸杞子、栀子、砂仁、豆蔻、苦杏仁、酸枣仁、槟榔的来源、性状、显微鉴别主要特征、主要化学成分及与伪品的区别。

　　3. 熟悉乌梅、陈皮、巴豆、肉豆蔻、葶苈子、桃仁、沙苑子、马钱子的来源、性状、显微鉴别要点。

　　4. 熟悉火麻仁、山楂、金樱子、枳实、使君子、蛇床子、夏枯草、紫苏子、紫苏叶、瓜蒌、鹤虱、决明子、胖大海、菟丝子、车前子的来源、性状鉴别要点。

　　5. 了解胡椒、草豆蔻、地肤子、预知子、南五味子等药材的性状鉴别要点。

　　果实（fructus）及种子（semen）类中药是指以植物的果实或种子为药用部位的药材。在商品药材中果实与种子常一起入药，如五味子；少数药材以果实的形式贮存、销售，用时再剥去果皮，如砂仁。因此，这两类药材关系密切，但两者属植物的不同器官，果实是受精后的子房发育而成，其中包藏有种子；种子是受精后的胚珠发育而成，两者具有不同的形态和组织构造，故列入一章，并分别加以概述。

第一节　果实类中药的鉴定

　　果实类中药常采用完全成熟或将近成熟的果实；少数为幼果，如枳实；药用部位包括果穗、完整果实或果实的一部分，如桑椹采用整个果穗，女贞子为完整果实，陈皮为果皮，山茱萸为果肉，甜瓜蒂为带有部分果皮的果柄，柿蒂为果实上的宿萼，橘络为中果皮部分的维管束，樱桃核为核果的果核，谷芽、麦芽则为颖果加工品。

一、性状鉴别

　　应注意观察形状、大小、色泽、顶端、基部、表面、质地、断面及气味等特征。形状常呈类球形或椭圆形，如五味子、草果等，或半球形或半椭圆形，如枳壳、木瓜等，或圆柱形，如小茴香、鹤虱等。表面常带有附属物，如顶端有花柱基，下部有果柄，或有果柄脱落的痕迹，如枳实、砂仁；有的带有宿存的花被，如地肤子；有的可见凹下的油点，如陈皮、吴茱萸；有的可见细皱纹和灰白色小点，如山楂；有的全身被有突起的刺状小点，如金樱子；有的可见纵直棱角，如使君子；伞形科植物的果实，表面常具有隆起的肋线，如小茴香、蛇床子。对于完整的果实，还应剖开果实观察内部的种子数目及着生部位（胎座类型）；对于芸香科植物的果实，应重点观察果实中央瓤囊数目，如枳实、香橼等。气味因品种而异，如陈皮有浓郁香气，枸杞子味甜，鸦胆子味极苦，乌梅味极酸等；剧毒中药，如巴豆、马钱子等，尝时应注意安全。

二、显微鉴别

完整的果实由果皮及种子组成，果皮包括外果皮、中果皮和内果皮3部分。

1. 外果皮　为果皮的最外层组织，相当于叶的下表皮。通常为1列表皮细胞，外被角质层，偶有气孔。表皮有时具有毛茸，多数为非腺毛，少数具腺毛，如吴茱萸；也有的具腺鳞，如蔓荆子；有的在表皮细胞间嵌有油细胞，如五味子。

2. 中果皮　位于外果皮与内果皮之间，相当于叶肉组织。通常较厚，多由薄壁细胞组成，在中部有细小的维管束散在。薄壁细胞有时含淀粉粒，如五味子；有时有石细胞、油细胞、油室或油管等存在，如小茴香的中果皮内可见油管。

3. 内果皮　为果皮的最内层组织，相当于叶的上表皮。大多由1列薄壁细胞组成。有的内果皮细胞全为石细胞，如胡椒。伞形科植物果实的内果皮由5～8个狭长的薄壁细胞相互并列为一群，各群再以斜角联合呈镶嵌状，称为"镶嵌细胞"，如小茴香。

胡椒（ Piperis Fructus ）

为胡椒科植物胡椒 *Piper nigrum* L. 的干燥近成熟或成熟果实。主产于广东、广西等地。秋末至次春果实呈暗绿色时采收，晒干，为"黑胡椒"；果实变红时采收，用水浸渍数日，擦去果肉，晒干，为"白胡椒"。

【性状鉴别】

1. 黑胡椒　①呈球形，直径3.5～5mm。②表面黑褐色，具隆起网状皱纹，顶端有细小花柱残迹，基部有自果轴脱落的疤痕。③质硬，外果皮可剥离，内果皮灰白色或淡黄色；断面黄白色，粉性，中有小空隙。④气芳香，味辛辣。

2. 白胡椒　表面灰白色或淡黄白色，平滑，顶端与基部间有多数浅色线状条纹。

以粒大、饱满、干燥、油性大、气味浓、无杂质者为佳（图7-1）。

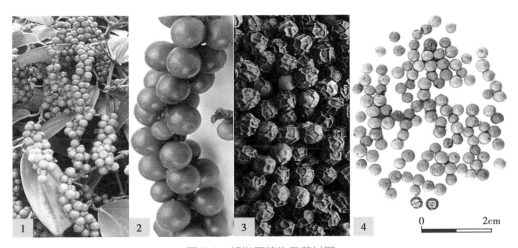

图7-1　胡椒原植物及药材图

1. 原植物；2. 近成熟的果实；3. 黑胡椒；4. 白胡椒。

【成分】　含胡椒碱、胡椒脂碱、胡椒新碱、挥发油等。按HPLC法测定，本品含胡椒碱（$C_{17}H_{19}NO_3$）不得少于3.3%。

【功能主治】 温中散寒,下气,消痰。主治胃寒呕吐、腹痛泄泻、食欲不振等。用量 0.6～1.5g,研粉吞服。

荜茇(Piperis Longi Fructus)

为胡椒科植物荜茇 *Piper longum* L. 的干燥近成熟或成熟果穗。主产于印尼、菲律宾及我国云南、海南等地。果穗由绿变黑时采收,除去杂质,晒干。

【性状鉴别】 ①呈圆柱形,稍弯曲,由多数小浆果集合而成,长 1.5～3.5cm,直径 0.3～0.5cm。②表面黑褐色或棕色,有斜向排列整齐的小突起,基部有果穗梗残存或脱落。③质硬而脆,易折断,断面不整齐,颗粒状。④小浆果球形。⑤有特异香气,味辛辣。以果穗肥大、色黑褐、质硬脆、杂质少(不得过 3%)、气味浓者为佳(图 7-2)。

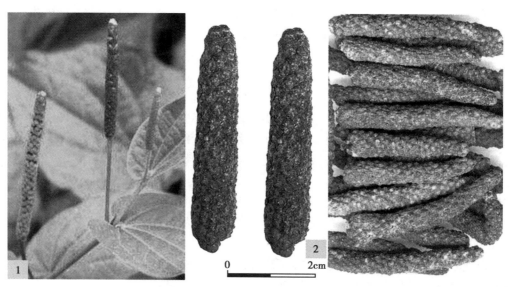

图 7-2 荜茇原植物及药材图
1. 原植物; 2. 药材。

【成分】 含挥发油,油中主要含丁香烯;另含胡椒碱、丁香碱等。按 HPLC 法测定,本品含胡椒碱($C_{17}H_{19}NO_3$)不得少于 2.5%。

【功能主治】 温中散寒,下气止痛。主治脘腹冷痛、呕吐、泄泻、寒凝气滞、胸痹心痛、头痛、牙痛等。用量 1～3g。

火麻仁(Cannabis Fructus)

为桑科植物大麻 *Cannabis sativa* L. 的干燥成熟果实。全国各地均有栽培。秋季果实成熟时采收,除去杂质,晒干。

【性状鉴别】 ①呈卵圆形,长 4～5.5mm,直径 2.5～4mm。②表面灰绿色或灰黄色,有微细的白色或棕色网纹,两边有棱,顶端略尖,基部有 1 圆形果梗痕。③果皮薄而脆,易破碎。④种皮绿色,子叶 2 片,乳白色,富油性。⑤气微,味淡。以颗粒饱满、种仁乳白色者为佳(图 7-3)。

【成分】 种子含胡芦巴碱、L-(D)-异白氨酸、甜菜碱、脂肪油及蛋白质等。

【功能主治】 润肠通便。主治血虚津亏、肠燥便秘。用量 10～15g。

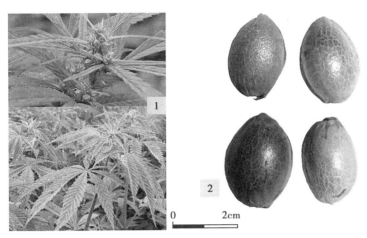

图7-3　火麻仁原植物及药材图
1. 原植物；2. 药材。

地肤子（Kochiae Fructus）

　　为藜科植物地肤 *Kochia scoparia*（L.）Schrad. 的干燥成熟果实。主产于山东、江苏等地。秋季果实成熟时采收植株，晒干，打下果实，除去杂质。

　　【性状鉴别】　①呈扁球状五角星形，直径1～3mm。②外被宿存花被，表面灰绿色或浅棕色，周围有膜质小翅5枚，背面中心有微突起的点状果梗痕及放射状脉纹5～10条。③剥离花被，可见膜质果皮，半透明，种子扁卵形，长约1mm，黑色，形似芝麻。④气微，味微苦。以身干、饱满、色灰绿、杂质少者为佳（图7-4）。

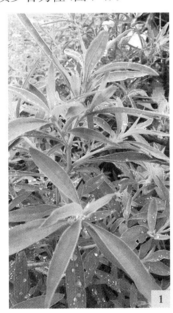

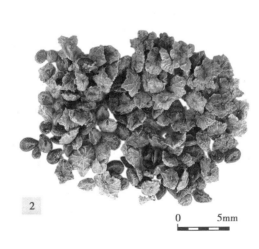

图7-4　地肤子原植物及药材图
1. 原植物；2. 药材。

　　【成分】　含多种地肤子皂苷、挥发油等。按 HPLC 法测定，本品含地肤子皂苷 I c（$C_{41}H_{64}O_{13}$）不得少于1.8%。

　　【功能主治】　清热利湿，祛风止痒。主治小便涩痛、阴痒带下、风疹、湿疹、皮肤瘙痒等。用量9～15g；外用适量。

地肤子伪品、掺伪品及其鉴别

近年来，市场有多种伪品或掺伪品出现，主要有品种如下。①灰菜子：为藜科植物藜 *Chenopodium album* L. 的干燥成熟果实。胞果呈扁平五角形，黄绿色，无翅，种子半球形，黑色，直径 0.5～0.8mm；放大镜下观察，种子表面呈放射形点状纹理，内有黄白色环状弯曲的胚。②岗松：为桃金娘科植物岗松 *Baeckea frutescens* L. 的蒴果。呈钟形，带有细小果柄，萼筒直径约 2mm，萼先端具 5 裂片，常向内卷；子房 3 室，中央伸出细长的宿存花柱；种子常脱落，有的可见种子多数，细小，扁卵形，红黄色，质硬脆；搓之有特殊香气，味涩而辛。

预知子（Akebiae Fructus）

为木通科植物木通 *Akebia quinata*（Thunb.）Decne.、三叶木通 *Akebia trifoliata*（Thunb.）Koidz. 或白木通 *Akebia trifoliata*（Thunb.）Koidz. var. *australis*（Diels）Rehd. 的干燥近成熟果实。主产于江苏、湖南等地。夏、秋二季果实绿黄时采收，晒干，或置沸水中略烫后晒干。

【性状鉴别】 ①呈肾形或长椭圆形，稍弯曲，长 3～9cm，直径 1.5～3.5cm。②表面黄棕色或黑褐色，有不规则的深皱纹，顶端钝圆，基部有果梗痕。③质硬，破开可见淡黄色或黄棕色果瓤；种子多数，扁长卵形，黄棕色或紫褐色，具光泽，有条状纹理。④气微香，味苦。以饱满、干燥、质重、色黄、皮皱、气味浓者为佳（图 7-5）。

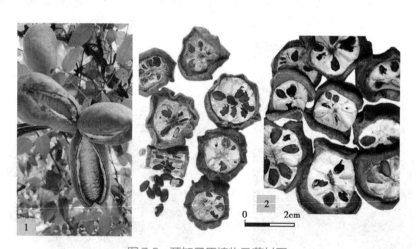

图 7-5 预知子原植物及药材图
1. 原植物（示果实）；2. 药材。

【成分】 含常春藤皂苷、油酸甘油酯、亚麻酸甘油酯等。按 HPLC 法测定，本品含 α- 常春藤皂苷（$C_{41}H_{66}O_{12}$）不得少于 0.20%。

【功能主治】 疏肝理气，活血止痛，散结，利尿。主治脘胁胀痛、痛经经闭、痰核痞块、小便不利等。用量 3～9g。

五味子（Schisandrae Chinensis Fructus）

为木兰科植物五味子 *Schisandra chinensis*（Turcz.）Baill. 的干燥成熟果实，习称"北五味子"。

主产于东北。秋季果实成熟时采摘,晒干或蒸后晒干,除去果梗及杂质。

【性状鉴别】

1.药材　①呈不规则的球形或扁球形,直径 5～8mm。②表面红色、紫红色或暗红色,皱缩,油润,有的表面呈黑红色或出现"白霜"。③果肉柔软,种子 1～2 粒,肾形,表面棕黄色,有光泽,种皮薄而脆。④果肉气微,味酸,种子破碎后,有香气,味辛、微苦。以粒大、果皮紫红、肉厚、柔润、杂质少(不得过 1%)者为佳(图 7-6)。

2.醋五味子　形如五味子。乌黑色,油润,稍有光泽。有醋香气。

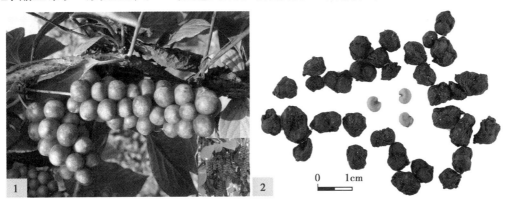

图 7-6　五味子原植物及药材图

1. 原植物;2. 药材。

　　课堂互动

　　因五味子价格高于南五味子数倍,市场可见以南五味子经染色假冒五味子现象,如何鉴别?

【显微鉴别】

1.横切面　①外果皮为 1 列方形或长方形细胞,壁稍厚,外被角质层,散有油细胞。②中果皮薄壁细胞 10 余列,含淀粉粒(醋五味子淀粉粒已糊化),散有小型外韧型维管束。③内果皮为 1 列小方形薄壁细胞。④种皮最外层为 1 列径向延长的石细胞,壁厚,纹孔及孔沟细密,其下为数列类圆形、三角形或多角形石细胞,纹孔较大。⑤石细胞层下为数列薄壁细胞,种脊部位有维管束。⑥油细胞层为 1 列长方形细胞,内含棕黄色油滴,再下为 3～5 列小型细胞。⑦种皮内表皮为 1 列小细胞,壁稍厚。⑧胚乳细胞含脂肪油滴和糊粉粒(图 7-7)。

2.粉末　暗紫色。①种皮表皮石细胞:表面观呈多角形或长多角形,直径 18～50μm,壁厚,孔沟极密,胞腔内含深棕色物。②种皮内层石细胞:呈多角形、类圆形或不规则形,直径约至 83μm,壁稍厚,纹孔较大。③果皮表皮细胞:表面观类多角形,垂周壁略呈连珠状增厚,表面有微细的角质线纹,表皮中散有油细胞。④中果皮细胞:皱缩,含暗棕色物,并含淀粉粒(醋五味子淀粉粒已糊化)(图 7-8)。

ER-7-3

五味子的粉末显微鉴定

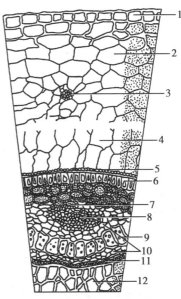

1. 外果皮;2. 中果皮;3. 维管束;4. 中果皮薄壁组织;5. 内果皮;6. 种皮石细胞;7. 纤维束;8. 种脊维管束;9. 油细胞;10. 薄壁组织;11. 种皮内表皮组织;12. 胚乳细胞。

图 7-7　五味子横切面图

【成分】　含五味子醇甲、五味子素、新五味子素、五味子酯甲、挥发油、有机酸及脂肪油等。按 HPLC 法测定，本品含五味子醇甲（$C_{24}H_{32}O_7$）不得少于 0.40%。

【理化鉴别】　①检查：水分不得过 16.0%（烘干法）；总灰分不得过 7.0%。②薄层色谱：以五味子对照药材、五味子甲素对照品为对照，进行 TLC 鉴别，供试品色谱中，在与对照药材和对照品色谱相应的位置上，应显相同颜色的斑点。

【功能主治】　收敛固涩，益气生津，补肾宁心。主治久嗽虚喘、梦遗滑精、遗尿尿频、久泻不止、自汗盗汗、津伤口渴、内热消渴、心悸失眠。用量 2～6g。

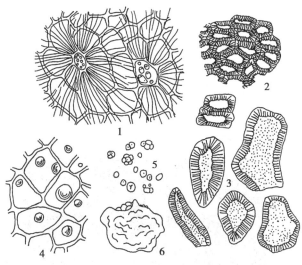

1. 果皮表皮细胞；2. 种皮表皮石细胞；3. 种皮内层石细胞；4. 胚乳细胞；5. 淀粉粒；6. 中果皮碎片。

图 7-8　五味子粉末图

知识链接

五味子伪品及其鉴别

　　五味子主要伪品如下。①苦参子：为豆科植物苦参 Sophora flavescens Ait. 的种子。外表皮有网纹，味极苦。②翼梗五味子：为木兰科植物翼梗五味子 Schisandra henryi Clark 的干燥果实。果肉薄，内含种子 1～2 粒，球状肾形，种皮表面具多数细小的乳头状或小疣状突起。③山葡萄：为葡萄科植物山葡萄 Vitis amurensis Rupr. 的干燥果实。表面皱缩，无光泽；种子 2～4 粒，卵形，基部略呈喙状，背侧有脐状突起，腹面具 2 沟；味酸，微甜。此外，尚有同属华中五味子、红花五味子、滇藏五味子、披针叶五味子、毛叶五味子、绿五味子等多种植物的成熟果实混充作五味子药用，应注意鉴别。

【附药】　**南五味子**　为木兰科植物华中五味子 Schisandra sphenanthera Rehd. et Wils. 的干燥成熟果实。药材呈球形或扁球形，直径 4～6mm；表面棕红色至暗棕色，干瘪，皱缩，果肉常紧贴于种子上；种子 1～2 枚，肾形，表面棕黄色，有光泽，种皮薄而脆；果肉气微，味微酸。主要含五味子酯甲等成分，含五味子酯甲（$C_{30}H_{32}O_9$）不得少于 0.20%。性味、功能同五味子（图 7-9）。

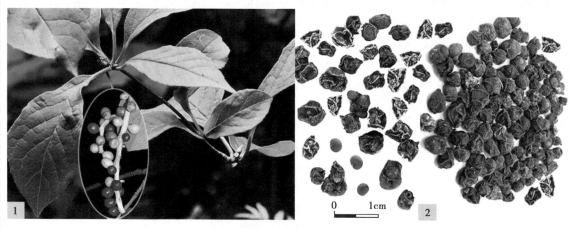

图 7-9　南五味子原植物及药材图

1. 原植物；2. 药材。

路路通（Liquidambaris Fructus）

为金缕梅科植物枫香树 *Liquidambar formosana* Hance 的干燥成熟果序。主产于江苏、浙江等地。冬季果实成熟后采收，除去杂质，干燥。

【性状鉴别】 ①为聚花果，由多数小蒴果集合而成，呈球形，直径 2~3cm。基部有总果梗。②表面灰棕色或棕褐色，有多数尖刺及喙状小钝刺，常折断，小蒴果顶部开裂，呈蜂窝状小孔。③体轻，质硬，不易破开。④气微，味淡（图 7-10）。

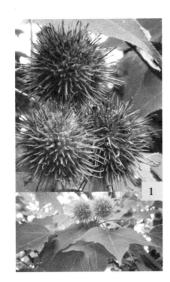
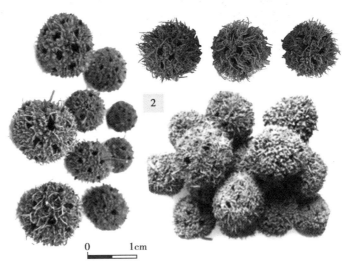

图 7-10 路路通原植物及药材图
1. 原植物；2. 药材。

【成分】 含路路通酸、苏合香素等。按 HPLC 法测定，本品含路路通酸（$C_{30}H_{46}O_3$）不得少于 0.15%。

【功能主治】 祛风活络，利水，通经。主治关节痹痛、麻木拘挛、水肿胀满、乳少、经闭。用量 5~10g。

课堂互动

查阅相关资料，说出枫香树有哪些部位供作药用？药材名称及主要疗效是什么？

覆盆子（Rubi Fructus）

为蔷薇科植物华东覆盆子 *Rubus chingii* Hu 的干燥果实。主产于浙江、湖北等地。夏初果实由绿变绿黄时采收，除去梗、叶，置沸水中略烫或略蒸，取出，干燥。

【性状鉴别】 ①为聚合果，由多数小核果聚合而成，呈圆锥形或扁圆锥形（"牛奶头"状），高 0.6~1.3cm，直径 0.5~1.2cm。②表面黄绿色或淡棕色，顶端钝圆，基部中心凹入；宿萼棕褐色，下有果梗痕；小果易剥落，呈半月形，背面密被灰白色茸毛，两侧有明显的网纹，腹部有突起的棱线。③体轻，质硬。④气微，味微酸涩。以粒大饱满、身干、质坚实、色黄绿、酸涩味浓、无杂质者为佳（图 7-11）。

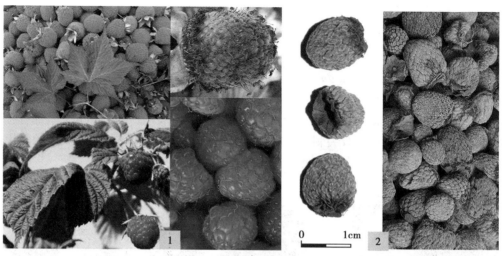

图 7-11　覆盆子原植物及药材图
1. 原植物（示果实）；2. 药材。

【成分】　含有机酸、挥发油、糖类、山柰酚 -3-O- 芸香糖苷、β- 谷甾醇、胡萝卜苷、椴树苷等。有机酸主要为鞣花酸、对羟基苯甲酸、没食子酸等。按 HPLC 法测定，本品含鞣花酸（$C_{14}H_6O_8$）不得少于 0.20%，含山柰酚 -3-O- 芸香糖苷（$C_{27}H_{30}O_{15}$）不得少于 0.03%。

【功能主治】　益肾固精缩尿，养肝明目。主治遗精滑精、遗尿尿频、阳痿早泄、目暗昏花等。用量 6～12g。

知识链接

覆盆子的混用品

全国各地有同属多种植物的果实误作覆盆子药用，如山莓 *Rubus corchorifolius* L. f.、桉叶悬钩子 *Rubus eucalyptus* Focke、绵果悬钩子 *Rubus lasiostylus* Focke 等，应注意鉴别。

木瓜（Chaenomelis Fructus）

为蔷薇科植物贴梗海棠 *Chaenomeles speciosa*（Sweet）Nakai 的干燥近成熟果实。主产于安徽、湖北。夏、秋二季果实绿黄时采收，置沸水中烫至外皮灰白色，对半纵剖，晒干。

【性状鉴别】

1. 药材　①长圆形，多纵剖成两半，长 4～9cm，宽 2～5cm，厚 1～2.5cm。②外表面紫红色或红棕色，有不规则的深皱纹，习称"皱皮木瓜"；剖面边缘向内卷曲，果肉红棕色，中心部分凹陷，棕黄色。③种子扁长三角形，多脱落。④质坚硬。⑤气微清香，味酸。以质坚实、肉厚、色紫红、味酸者为佳。

2. 饮片　呈类月牙形薄片。外表紫红色或红棕色，有不规则的深皱纹，切面棕红色。气微清香，味酸（图 7-12）。

【显微鉴别】　粉末黄棕色至棕红色。①石细胞：较多，成群或散在，无色、淡黄色或橙黄色，圆形、长圆形或类多角形，直径 20～82μm，层纹明显，孔沟细，胞腔含棕色或橙红色物质。②中果皮薄壁细胞：类圆形，淡黄色或浅棕色，偶含细小草酸钙方晶。③外果皮细胞：多角形或类多角形，直径 10～35μm，胞腔内含（红）棕色物质（图 7-13）。

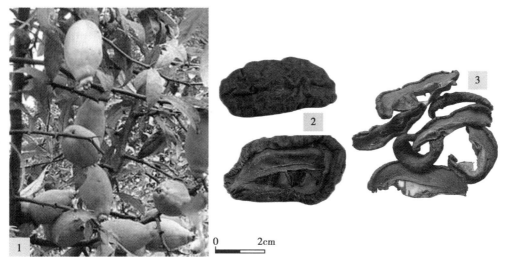

图 7-12　木瓜原植物、药材及饮片图
1. 原植物；2. 药材；3. 饮片。

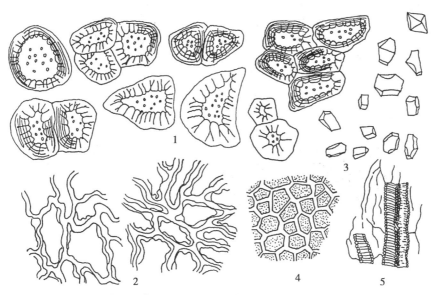

1. 石细胞；2. 中果皮薄壁细胞；3. 草酸钙方晶；4. 外果皮细胞；5. 导管。
图 7-13　木瓜粉末图

【成分】　含有机酸类、酶类、维生素类、微量元素、齐墩果酸、熊果酸等。按 HPLC 法测定，本品含齐墩果酸（$C_{30}H_{48}O_3$）和熊果酸（$C_{30}H_{48}O_3$）的总量不得少于 0.50%。

【理化鉴别】　①检查：水分不得过 15.0%（烘干法）。总灰分不得过 5.0%。酸度：取本品粉末 5g，加水 50ml，振摇，放置 1 小时，滤过，滤液按 pH 值测定法测定，pH 值应为 3.0～4.0。②浸出物：按醇溶性浸出物测定法（热浸法）测定，用乙醇溶液作溶剂，不得少于 15.0%。③薄层色谱：以木瓜对照药材、熊果酸对照品为对照，进行 TLC 鉴别，供试品色谱中，在与对照药材色谱相应的位置上，分别显相同颜色的斑点和荧光斑点；在与对照品色谱相应的位置上，显相同的紫红色斑点和橙黄色荧光斑点。

【功能主治】　舒筋活络，和胃化湿。主治湿痹拘挛、腰膝关节酸重疼痛、暑湿吐泻、转筋挛痛、脚气水肿。用量 6～9g。

知识链接

木瓜伪品及其鉴别

　　木瓜主要伪品如下。①西藏木瓜：为同属植物西藏木瓜海棠 *Chaenomeles thibetica* Yu 的干燥近成熟果实。多纵切成 2～4 瓣；表面红棕色或灰褐色，饱满或稍带皱缩；剖开面果肉较薄且松软；种子密集，每室 25～30 粒，红棕色，扁平三角形；气特异，味极酸。②小木瓜：为蔷薇科植物云南多依 *Docynia delavayi*（Franch.）Schneid. 的干燥近成熟果实。个较小，呈类长条形或圆形厚片；切面棕红色或黄棕色，粗糙不平，边缘多内卷，中间果核脱落而成中空的 5 环状，周边红棕色或棕褐色，具不规则皱纹，略具光泽；果梗基部有黄色绒毛；种子扁小而窄；质硬，易折断；气微，味酸、涩，微甜。

　　【附药】　光皮木瓜　为蔷薇科植物木瓜 *Pseudocydonia sinensis* 的干燥近成熟果实。药材多纵剖为 2～4 瓣，外表红棕色，光滑无皱或稍粗糙，剖开面较饱满，果肉粗糙，显颗粒性；种子多数密集，扁三角形；气微，果肉微酸涩，嚼之有沙粒感；果肉横切面可见花托部分皮层占整个果肉厚度的 2/3 以上（图 7-14）。

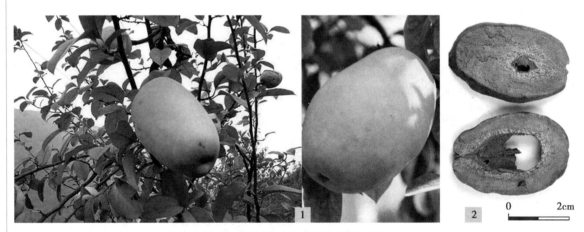

图 7-14　光皮木瓜原植物及药材图
1. 原植物；2. 药材。

山楂（ Crataegi Fructus ）

　　为蔷薇科植物山里红 *Crataegus pinnatifida* Bge. var. *major* N. E. Br. 或山楂 *Crataegus pinnatifida* Bge. 的干燥成熟果实。主产于山东、河北等地。秋季果实成熟时采收，切片，干燥。

　　【性状鉴别】

　　1. 药材　①为圆形片，皱缩不平，直径 1～2.5cm，厚 0.2～0.4cm。②外皮红色，具皱纹，有灰白色小斑点。③果肉深黄色至浅棕色，中部横切片具 5 粒浅黄色果核，多脱落。④气微清香，味酸、微甜。以片大、皮红、肉厚者为佳（图 7-15）。

　　2. 饮片　①炒山楂：形如山楂片。果肉黄褐色，偶见焦斑。气清香，味酸、微甜。②焦山楂：形如山楂片。表面焦褐色，内部黄褐色。有焦香气（图 7-16）。

　　【成分】　含山楂酸、枸橼酸、槲皮素、金丝桃苷、绿原酸、熊果酸等。本品含有机酸以枸橼酸（$C_6H_8O_7$）计，药材不得少于 5.0%，炒山楂及焦山楂不得少于 4.0%。

　　【功能主治】　消食健胃，行气散瘀，化浊降脂。主治肉食积滞、胃脘胀满、泻痢腹痛、瘀血经闭、产后瘀阻、心腹刺痛、胸痹心痛、疝气疼痛、高脂血症。焦山楂消食导滞作用增强，主治肉食积滞、泻痢不爽。用量9～12g。

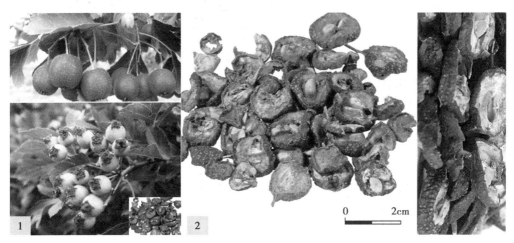

图7-15　山楂(山里红)原植物及药材图
1. 原植物；2. 药材。

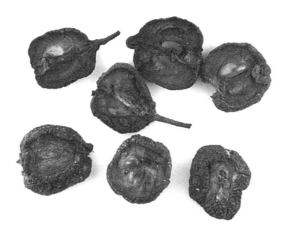

图7-16　焦山楂饮片图

【附药】　**南山楂**　为同属植物野山楂 *Crataegus cuneata* Sieb. et Zucc. 的干燥成熟果实。主产于江苏、浙江等地，均为野生。果实类球形，较小，有的压成饼状，常有种子露出；表面棕色至棕红色，有细纹和灰白色小点，有宿萼痕迹；质坚硬，核大，果肉薄；气微，味酸、微涩。

乌梅(Mume Fructus)

为蔷薇科植物梅 *Prunus mume*(Sieb.) Sieb. et Zucc. 的干燥近成熟果实。主产于四川、浙江等地。夏季果实近成熟时采收，低温烘干后闷至色变黑。

乌梅的性状观察

【性状鉴别】

1. 药材　①呈类球形或扁球形，直径1.5～3cm。②表面乌黑色或棕黑色，皱缩不平，基部有圆形果梗痕。③果核坚硬，椭圆形，棕黄色，表面有凹点。④种子扁卵形，淡黄色。⑤气微，味极酸。以个大、肉厚、外色乌黑、酸味浓者为佳(图7-17)。

2. 饮片　①乌梅肉：无果核及种子。②乌梅炭：形如乌梅，皮肉鼓起。表面焦黑色。味酸、略苦。

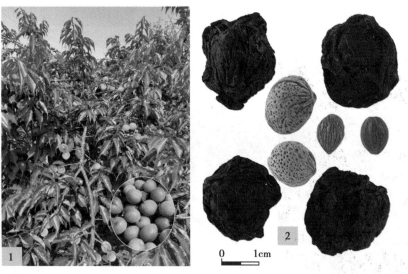

图 7-17　乌梅原植物及药材图
1. 原植物；2. 药材。

【显微鉴别】　粉末红棕色。①非腺毛：多为单细胞，稍弯曲或作钩状，胞腔多含黄棕色物。②石细胞：内果皮石细胞极多，单个散在或数个成群，几无色或淡绿黄色，类多角形、类圆形或长圆形，壁厚，孔沟细密，常内含红棕色物；种皮石细胞棕黄色或棕红色，侧面观呈贝壳形、盔帽形或类长方形，底部较宽，外壁呈半月形或圆拱形，层纹细密。③纤维：单个或数个成束，长梭形。④果皮表皮细胞：淡黄棕色，表面观呈类多角形，壁稍厚，可见非腺毛或毛茸脱落后的痕迹。⑤中果皮细胞：极皱缩，壁薄，有的含草酸钙簇晶。⑥子叶细胞：无色，含糊粉粒与脂肪油滴（图 7-18）。

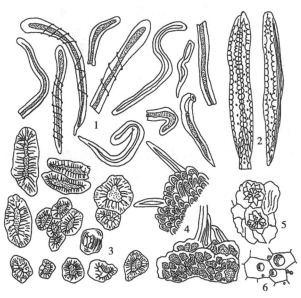

1. 非腺毛；2. 纤维；3. 石细胞；4. 果皮表皮细胞；5. 草酸钙簇晶；6. 子叶细胞。

图 7-18　乌梅粉末图

【成分】　含苦杏仁苷、枸橼酸、苹果酸、熊果酸等。按 HPLC 法测定，药材含枸橼酸（$C_6H_8O_7$）不得少于 12.0%；饮片不得少于 6.0%。

【理化鉴别】　①检查：水分不得过 16.0%（烘干法）；总灰分不得过 5.0%。②浸出物：按水溶性浸出物测定法（热浸法）测定，药材不得少于24.0%；饮片不得少于18.0%。③薄层色谱：以乌梅对照药材、熊果酸对照品为对照，进行TLC鉴别，供试品色谱中，在与对照药材色谱及对照品色谱相应的位置上，应显相同颜色的斑点。

【功能主治】 敛肺，涩肠，生津，安蛔。主治肺虚久咳、久泻久痢、虚热消渴、蛔厥呕吐腹痛。用量6～12g。

知识链接

乌梅掺伪品及其鉴别

乌梅掺伪品主要有：同属植物樱桃李 *Prunus cerasifera* Ehrh.、杏 *Prunus armeniaca* L. 或山杏 *Prunus sibirica* L. 的果实加工品。前者直径小于1.5cm，表面紫褐色，无毛，果核表面无凹点；后两者呈扁球形，直径在1.5cm以上，表面灰棕色，被毛，果核近平滑，种子扁心形。

金樱子（Rosae Laevigatae Fructus）

为蔷薇科植物金樱子 *Rosa laevigata* Michx. 的干燥成熟果实。主产于广东、江西等地。10—11月果实成熟变红时采收，干燥，除去毛刺。

【性状鉴别】

1. 药材 ①为花托发育而成的假果，呈倒卵形，长2～3.5cm，直径1～2cm。②表面红黄色或红棕色，有突起的毛刺脱落后残留的棕色小点；顶端有盘状花萼残基，中央有黄色柱基，下部渐尖。③质硬，切开后，花托壁内有多数坚硬的小瘦果，内壁及瘦果均有淡黄色绒毛。④气微，味甘、微涩。以个大、肉厚、色红、有光泽、去净刺者为佳（图7-19）。

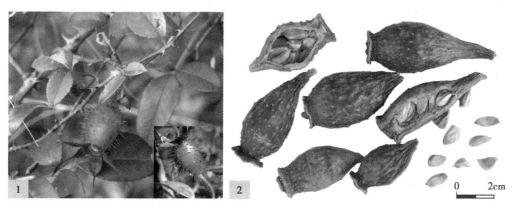

图7-19 金樱子原植物及药材图
1. 原植物；2. 药材。

2. 金樱子肉 为倒卵形纵剖瓣。花托壁内面淡黄色，偶有残存绒毛。余同药材。

【成分】 含金樱子多糖、苹果酸、枸橼酸、鞣质等。按紫外-可见分光光度法测定，本品金樱子肉含金樱子多糖以无水葡萄糖（$C_6H_{12}O_6$）计，不得少于25.0%。

【功能主治】 固精缩尿，固崩止带，涩肠止泻。主治遗精滑精、遗尿尿频、崩漏带下、久泻久痢。用量6～12g。

金樱子混用品

部分地区曾以美蔷薇 *Rosa bella* Rehd. et Wils. 的果实作金樱子用,应注意鉴别。美蔷薇为花托发育成的假果,呈长卵形或圆球形;表面橙红色至深红色,稍具光泽,皱纹明显,无刺,上端留有花萼残基;切开后,假果皮内壁附有光亮的金黄色绒毛,含有 10～20 粒瘦果,瘦果卵形有棱,表面淡黄色,光滑无毛,质坚,内含种子 1 粒;气微,味微甜略酸。

补骨脂(Psoraleae Fructus)

为豆科植物补骨脂 *Psoralea corylifolia* L. 的干燥成熟果实。主产于四川、河南等地。秋季果实成熟时采收果序,晒干,搓出果实,除去杂质。

【性状鉴别】

1. 药材 ①呈肾形,略扁,长 3～5mm,宽 2～4mm,厚约 1.5mm。②表面黑色、黑褐色或灰褐色,具细微网状皱纹;顶端钝圆,有一小突起,凹侧有果梗痕。③质硬;果皮薄,与种子不易分离,种子 1 枚,子叶 2,黄白色,有油性。④气香,味辛、微苦。以粒大、饱满、身干、杂质少(不得过 5%)、色黑、气味浓者为佳(图 7-20)。

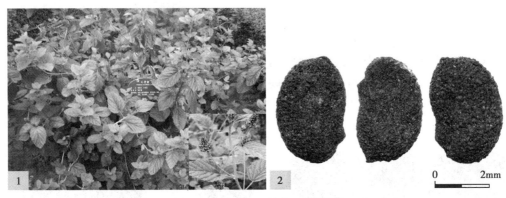

图 7-20 补骨脂原植物及药材图
1. 原植物;2. 药材。

2. 盐补骨脂 形如补骨脂。表面黑色或黑褐色,微鼓起。气微香,味微咸(图 7-21)。

【显微鉴别】

1. 果实(中部)横切面 ①果皮表皮细胞 1 列,凹陷处表皮下有众多扁圆形壁内腺。②中果皮薄壁组织中有小型外韧型维管束,薄壁细胞含有草酸钙小柱晶。③种皮外表皮为 1 列栅状细胞,其内为 1 列哑铃状支持细胞。④种皮薄壁组织中有小型维管束。⑤色素细胞 1 列,与种皮内表皮细胞相邻。⑥子叶细胞充满糊粉粒与油滴(图 7-22)。

2. 果皮表面制片 ①壁内腺:类圆形,直径 60～400μm,表皮细胞多达数十个至百个,中心细胞较小,多角形,周围细胞径向延长,辐射状排列,腺体腔内有众多

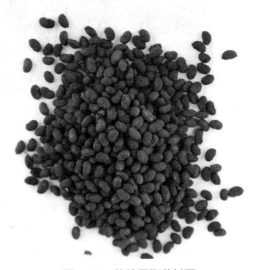

图 7-21 盐补骨脂药材图

油滴。②非腺毛：顶端细胞特长，胞壁密布疣点。③腺毛多呈梨形，腺柄短，多单细胞，腺头多细胞或单细胞。④气孔：平轴式，表皮细胞具条状角质纹。⑤果皮细胞：含草酸钙小柱晶及小方晶（图7-23）。

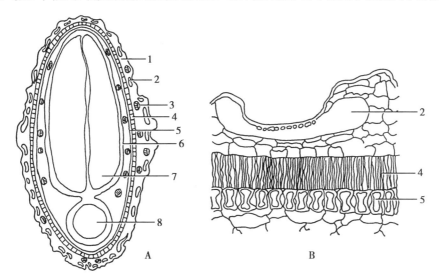

1. 果皮；2. 壁内腺；3. 维管束；4. 种皮外表皮；5. 种皮下皮（支持细胞）；6. 种皮内表皮；7. 子叶；8. 胚根。

图 7-22　补骨脂横切面图

A. 横切面简图；B. 果皮及种皮横切面详图。

3. 粉末　①种皮栅状细胞：细胞壁呈 V 字形增厚，侧面观有纵沟纹，光辉带 1 条，位于上侧近边缘处，顶面观多角形，胞腔极小，孔沟细，底面观呈圆多角形，胞腔含红棕色物。②支持细胞：侧面观哑铃状，顶面观类圆形。③壁内腺（内生腺体）：多破碎，完整者类圆形，由十数个至数十个纵向延长呈放射状排列的细胞构成。④草酸钙晶体：柱晶小，成片存在于中果皮细胞中。另有子叶细胞及非腺毛碎片等（图7-23）。

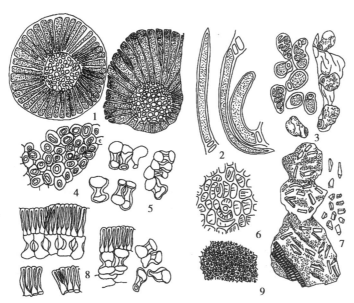

1. 壁内腺表面观；2. 非腺毛；3. 腺毛；4. 支持细胞顶面观；5. 支持细胞侧面观；6. 表皮及气孔；7. 草酸钙结晶；8. 种皮栅状细胞侧面观；9. 种皮栅状细胞顶面观。

图 7-23　补骨脂果皮表面及粉末图

【成分】　含补骨脂素、异补骨脂素、补骨脂酚等。按 HPLC 法测定，本品含补骨脂素（$C_{11}H_6O_3$）和异补骨脂素（$C_{11}H_6O_3$）的总量不得少于 1.60%。

【理化鉴别】 ①水分(烘干法):药材不得过 9.0%;饮片不得过 7.5%。②总灰分:药材不得过 8.0%;饮片不得过 8.5%。③薄层色谱:以补骨脂素、异补骨脂素对照品为对照,进行 TLC 鉴别,供试品色谱中,在与对照品色谱相应的位置上,应显相同的两个荧光斑点。

【功能主治】 温肾助阳,纳气平喘,温脾止泻;外用消风祛斑。主治肾阳不足、阳痿遗精、遗尿尿频、腰膝冷痛、肾虚作喘、五更泄泻;外用治白癜风,斑秃。用量 6～10g。

知识链接

补骨脂伪品及其鉴别

补骨脂主要伪品如下。①醉仙桃种子:为茄科植物曼陀罗 *Datura stramonium* L. 或毛曼陀罗 *Datura innoxia* Mill. 的干燥种子。呈肾形或三角形,宽 3～4mm,厚 1～1.6mm,略有光泽,可见网状纹理及密集的针点状凹痕,种子凹侧有明显的黄白色点状种脐,质硬;剖开后可见胚乳中包含有两片瘦长弯曲的子叶;气微,味苦。②南洋金花种子:为茄科植物白花曼陀罗 *Datura metel* L. 的种子。呈类三角状肾形,扁平,一边较厚,一边较薄,侧面观呈楔形,直径约 3mm;表面褐色至黑色,具明显凹凸网状纹理;质坚硬,味苦。③苘麻子:为锦葵科植物苘麻 *Abutilon theophrasti* Medic. 的干燥成熟种子。种子呈三角状肾形;长约 3.5～6mm,宽 2.5～4.5mm,厚 2mm;表面灰褐色,有白色稀疏短毛;一端长而尖,另一端短而略圆,中央凹陷处有淡棕色线形种脐,四周有放射状细纹;气微,味淡。④猪屎豆:为豆科植物猪屎豆 *Crotalaria pallida* Ait. 的种子。种子呈三角状肾形,多数较饱满,少数略扁;长 2.5～3mm,宽 2～2.5mm;表面黄绿色或黄棕色,有较明显的黑色花纹;一侧中央凹陷成三角形,其为种脐着生处;气微,味淡,嚼之有豆腥味。

蒺藜 (Tribuli Fructus)

为蒺藜科植物蒺藜 *Tribulus terrestris* L. 的干燥成熟果实。主产于河南、河北、山东等地。秋季果实成熟时采割植株,晒干,打下果实,除去杂质。

【性状鉴别】

1. 药材 ①由 5 个分果瓣组成,呈放射状排列,直径 7～12mm。②常裂为单一的分果瓣,分果瓣呈斧状,长 3～6mm,背部黄绿色,隆起,有纵棱及多数小刺,并有对称的长刺和短刺各 1 对,两侧面粗糙,有网纹,灰白色。③质坚硬。④气微,味苦、辛。以饱满、坚实、背部色黄绿、无杂质者为佳(图 7-24)。

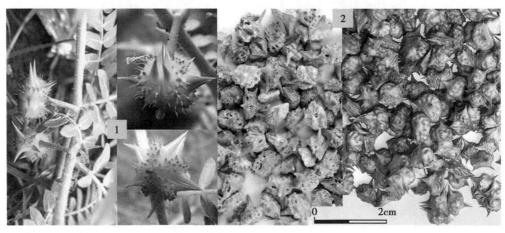

图 7-24 蒺藜原植物及药材图
1. 原植物;2. 药材。

2. 炒蒺藜　多为单一的分果瓣。背部棕黄色,气微香。余同药材。

【成分】　含皂苷、蒺藜苷、山柰酚 -3- 芸香糖苷、紫云英苷等。按紫外 - 可见分光光度法测定,本品含蒺藜总皂苷以蒺藜苷元（$C_{27}H_{38}O_4$）计,不得少于 1.0%。

【功能主治】　平肝解郁,活血祛风,明目,止痒。主治头痛眩晕、胸胁胀痛、乳闭乳痈、目赤翳障、风疹瘙痒等。用量 6～10g。

花椒（Zanthoxyli Pericarpium）

为芸香科植物青椒 *Zanthoxylum schinifolium* Sieb. et Zucc. 或花椒 *Zanthoxylum bungeanum* Maxim. 的干燥成熟果皮。青椒主产于东北、江苏等地;花椒主产于四川、陕西等地。秋季采收成熟果实,晒干,除去种子及杂质。

【性状鉴别】

1. 青椒　①多为 2～3 个上部离生的小蓇葖果,集生于小果梗上,蓇葖果球形,沿腹缝线开裂,直径 3～4mm。②外表面灰绿色或暗绿色,散有多数油点及细密的网状隆起皱纹;内表面类白色,光滑。③内果皮常由基部与外果皮分离。④残存种子（习称"椒目"）呈卵形,表面黑色,有光泽。⑤气香,味微甜而辛。

2. 花椒　①蓇葖果多单生,直径 4～5mm。②外表面紫红色或棕红色,散有多数疣状突起的油点,直径 0.5～1mm,对光观察半透明;内表面淡黄色。③香气浓,味麻辣而持久（图 7-25）。

均以身干、色红、无枝梗及椒目、香气浓、果皮厚者为佳。

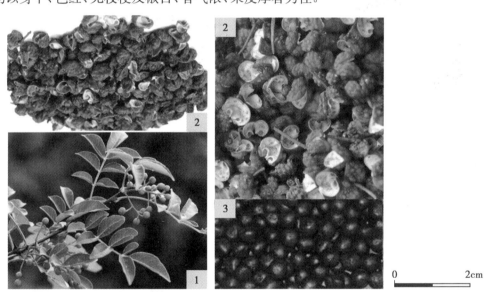

图 7-25　花椒原植物及药材图
1. 原植物;2. 花椒药材;3. 椒目。

【成分】　挥发油、氨基酸类、不饱和脂肪酸、花椒油树脂、蛋白质、钙、磷、铁等。挥发油是花椒香味的主要成分,含量不得少于 1.5%（ml/g）。

【功能主治】　温中止痛,杀虫止痒。主治脘腹冷痛、呕吐泄泻、虫积腹痛;外治湿疹、阴痒。用量 3～6g;外用适量。

枳壳（Aurantii Fructus）

为芸香科植物酸橙 *Citrus aurantium* L. 及其栽培变种黄皮酸橙 *Citrus aurantium* 'Huangpi'、

代代花 *Citrus aurantium* 'Daidai'、朱栾 *Citrus aurantium* 'Chuluan'、塘橙 *Citrus aurantium* 'Tangcheng' 等的干燥未成熟果实。主产于江西、四川、湖南、湖北、贵州等地，多系栽培。7月果皮尚绿时采收，自中部横切为两半，晒干或低温干燥。

【性状鉴别】

1. 药材　①呈半球形，直径 3～5cm。②外果皮棕褐色至褐色，有颗粒状突起，突起的顶端有凹点状油室；有明显的花柱残迹或果梗痕；切面中果皮黄白色，光滑而稍隆起，厚 0.4～1.3cm，边缘散有 1～2 列油室；瓤囊 7～12 瓣，少数至 15 瓣，汁囊干缩呈棕色至棕褐色，内藏种子。③质坚硬，不易折断。④气清香，味苦、微酸。以个大、外皮色绿褐、果肉厚、色白、质坚实、气味浓者为佳（图 7-26）。

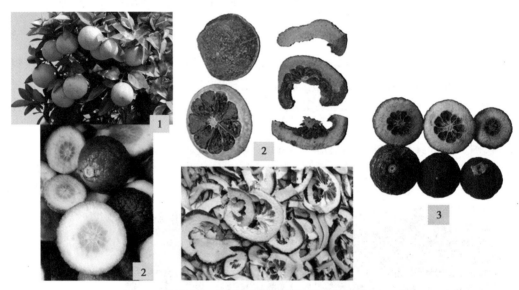

图 7-26　枳壳与枳实原植物及药材图
1. 原植物；2. 枳壳个子及饮片；3. 枳实药材。

2. 饮片　①枳壳片：为不规则弧状条形薄片；切面外果皮棕褐色至褐色，中果皮黄白色至黄棕色，近外缘有 1～2 列点状油室，内侧有的有少量紫褐色瓤囊。②麸炒枳壳：形如枳壳片，色较深，偶有焦斑（图 7-27）。

【显微鉴别】　粉末黄白色或棕黄色。①中果皮细胞：类圆形或不规则形，壁大多呈不均匀增厚。②果皮表皮细胞：表面观多角形、类方形或长方形，气孔环式，副卫细胞 5～9 个；侧面观外被角质层。③汁囊组织：淡黄色或无色，细胞多皱缩，并与下层细胞交错排列。④草酸钙方晶：存在于果皮和汁囊细胞中，呈斜方形、多面形或双锥形，直径 3～30μm。尚可见细小螺纹、网纹导管和管胞（图 7-28）。

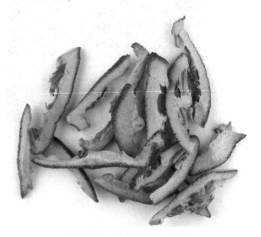

图 7-27　麸炒枳壳饮片图

【成分】　含挥发油及黄酮类成分。油中主要为 *D*- 柠檬烯、*D*- 芳樟醇等；黄酮类主要为柚皮苷、新橙皮苷等；尚含有升压成分辛弗林和 N- 甲基酪胺。按 HPLC 法测定，本品含柚皮苷（$C_{27}H_{32}O_{14}$）不得少于 4.0%；新橙皮苷（$C_{28}H_{34}O_{15}$）不得少于 3.0%。

【功能主治】　理气宽中，行滞消胀。主治胸胁气滞、胀满疼痛、食积不化、痰饮内停、脏器下垂。用量 3～10g。孕妇慎用。

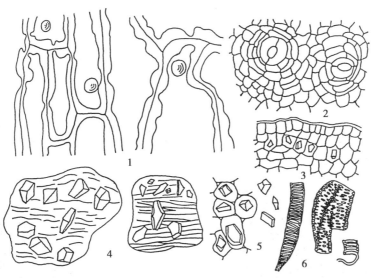

1. 中果皮细胞；2. 表皮细胞及气孔；3. 表皮细胞（示角质层）；4. 汁囊组织；5. 草酸钙方晶；6. 导管及管胞。

图 7-28　枳壳粉末图

知识链接

枳壳伪品及其鉴别

枳壳伪品主要为芸香科植物香圆 *Citrus wilsonii* Tanaka 或枳 *Poncirus trifoliata*（L.）Raf. 的未成熟果实。前者主产于陕西，直径 4～7cm；外皮灰绿色，常有棕黄色斑块，表面粗糙；果顶具金钱环；中心柱直径 0.4～1cm。后者主产于福建，又称"绿衣枳壳"，直径 2.5～3cm；外皮灰绿色，有细柔毛；中心柱直径 0.2～0.5cm。

【附药】　**枳实**　为酸橙 *Citrus aurantium* L. 及其栽培变种（同枳壳）或甜橙 *Citrus sinensis* Osbeck 的干燥幼果。5—6 月收集自落的果实，除去杂质，自中部横切为两半，晒干或低温干燥，较小者直接晒干或低温干燥。药材呈半球形，少数为球形，直径 0.5～2.5cm；外果皮黑绿色或棕褐色，具颗粒状突起和皱纹，有明显的花柱残迹或果梗痕；切面中果皮略隆起，黄白色或黄褐色，厚 0.3～1.2cm，边缘有 1～2 列油室，瓤囊棕褐色；质坚硬；气清香，味苦、微酸（图 7-26）。含辛弗林、N-甲基酪胺、橙皮苷、新橙皮苷、柚皮苷等。HPLC 法测定，本品含辛弗林（$C_9H_{13}NO_2$）不得少于 0.30%。功能破气消积，化痰散痞。

陈皮（Citri Reticulatae Pericarpium）

为芸香科植物橘 *Citrus reticulata* Blanco 及其栽培变种茶枝柑 *Citrus reticulata* 'Chachi'（广陈皮）、大红袍 *Citrus reticulata* 'Dahongpao'、温州蜜柑 *Citrus reticulata* 'Unshiu'、福橘 *Citrus reticulata* 'Tangerina' 的干燥成熟果皮。药材分为"陈皮"和"广陈皮"。主产于广东、福建、四川、江苏等地，均为栽培。采摘成熟果实，剥取果皮，晒干或低温干燥。

【性状鉴别】　①陈皮：常剥成数瓣，基部相连，有的呈不规则的片状，厚 1～4mm；外表面橙红色或红棕色，有细皱纹及凹下的点状油室，内表面浅黄白色，粗糙，附黄白色或黄棕色筋络状维管束；质稍硬而脆；气香，味辛、苦。②广陈皮：常 3 瓣相连，形状整齐，厚度均匀，约

1mm；点状油室较大，对光照视，透明清晰；质较柔软。均以外表面油润、质柔软、气味浓者为佳（图 7-29）。

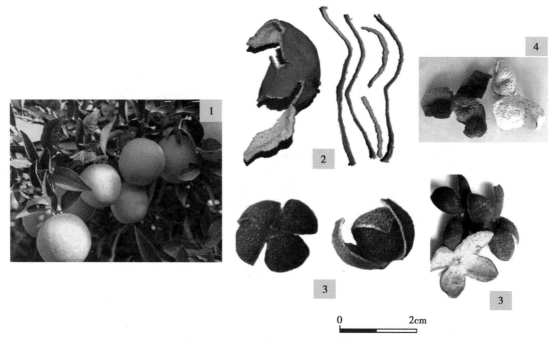

图 7-29　陈皮与青皮原植物及药材图

1. 原植物；2. 陈皮；3. 四花青皮；4. 广陈皮。

【显微鉴别】　粉末黄白色至黄棕色。①中果皮薄壁组织：众多，细胞形状不规则，细胞壁不均匀增厚，有的呈连珠状。②果皮表皮细胞：表面观多角形、类方形或长方形，垂周壁稍厚，气孔类圆形，副卫细胞不清晰，侧面观外被角质层，靠外方的径向壁增厚。③草酸钙方晶：成片存在于中果皮薄壁细胞中，呈多面形、菱形或双锥形；有的 1 个细胞内含有由 2 个多面体构成的平行双晶或 3～5 个方晶。④橙皮苷结晶：黄色或无色，呈圆形或无定形团块，有的可见放射状条纹，多存在于薄壁细胞中。尚可见较小的螺纹、孔纹和网状导管及管胞（图 7-30）。

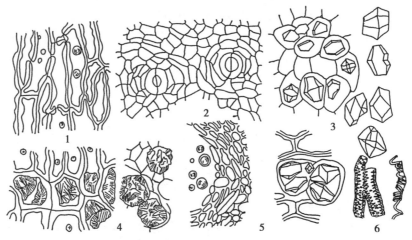

1. 中果皮薄壁细胞；2. 果皮表皮细胞；3. 草酸钙方晶；4. 橙皮苷结晶；5. 油室碎片；6. 导管。

图 7-30　陈皮粉末图

【成分】 含挥发油、橙皮苷、橘皮素等。按 HPLC 法测定，陈皮药材含橙皮苷（$C_{28}H_{34}O_{15}$）不得少于 3.5%，饮片不得少于 2.5%；广陈皮药材含橙皮苷（$C_{28}H_{34}O_{15}$）不得少于 2.0%，饮片不得少于 1.75%；广陈皮药材含川陈皮素（$C_{21}H_{22}O_8$）和橘皮素（$C_{20}H_{20}O_7$）的总量不得少于 0.42%，饮片含川陈皮素（$C_{21}H_{22}O_8$）和橘皮素（$C_{20}H_{20}O_7$）的总量不得少于 0.40%。

【功能主治】 理气健脾，燥湿化痰。主治脘腹胀满、食少吐泻、咳嗽痰多。用量 3～10g。

【附药】

1. 青皮 为橘及其栽培变种的干燥幼果或未成熟果实的果皮。5—6 月收集自落的幼果，晒干，习称"个青皮"；7—8 月采收未成熟的果实，在果皮上纵剖成 4 瓣至基部，除尽瓤瓣，晒干，习称"四花青皮"。①个青皮：呈类球形，直径 0.5～2cm；表面灰绿色或黑绿色，微粗糙，有细密凹下的油室，顶端有稍突起的柱基，基部有圆形果梗痕；质硬，断面果皮黄白色或淡黄棕色，厚 0.1～0.2cm，外缘有油室 1～2 列；瓤囊 8～10 瓣，淡棕色；气清香，味酸、苦、辛（图 7-31）。②四花青皮：果皮剖成 4 裂片，裂片长椭圆形；外表面灰绿色或黑绿色，密生多数油室；内表面类白色或黄白色，粗糙，附黄白色或黄棕色小筋络；质稍硬，易折断，断面外缘有油室 1～2 列；气香，味苦、辛（图 7-29）。功能疏肝破气，消积化滞。

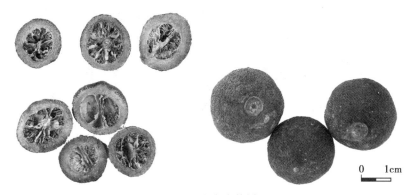

图 7-31 个青皮药材图

2. 橘核 橘及其栽培变种的干燥成熟种子。功能理气、散结、止痛。略呈卵形，长 0.8～1.2cm，直径 0.4～0.6cm；表面淡黄白色或淡灰白色，光滑，一侧有种脊棱线，一端钝圆，另端渐尖成小柄状；外种皮薄而韧，内种皮菲薄，淡棕色，子叶 2 片，黄绿色，有油性；气微，味苦（图 7-32）。

3. 橘红 为橘及其栽培变种的干燥外层果皮。功能理气宽中、燥湿化痰。呈长条形或不规则薄片状，边缘皱缩向内卷曲；外表面黄棕色或橙红色，存放后呈棕褐色，密布黄白色突起或凹下的油室；内表面黄白色，密布凹下透光小圆点；质脆易碎；气芳香，味微苦、麻（图 7-33）。

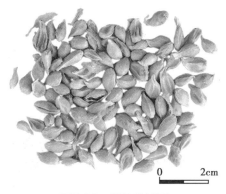

图 7-32 橘核药材图

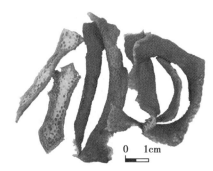

图 7-33 橘红药材图

化橘红（Citri Grandis Exocarpium）

为芸香科植物化州柚 *Citrus grandis* 'Tomentosa' 或柚 *Citrus grandis* (L.) Osbeck 的未成熟或近成熟的干燥外层果皮。前者习称"毛橘红"，后者习称"光橘红"。主产于广东、广西等地。夏季果实未成熟时采收，置沸水中略烫后，将果皮割成 5 或 7 瓣，除去果瓤及部分中果皮，压制成形，干燥。

【性状鉴别】

1. 化州柚 ①呈对折的七角或展平的五角星状，习称"七爪""五爪"，单片呈柳叶形，完整者展平后直径 15～28cm，厚 0.2～0.5cm。②外表面黄绿色，密布茸毛，有皱纹及小油室；内表面黄白色或淡黄棕色，有脉络纹。③质脆，易折断，断面不整齐，外缘有 1 列不整齐的凹下油室，内侧稍柔而有弹性。④气芳香，味苦、微辛。以毛茸细密、果皮薄者为佳（图 7-34）。

2. 柚 外表面黄绿色至黄棕色，无毛。以果皮厚薄均匀者为佳（图 7-34）。

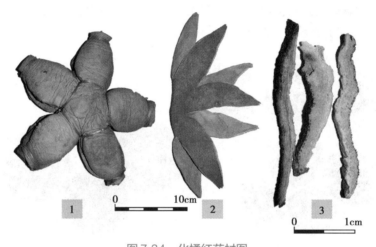

图 7-34 化橘红药材图
1. 光五爪；2. 光七爪；3. 饮片。

【成分】 含挥发油、柚皮苷、新橙皮苷等。按 HPLC 法测定，本品含柚皮苷（$C_{27}H_{32}O_{14}$）不得少于 3.5%。

【功能主治】 理气宽中，燥湿化痰。主治咳嗽痰多、食积伤酒、呕恶痞闷。用量 3～6g。

佛手（Citri Sarcodactylis Fructus）

为芸香科植物佛手 *Citrus medica* L. var. *sarcodactylis* Swingle 的干燥果实。主产于广东、四川等地。秋季果实尚未变黄或刚变黄时采收，纵切成薄片，晒干或低温干燥。

【性状鉴别】 ①为类椭圆形或卵圆形的薄片，常皱缩或卷曲，长 6～10cm，宽 3～7cm，厚 0.2～0.4cm。②顶端稍宽，常有 3～5 个手指状的裂瓣，基部略窄，有的可见果梗痕。③外皮黄绿色或橙黄色，有皱纹及油点；果肉浅黄白色或浅黄色，散有凹凸不平的线状或点状维管束。④质硬而脆，受潮后柔韧。⑤气香，味微甜后苦（图 7-35）。

【成分】 含佛手内酯、柠檬内酯、橙皮苷、棕榈

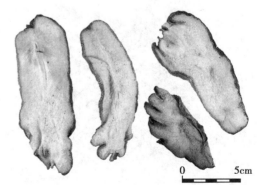

图 7-35 佛手药材图

酸等。按 HPLC 法测定，本品含橙皮苷（$C_{28}H_{34}O_{15}$）不得少于 0.030%。

【功能主治】 疏肝理气，和胃止痛，燥湿化痰。主治肝胃气滞、胸胁胀痛、胃脘痞满、食少呕吐、咳嗽痰多。用量 3～10g。

佛手伪品及其鉴别

葫芦科植物佛手瓜 *Sechium edule*（Jacq.）Swartz 的果实。为长圆形切片，顶端多裂为 2～5 瓣，但不呈指状分裂；外表黄白色，具有不规则纵皱纹，但无油点，果肉类白色，散有点状维管束；果片中央具有明显中脉，上半部有大型的子房室，有时含有一枚种子；气微，味微甜（图 7-36）。

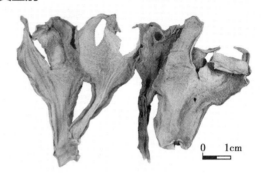

图 7-36　佛手伪品 - 佛手瓜

吴茱萸（Euodiae Fructus）

为芸香科植物吴茱萸 *Euodia rutaecarpa*（Juss.）Benth.、石虎 *Euodia rutaecarpa*（Juss.）Benth. var. *officinalis*（Dode）Huang 或疏毛吴茱萸 *Euodia rutaecarpa*（Juss.）Benth. var. *bodinieri*（Dode）Huang 的干燥近成熟果实。主产于贵州、广西等地，多系栽培。8—11 月果实尚未开裂时，剪下果枝，晒干或低温干燥，除去枝、叶、果梗等杂质。

【性状鉴别】

1. 药材 ①呈球形或略呈五角状扁球形，直径 2～5mm。②表面暗黄绿色至褐色，粗糙，有多数点状突起或凹下的油点，顶端有五角星状的裂隙，基部残留被有黄色茸毛的果梗。③质硬而脆，横切面可见子房 5 室，每室有淡黄色种子 1 粒。④气芳香浓郁，味辛辣而苦。以饱满坚实、身干、杂质少（不得过 7%）、香气浓烈者为佳（图 7-37）。

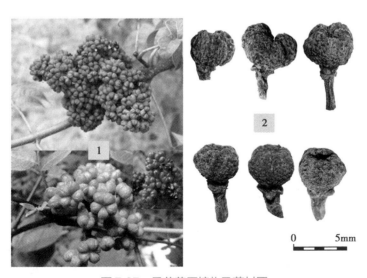

图 7-37　吴茱萸原植物及药材图
1. 原植物；2. 药材。

2. 制吴茱萸 形如吴茱萸。表面棕褐色至暗褐色。

【显微鉴别】 粉末褐色。①非腺毛：2～6细胞，长140～350μm，壁疣明显，有的胞腔内含棕黄色至棕红色物。②腺毛：头部7～14细胞，椭圆形，常含黄棕色内含物；柄2～5细胞。③草酸钙晶体：簇晶较多，直径10～25μm；偶有方晶。④石细胞：类圆形或长方形，直径35～70μm，胞腔大。⑤油室碎片：淡黄色。⑥腺鳞：少数，呈圆形或长圆形，顶面观12～16细胞，常含棕色物。尚可见导管、橙皮苷结晶等（图7-38）。

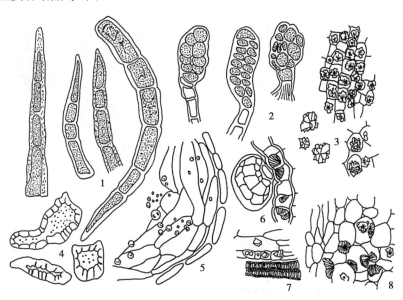

1. 非腺毛；2. 腺毛；3. 草酸钙簇晶；4. 石细胞；5. 油室碎片；6. 腺鳞；7. 导管；8. 橙皮苷结晶。

图7-38 吴茱萸粉末图

【成分】 含挥发油、吴茱萸碱、吴茱萸次碱、柠檬苦素等。按HPLC法测定，含吴茱萸碱（$C_{19}H_{17}N_3O$）和吴茱萸次碱（$C_{18}H_{13}N_3O$）的总量，不得少于0.15%；含柠檬苦素（$C_{26}H_{30}O_8$），不得少于0.20%。

【功能主治】 散寒止痛，降逆止呕，助阳止泻。主治厥阴头痛、寒疝腹痛、寒湿脚气、经行腹痛、脘腹胁痛、呕吐吞酸、五更泄泻。用量2～5g；外用适量。

知识链接

吴茱萸伪品及其鉴别

常见的吴茱萸伪品如下。①臭辣子：为芸香科植物楝叶吴茱萸 *Tetradium glabrifolium* (Champion ex Bentham) T. G. Hartley 的果实。蓇葖果4～5个，常单个脱落；外表面红棕色至暗棕色，具众多突起的油点；内表面类白色，密被细毛；内果皮常与果皮分离脱出，呈翼状，黄白色；种子卵形，黑色有光泽；具不适臭气，味辛而麻。②马桑子：为马桑科植物马桑 *Coriaria nepalensis* Wall. 的近成熟果实。果实略呈球形或扁球形，棱角较明显；表面暗棕色、黄色或黑褐色，顶端有五角星状的裂隙，基部残留黄绿色至黑褐色花萼和被有黄绿色细茸毛的果梗；质硬而脆，搓之种子易脱落，果肉较薄；子房5室，剖开后有椭圆形种子5枚；气微香，味微甘、辛。本品有毒，应注意鉴别。③毛梾：为山茱萸科植物毛梾 *Cornus walteri* Wanger. 的干燥成熟果实。核果球形，多已开裂，常分为5瓣，每瓣分内外两层。外果皮棕褐色，顶端细尖，内果皮黄白色，反卷，与外果皮分离。种子椭圆形，黑色。④三桠苦：为芸香科植物三桠苦 *Melicope pteleifolia* (Champion ex Bentham) T. G. Hartley 的干燥果实。多已成熟，开裂或不开裂，分果瓣1～3，每一分果具一粒种子，类球形。气淡，嚼之味苦。

鸦胆子（Bruceae Fructus）

为苦木科植物鸦胆子 *Brucea javanica*（L.）Merr. 的干燥成熟果实。主产于广西、广东等地。秋季果实成熟时采收，除去杂质，晒干。

【性状鉴别】 ①呈卵形，长 6～10mm，直径 4～7mm。②表面黑色或棕色，有隆起的网状皱纹，网眼呈不规则的多角形，两侧有明显的棱线，顶端渐尖，基部有凹陷的果梗痕。③果壳质硬而脆，种子卵形，表面类白色或黄白色，具网纹，种皮薄，子叶乳白色，富油性。④气微，味极苦。以粒大、饱满、种仁色白、油性足者为佳（图 7-39）。

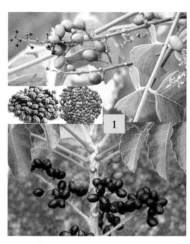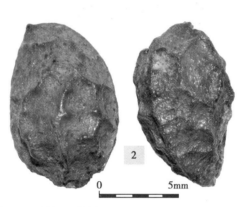

图 7-39 鸦胆子原植物及药材图
1. 原植物（示果实）；2. 药材。

【成分】 含油酸、鸦胆子苦味素、鸦胆子苦醇、鸦胆子苷、鸦胆子毒素等。按气相色谱法测定，本品含油酸（$C_{18}H_{34}O_2$）不得少于 8.0%。

【功能主治】 清热解毒，截疟，止痢，外用腐蚀赘疣。主治痢疾、疟疾；外治赘疣、鸡眼。用量 0.5～2g，用龙眼肉包裹或装入胶囊吞服；外用适量。

川楝子（Toosendan Fructus）

为楝科植物川楝 *Melia toosendan* Sieb. et Zucc. 的干燥成熟果实。主产于甘肃、四川等地。冬季果实成熟时采收，除去杂质，干燥。

【性状鉴别】

1. 药材 ①呈类球形，直径 2～3.2cm。②表面金黄色至棕黄色，微有光泽，少数凹陷或皱缩，具深棕色小点；顶端有花柱残痕，基部凹陷，有果梗痕。③外果皮革质，与果肉间常成空隙，果肉松软，淡黄色，遇水润湿显黏性。④果核球形或卵圆形，质坚硬，两端平截，有 6～8 条纵棱，内分 6～8 室，每室含黑棕色长圆形的种子 1 粒。⑤气特异，味酸、苦。以个大、外皮金黄色、果肉淡黄色、饱满、有弹性者为佳（图 7-40）。

2. 炒川楝子 呈半球状、厚片或不规则碎块，表面焦黄色，偶见焦斑；气焦香，味酸、苦（图 7-41）。

【成分】 果实含驱蛔有效成分川楝素、异川楝素等。按 HPLC-MS 法测定，含川楝素（$C_{30}H_{38}O_{11}$），药材应为 0.060%～0.20%；饮片应为 0.040%～0.20%。

ER-7-7

川楝子的性状
观察

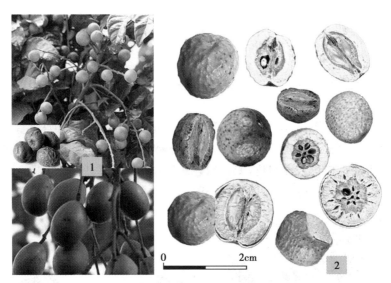

图 7-40 川楝子原植物及药材图
1. 原植物（示果实）；2. 药材。

【功能主治】 疏肝泄热，行气止痛，杀虫。主治肝郁化火、胸胁脘腹胀痛、疝气疼痛、虫积腹痛。用量 5～10g；外用适量。

【附药】 **苦楝子** 为同属植物楝 *Melia azedarach* L. 的干燥成熟果实。果实长圆形至近球形，长 1.2～2cm，直径 1.2～1.5cm；表面棕黄色至灰棕色，微有光泽，多皱缩，有多数棕色小点；基部可见果梗痕，先端偶见花柱残痕；果皮革质，易剥离，果肉松软；果核长椭圆形，坚硬，具 4～5 条纵棱，内含种子 4～5 枚；气特异，味酸、苦。

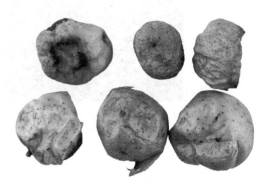

图 7-41 炒川楝子饮片图

巴豆（Crotonis Fructus）

为大戟科植物巴豆 *Croton tiglium* L. 的干燥成熟果实。主产于四川、云南等地，多系栽培。秋季果实成熟时采收，堆置 2～3 天，摊开，干燥。

【性状鉴别】 ①呈卵圆形，一般具三棱，长 1.8～2.2cm，直径 1.4～2cm。②表面灰黄色或稍深，粗糙，有纵线 6 条，顶端平截，基部有果柄痕。③破开果壳，可见 3 室，每室含种子 1 粒，种子呈略扁的椭圆形，表面棕色或灰棕色，一端有小点状的种脐及种阜的疤痕，另一端有微凹的合点，其间有隆起的种脊；外种皮薄而脆，内种皮呈白色薄膜状；种仁黄白色，油质。④气微，味辛辣。有毒，不宜口尝（图 7-42）。

【显微鉴别】 横切面：①外果皮为 1 列表皮细胞，有气孔及星状毛；星状毛多细胞，壁厚，多由 6～15 个细胞呈放射状排列，层纹明显，胞腔线形，近基部略膨大，具孔沟。②中果皮外侧为 10 余列薄壁细胞，散有石细胞、草酸钙方晶或簇晶；中部有约 4 列纤维状石细胞组成的环带；内侧为数列薄壁细胞。③内果皮为 3～5 列纤维状厚壁细胞。④种皮表皮细胞由 1 列径向延长的长方形细胞组成，其下为 1 列厚壁性栅状细胞，胞腔线性，外端略膨大。⑤胚乳细胞类圆形，内含脂肪油滴、糊粉粒及草酸钙簇晶。⑥子叶细胞类多角形（图 7-43）。

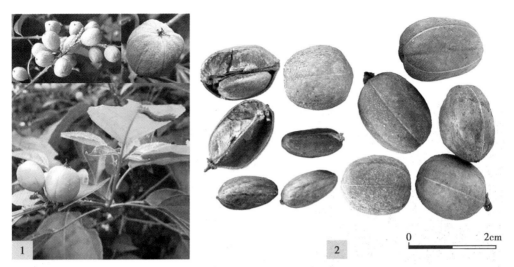

图7-42　巴豆原植物及药材图
1. 原植物（示果实）；2. 药材。

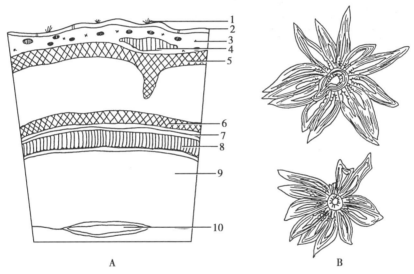

1. 星状毛；2. 外果皮；3. 草酸钙簇晶；4. 维管束；5. 石细胞；6. 内果皮；7. 种皮表皮；8. 栅状细胞；9. 胚乳；10. 子叶。

图7-43　巴豆果皮及种子横切面简图（含果皮星状毛）
A. 横切面简图；B. 果皮星状毛。

【成分】　含脂肪油（巴豆油）、巴豆苷、蛋白质（主要含巴豆毒蛋白）等。巴豆油有强刺激性和促致癌作用；巴豆毒素为一种毒性球蛋白。本品含脂肪油不得少于22.0%；按 HPLC 法测定，本品含巴豆苷（$C_{10}H_{13}N_5O_5$）不得少于0.80%。

【功能主治】　外用蚀疮。主治恶疮疥癣、疣痣。孕妇禁用。不宜与牵牛子同用。

使君子（Quisqualis Fructus）

为使君子科植物使君子 *Quisqualis indica* L. 的干燥成熟果实。主产于四川、广东等地。秋季果皮变紫黑色时采收，除去杂质，干燥。

【性状鉴别】

1. 药材　①呈椭圆形或卵圆形，多具5条纵棱，偶有4～9棱，顶端狭尖，基部钝圆，有明显圆形的果梗痕,长 2.5～4cm,直径约 2cm。②表面黑褐色至紫黑色,平滑,微具光泽。③质坚硬,横切面多呈五角星形,棱角处壳较厚,中间呈类圆形空腔。④内含长椭圆形或纺锤形种子 1 枚。⑤气微香,味微甜(图 7-44)。

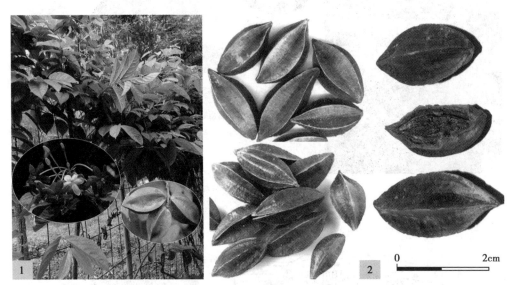

图 7-44　使君子原植物及药材图
1. 原植物;2. 药材。

2. 饮片　①使君子仁:呈长椭圆形或纺锤形;表面棕褐色或黑褐色,有多数纵皱纹;种皮薄,易剥离,子叶 2 片,黄白色,有油性,断面有裂隙;气微香,味微甜。②炒使君子仁:形如使君子仁,表面黄白色,有多数纵皱纹;有时可见残留有棕褐色种皮;气香,味微甜。

【成分】　含使君子氨酸、胡芦巴碱、苹果酸等。按 HPLC 法测定,本品种子含胡芦巴碱($C_7H_7NO_2$)不得少于 0.20%。

【功能主治】　杀虫消积。主治蛔虫病、蛲虫病、虫积腹痛、小儿疳积等。使君子 9～12g,捣碎入煎剂;使君子仁 6～9g,入丸、散或单用,1～2 次分服。小儿每岁 1～1.5 粒,炒香嚼服,1 日总量不超过 20 粒。服药时忌饮浓茶。

诃子(Chebulae Fructus)

为使君子科植物诃子 *Terminalia chebula* Retz. 或绒毛诃子 *Terminalia chebula* Retz. var. *tomentella* Kurt. 的干燥成熟果实。主产于广东、云南等地。秋、冬二季果实成熟时采收,除去杂质,晒干。

【性状鉴别】　①长圆形或卵圆形,长 2～4cm,直径 2～2.5cm。②表面黄棕色或暗棕色,略具光泽,有 5～6 条纵棱线及不规则的皱纹,基部有圆形果梗痕。③质坚实,果肉厚 0.2～0.4cm,黄棕色或黄褐色;果核浅黄色,粗糙,坚硬。④种子狭长纺锤形,种皮黄棕色,子叶 2 片,白色,相互重叠卷旋。⑤气微,味酸涩后甜。以个大、质坚实、表面黄棕色、有光泽、气味浓者为佳(图 7-45)。

【成分】　含诃子酸、诃黎勒酸、原诃子酸、鞣花酸及没食子酸等。

【功能主治】　涩肠止泻,敛肺止咳,降火利咽。主治久泻久痢、便血脱肛、肺虚喘咳、久嗽不止、咽痛音哑。用量 3～10g。

【附药】　**西青果**　又称藏青果,为使君子科植物诃子 *Terminalia chebula* Retz. 的干燥幼果。

呈长卵形,略扁,长 1.5~3cm,直径 0.5~1.2cm;表面黑褐色,具有明显的纵皱纹,一端较大,另一端略小,钝尖,下部有一果梗痕;质坚硬。断面褐色,有胶质样光泽,果核不明显,常有空心,小者黑褐色,无空心。气微,味苦涩,微甘。本品功能清热生津,解毒(图 7-46)。

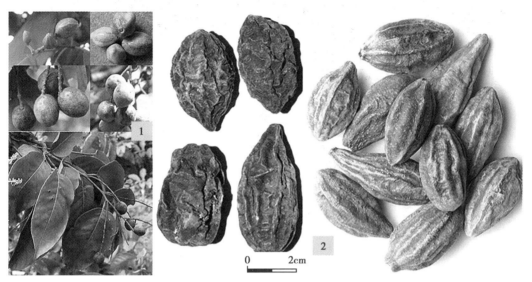

图 7-45　诃子原植物及药材图
1. 原植物;2. 药材。

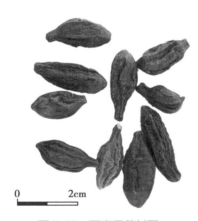

图 7-46　西青果药材图

小茴香 (Foeniculi Fructus)

为伞形科植物茴香 *Foeniculum vulgare* Mill. 的干燥成熟果实。全国各地均有栽培。秋季果实初熟时采割植株,晒干,打下果实,除去杂质。

【性状鉴别】

1. 药材　①为双悬果,呈圆柱形,有的稍弯曲,长 4~8mm,直径 1.5~2.5mm。②表面黄绿色或淡黄色,两端略尖,顶端残留有黄棕色突起的柱基,基部有时有细小的果梗。③分果呈长椭圆形,背面有纵棱 5 条,接合面平坦而较宽。④横切面略呈五边形,背面的四边约等长。⑤有特异香气,味微甜、辛。以果实饱满、色黄绿、身干、杂质少(不得过 4%)、气味浓者为佳(图 7-47)。

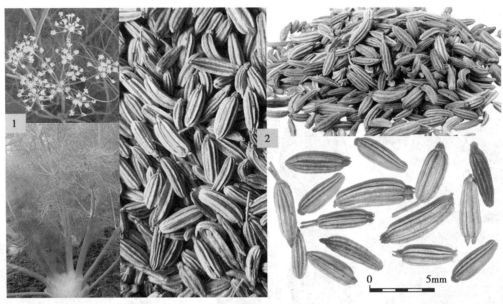

图 7-47　小茴香原植物及药材图

1. 原植物；2. 药材。

2. 盐小茴香　微鼓起，色泽加深，偶有焦斑。味微咸。余同药材。

【显微鉴别】

1. 分果横切面　①外果皮为 1 列扁平细胞，外被角质层。②中果皮纵棱处有维管束，其周围有多数木化网纹细胞；背面纵棱间各有大的椭圆形棕色油管 1 个，接合面有油管 2 个，共 6 个。③内果皮为 1 列扁平薄壁细胞（习称"镶嵌细胞"），细胞长短不一。④种皮细胞扁长，含棕色物。⑤胚乳细胞多角形，含多数糊粉粒，每个糊粉粒中含有细小草酸钙簇晶（图 7-48）。

小茴香的粉末显微鉴定

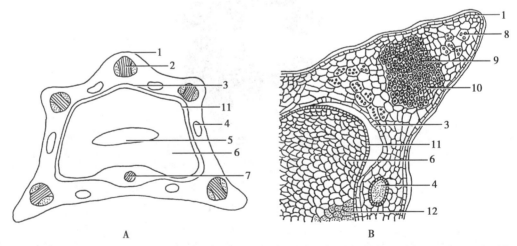

1. 外果皮；2. 维管束；3. 内果皮；4. 油管；5. 胚；6. 内胚乳；7. 种脊维管束；8. 网纹细胞；9. 木质部；10. 韧皮部；11. 种皮；12. 糊粉粒。

图 7-48　小茴香分果横切面图

A. 简图；B. 详图。

2. 粉末　绿黄色或黄棕色。①网纹细胞：类长方形或类长圆形，棕色，壁颇厚，木化，壁孔呈卵圆形，网状排列。②油管：显黄棕色至深红棕色，常已破碎，分泌细胞呈扁平多角形。③镶嵌细胞：为内果皮细胞，5～8 个狭长细胞为 1 组，各组以其长轴相互作不规则嵌列。④内胚乳细胞:多角形,无色,壁颇厚,含多数直径约 10μm 的糊粉粒,每一糊粉粒中含细小簇晶 1 个,直径约 7μm。尚有果皮表皮碎片、木薄壁细胞等(图 7-49)。

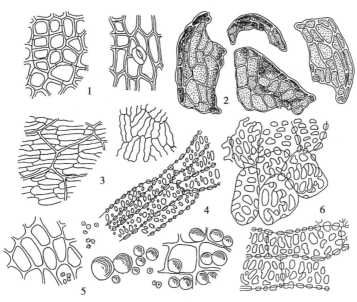

1. 果皮表皮碎片;2. 油管碎片;3. 镶嵌细胞;4. 木薄壁细胞;5. 内胚乳细胞;6. 网纹细胞。

图 7-49　小茴香粉末图

【成分】　含挥发油、脂肪油、甾醇及糖苷、三萜、鞣质、氨基酸等,油中主要成分为反式茴香脑、茴香醛等。照挥发油测定法测定,本品含挥发油不得少于 1.5%(ml/g)。照气相色谱法测定,含反式茴香脑($C_{10}H_{12}O$),药材不得少于 1.4%;饮片不得少于 1.3%。

【理化鉴别】　①薄层色谱:以茴香醛对照品为对照,进行 TLC 鉴别,供试品色谱中,在与对照品色谱相应的位置上,应显相同的橙红色斑点。②检查:药材总灰分不得过 10.0%;盐小茴香不得过 12.0%。

【功能主治】　散寒止痛,理气和胃;主治寒疝腹痛、睾丸偏坠、痛经、少腹冷痛、脘腹胀痛、食少吐泻。盐小茴香暖肾散寒止痛;主治寒疝腹痛、睾丸偏坠、经寒腹痛。用量 3~6g。

知识链接

小茴香混淆品及其鉴别

　　小茴香的主要混淆品如下。①莳萝子:为同科植物莳萝 *Anethum graveolens* L. 的干燥成熟果实。果实亦为双悬果,但多数裂成分果,呈扁平广椭圆形,长 3~4mm,宽 2~3mm,厚约 1mm;外表面棕色,背面有 3 条不甚明显的棱线,两侧棱线延伸作翅状,少数未分离的双悬果基部有残存的果柄,气微香(图 7-50)。②葛缕子:为同科植物葛缕子 *Carum carvi* L. 的干燥成熟果实,又称"野茴香"。双悬果多分离成分果,呈小圆柱形,稍弯曲,两端略尖,长 3~4mm,直径约 1mm。表面棕褐色,有明显纵棱线 5 条,棱线色较浅。用手揉搓有特异而浓烈的香气,味凉而麻舌。此外曾发现有将同科植物孜然芹 *Cuminum cyminum* L.、防风 *Saponshnidovia divaricate*(Turcz.)Schischk 和毒芹 *Cicuta virosa* L. 的干燥成熟果实误作小茴香药用,应注意区别。

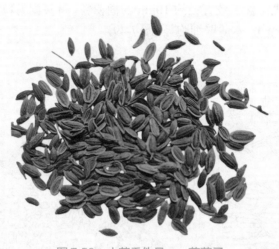

图 7-50　小茴香伪品——莳萝子

蛇床子（Cnidii Fructus）

为伞形科植物蛇床 *Cnidium monnieri*（L.）Cuss. 的干燥成熟果实。主产于河北、山东等地。夏、秋二季果实成熟时采收，除去杂质，晒干。

【性状鉴别】　①为双悬果，呈椭圆形，长 2～4mm，直径约 2mm。②表面灰黄色或灰褐色，顶端有 2 枚向外弯曲的柱基，基部偶有细梗。③分果的背面有薄而突起的纵棱 5 条，接合面平坦，有 2 条棕色略突起的纵棱线。④果皮松脆，揉搓易脱落，种子细小，灰棕色，显油性。⑤气香，味辛凉，有麻舌感。以颗粒饱满、身干、杂质少、气味浓者为佳（图 7-51）。

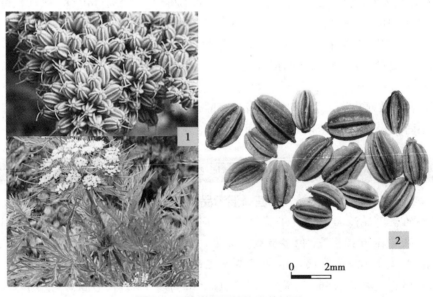

图 7-51　蛇床子原植物及药材图
1. 原植物；2. 药材。

【成分】　含蛇床子素、佛手柑内酯、甲氧基欧芹酚等。按 HPLC 法测定，本品含蛇床子素（$C_{15}H_{16}O_3$）不得少于 1.0%。

【功能主治】　燥湿祛风，杀虫止痒，温肾壮阳。主治阴痒带下、湿疹瘙痒、湿痹腰痛、肾虚阳痿、宫冷不孕。用量 3～10g。外用适量。

山茱萸（Corni Fructus）

为山茱萸科植物山茱萸 *Cornus officinalis* Sieb. et Zucc. 的干燥成熟果肉。主产于浙江、河南等地。秋末冬初果红时采收，文火烘或置沸水中略烫后，除去果核，干燥（图 7-52）。

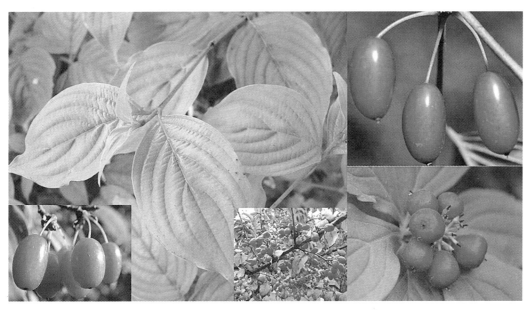

图 7-52　山茱萸原植物图

【性状鉴别】

1. 药材　①呈不规则的片状或囊状，长 1～1.5cm，宽 0.5～1cm。②表面紫红色至紫黑色（新货紫红色），皱缩，有光泽，顶端有的有圆形宿萼痕，基部有果梗痕。③质柔软，不易碎。④气微，味酸、涩、微苦。⑤水浸后不变色。以无核、肉厚、色紫红、质柔软、有光泽、杂质少者为佳（图 7-53）。

2. 酒萸肉　表面紫黑色或黑色，质滋润柔软。微有酒香气。余同药材。

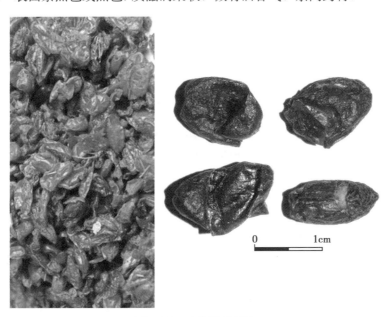

图 7-53　山茱萸药材图

山茱萸的粉末显
微鉴定

【显微鉴别】 粉末红褐色。①果皮表皮细胞：橙黄色，表面观多角形或类长方形，垂周壁连珠状增厚，外平周壁颗粒状角质增厚，胞腔含橙黄色物；断面观呈扁方形，壁薄或增厚；偶见气孔。②中果皮细胞：橙棕色，多皱缩。③草酸钙簇晶：少数，直径 12～32μm。④石细胞：类方形、卵圆形或长方形，纹孔明显，胞腔大（图 7-54）。

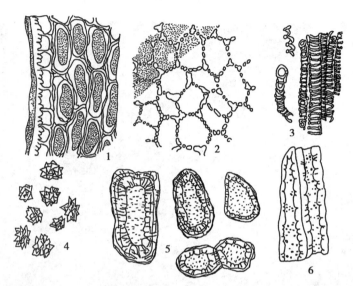

1. 果皮表皮细胞断面观；2. 果皮表皮细胞表面观；3. 导管；4. 草酸钙簇晶；5. 石细胞；6. 纤维。

图 7-54　山茱萸粉末图

【成分】 含马钱苷、莫诺苷、熊果酸、山茱萸苷、鞣质等。按 HPLC 法测定，药材含莫诺苷（$C_{17}H_{26}O_{11}$）和马钱苷（$C_{17}H_{26}O_{10}$）的总量不得少于 1.2%；酒萸肉含莫诺苷（$C_{17}H_{26}O_{11}$）和马钱苷的总量不得少于 0.70%。

【理化鉴别】 ①检查：杂质（果核、果梗等）不得过 3%；水分不得过 16.0%（烘干法）；总灰分不得过 6.0%。②浸出物：按水溶性浸出物测定法（冷浸法）测定，不得少于 50.0%。③薄层色谱：分别以熊果酸对照品、莫诺苷对照品、马钱苷对照品为对照，进行 TLC 鉴别，供试品色谱中，在与对照品色谱相应的位置上，应显相同颜色的荧光斑点。

【功能主治】 补益肝肾，收涩固脱。主治眩晕耳鸣、腰膝酸痛、阳痿遗精、遗尿尿频、崩漏带下、大汗虚脱、内热消渴。用量 6～12g。

知识链接

山茱萸伪品及其鉴别

山茱萸伪品较多，主要有楝科植物楝 *Melia azedarach* L.、川楝 *Melia toosendan* Sieb. et Zucc.，鼠李科植物滇刺枣 *Zizyphus mauritiana* Lam.、酸枣 *Ziziphus jujuba* Mill. var. *spinosa*（Bunge）Hu ex H. F. Chou，葡萄科植物葡萄 *Vitis vinifera* L.、山葡萄 *Vitis amurensis* Rupr.，蔷薇科植物雕核樱桃 *Prunus pleiocerasus*（Koehne）Yü et Li、山楂 *Crataegus pinnatifida* Bge.、山里红 *Crataegus pinnatifida* Bge var. *major* N. E. Br、高盆樱桃 *Prunus cerasoides*、山荆子 *Malus baccata*（L.）Borkh.，茄科植物宁夏枸杞 *Lycium barbarum* L. 等植物的果皮经染色而成。伪品水浸后，水变成红色或棕红色；其显微特征、理化特征也与正品不同。掺入白糖或蜂蜜者，光泽油亮，柔软，有时可见白糖黏附在药材上，舔之味甜。

连翘（Forsythiae Fructus）

　　为木犀科植物连翘 *Forsythia suspensa*（Thunb.）Vahl 的干燥果实。主产于山西、陕西等地，多为栽培。秋季果实初熟尚带绿色时采收，除去杂质，蒸熟，晒干，习称"青翘"；果实熟透时采收，晒干，除去杂质，习称"老翘"（图 7-55）。

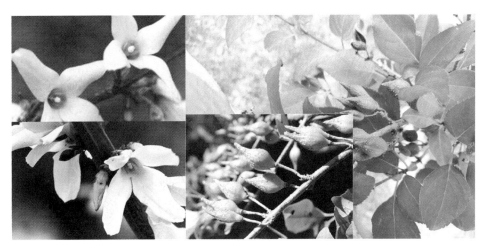

图 7-55　连翘原植物图

　　【性状鉴别】①呈长卵形至卵形，稍扁，长 1.5～2.5cm，直径 0.5～1.3cm。②表面有不规则的纵皱纹及多数凸起的小斑点，两面各有 1 条明显的纵沟；顶端锐尖，基部有小果梗或已脱落。③青翘多不开裂，表面绿褐色，突起的灰白色小斑点较少，质硬；种子多数，黄绿色，细长，一侧有翅。④老翘自顶端开裂或裂成两瓣，表面黄棕色或红棕色，内表面多为浅黄棕色，平滑，具一纵隔；质脆，种子棕色，多已脱落。⑤气微香，味苦。青翘以色绿、不开裂、杂质少（不得过 3%）者为佳；老翘以色黄、瓣大、壳厚、杂质少（不得过 9%）者为佳（图 7-56）。

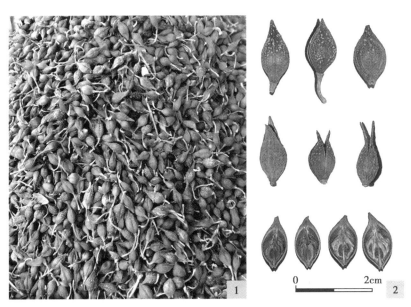

图 7-56　连翘药材图
1. 青翘；2. 老翘。

【显微鉴别】　粉末淡黄棕色。①纤维：呈短梭状，稍弯曲或不规则状，纤维束上下层纵横排列，壁不均匀增厚，具孔沟。②石细胞：甚多，长方形至多角形，直径 35～50μm，有的细胞壁三面较厚，一面较薄，层纹及孔沟明显。③外果皮细胞：表面观呈多角形，有不规则或网状角质纹理，断面观呈类方形，有角质层，厚 8～14μm。④中果皮细胞：类圆形，壁略呈念珠状增厚（图 7-57）。

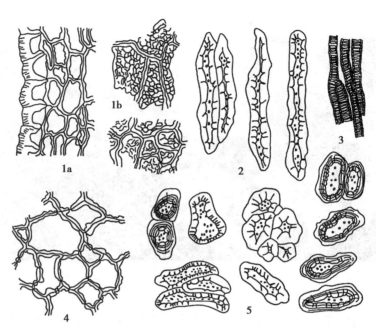

1. 外果皮表皮细胞（a. 侧面观；b. 表面观）；2. 纤维；3. 导管；4. 中果皮细胞；5. 石细胞。

图 7-57　连翘粉末图

【成分】　含连翘酚、连翘苷、连翘酯苷 A 等。按 HPLC 法测定，本品含连翘苷（$C_{27}H_{34}O_{11}$）不得少于 0.15%；含连翘酯苷 A（$C_{29}H_{36}O_{15}$），青翘不得少于 3.5%，老翘不得少于 0.25%。

【功能主治】　清热解毒，消肿散结，疏散风热。主治痈疽、瘰疬、乳痈、丹毒、风热感冒、温病初起、温热入营、高热烦渴、神昏发斑、热淋涩痛。用量 6～15g。

知识链接

连翘伪品及其鉴别

　　同属其他植物的果实因不含抗菌活性成分连翘酚，故不能混作连翘使用，应注意鉴别。连翘主要伪品如下。①秦连翘 *Forsythia giraldiana* Lingelsh.：呈长椭圆形，长 0.5～1.8cm，直径 0.3～1.0cm，顶端锐尖，大多开裂，基部多连接，表面淡棕色，较光滑，突起的小斑点不明显，一瓣稍弯向内侧，另一瓣稍弯向外，形似鸡喙。内有两粒种子，浅棕色，呈扁长椭圆形，周围翅状，一面有 3～5 条较明显的纵棱，种子大多脱落，气微香，味苦。②金钟花 *Forsythia viridissma* Lind1.：呈卵形，长 1.0～2.0cm，果皮稍薄，基部有皱褶疣状突起，分布于中部至顶部纵沟两侧；质脆，种子金黄色，具三棱，种皮皱缩，有不规则纹理，捻碎后有丝相连。③奇异连翘 *Forsythia mira* M. C. Chang：呈卵形扁平，长约 1.5cm 左右，果皮黑褐色，具不规则纵皱纹，种子棕色，细长，稍弯曲，一侧有翼，半透明。

女贞子（Ligustri Lucidi Fructus）

为木犀科植物女贞 *Ligustrum lucidum* Ait. 的干燥成熟果实。主产于浙江、江苏等地。冬季果实成熟时采收，除去枝叶，稍蒸或置沸水中略烫后，干燥；或直接干燥（图7-58）。

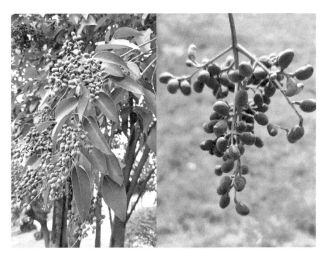

图7-58　女贞子原植物图

【性状鉴别】

1.药材　①呈卵形、椭圆形或肾形，长6～8.5mm，直径3.5～5.5mm。②表面黑紫色或灰黑色，皱缩不平，基部有果梗痕或具宿萼及短梗。③体轻；外果皮薄；中果皮较松软，易剥离；内果皮木质，黄棕色，具纵棱；破开后种子通常为1粒，肾形，紫黑色，显油性。④气微，味甘、微苦涩。以粒大、饱满、色黑紫、质坚实、杂质少（不得过3%）者为佳（图7-59）。

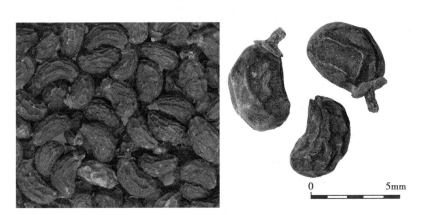

图7-59　女贞子药材图

2.酒女贞子　表面黑褐色或灰黑色，常附有白色粉霜。微有酒香气。余同药材。

【成分】　含特女贞苷、齐墩果酸、乙酰齐墩果酸、熊果酸等。按HPLC法测定，本品含特女贞苷（$C_{31}H_{42}O_{17}$）不得少于0.70%；酒女贞子含红景天苷（$C_{14}H_{20}O_7$）不得少于0.20%。

【功能主治】　滋补肝肾，明目乌发。主治肝肾阴虚、眩晕耳鸣、腰膝酸软、须发早白、目暗不明、内热消渴、骨蒸潮热。用量6～12g。

女贞子掺伪品及其鉴别

女贞子主要掺伪品如下。①鸦胆子：为苦木科植物鸦胆子 *Brucea javanica*（L.）Merr. 的成熟果实。无臭，味极苦。②冬青子：为冬青科植物冬青 *Ilex chinensis* Sims 的果实。呈椭圆形，表面棕黑色，光亮，具细疣状突起，内果皮木质，无纵棱，核通常为 4 枚，少数 5 枚，表面具 1 深沟。

蔓荆子（Viticis Fructus）

为马鞭草科植物单叶蔓荆 *Vitex trifolia* L. var. *simplicifolia* Cham. 或蔓荆 *Vitex trifolia* L. 的干燥成熟果实。单叶蔓荆主产于山东、江西等地；蔓荆主产于广东、广西等地。秋季果实成熟时采收，除去杂质，晒干。

【性状鉴别】

1. 药材　①呈球形，直径 4～6mm。②表面灰黑色或黑褐色，被灰白色粉霜状茸毛，有纵向浅沟 4 条，顶端微凹，基部有灰白色宿萼及短果梗；萼长为果实的 1/3～2/3，先端 5 齿裂，其中 2 裂较深，密被茸毛。③体轻，质坚韧，不易破碎，横切面可见 4 室，每室有种子 1 枚。④气特异而香，味淡、微辛。以粒大、饱满、具灰白色粉霜、气香、杂质少（不得过 2%）者为佳（图 7-60）。

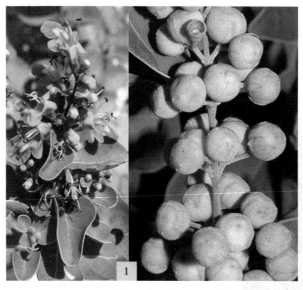
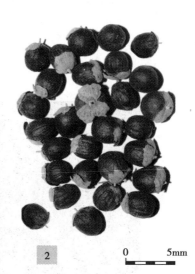

图 7-60　蔓荆子原植物及药材图

1. 原植物（单叶蔓荆）；2. 药材。

2. 炒蔓荆子　表面黑色或黑褐色。余同药材。

【成分】　含挥发油、蔓荆子黄素、蔓荆子碱和维生素 A 等。按 HPLC 法测定，本品含蔓荆子黄素（$C_{19}H_{18}O_8$）不得少于 0.030%。

【功能主治】　疏散风热，清利头目。主治风热感冒头痛、牙龈肿痛、目赤多泪、目暗不明、头晕目眩。用量 5～10g。

蔓荆子伪品及其鉴别

蔓荆子伪品主要有：①同科植物黄荆 *Vitex negundo* L. 或牡荆 *Vitex negundo* var. *cannabifolia*（Sieb. et Zucc.）Hand.-Mazz. 的干燥成熟果实。较蔓荆子小，倒圆锥形，顶端稍大，萼片多紧抱果实。②同科荆条 *Vitex negundo* L.var. *heterophylla*（Franch.）Rehd. 的干燥成熟果实。较黄荆子稍大，宿萼包被果实约 4/5。

夏枯草（Prunellae Spica）

为唇形科植物夏枯草 *Prunella vulgaris* L. 的干燥果穗。主产于江苏、安徽等地。夏季果穗呈棕红色时采收，除去杂质，晒干。

【性状鉴别】　①呈圆柱形，略扁，长 1.5～8cm，直径 0.8～1.5cm，淡棕色至棕红色。②全穗由数轮至 10 数轮宿萼与苞片组成，每轮有对生苞片 2 片，呈扇形，先端尖尾状，脉纹明显，外表面有白毛。③每一苞片内有花 3 朵，花冠多已脱落，宿萼二唇形，内有小坚果 4 枚，卵圆形，棕色，尖端有白色突起。④体轻。⑤气微，味淡。以穗大、色棕红、摇之作响者为佳（图 7-61）。

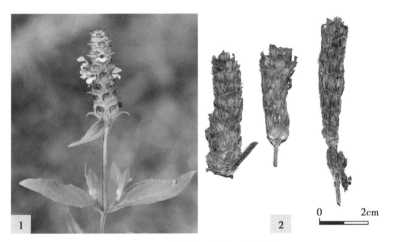

图 7-61　夏枯草原植物及药材图
1. 原植物；2. 药材。

【成分】　含迷迭香酸、熊果酸、夏枯草苷、齐墩果酸、挥发油等。迷迭香酸是一种酚酸类化合物，具有抗凝血、抗菌消炎、抗病毒和很强的抗氧化活性。按 HPLC 法测定，本品含迷迭香酸（$C_{18}H_{16}O_8$）不得少于 0.20%。

【功能主治】　清肝泻火，明目，散结消肿。主治目赤肿痛、目珠夜痛、头痛眩晕、瘰疬、瘿瘤、乳痈、乳癖、乳房胀痛。用量 9～15g。

紫苏子（Perillae Fructus）

为唇形科植物紫苏 *Perilla frutescens*（L.）Britt. 的干燥成熟果实。主产于江苏、河北等地。秋季果实成熟时采收，除去杂质，晒干。

【性状鉴别】

1. 药材　①呈卵圆形或类球形，直径约 1.5mm。②表面灰棕色或灰褐色，有微隆起的暗紫色网纹,基部稍尖,有灰白色点状果梗痕。③果皮薄而脆,易压碎;种子黄白色,种皮膜质,子叶2,类白色,有油性。④压碎有香气,味微辛。以身干、饱满、均匀、灰棕色、无泥杂、不泛油者为佳(图7-62)。

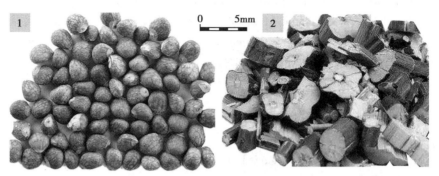

图7-62 紫苏子与紫苏梗药材图

1. 紫苏子;2. 紫苏梗。

2. 炒紫苏子 表面灰褐色,有细裂口,有焦香气。余同药材。

【成分】 含脂肪油、迷迭香酸、维生素 B_1、氨基酸及多种微量元素。苏子脂肪油主要含有亚油酸和 α- 亚麻酸。α- 亚麻酸是人体必需的脂肪酸,可提高人体智力、延缓衰老、抑制癌细胞和预防脑血栓等。按 HPLC 法测定,本品含迷迭香酸($C_{18}H_{16}O_8$),药材不得少于 0.25%;炒紫苏子不得少于 0.20%。

【功能主治】 降气化痰,止咳平喘,润肠通便。主治痰壅气逆、咳嗽气喘、肠燥便秘。用量3～10g。

知识链接

紫苏子伪品及其鉴别

紫苏子伪品主要为唇形科植物石荠苎 *Mosla scabra*(Thunb.)C. Y. Wu et H. W. Li 及小鱼仙草 *Mosla dianthera*(Buch.-Ham. ex Roxburgh)Maxim. 等的果实。石荠苎的小坚果类球形,直径 0.75～1mm;表面黄褐色或棕褐色,具细网状凸起的皱纹,网眼凹入;果皮薄而脆,易压碎。小鱼仙草的小坚果类圆形,直径 1～1.2mm;表面灰褐色,网纹微隆起,网眼常具淡黄色腺点;果皮薄,易压碎。

【附药】

1. 紫苏梗 为紫苏的干燥茎。秋季果实成熟后采割,除去杂质,晒干,或趁鲜切片,晒干。呈方柱形,四棱钝圆,长短不一,直径 0.5～1.5cm;表面紫棕色或暗紫色,四面有纵沟及细纵纹,节部稍膨大,有对生的枝痕和叶痕;体轻,质硬,断面裂片状;切片厚 2～5mm,常呈斜长方形,木部黄白色,射线细密,呈放射状,髓部白色,疏松或脱落;气微香,味淡。本品含迷迭香酸($C_{18}H_{16}O_8$)不得少于 0.10%。功能理气宽中,止痛,安胎(图7-62)。

2. 紫苏叶 为紫苏的干燥叶(或带嫩枝)。夏季枝叶茂盛时采收,除去杂质,晒干。叶片多皱缩卷曲、破碎,完整者呈卵圆形;先端长尖或急尖,基部圆形或宽楔形,边缘具圆锯齿;两面紫色或上表面绿色,下表面紫色,疏生灰白色毛,下表面有多数凹点状的腺鳞;叶柄长 2～7cm,紫色或紫绿色;嫩枝紫绿色,断面中部有髓;气清香,味微辛。以叶片大、色紫、不带枝梗、香气浓郁者为佳。主要含挥发油,油中主要为 *L*- 紫苏醛、香薷酮、紫苏酮等。本品含挥发油不得少于0.40(ml/g)。功能解表散寒,行气和胃(图7-63)。

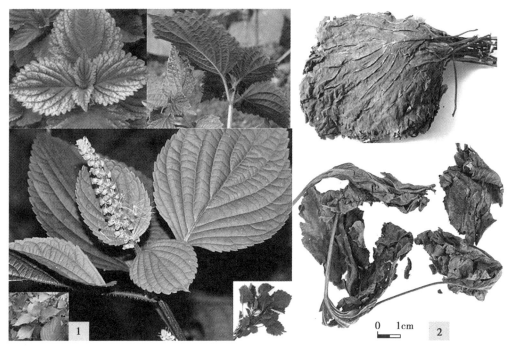

图 7-63　紫苏原植物与紫苏叶图

1. 紫苏原植物；2. 紫苏叶药材。

枸杞子（Lycii Fructus）

　　为茄科植物宁夏枸杞 *Lycium barbarum* L. 的干燥成熟果实。主产于宁夏、甘肃等地。夏、秋二季果实呈红色时采收，热风烘干，除去果梗，或晾至皮皱后，晒干，除去果梗（图 7-64）。

　　【性状鉴别】　①呈类纺锤形或椭圆形，长 6～20mm，直径 3～10mm。②表面红色或暗红色，顶端有小凸起状的花柱痕，基部有白色的果梗痕。③果皮柔韧，皱缩；果肉肉质，柔润，种子 20～50 粒，类肾形，扁而翘，长 1.5～1.9mm，宽 1～1.7mm，表面浅黄色或棕黄色。④气微，味甜。以粒大、身干、肉厚、色红、质柔润、味甜者为佳（图 7-65）。

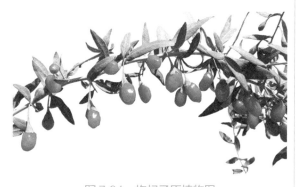

图 7-64　枸杞子原植物图

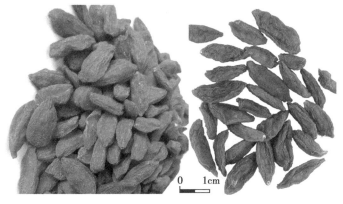

图 7-65　枸杞子药材图

熏硫枸杞的鉴别

熏硫枸杞鉴别方法：一看果蒂，正品枸杞顶端有白色的果梗痕；硫熏品则无白色部分。二看色泽，正品枸杞呈红色或暗红色，皮干而肉满；硫熏品呈均匀的鲜红色，偏湿润而重。三品气味，正品枸杞味甜；熏硫枸杞有明显的酸味或刺激性。此外，正品枸杞热水浸泡后呈淡黄色，味甜；熏硫枸杞热水浸泡后呈砖红色，有酸味或辣味。

【成分】　含甜菜碱、胡萝卜素、玉蜀黍黄素、枸杞子多糖等。按紫外 - 可见分光光度法测定，本品含枸杞多糖以葡萄糖（$C_6H_{12}O_6$）计，不得少于 1.8%；按 HPLC 法测定，本品含甜菜碱（$C_5H_{11}NO_2$）不得少于 0.50%。

【功能主治】　滋补肝肾，益精明目。主治虚劳精亏、腰膝酸痛、眩晕耳鸣、阳痿遗精、内热消渴、血虚萎黄、目昏不明。用量 6～12g。

枸杞子混用品及其鉴别

枸杞子主要混用品如下。①土枸杞子：为同属植物枸杞 *Lycium chinensis* Mill. 的干燥成熟果实。药材略瘦小；表面红色至暗红色，具不规则的皱纹，无光泽，质柔软而略滋润；味甜，微酸。②甘枸杞：为同属植物土库曼枸杞 *Lycium depressum* Stocks、新疆枸杞 *Lycium dasystemum* Pojark 的干燥成熟果实。主产于甘肃、新疆。果实粒小，长不足 1cm，直径 2～4mm，表面暗红色，无光泽；质略柔软；气微，味甘而酸。③九里香果：为芸香科植物九里香 *Murraya exotica* 的干燥果实。果实分为 2 室，每室有种子 1 枚，偶可见 3 枚，种子较大，略呈半球形，类白色；气香，味苦、辛，有麻舌感。

栀子（Gardeniae Fructus）

为茜草科植物栀子 *Gardenia jasminoides* Ellis 的干燥成熟果实。主产于湖南、江西、湖北、浙江等地。9—11 月果实成熟呈红黄色时采收，除去果梗及杂质，蒸至上气或置沸水中略烫，取出，干燥。

【性状鉴别】

1. 药材　①呈长卵圆形或椭圆形，长 1.5～3.5cm，直径 1～1.5cm。②表面红黄色或棕红色，具 6 条翅状纵棱，棱间常有 1 条明显的纵脉纹，并有分枝；顶端残存萼片，基部稍尖，有残留果梗。③果皮薄而脆，略有光泽；内表面色较浅，有光泽，具 2～3 条隆起的假隔膜；种子多数，扁卵圆形，集结成团，深红色或红黄色，表面密具细小疣状突起。④气微，味微酸而苦。以果实完整、种子饱满者为佳（图 7-66）。

2. 饮片　①栀子碎块：呈不规则的碎块；果皮表面红黄色或棕红色，有的可见翅状纵棱；种子多数，扁卵圆形，深红色或红黄色；气微，味微酸而苦。②炒栀子：形如栀子碎块，黄褐色。

【成分】　含栀子苷、绿原酸、栀子素等。按 HPLC 法测定，含栀子苷（$C_{17}H_{24}O_{10}$），药材及栀子碎块不得少于 1.8%；炒栀子不得少于 1.5%。

【功能主治】　泻火除烦，清热利湿，凉血解毒；外用消肿止痛。主治热病心烦、湿热黄疸、淋证涩痛、血热吐衄、目赤肿痛、火毒疮疡；外治扭挫伤痛。用量 6～10g；外用生品适量。

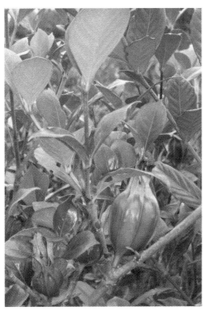
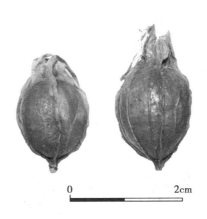

图7-66　栀子原植物及药材图

【附药】　**水栀子**　为同属植物大花栀子 *Gardenia jasminoides* 'grandiflorum' 的干燥果实。又称大栀子,部分地区混作栀子使用。与栀子的主要区别为:果大,长圆形,长3~7cm,棱高。不作内服,外敷作伤科药;主要用作工业染料(图7-67)。

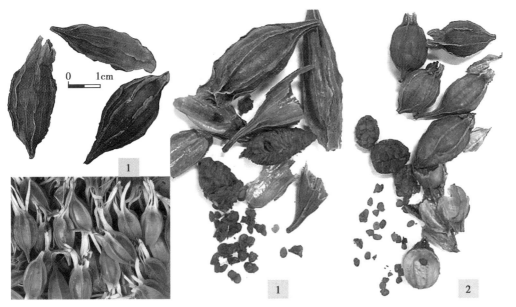

图7-67　水栀子与栀子的比较鉴别
1. 水栀子;2. 栀子。

罗汉果(Siraitiae Fructus)

为葫芦科植物罗汉果 *Siraitia grosvenorii* (Swingle) C. Jeffrey ex A. M. Lu et Z. Y. Zhang 的干燥果实。主产于广西、江西、广东等地。秋季果实由嫩绿变深绿色时采收,晾数天后,低温干燥。

【性状鉴别】　①呈卵形、椭圆形或球形,长4.5~8.5cm。②表面褐色、黄褐色或绿褐色,有深色斑块及黄色柔毛,有的具6~11条纵纹;顶端有花柱残痕,基部有果梗痕。③体轻,质脆,果皮薄,易破;果瓤(中、内果皮)海绵状,浅棕色;种子扁圆形,多数,长约1.5cm,宽约1.2cm,浅红色至棕红色,两面中部微凹陷,四周有放射状沟纹,边缘有槽。④气微,味甜。以个大、形圆、色泽黄褐、手摇不响、果壳不破不焦、甜味浓者为佳(图7-68)。

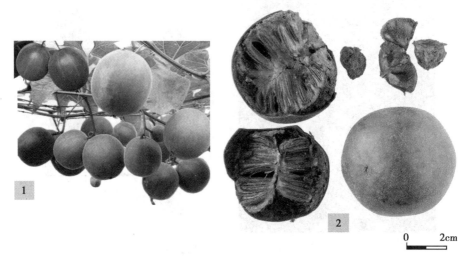

图7-68　罗汉果原植物及药材图
1. 原植物;2. 药材图。

【成分】　罗汉果苷、维生素C、葡萄糖、果糖、氨基酸、黄酮、锰、铁、镍、硒、锡、碘、钼等。罗汉果皂苷V的甜度是蔗糖的256～344倍,罗汉果皂苷Ⅳ的甜度为蔗糖的126倍。按HPLC法测定,本品含罗汉果皂苷V($C_{60}H_{102}O_{29}$)不得少于0.50%。

【功能主治】　清热润肺,利咽开音,润肠通便。主治肺热燥咳、咽痛失音、肠燥便秘。用量9～15g。

瓜蒌 (Trichosanthis Fructus)

为葫芦科植物栝楼 *Trichosanthes kirilowii* Maxim. 或双边栝楼 *Trichosanthes rosthornii* Harms 的干燥成熟果实。栝楼主产于山东、河北等地;双边栝楼主产于江西、湖北等地。秋季果实成熟时,连果梗剪下,置通风处阴干。

【性状鉴别】　①呈类球形或宽椭圆形,长7～15cm,直径6～10cm。②表面橙红色或橙黄色,皱缩或较光滑,顶端有圆形的花柱残基,基部略尖,具残存的果梗,轻重不一。③质脆,易破开,内表面黄白色,有红黄色丝络,果瓤橙黄色,黏稠,与多数种子黏结成团。④具焦糖气,味微酸、甜。以完整、果皮厚、皱缩、糖分足者为佳(图7-69)。

【成分】　含栝楼酸、三萜皂苷、树脂、糖类及色素等。

【功能主治】　清热涤痰,宽胸散结,润燥滑肠。主治肺热咳嗽、痰浊黄稠、胸痹心痛、结胸痞满、乳痈、肺痈、肠痈、大便秘结。用量9～15g。不宜与川乌、制川乌、草乌、制草乌、附子同用。

【附药】

1. 瓜蒌皮　为栝楼或双边栝楼的干燥成熟果皮。秋季采摘成熟果实,剖开,除去果瓤及种子,阴干。药材常切成2至数瓣,边缘向内卷曲;外表面橙红色或橙黄色,皱缩,有的残存果梗,内表面黄白色;质较脆,易折断;具焦糖气,味淡、微酸。功能清热化痰,利气宽胸。

2. 瓜蒌子　为栝楼或双边栝楼的干燥成熟种子。秋季采摘成熟果实,剖开,取出种子,洗净,晒干。①栝楼:呈扁平椭圆形,长12～15mm,宽6～10mm,厚约3.5mm;表面浅棕色至棕褐色,平滑,沿边缘有1圈沟纹;顶端较尖,有种脐,基部钝圆或较狭;种皮坚硬;内种皮膜质,灰绿色,子叶2片,黄白色,富油性;气微,味淡(图7-69)。②双边栝楼:较大而扁,长15～19mm,宽8～10mm,厚约2.5mm;表面棕褐色,沟纹明显而环边较宽,顶端平截。功能润肺化痰,滑肠通便。

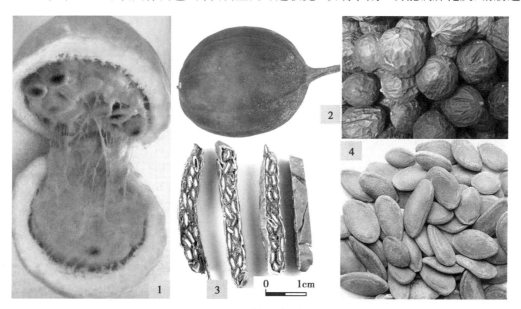

图 7-69　瓜蒌鲜品及药材图

1. 鲜瓜蒌切面;2. 全瓜蒌;3. 瓜蒌饮片;4. 瓜蒌子。

知识链接

瓜蒌伪品及其鉴别

　　曾发现有同属多种植物的果实、果皮或种子混充瓜蒌、瓜蒌皮或瓜蒌子药用,应注意鉴别。瓜蒌主要伪品如下。①王瓜 *Trichosanthes cucumeroides* (Ser.) Maxim.:主产于江苏、浙江等地。果实椭圆形,表面橙红色,果瓤橙黄色;果皮薄,稍皱缩,质脆易碎;种子略成十字形,中部隆起一宽带,俗称"玉带缠腰",表面黄棕色,有细皱纹;种皮破开后可见3室,两端室内中空,各有1孔,中间一室较大,内有2片长方形子叶(图7-70)。②长萼栝楼 *Trichosanthes laceribractea* Hayata:主产于湖北、湖南、江西等地。果实小,果皮薄,果瓤绿色,味苦。

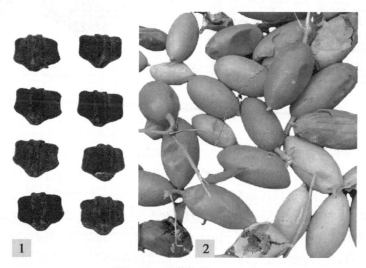

图 7-70　瓜蒌伪品——王瓜

1. 王瓜子;2. 王瓜(鲜品)。

有毒性。③截叶栝楼 Trichosanthes truncata C. B. Clarke：主产于广西、云南等地。果皮稍厚，皱缩；外表面橙棕色至紫棕色，内表面浅灰棕色，味淡略苦；种子椭圆形，稍不对称，长 2～3cm，宽 1.5～2cm，厚 4～6mm；表面黄棕色，光滑。

鹤虱（Carpesii Fructus）

为菊科植物天名精 Carpesium abrotanoides L. 的干燥成熟果实。习称"北鹤虱"，主产于河南、山西等地。秋季果实成熟时采收，晒干，除去杂质。

【性状鉴别】　①呈圆柱状，细小，长 3～4mm，直径不及 1mm。②表面黄褐色或暗褐色，具多数纵棱；顶端收缩呈细喙状，先端扩展成灰白色圆环；基部稍尖，有着生痕迹。③果皮薄，纤维性，种皮菲薄透明，子叶 2 片，类白色，稍有油性。④气特异，味微苦。以颗粒饱满、均匀、气味浓者为佳（图 7-71）。

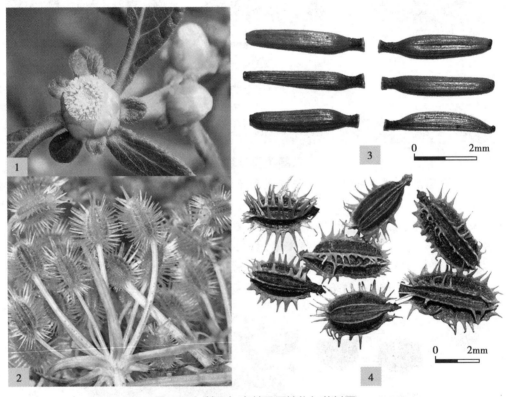

图 7-71　鹤虱与南鹤虱原植物与药材图
1. 天名精；2. 野胡萝卜；3. 鹤虱；4. 南鹤虱。

【成分】　主要含挥发油。油中主成分为天名精内酯、天名精酮等。

【功能主治】　杀虫消积。主治蛔虫病、蛲虫病、绦虫病、虫积腹痛、小儿疳积。用量 3～9g。

【附药】　**南鹤虱**　为伞形科植物野胡萝卜 Daucus carota L. 的干燥成熟果实。秋季果实成熟时割取果枝，晒干，打下果实，除去杂质。为双悬果，呈椭圆形，多裂为分果，分果长 3～4mm，宽 1.5～2.5mm；表面淡绿棕色或棕黄色，顶端有花柱残基，基部钝圆，背面隆起，具 4 条窄翅状次棱，翅上密生 1 列黄白色钩刺，刺长约 1.5mm，次棱之间的凹下处有不明显的主棱，其上散生短柔毛；接合面平坦，有 3 条脉纹，上具柔毛；种仁类白色，有油性；体轻；搓碎时有特异香气，味微辛、苦（图 7-71）。含挥发油，油中主成分为细辛醚、细辛醛、甜没药烯等。性味功能同鹤虱。

鹤虱伪品及混淆品

据调查，各地以鹤虱入药的品种比较混乱。我国唐代以前药用鹤虱系菊科植物蚰蒿，宋代、元代、明代为同科植物天名精，清代则用伞形科植物野胡萝卜。现今各地应用情况如下。①华南鹤虱：为伞形科植物小窃衣 *Torilis japonica*（Houtt.）DC. 的干燥成熟果实，在福建、广东、湖南、四川、甘肃等省部分地区作鹤虱使用。分果背面密生钩刺，刺长短和排列均不整齐；接合面凹陷成槽状，中央有 1 条脉纹。②南鹤虱：为伞形科植物野胡萝卜 *Daucus carota* L. 的干燥成熟果实（图 7-71）。性状鉴别特征见附药"南鹤虱"。③异刺鹤虱：为紫草科植物异刺鹤虱 *Lappusa heteracantha*（Ledeb.）Gurke 的干燥成熟果实。多为分离的小坚果，呈卵状球形或圆锥形，分果呈卵状三面体，表面棕褐色，密布瘤状突起，背面边缘有 2 列锚状钩刺，不等长；味苦，微辛。

苍耳子（Xanthii Fructus）

为菊科植物苍耳 *Xanthium sibiricum* Patr. 的干燥成熟带总苞的果实。秋季果实成熟时采收，干燥，除去梗、叶等杂质。

【性状鉴别】

1. 药材　①呈纺锤形或卵圆形，长 1～1.5cm，直径 0.4～0.7cm。②表面黄棕色或黄绿色，全体有钩刺，顶端有 2 枚较粗的刺，分离或相连，基部有果梗痕。③质硬而韧，横切面中央有纵隔膜，2 室，各有 1 枚瘦果；瘦果略呈纺锤形，一面较平坦，顶端具 1 突起的花柱基，果皮薄，灰黑色，具纵纹；种皮膜质，浅灰色，子叶 2 片，有油性。④气微，味微苦。

2. 炒苍耳子　形如苍耳子，表面黄褐色，有刺痕；微有香气（图 7-72）。

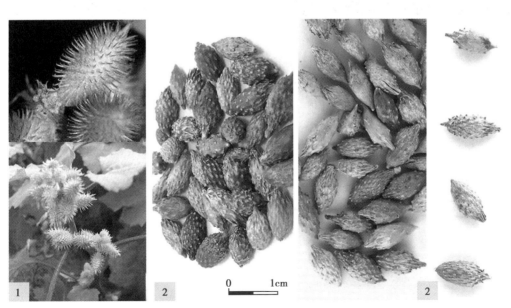

图 7-72　苍耳子原植物及药材图
1. 原植物；2. 药材。

【成分】　含苍耳子苷、苍术苷、脂肪油、绿原酸、蜡醇、谷甾醇、卵磷脂、氨基酸等，按 HPLC 法测定，含绿原酸（$C_{16}H_{18}O_9$）不得少于 0.25%。

【功能主治】　散风寒，通鼻窍，祛风湿。主治风寒头痛、鼻塞流涕、鼻衄、鼻渊、风疹瘙痒、湿痹拘挛。用量 3～10g。

牛蒡子（Arctii Fructus）

为菊科植物牛蒡 *Arctium lappa* L. 的干燥成熟果实。主产于东北、浙江等地。秋季果实成熟时采收果序，晒干，打下果实，除去杂质，再晒干。

【性状鉴别】

1. 药材　①呈长倒卵形，略扁，微弯曲，长 5～7mm，宽 2～3mm。②表面灰褐色，带紫黑色斑点，有数条纵棱，通常中间 1～2 条较明显；顶端钝圆，稍宽，顶面有圆环，中间具点状花柱残迹，基部略窄，着生面色较淡。③果皮较硬，子叶 2 片，淡黄白色，富油性。④气微，味苦后微辛而稍麻舌。以粒大、饱满、身干、杂质少、色灰褐者为佳（图 7-73）。

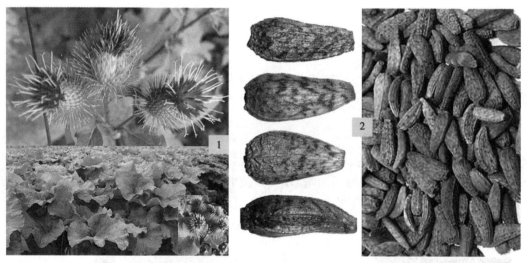

图 7-73　牛蒡子原植物及药材图
1. 原植物；2. 药材。

2. 炒牛蒡子　色泽加深，略鼓起；微有香气。余同药材。

【成分】　含牛蒡苷、牛蒡子酚、牛蒡子酮等。按 HPLC 法测定，本品含牛蒡苷（$C_{27}H_{34}O_{11}$）不得少于 5.0%。

【功能主治】　疏散风热，宣肺透疹，解毒利咽。主治风热感冒、咳嗽痰多、麻疹、风疹、咽喉肿痛、痄腮、丹毒、痈肿疮毒。用量 6～12g。

知识链接

牛蒡子伪品及其鉴别

牛蒡子主要伪品如下。①大鳍蓟：为菊科植物大翅蓟 *Onopordum acanthium* L. 的果实。外形不弯曲。顶端钝尖，有一类圆形或尖方形的环，中央有点状花柱痕。②水飞蓟：为菊科植物水飞蓟 *Silybum marianunl*（L.）Gaertn. 的果实。外形两侧略不对称。纵脊横向波状细纹，顶端宽向一侧倾斜。③木香子：为菊科木香 *Aucklandia lappa* Decne. 的果实。外形扁圆锥形。顶端宽而平截，基部渐尖，有点状果痕。④绒毛牛蒡子：为菊科植物毛头牛蒡 *Arctium tomentosum* Mill. 的成熟果实。顶端稍宽，顶面为多角形，可见一直径约 0.2cm 的黑色圆环，中央点状花柱残痕基部较平。

砂仁（Amomi Fructus）

为姜科植物阳春砂 *Amomum villosum* Lour.、绿壳砂 *Amomum villosum* Lour. var. *xanthioides* T. L. Wu et Senjen 或海南砂 *Amomum longiligulare* T. L. Wu 的干燥成熟果实。阳春砂主产于广东省，多为栽培；绿壳砂主产于云南；海南砂主产于海南省。夏、秋二季果实成熟时采收，晒干或低温干燥。

【性状鉴别】

1. 阳春砂、绿壳砂 ①呈椭圆形或卵圆形，有不明显的三棱，长 1.5～2cm，直径 1～1.5cm。②表面棕褐色，密生刺状突起，顶端有花被残基，基部常有果梗，果皮薄而软。③种子集结成团，具三钝棱，中有白色隔膜，将种子团分成 3 瓣，每瓣有种子 5～26 粒；种子为不规则多面体，直径 2～3mm；表面棕红色或暗褐色，有细皱纹，外被淡棕色膜质假种皮，质硬，胚乳灰白色。④气芳香而浓烈，味辛凉、微苦（图 7-74）。

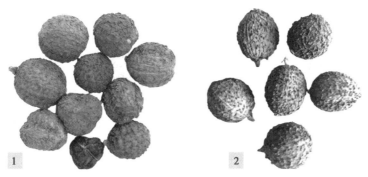

图 7-74 砂仁药材图
1. 晒干品；2. 电烘干品。

2. 海南砂 ①呈长椭圆形或卵圆形，有明显的三棱，长 1.5～2cm，直径 0.8～1.2cm。②表面被片状、分枝的软刺，基部具果梗痕，果皮厚而硬。③种子团较小，每瓣有种子 3～24 粒，种子直径 1.5～2mm。④气味稍淡。

以个大、饱满、坚实、香气浓、味辛凉浓厚者为佳。

【显微鉴别】

1. 阳春砂种子横切面 ①假种皮有时残存。②种皮表皮细胞 1 列，径向延长，壁稍厚；下皮细胞 1 列，含棕色或红棕色物。③油细胞层为 1 列油细胞，长 76～106μm，宽 16～25μm，含黄色油滴。④色素层为数列棕色细胞，细胞多角形。⑤内种皮为 1 列栅状厚壁细胞，黄棕色，内壁及侧壁极厚，细胞小，内含硅质块。⑥外胚乳细胞含淀粉粒，并有少数细小草酸钙方晶。⑦内胚乳细胞含细小糊粉粒及脂肪油滴（图 7-75）。

2. 粉末 灰棕色。①内种皮厚壁细胞：红棕色或黄棕色，表面观多角形，壁厚，非木化，胞腔内含硅质块；断面观为 1 列栅状细胞，内壁及侧壁极厚，胞腔偏外侧，内含硅质块。②种皮表皮细胞：淡黄色，表面观长条形，常与下皮细胞上下层垂直排列；下皮细胞含棕色或红棕色物。③色素层细胞：皱缩，界限不清楚，含红棕色或深棕色物。④外胚乳细胞：类长方形或不规则形，充满细小淀粉粒集结成的淀粉团，

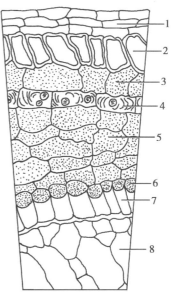

ER-7-10

砂仁的粉末显微鉴定

1. 假种皮；2. 表皮细胞；3. 下皮细胞；
4. 油细胞层；5. 色素层；6. 硅质块；
7. 内种皮；8. 外胚乳。
图 7-75 砂仁（阳春砂种子）横切面图

有的包埋有细小草酸钙方晶。⑤内胚乳细胞：含细小糊粉粒及脂肪油滴。⑥油细胞：无色，壁薄，偶见油滴散在（图7-76）。

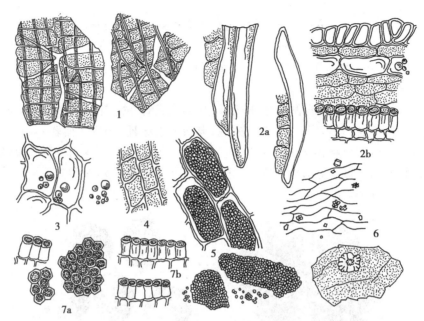

1. 下皮细胞；2. 种皮表皮细胞（a. 表面观；b. 断面观）；3. 油细胞；4. 色素层细胞；5. 外胚乳细胞及淀粉团；6. 假种皮及草酸钙结晶；7. 内种皮细胞（a. 表面观；b. 断面观）。

图7-76　砂仁（阳春砂）粉末图

【成分】　含挥发油，油中主成分为乙酸龙脑酯、芳樟醇、龙脑、樟脑等。按挥发油测定法测定，阳春砂及绿壳砂的种子团含挥发油不得少于3.0%（ml/g）；海南砂种子团含挥发油不得少于1.0%（ml/g）。按GC法测定，本品含乙酸龙脑酯（$C_{12}H_{20}O_2$）不得少于0.90%。

【理化鉴别】　①检查：水分不得过15.0%（甲苯测定法）。②薄层色谱：以乙酸龙脑酯对照品为对照，进行TLC鉴别，供试品色谱中，在与对照品色谱相应的位置上，应显相同的紫红色斑点。

【功能主治】　化湿开胃，温脾止泻，理气安胎。主治湿浊中阻、脘痞不饥、脾胃虚寒、呕吐泄泻、妊娠恶阻、胎动不安。用量3～6g，后下。

知识链接

砂仁伪品及其鉴别

　　砂仁伪品主要有：①砂仁属植物红壳砂仁 *Amomum neoaurantiacum* 等数种植物的果实，在我国云南等地亦作砂仁入药。其蒴果近球形，表面暗红色至棕褐色，疏生柔刺；果柄短，长3～4mm，被淡锈色柔毛；花萼宿存，被毛；子房3室，中轴胎座，每室有种子11～15粒，紧密排列成2～3行；种子多数，方形或多角形，红褐色；气香，味微苦。②山姜属植物山姜 *Alpinia japonica*（Thunb.）Miq.、华山姜 *Alpinia oblongifolia* Hayata 等植物的种子团，习称"土砂仁""建砂仁"或"川砂仁"。在福建、四川、贵州等地使用。药材多为种子团或散落的种子，并常残留棕黄色光滑的果皮碎片。该属植物的果实或种子团，不宜作砂仁使用，应注意鉴别。

草果（Tsaoko Fructus）

　　为姜科植物草果 *Amomum tsao-ko* Crevost et Lemaire 的干燥成熟果实。主产于云南、广西等地，多为栽培。秋季果实成熟时采收，除去杂质，晒干或低温干燥。

【性状鉴别】　①呈长椭圆形，具三钝棱，长 2～4cm，直径 1～2.5cm。②表面灰棕色至红棕色，具纵沟及棱线，顶端有圆形突起的柱基，基部有果梗或果梗痕；果皮质坚韧，易纵向撕裂；剥去外皮，中间有黄棕色隔膜，将种子团分成 3 瓣，每瓣有种子多为 8～11 粒。③种子呈圆锥状多面体，直径约 5mm，表面红棕色，外被灰白色膜质的假种皮，种脊为 1 条纵沟，尖端有凹状的种脐；质硬，胚乳灰白色。④有特异香气，味辛、微苦。以个大、饱满、色红棕、气味浓者为佳（图 7-77）。

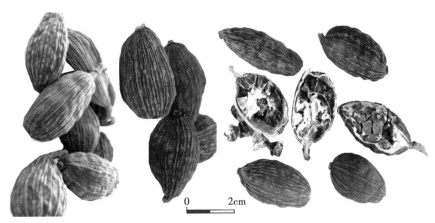

图 7-77　草果药材图

【成分】　含挥发油。油中主成分为 1,8- 桉油精、牻牛儿醛、反 -2- 十一烯醛等。按挥发油测定法测定，本品种子团含挥发油不得少于 1.4%（ml/g）。

【功能主治】　燥湿温中，截疟除痰。主治寒湿内阻、脘腹胀痛、痞满呕吐、疟疾寒热、瘟疫发热。用量 3～6g。

豆蔻（ Amomi Fructus Rotundus ）

为姜科植物白豆蔻 *Amomum kravanh* Pierre ex Gagnep. 或爪哇白豆蔻 *Amomum compactum* Soland ex Maton 的干燥成熟果实，前者习称"原豆蔻"，主产于柬埔寨、泰国、越南、缅甸等国，我国海南和云南有栽培；后者习称"印尼白蔻"，主产于印度尼西亚，我国海南和云南有栽培。夏、秋间采收成熟果实，晒干或低温干燥。

【性状鉴别】

1. 原豆蔻　①呈类球形，直径 1.2～1.8cm。②表面黄白色至淡黄棕色，有 3 条较深的纵向槽纹，顶端有突起的柱基，基部有凹下的果柄痕，两端均具有浅棕色绒毛。③果皮体轻，质脆，易纵向裂开，内分 3 室，每室含种子约 10 粒；种子呈不规则多面体，背面略隆起，直径 3～4mm，表面暗棕色，有皱纹，并被有残留的假种皮。④气芳香，味辛凉略似樟脑（图 7-78）。

2. 印尼白蔻　①个略小。②表面黄白色，有的微显紫棕色。③果皮较薄，种子瘦瘪。④气味较弱。

均以个大、完整、饱满、果皮薄而洁白、杂质少（原豆蔻不得过 1%，印尼白蔻不得过 2%）、气味浓者为佳。

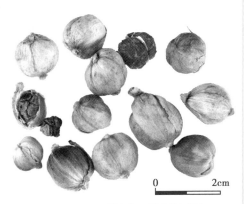

图 7-78　豆蔻（白豆蔻）药材图

【成分】　含挥发油、皂苷、色素及脂肪油等。按挥发油测定法测定，原豆蔻仁含挥发油不得少于 5.0%（ml/g）；印尼白蔻仁不得少于 4.0%（ml/g）。按 GC 法测定，豆蔻仁含桉油精（$C_{10}H_{18}O$）不得少于 3.0%。

【功能主治】　化湿行气，温中止呕，开胃消食。主治湿浊中阻、不思饮食、湿温初起、胸闷不饥、寒湿呕逆、胸腹胀痛、食积不消。用量 3～6g，后下。

益智（Alpiniae Oxyphyllae Fructus）

为姜科植物益智 *Alpinia oxyphylla* Miq. 的干燥成熟果实。主产于广东、海南、广西等地。夏、秋间果实由绿变红时采收，晒干或低温干燥。

【性状鉴别】

1. 药材　①呈椭圆形，两端略尖，长 1.2～2cm，直径 1～1.3cm。②表面棕色或灰棕色，有纵向凹凸不平的突起棱线 13～20 条，顶端有花被残基，基部常残存果梗。③果皮薄而稍韧，与种子紧贴，种子集结成团，中有隔膜将种子团分为 3 瓣，每瓣有种子 6～11 粒。④种子呈不规则扁圆形，略有钝棱，直径约 3mm，表面灰褐色或灰黄色，外被淡棕色膜质假种皮，质硬，胚乳白色。⑤有特异香气，味辛、微苦。以粒大饱满、气味浓者为佳（图 7-79）。

2. 饮片　①益智仁：不规则扁圆形的种子或种子团残瓣。余同药材种子。②盐益智仁：表面棕褐色至黑褐色，质硬，胚乳白色，有特异香气，味辛，微咸、苦（图 7-80）。

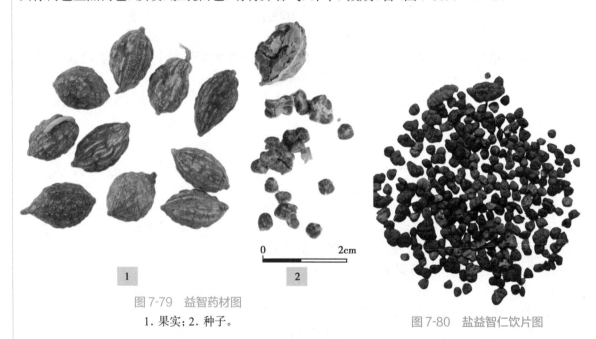

图 7-79　益智药材图
1. 果实；2. 种子。

图 7-80　盐益智仁饮片图

【成分】　主要含挥发油。种子含挥发油不得少于 1.0%（ml/g）。

【功能主治】　暖肾固精缩尿，温脾止泻摄唾。主治肾虚遗尿、小便频数、遗精白浊、脾寒泄泻、腹中冷痛、口多唾涎。用量 3～10g。

第二节　种子类中药的鉴定

种子类中药是指以成熟种子、种子的一部分或种子加工品入药的中药。多用完整的种子，如沙苑子、酸枣仁、王不留行等；少数为种子的一部分，如肉豆蔻衣、龙眼肉用假种皮；绿豆衣、花生衣用种皮;肉豆蔻用除去种皮的种仁;莲子芯用胚;大豆黄卷用发芽的种子;淡豆豉则为种子的发酵品。

一、性 状 鉴 别

种子类中药的性状鉴别,重点观察其形状、大小、颜色、表面纹理、种脐、合点、种脊、质地、剖面及气味等特征。种子多呈类球形、扁圆形、线形、纺锤形或肾形,少数呈扁心脏形(如苦杏仁)、马蹄形(如决明子)、鸡心形(如槟榔)或纽扣状(如马钱子)。表面常有各种纹理,如王不留行具颗粒状突起,蓖麻子有色泽鲜艳的花纹;有的具毛茸,如马钱子;有的具翅状物,如木蝴蝶;表面常可见种脐、合点、种脊等,有的可见种阜,如千金子。剥去种皮可见种仁,有的种子胚乳发达,如马钱子;无胚乳种子的子叶常特别肥厚,如苦杏仁。有的种子水浸后种皮有黏液,如葶苈子、车前子;有的种子水浸后种皮呈龟裂状,如牵牛子。

二、显 微 鉴 别

种子的构造包括种皮、胚乳和胚三部分。

1. 种皮　种皮的构造因植物的种类而异。种子通常只有 1 层种皮,但有的种子有内、外两层种皮。种皮通常由下列 1 种或数种组织组成。

(1)表皮层:多数种子的种皮表皮细胞由 1 列薄壁细胞组成,有的表皮细胞充满黏液质,如芥子;有的部分或全部分化成非腺毛,如牵牛子、马钱子;有的表皮细胞中单独或成群地散列着石细胞,如苦杏仁、桃仁;有的表皮层全由石细胞组成,如天仙子;有的表皮细胞为狭长的栅状细胞,其细胞壁常木化增厚,如青葙子及一般豆科植物的种子;有的表皮细胞中含有色素,如青葙子、牵牛子。

(2)栅状细胞层:位于某些植物种子的表皮内侧,由 1~3 列狭长的细胞排列而成,其细胞壁多木化增厚。有的栅状细胞内壁和侧壁增厚,而外壁菲薄,如白芥子;有的在栅状细胞的外缘处,可见一条折光率较强的光辉带,如牵牛子、菟丝子。

(3)油细胞层:某些种子的表皮层下有油细胞层,内贮挥发油,使种子具有香气,如豆蔻、砂仁等。

(4)色素层:具有颜色的种子,除表皮层可含色素外,内层细胞或内种皮细胞中也可含色素,如豆蔻。

(5)石细胞层:除种子的表皮有时为石细胞外,有的表皮内层几乎全由石细胞组成,如瓜蒌子;或内种皮为石细胞层,如豆蔻、阳春砂、草果等。

(6)营养层:在种皮的中层或内层,胚乳细胞的外侧,常有数列贮有淀粉粒的薄壁细胞,称为营养层。在种子发育过程中,营养层的淀粉常被消耗,成为颓废的薄层,如牵牛子;有的营养层中尚包括一层含糊粉粒的细胞。

2. 胚乳　分外胚乳和内胚乳,通常由薄壁细胞组成,其内贮藏有大量脂肪油和糊粉粒。外胚乳组织大多颓废,少数种子有发达的外胚乳。大多数种子具有内胚乳,在无胚乳的种子中,也残存 1~2 列内胚乳细胞,如苦杏仁。个别种子的外胚乳或外胚乳与种皮的折合层不规则地伸入内胚乳中,形成错入组织,如肉豆蔻、槟榔。胚乳细胞中有时含草酸钙结晶;有的糊粉粒中有小簇晶存在,如小茴香。

3. 胚　包括胚根、胚轴、胚芽及子叶四部分。子叶常占胚的大部分,其构造与叶相似,表皮下方常可见明显的栅栏组织,胚的其他部分一般全由薄壁细胞组成。鉴别时应注意子叶中有无分泌组织及后含物。如牵牛子的子叶中含有草酸钙结晶。

胚乳和胚中贮藏的营养物质,主要为脂肪油、蛋白质和淀粉粒。种子中的贮藏蛋白质,常以糊粉粒的形式存在。在植物器官中只有种子含有糊粉粒。因此,糊粉粒是确定种子类中药粉末的重要标志。

白果（Ginkgo Semen）

白果的性状观察

为银杏科植物银杏 *Ginkgo biloba* L. 的干燥成熟种子。全国各地广为栽培。秋季种子成熟时采收,除去肉质外种皮,洗净,稍蒸或略煮后,烘干。

【性状鉴别】

1. 药材　①略呈椭圆形,一端稍尖,另端钝。②表面黄白色或淡棕黄色,平滑,具2～3条棱线。③中种皮(壳)骨质,坚硬。④内种皮膜质,种仁宽卵球形或椭圆形,一端淡棕色,另一端金黄色,横断面外层黄色,胶质样,内层淡黄色或淡绿色,粉性,中间有空隙。⑤气微,味甘,微苦。以身干、粒大、壳色黄白、种仁饱满、断面色淡黄者为佳(图7-81)。

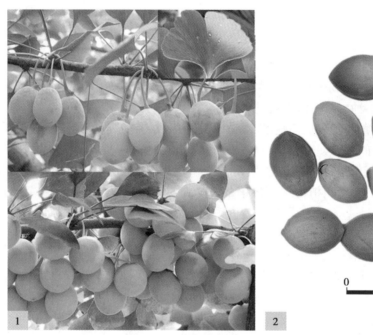
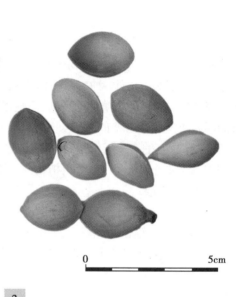

图7-81　白果原植物及药材图
1. 原植物；2. 药材。

2. 饮片　①白果仁:种仁宽卵球形或椭圆形,有残留膜质内种皮,一端淡棕色,另一端金黄色。质地较硬。横断面胶质样,外层黄色,内层淡黄色,粉性,中间有空隙。气微,味甘,微苦。②炒白果仁:形如白果仁,色泽加深,略有焦斑。有香气,味甘,微苦。余同白果仁。

【成分】　含银杏内酯、槲皮素、芦丁、白果素、银杏素、白果酸、白果酚、银杏醇、钙、磷、铁、胡萝卜素等;尚含少量氰苷、赤霉素等。

【功能主治】　敛肺定喘,止带缩尿。主治痰多喘咳、带下白浊、遗尿尿频。用量5～10g。生食有毒。

柏子仁（Platycladi Semen）

为柏科植物侧柏 *Platycladus orientalis*（L.）Franco 的干燥成熟种仁。主产于山东、河南、河北等地。秋、冬二季采收成熟种子,晒干,除去种皮,收集种仁。

【性状鉴别】　①呈长卵形或长椭圆形，长4～7mm，直径1.5～3mm。②表面黄白色或淡黄棕色，外包膜质内种皮，顶端略尖，有深褐色的小点，基部钝圆。③质软，富油性。④气微香，味淡。以粒饱满、色黄白、油性大而不泛油、无杂质者为佳（图7-82）。

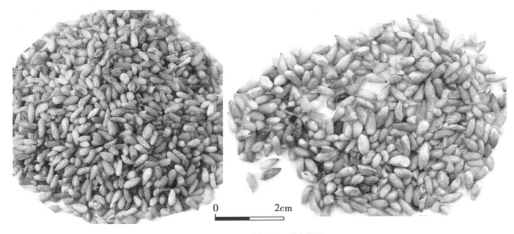

图7-82　柏子仁药材图

【成分】　含脂肪油、挥发油、皂苷、蛋白质、钙、磷、铁及多种维生素等。

【功能主治】　养心安神，润肠通便，止汗。主治阴血不足、虚烦失眠、心悸怔忡、肠燥便秘、阴虚盗汗。用量3～10g。

【附药】　**侧柏叶**　为侧柏的枝梢和叶。多在夏、秋二季采收，阴干。小枝扁平，多分枝；叶细小鳞片状，交互对生，贴伏于枝上，深绿色或黄绿色；质脆，易折断；气清香，味苦涩、微辛。本品性寒，味苦、涩；功能凉血止血，化痰止咳，生发乌发（图7-83）。

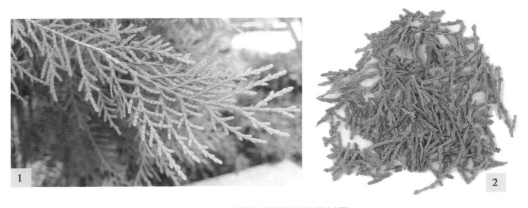

图7-83　侧柏叶原植物及药材图
1. 原植物；2. 药材。

王不留行（Vaccariae Semen）

为石竹科植物麦蓝菜 *Vaccaria segetalis*（Neck.）Garcke 的干燥成熟种子。主产于江苏、河北等地。夏季果实成熟、果皮尚未开裂时采割植株，晒干，打下种子，除去杂质，再晒干。

【性状鉴别】

1. 药材　①呈球形，直径约2mm。②表面黑色，少数红棕色，略有光泽，有细密颗粒状突起，一侧有1凹陷的纵沟。③质硬；胚乳白色，胚弯曲成环，子叶2。④气微，味微涩、苦。以粒饱满、身干、杂质少、色黑者为佳（图7-84）。

2. 炒王不留行　呈类球形爆花状,表面白色,质松脆(图7-85)。

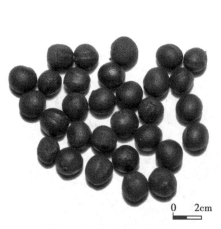

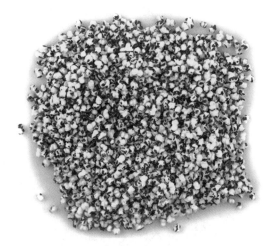

图7-84　王不留行药材图　　　　　　　　　　图7-85　炒王不留行药材图

【成分】　含王不留行黄酮苷、王不留行皂苷、棉籽糖等。按 HPLC 法测定,含王不留行黄酮苷($C_{32}H_{38}O_{19}$),药材不得少于0.40%;饮片不得少于0.15%。

【功能主治】　活血通经,下乳消肿,利尿通淋。主治经闭、痛经、乳汁不下、乳痈肿痛、淋证涩痛。用量5～10g。

莲子（Nelumbinis Semen）

为睡莲科植物莲 *Nelumbo nucifera* Gaertn. 的干燥成熟种子。主产于浙江、湖南、江苏、安徽等地。秋季果实成熟时采割莲房,取出果实,除去果皮,干燥,或除去莲子心后干燥。

【性状鉴别】

1. 药材　①略呈椭圆形或类球形,长1.2～1.8cm,直径0.8～1.4cm。②表面红棕色,有细纵纹和较宽的脉纹;一端中心呈乳头状突起,棕褐色,多有裂口,其周边略下陷。③质硬,种皮薄,不易剥离。子叶2片,黄白色,肥厚,中有空隙,具绿色莲子心;或底部具有一小孔,不具莲子心。④气微,味甘、微涩;莲子心味苦。以个大、饱满者为佳(图7-86)。

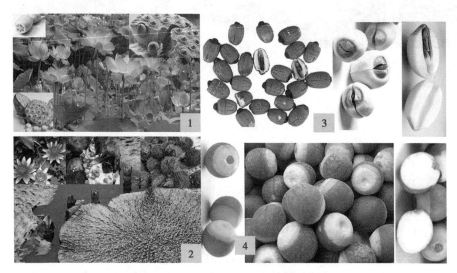

图7-86　莲子与芡实原植物及药材图

1. 莲子原植物；2. 芡实原植物；3. 莲子药材；4. 芡实药材。

　　2. 饮片　　略呈椭圆形、类球形、类半球形或不规则碎块。表面红棕色，有细纵纹和较宽的脉纹。椭圆形、类球形、类半球形者一端中心呈乳头状突起，棕褐色，多有裂口，其周边略下陷。质硬，种皮薄，不易剥离。子叶黄白色，肥厚，中有空隙。气微，味微甘、微涩。

　　【成分】　含淀粉、β-谷甾醇、生物碱、维生素及钙、磷、铁等。

　　【功能主治】　补脾止泻，止带，益肾涩精，养心安神。主治脾虚泄泻、带下、遗精、心悸失眠。用量6～15g。

　　【附药】　莲一身皆宝，除莲子外，尚有莲子心、莲房（成熟花托）、荷叶、荷梗（叶柄或花梗）、荷蒂（莲叶的中央连接荷梗的部分）、荷花（花瓣）、莲须（雄蕊）、藕（肥大根茎）供药用。此外，该药材应注意与芡实区别使用。

　　1. 莲子心　为莲成熟种子中的干燥幼叶及胚根。秋季采收莲子，取出幼叶及胚根，干燥。呈细圆柱形，长1～1.4cm，直径约0.2cm；幼叶绿色，一长一短，卷成箭形，先端向下反折，两幼叶间可见细小胚芽；胚根圆柱形，长约3mm，黄白色；质脆，易折断，断面有数个小孔；气微，味苦。本品功能清心安神，交通心肾，涩精止血（图7-87）。

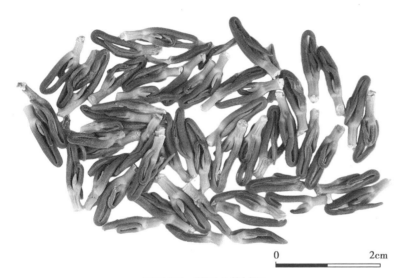

　　　　　　　0　　　　　　　　　2cm

图7-87　莲子心药材图

　　2. 荷叶　为莲的干燥叶。夏、秋二季采收，晒至七八成干时，除去叶柄，折成半圆形或折扇形，干燥。呈半圆形或折扇形；展开后呈类圆形，全缘或稍呈波状；上表面深绿色或黄绿色，较粗糙；下表面淡灰棕色，较光滑，有粗脉21～22条，自中心向四周射出；质脆，易破碎；稍有清香气，味微苦。本品功能清暑化湿，升发清阳，凉血止血（图7-88）。

　　3. 藕节　为莲的干燥根茎节部。秋、冬二季挖取根茎（藕），洗净，切取节部，除去须根，晒干。呈短圆柱形，中部稍膨大；表面灰黄色至灰棕色，有残存须根或须根痕，偶见暗红棕色的鳞叶残基，两端有残留的藕，表面皱缩有纵纹；质硬，断面有多数类圆形的孔；气微，味微甘、涩。本品功能收敛止血，化瘀（图7-89）。

　　4. 芡实　为睡莲科植物芡 *Euryale ferox* Salisb. 的干燥成熟种仁。秋末冬初采收成熟果实，除去果皮，取出种子，洗净，再除去硬壳（外种皮），晒干。本品呈类球形，多为破粒，完整者直径5～8mm。表面有棕红色或红褐色内种皮，一端黄白色，约占全体1/3，有凹点状的种脐痕，除去内种皮显白色。质较硬，断面白色，粉性。气微，味淡。功能益肾固精，补脾止泻，除湿止带。主治遗精滑精、遗尿尿频、脾虚久泻、白浊、带下。用量9～15g（图7-86）。

芡实的性状观察

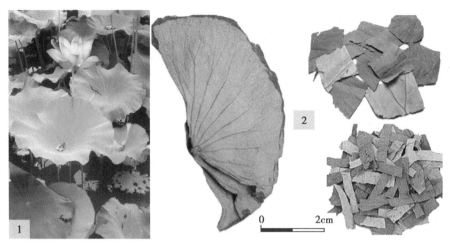

图 7-88 荷叶原植物及药材图
1. 原植物；2. 药材。

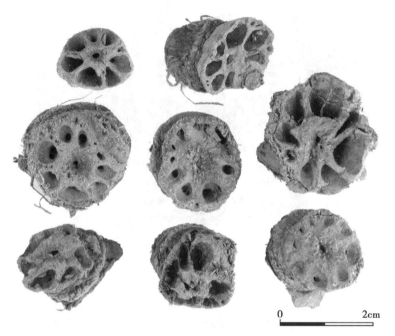

图 7-89 藕节药材图

肉豆蔻（Myristicae Semen）

肉豆蔻的性状
观察

为肉豆蔻科植物肉豆蔻 *Myristica fragrans* Houtt. 的干燥种仁。主产于马来西亚、印度尼西亚、斯里兰卡等国；我国广东、广西、云南有栽培。4—6 月及 11—12 月摘取成熟果实，剖开果皮，剥去假种皮，再敲开壳状的种皮，取出种仁用石灰乳浸一天后，低温烘干，或不浸石灰乳直接烘干。

【性状鉴别】

1. 药材 ①呈卵圆形或椭圆形，长 2～3cm，直径 1.5～2.5cm。②表面灰棕色或灰黄色，有不规则网状沟纹，有时外被白色石灰粉；种脐位于宽端，呈浅色圆形突起；合点呈暗色凹陷；种脊呈纵沟状，连接两端。③质坚实，断面显棕黄色相杂的大理石样花纹，宽端可见皱缩的胚，富油性。④气香浓烈，味辛。以个大、身干（水分≤10.0%）、体重、质坚实、香气浓烈者为佳（图7-90）。

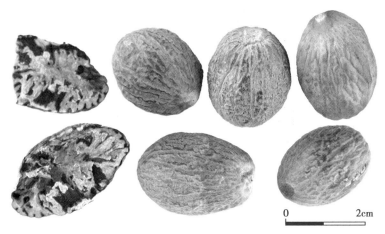

图 7-90　肉豆蔻药材图

2. 麸煨肉豆蔻　表面棕褐色，有裂隙。气香，味辛。余同药材。

【显微鉴别】　横切面：①外层外胚乳组织由10余列扁平皱缩细胞组成，内含棕色物，偶见小方晶，错入组织有小维管束，暗棕色的外胚乳伸入于浅黄色的内胚乳中，形成大理石样花纹，内含多数油细胞。②内胚乳细胞壁薄，类圆形，充满淀粉粒、脂肪油及糊粉粒，内有疏散的浅黄色细胞。③淀粉粒多为单粒，少数为2～6分粒组成复粒，脐点明显。④以碘液染色，甘油装片，立即观察，可见在众多蓝黑色淀粉粒中杂有较大的糊粉粒。⑤以水合氯醛装片观察，可见脂肪油呈块片状或鳞片状，加热即成油滴状（图7-91）。

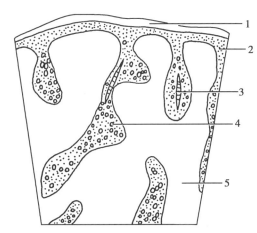

1. 外层外胚乳；2. 内层外胚乳；3. 维管束；4. 油细胞；5. 内胚乳。

图 7-91　肉豆蔻横切面简图

【成分】　含挥发油、齐墩果酸、脂肪油等。挥发油主要为肉豆蔻醚、黄樟醚、丁香油酚、α-蒎烯等，其毒性成分主要为肉豆蔻醚。本品含挥发油，药材不得少于6.0%（ml/g）；饮片不得少于4.0%（ml/g）。按HPLC法测定，本品含去氢二异丁香酚（$C_{20}H_{22}O_4$），药材不得少于0.10%；饮片不得少于0.080%。

【功能主治】　温中行气，涩肠止泻。主治脾胃虚寒、久泻不止、脘腹胀痛、食少呕吐。用量3～10g。

知识链接

肉豆蔻伪品及其鉴别

常见的有2种：①同属植物长形肉豆蔻 *Myristica argentea* Warb. 的干燥种仁，产于印度尼西亚。种仁棕色狭长，含挥发油4.5%左右，香味弱且味辣。②同属植物盂买肉豆蔻 *Myristica malabarica* Lam. 的干燥种仁。种仁狭长，无香气（图7-92）。

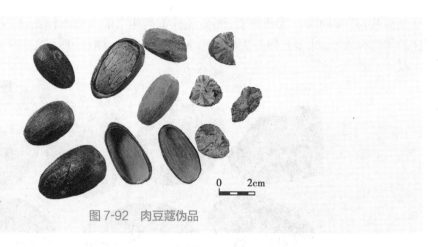

图 7-92　肉豆蔻伪品

【附药】　**肉豆蔻衣**　又称"肉豆蔻花"或"玉果花"，为肉豆蔻的干燥假种皮。呈扁分枝状，棕红色，质脆易碎；气芳香。

葶苈子（ Descurainiae Semen；Lepidii Semen ）

为十字花科植物播娘蒿 *Descurainia sophia*（L.）Webb. ex Prantl. 或独行菜 *Lepidium apetalum* Willd. 的干燥成熟种子。前者习称"南葶苈子"，后者习称"北葶苈子"。播娘蒿主产于华东、中南等地区；独行菜主产于华北、东北等地区。夏季果实成熟时采割植株，晒干，搓出种子，除去杂质。

【性状鉴别】

1. 药材　①南葶苈子：呈长圆形略扁，长 0.8～1.2mm，宽约 0.5mm；表面棕色或红棕色，微有光泽，具纵沟 2 条，其中 1 条较明显；一端钝圆，另端微凹或较平截；种脐类白色，位于凹入端或平截处；气微，味微辛、苦，略带黏性。②北葶苈子：呈扁卵形，长 1～1.5mm，宽 0.5～1mm；一端钝圆，另一端尖而微凹，种脐位于凹入端；味微辛辣，黏性较强。均以籽粒饱满、身干、黏性强、杂质少者为佳（图 7-93）。

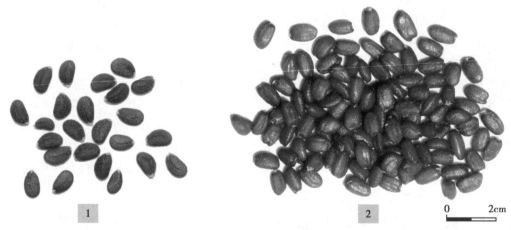

图 7-93　葶苈子药材图
1. 北葶苈子；2. 南葶苈子。

2. 炒葶苈子　形如葶苈子，微鼓起，表面棕黄色。有油香气，不带黏性。

【成分】　含强心苷类、异硫氰酸类、环硫丁烷衍生物、丁烯腈、二烯丙基二硫化物等。从南葶苈子中分离得到槲皮素 -3-O-β-*D*- 葡萄糖 -7-O-β-*D*- 龙胆双糖苷。按 HPLC 法测定，南葶苈子

含槲皮素 -3-O-β-*D*- 葡萄糖 -7-O-β-*D*- 龙胆双糖苷（C₃₃H₄₀O₂₂），药材不得少于 0.075%；炒南葶苈子不得少于 0.080%。

【理化鉴别】 ①水分（烘干法）：药材不得过 9.0%；饮片不得过 5.0%。②总灰分：不得过 8.0%。③酸不溶性灰分：不得过 3.0%。④膨胀度：称取本品约 0.6g，称定重量，按膨胀度测定法测定，南葶苈子不得低于 3；北葶苈子不得低于 12。⑤黏液层检查：取本品加水浸泡后，用放大镜观察。南葶苈子透明状黏液层厚度为种子宽度的 1/5 以下；北葶苈子透明状黏液层厚度多超过种子宽度的 1/2 以上。⑥薄层色谱：以槲皮素 -3-O-β-*D*- 葡萄糖 -7-O-β-*D*- 龙胆双糖苷对照品为对照，进行南葶苈子 TLC 鉴别，供试品色谱中，在与对照品色谱相应的位置上，应显相同的黄色荧光斑点。

【功能主治】 泻肺平喘，行水消肿。主治痰涎壅肺、喘咳痰多、胸胁胀满、不得平卧、胸腹水肿、小便不利。用量 3～10g，包煎。

芥子（Sinapis Semen）

为十字花科植物白芥 *Sinapis alba* L. 或芥 *Brassica juncea*（L.）Czern. et Coss. 的干燥成熟种子。前者习称"白芥子"，主产于安徽、河南、四川等地；后者习称"黄芥子"，全国各地均有栽培。夏末秋初果实成熟时采割植株，晒干，打下种子，除去杂质。

【性状鉴别】

1. 药材 ①白芥子：呈球形，直径 1.5～2.5mm；表面灰白色至淡黄色，具细微的网纹，有明显的点状种脐；种皮薄而脆，破开后内有白色折叠的子叶，有油性；气微，味辛辣。②黄芥子：较小，直径 1～2mm；表面黄色至棕黄色，少数呈暗红棕色；研碎后加水浸湿，有辛烈的特异臭气。以颗粒均匀、饱满、身干、无杂质者为佳（图 7-94）。

2. 炒芥子 形如芥子。表面淡黄色至深黄色（炒白芥子）或深黄色至棕褐色（炒黄芥子），偶有焦斑。有香辣气。

【成分】 芥子碱、芥子苷、芥子酶、芥子酸等。按 HPLC 法测定，本品含芥子碱以芥子碱硫氰酸盐（C₁₆H₂₄NO₅·SCN）计，药材不得少于 0.50%；饮片（炒芥子）不得少于 0.40%。

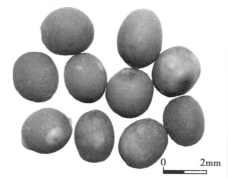

图 7-94　芥子药材图

【功能主治】 温肺豁痰利气，散结通络止痛。主治寒痰咳嗽、胸胁胀痛、痰滞经络、关节麻木、疼痛、痰湿流注、阴疽肿毒。用量 3～9g；外用适量。

苦杏仁（Armeniacae Semen Amarum）

为蔷薇科植物山杏 *Prunus armeniaca* L. var. *ansu* Maxim.、西伯利亚杏 *Prunus sibirica* L.、东北杏 *Prunus mandshurica*（Maxim.）Koehne 或杏 *Prunus armeniaca* L. 的干燥成熟种子。山杏主产于辽宁、河北等地，多野生，亦有栽培；西伯利亚杏主产于东北、华北等地，野生；东北杏主产于东北各地，野生；杏主产于东北、华北及西北等地，系栽培。夏季采收成熟果实，除去果肉及核壳，取出种子，晒干（图 7-95）。

【性状鉴别】

1. 药材 ①呈扁心形，长 1～1.9cm，宽 0.8～1.5cm，厚 0.5～0.8cm。②表面黄棕色至深棕色，一端尖，另一端钝圆，肥厚，左右不对称，尖端一侧有短线形种脐，圆端合点处向上具多数深棕色的脉纹。③种皮薄，子叶 2 片，乳白色，富油性。④气微，味苦。以颗粒饱满、完整、味苦者为佳（图 7-96）。

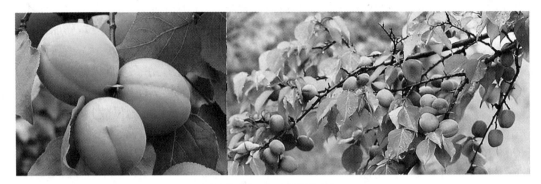

图 7-95　山杏原植物图

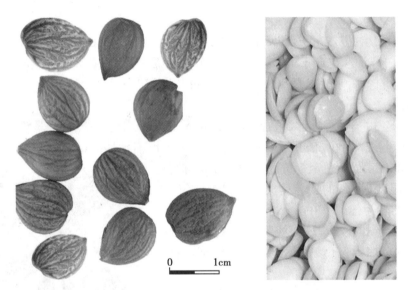

图 7-96　苦杏仁药材图

2. 饮片　①燀苦杏仁：呈扁心形，表面乳白色或黄白色；有特异香气，味苦。②炒苦杏仁：形如燀苦杏仁，表面黄色至棕黄色，微带焦斑；有香气，味苦。

【显微鉴别】　横切面：①种皮表皮细胞 1 列，浅橙黄色至棕黄色，散有类长圆形或类多角形的黄棕色至棕色石细胞，内为多层薄壁细胞，有小型维管束通过。②外胚乳为 1 层颓废细胞。③内胚乳为 1 至数列方形细胞，含糊粉粒及脂肪油滴。④子叶细胞多角形，含糊粉粒及脂肪油滴，并有细小的草酸钙簇晶（图 7-97）。

【成分】　含苦杏仁苷、苦杏仁酶、脂肪油等。苦杏仁苷经水解后产生氢氰酸、苯甲醛及葡萄糖。按 HPLC 法测定，本品含苦杏仁苷（$C_{20}H_{27}NO_{11}$），药材不得少于 3.0%；饮片不得少于 2.4%。

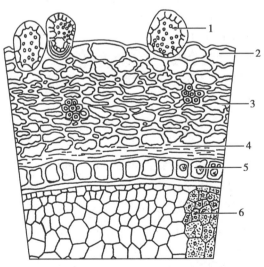

1. 石细胞；2. 表皮；3. 薄壁细胞；4. 外胚乳；5. 内胚乳；6. 子叶细胞。

图 7-97　苦杏仁横切面图

【理化鉴别】　①检查：过氧化值不得过 0.11。②薄层色谱：以苦杏仁苷对照品为对照，进行 TLC 鉴别，供试品色谱中，在与对照品色谱相应的位置上，应显相同颜色的斑点。

【功能主治】　降气止咳平喘，润肠通便。主治咳嗽气喘、胸满痰多、肠燥便秘。用量 5～ 10g，生品入煎剂宜后下；内服不宜过量，以免中毒。

知识链接

被提取脂肪油后的苦杏仁

苦杏仁经提取脂肪油后不影响其止咳成分氢氰酸的含量，但其润肠通便的作用已不复存在；被"提油"后的苦杏仁易变质，不利于储存，影响疗效。其特征为无种皮，不富油性，种子分开为乳白色的子叶，每枚子叶扁平，厚度为原来子叶的 2/3，质地坚硬，略显角质，嚼之有蜡样感，苦味弱。

桃仁（Persicae Semen）

ER-7-14
桃仁的性状观察

为蔷薇科植物桃 *Prunus persica*（L.）Batsch 或山桃 *Prunus davidiana*（Carr.）Franch. 的干燥成熟种子。主产于四川、陕西等地。果实成熟后采收，除去果肉及核壳，取出种子，晒干。

【性状鉴别】

1. 药材　①桃仁：呈扁长卵形，长 1.2～1.8cm，宽 0.8～1.2cm，厚 0.2～0.4cm；表面黄棕色至红棕色，密布颗粒状突起；一端尖，中部膨大，另端钝圆稍偏斜，边缘较薄，尖端一侧有短线形种脐，圆端有颜色略深不甚明显的合点，自合点处散出多数纵向维管束；种皮薄，子叶 2 片，类白色，富油性；气微，味微苦。②山桃仁：呈类卵圆形，较小而肥厚，长约 0.9cm，宽约 0.7cm，厚约 0.5cm（图 7-98）。

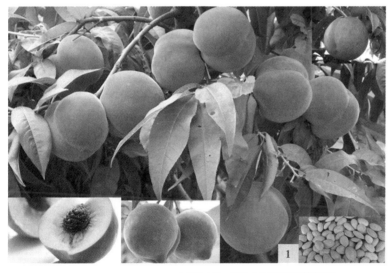
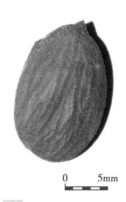

图 7-98　桃仁原植物及药材图
1. 原植物；2. 药材。

2. 饮片　①焯桃仁：呈扁长卵形；表面浅黄白色；子叶 2 片，富油性；气微香，味微苦。②焯山桃仁：呈类卵圆形，较小而肥厚。③炒桃仁：表面黄色至棕黄色，可见焦斑；气微香，味微苦。④炒山桃仁：2 枚子叶多分离，完整者呈类卵圆形，较小而肥厚。

【成分】　含苦杏仁苷、苦杏仁酶、尿囊素酶等。按 HPLC 法测定，含苦杏仁苷（$C_{20}H_{27}NO_{11}$），药材不得少于2.0%；燀（山）桃仁不得少于1.50%；炒（山）桃仁不得少于1.60%。

【功能主治】 活血祛瘀，润肠通便，止咳平喘。主治经闭痛经、癥瘕痞块、肺痈肠痈、跌仆损伤、肠燥便秘、咳嗽气喘。用量5～10g。孕妇慎用。

【附药】 **瘪桃干** 又名碧桃干，为桃的干燥未成熟果实。呈长卵形，先端尖，基部不对称；表面黄绿色至棕色，具网状皱缩的纹理，并密被黄白色柔毛；质坚硬，击开后内果皮厚而光滑，内含种子1枚；气微，味微酸。功能止汗，止血。

课堂互动

　　杏仁分苦杏仁和甜杏仁，桃仁有家桃仁和山桃仁。它们皆属蔷薇科植物，药用皆为其干燥成熟的种子。因其基源相似，因而性状也很相似，特别是燀去种皮后更是不易区分。但苦杏仁的功效为降气止咳平喘，润肠通便；桃仁及山桃仁为活血祛瘀，润肠通便，止咳平喘；甜杏仁多作副食品使用，不可混淆。它们在商品中的价格由高到低分别是桃仁、山桃仁、苦杏仁、甜杏仁。掺假方式都是用价格低的商品向价格高的商品中掺，即甜杏仁向苦杏仁中掺、苦杏仁往桃仁里掺。

　　如何区分桃仁、山桃仁、苦杏仁与甜杏仁？

郁李仁（Pruni Semen）

　　为蔷薇科植物欧李 *Prunus humilis* Bge.、郁李 *Prunus japonica* Thunb. 或长柄扁桃 *Prunus pedunculata* Maxim. 的干燥成熟种子。前两者习称"小李仁"，后一种习称"大李仁"。欧李主产于辽宁、黑龙江等地；郁李主产于华东及河北等地；长柄扁桃主产于内蒙古等地。夏、秋二季采收成熟果实，除去果肉及核壳，取出种子，干燥。

【性状鉴别】

　　1. 小李仁 ①呈卵形，长5～8mm，直径3～5mm。②表面黄白色或浅棕色，一端尖，另一端钝圆，尖端一侧有线形种脐，圆端中央有深色合点，自合点处向上具多条纵向维管束脉纹。③种皮薄，子叶2片，乳白色，富油性。④气微，味微苦（图7-99）。

　　2. 大李仁 长6～10mm，直径5～7mm，表面黄棕色。

　　均以颗粒饱满、完整者为佳。

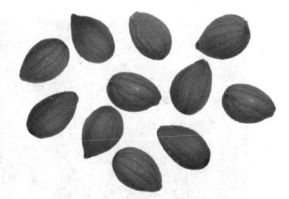

图7-99　郁李仁（小李仁）药材图

【成分】 含苦杏仁苷、脂肪油等。按HPLC法测定，本品含苦杏仁苷（$C_{20}H_{27}NO_{11}$）不得少于2.0%。

【功能主治】 润肠通便，下气利水。主治津枯肠燥、食积气滞、腹胀便秘、水肿、脚气、小便不利。用量6～10g。孕妇慎用。

知识链接

郁李仁伪品及其鉴别

　　郁李仁主要伪品如下。①李仁：为同属植物李 *Prunus salicina* Lindl. 的种子。外形较长，可达10mm；上部尖端及基部合点常偏向一侧；味不苦，似甜杏仁。②大李仁：为同属植物毛樱

桃 *Prunus tomentosa*（Thunb.）（Wall.）或榆叶梅 *Prunus triloba* Lindl. 的种子。种子圆锥形,稍大,长 7～10mm,宽 4～7mm,表面黄棕色或黄白色。③小李仁:为同属植物长梗郁李 *Prunus japonica* var. *nakaii*（Lévl.）Yü et Li 的种子,在黑龙江、吉林省使用。

沙苑子（Astragali Complanati Semen）

为豆科植物扁茎黄芪 *Astragalus complanatus* R. Br. 的干燥成熟种子。主产于陕西、河北等地。秋末冬初果实成熟尚未开裂时采割植株,晒干,打下种子,除去杂质,晒干。

【性状鉴别】

1. 药材　①略呈肾形而稍扁,长 2～2.5mm,宽 1.5～2mm,厚约 1mm。②表面光滑,褐绿色或灰褐色,边缘一侧微凹处具圆形种脐。③质坚硬,不易破碎,子叶 2 片,淡黄色,胚根弯曲,长约 1mm。④气微,味淡,嚼之有豆腥味。以颗粒饱满、身干、无杂质、色绿褐者为佳(图 7-100)。

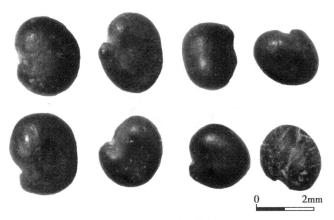

图 7-100　沙苑子药材图

2. 盐沙苑子　形如沙苑子。表面鼓起,深褐绿色或深灰褐色。味微咸,嚼之有豆腥味。

【成分】　含沙苑子苷、杨梅皮素、紫云英苷等。按 HPLC 法测定,本品含沙苑子苷（$C_{28}H_{32}O_{16}$）,药材不得少于 0.060%;饮片(盐沙苑子)不得少于 0.050%。

【功能主治】　补肾助阳,固精缩尿,养肝明目。主治肾虚腰痛、遗精早泄、遗尿尿频、白浊带下、眩晕、目暗昏花。用量 9～15g。

知识链接

沙苑子伪品及其鉴别

沙苑子主要伪品如下。①同属植物华黄芪 *Astragalus chinensis* L. F. 的干燥成熟种子:药材呈规则肾形而饱满;表面暗绿色或棕绿色;种脐长条形。②同属植物紫云英 *Astragalus sinicus* L. 的干燥成熟种子:药材呈斜方状肾形,两侧压扁,长 3～3.5mm,宽 1.5～2mm;表面黄绿色或棕黄色;种脐长条形。③同属植物斜茎黄芪 *Astragalus laxmannii* Jacq. 的干燥成熟种子:较沙苑子小,呈不规则肾形,稍扁;表面绿棕色或褐绿色;放大镜下可见黑褐色斑点。嚼之有麻舌感。④豆科植物猪屎豆 *Crotalaria pallida* 的干燥成熟种子:呈三角状肾形,一端较宽,圆截形而下弯成钩状,长 2.5～3.5mm,宽 2～2.5mm;表面黄绿色或淡黄棕色;种脐三角形。⑤合萌 *Aeschynomene indica* L. 的干燥成熟种子:药材呈肾形或长椭圆形,长 3～3.5mm,宽 2～2.5mm;表面棕黑色或黑色;种脐长圆形。

决明子（Cassiae Semen）

为豆科植物决明 *Cassia obtusifolia* L. 或小决明 *Cassia tora* L. 的干燥成熟种子。主产于安徽、江苏、广东等地。秋季采收成熟果实，晒干，打下种子，除去杂质。

【性状鉴别】

1. 药材 ①钝叶决明：略呈菱方形或短圆柱形，两端平行倾斜，长3～7mm，宽2～4mm；表面绿棕色或暗棕色，平滑有光泽，一端较平坦，另端斜尖，背腹面各有1条突起的棱线，棱线两侧各有1条斜向对称而色较浅的线形凹纹；质坚硬不易破碎，种皮薄，子叶2片，黄色，呈"S"形折曲并重叠；气微，味微苦。②小决明：呈短圆柱形，较小，长3～5mm，宽2～3mm；表面棱线两侧各有1片宽广的浅黄棕色带（图7-101）。

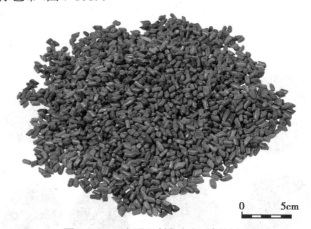

图7-101 决明子（钝叶决明）药材图

2. 炒决明子 微鼓起，表面绿褐色或暗棕色，偶见焦斑。微有香气。余同药材。

【成分】 含大黄酚、大黄素、决明苷等。按HPLC法测定，本品含橙黄决明素（$C_{17}H_{14}O_7$），药材与炒决明子不得少于0.08%；含大黄酚（$C_{15}H_{10}O_4$），药材不得少于0.20%；炒决明子不得少于0.12%。

【功能主治】 清热明目，润肠通便。主治目赤涩痛、羞明多泪、头痛眩晕、目暗不明、大便秘结。用量9～15g。

 知识链接

决明子伪品及其鉴别

决明子伪品主要有：①同属植物望江南 *Cassia occidentalis* 的种子，习称"圆决明"。呈扁圆形，一端具突尖，长3～5mm，宽2～4mm，厚1～2mm；表面灰绿色或灰棕色，四周有薄膜包被，两面平，中央有1椭圆形凹陷；质硬不易破碎；气微，味淡。②为豆科植物刺田菁 *Sesbania bispinosa* 的种子。呈短圆柱形，长2～4mm，宽1～2mm；表面光滑，两端钝圆，无棱线；种脐位于腹侧中部，呈淡黄色或淡黄白色。

胡芦巴（Trigonellae Semen）

为豆科植物胡芦巴 *Trigonella foenum-graecum* L. 的干燥成熟种子。主产于安徽、四川、河南等地。夏季果实成熟时采割植株，晒干，打下种子，除去杂质。

【性状鉴别】

1. 药材 ①略呈斜方形或矩形，长3～4mm，宽2～3mm，厚约2mm。②表面黄绿色或黄棕色,平滑,两侧各有一深斜沟,相交处有点状种脐。③质坚硬,不易破碎;种皮薄,胚乳呈半透明状,具黏性;子叶2片,淡黄色,胚根弯曲,肥大而长。④气香,味微苦。以粒大、饱满、干燥、无杂质者为佳(图7-102)。

2. 盐胡芦巴 形如胡芦巴。表面黄棕色至棕色,偶见焦斑。略有香气,味微咸。

【成分】 含胡芦巴碱、胆碱、皂苷、牡荆素、异牡荆素、胡芦巴苷等。

【功能主治】 温肾助阳,祛寒止痛。主治肾阳不足、下元虚冷、小腹冷痛、寒疝腹痛、寒湿脚气。用量5~10g。

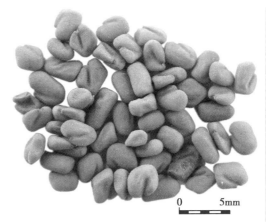

图7-102　胡芦巴药材图

白扁豆 (Lablab Semen Album)

为豆科植物扁豆 *Dolichos lablab* L. 的干燥成熟种子。全国各地均有栽培。秋、冬二季采收成熟果实,晒干,取出种子,再晒干。

【性状鉴别】 ①呈扁椭圆形或扁卵圆形,长0.8~1.3cm,宽0.6~0.9cm,厚约0.7cm。②表面淡黄白色或淡黄色,平滑,略有光泽,一侧边缘有隆起的白色眉状种阜。③质坚硬,种皮薄而脆,子叶2片,肥厚,黄白色。④气微,味淡,嚼之有豆腥气。以粒大、饱满、色白者为佳(图7-103)。

【成分】 含棕榈酸、亚油酸、反油酸、油酸、硬脂酸、花生酸、胡芦巴碱、蛋氨酸、亮氨酸、苏氨酸、维生素 B_1、维生素 C、胡萝卜素等。

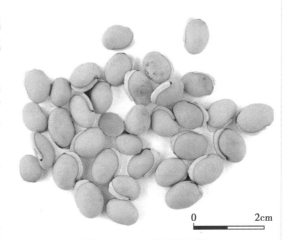

图7-103　白扁豆药材图

【功能主治】 健脾化湿,和中消暑;主治脾胃虚弱、食欲不振、大便溏泻、白带过多、暑湿吐泻、胸闷腹胀。炒白扁豆健脾化湿;主治脾虚泄泻、白带过多。用量9~15g。

淡豆豉 (Sojae Semen Praeparatum)

为豆科植物大豆 *Glycine max* (L.) Merr. 的干燥成熟种子(黑豆)的发酵加工品。取桑叶、青蒿各70~100g,加水煎煮,滤过,煎液拌入净大豆1 000g 中,待吸尽后,蒸透,取出,稍晾,再置容器内,用煎过的桑叶、青蒿渣覆盖,闷使发酵至黄衣上遍时,取出,除去药渣,洗净,置容器内再闷15~20 天,至充分发酵、香气溢出时,取出,略蒸,干燥,即得。

【性状鉴别】 ①呈椭圆形,略扁,长0.6~1cm,直径0.5~0.7cm。②表面黑色,皱缩不平。③质柔软,断面棕黑色。④气香,味微甘(图7-104)。

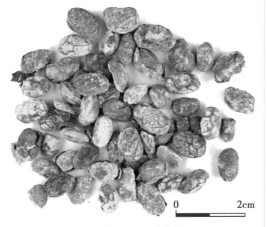

图7-104　淡豆豉药材图

【成分】 含大豆异黄酮、大豆低聚糖、大豆皂苷、大豆多肽、褐色素、γ- 氨基丁酸、豆豉多糖等。

【功能主治】 解表,除烦,宣发郁热。主治感冒、寒热头痛、烦躁胸闷、虚烦不眠。用量 6～12g。

千金子 (Euphorbiae Semen)

为大戟科植物续随子 *Euphorbia lathyris* L. 的干燥成熟种子。主产于河北、河南等地。夏、秋二季果实成熟时采收,除去杂质,干燥。

【性状鉴别】 ①呈椭圆形或倒卵形,长约 5mm,直径约 4mm。②表面灰棕色或灰褐色,具不规则网状皱纹,网孔凹陷处灰黑色,形成细斑点,一侧有纵沟状种脊,顶端为突起的合点,下端为线形种脐,基部有类白色突起的种阜或脱落后的疤痕。③种皮薄脆,种仁白色或黄白色,富油性。④气微,味辛(图 7-105)。

【成分】 主要含脂肪油及千金子甾醇等。本品含脂肪油不得少于 35.0%;按 HPLC 法测定,本品含千金子甾醇($C_{32}H_{40}O_8$)不得少于 0.35%。

【功能主治】 泻下逐水,破血消癥;外用疗癣蚀疣。主治二便不通、水肿、痰饮、积滞涨满、血瘀经闭;外治顽癣、赘疣。用量 1～2g;去壳,去油用,多入丸、散服。外用适量。孕妇禁用。

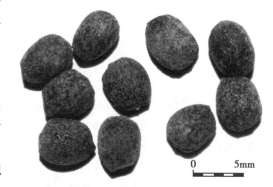

图 7-105 千金子药材图

【附药】 **千金子霜** 为千金子的炮制加工品。为均匀、疏松的淡黄色粉末,微显油性。味辛辣。本品含脂肪油应为 18.0%～20.0%。

酸枣仁 (Ziziphi Spinosae Semen)

为鼠李科植物酸枣 *Ziziphus jujuba* Mill. var. *spinosa*(Bunge)Hu ex H. F. Chou 的干燥成熟种子。主产于河北、陕西等地。秋末冬初采收成熟果实,除去果肉及核壳,收集种子,晒干(图 7-106)。

【性状鉴别】

1. 药材 ①呈扁圆形或扁椭圆形,长 5～9mm,宽 5～7mm,厚约 3mm。②表面紫红色或紫褐色,平滑有光泽,有的有裂纹。有的两面均呈圆隆状突起;有的一面较平坦,中间有 1 条隆起的纵线纹,另一面稍突起。一端凹陷,可见线

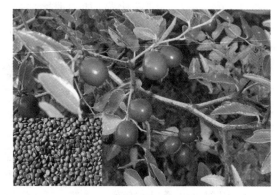

图 7-106 酸枣仁原植物图

形种脐,另一端有细小突起的合点。③种皮较脆,胚乳白色,子叶 2 片,浅黄色,富油性。④气微,味淡。以粒大饱满、外皮紫红、有光泽、杂质少(含核壳等杂质不得过 5%)者为佳(图 7-107)。

2. 炒酸枣仁 形如酸枣仁。表面微鼓起,微具焦斑。略有焦香气,味淡(图 7-108)。

【显微鉴别】

1. 横切面 ①种皮外层为 1 列黄色或棕黄色的栅状细胞,壁厚,木化,外侧有 1 条明显的光

辉带，角质层较厚，营养层细胞颓废，棕色；最内 1 列细胞长方形，垂周壁增厚；种脊维管束明显。②胚乳细胞类多角形，具较多的糊粉粒及脂肪油；黏液层厚 20～30μm。③子叶薄壁细胞中常含草酸钙小簇晶、糊粉粒和脂肪油（图 7-109）。

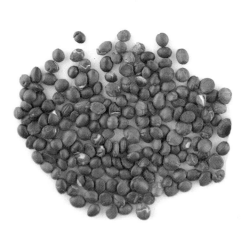

图 7-107　酸枣仁药材图

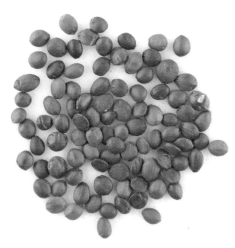

图 7-108　炒酸枣仁药材图

2. 粉末　棕红色。①种皮栅状细胞：棕红色，表面观多角形，直径约 15μm；壁厚，木化，胞腔小；侧面观呈长条形，外壁增厚，侧壁上、中部甚厚，下部渐薄；底面观呈类多角形或圆多角形。②种皮内表皮细胞：棕黄色，表面观长方形或类方形，垂周壁连珠状增厚，木化。③子叶表皮细胞：含细小草酸钙簇晶及方晶（图 7-110）。

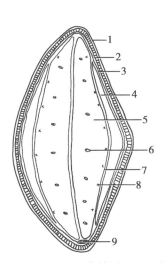

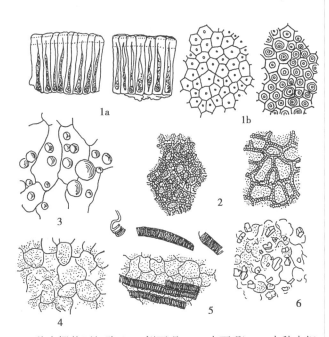

1. 角质层；2. 种皮；3. 营养层；4. 胚乳；5. 子叶；6. 维管束；7. 黏液层；8. 草酸钙簇晶；9. 种脊维管束。

图 7-109　酸枣仁横切面简图

1. 种皮栅状石细胞（1a. 侧面观；1b. 表面观）；2. 内种皮细胞；3. 内胚乳及子叶细胞；4. 棕色薄壁细胞；5. 导管；6. 草酸钙方晶及簇晶。

图 7-110　酸枣仁粉末图

【成分】　含酸枣仁皂苷 A、酸枣仁皂苷 B、斯皮诺素、白桦脂酸、白桦脂醇等。按 HPLC 法测定，本品含酸枣仁皂苷 A（$C_{58}H_{94}O_{26}$）不得少于 0.030%；含斯皮诺素（$C_{28}H_{32}O_{15}$）不得少于 0.080%。

【功能主治】　养心补肝，宁心安神，敛汗，生津。主治虚烦不眠、惊悸多梦、体虚多汗、津伤口渴。用量 10～15g。

知识链接

酸枣仁伪品及其鉴别

酸枣仁常见伪品如下。①滇枣仁（图 7-111）：又称缅枣仁、理枣仁，为鼠李科植物滇刺枣 *Ziziphus mauritiana* Lam. 的干燥成熟种子。呈扁圆形或略呈扁心形，长 4～8mm，宽 4～8mm，厚 1～3mm；表面光滑，有光泽，淡黄色至棕黄色，可见色较淡的麻点。有的中间略显钝纵棱；腹面略平坦，边缘隆起，中间具宽约 1mm 的纵棱；气微，味淡。②枳椇子（图 7-112）：为鼠李科植物枳椇 *Hovenia acerba* Lindl. 的干燥成熟种子。鉴别要点：类圆形，较小；背面微隆起，腹面较平坦，有纵行隆起种脊；表面红棕色、棕黑色或绿棕色，平滑，有强烈的光泽。

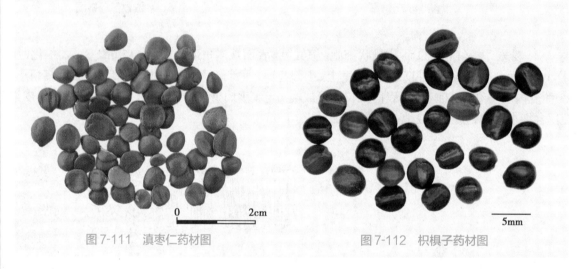

图 7-111　滇枣仁药材图　　　　　　　图 7-112　枳椇子药材图

胖大海（Sterculiae Lychnophorae Semen）

为梧桐科植物胖大海 *Sterculia lychnophora* Hance 的干燥成熟种子。主产于越南、泰国、印尼和马来西亚等国。4—6 月摘取成熟的种子，晒干。

【性状鉴别】　①呈纺锤形或椭圆形，长 2～3cm，直径 1～1.5cm；先端钝圆，基部略尖而歪，具浅色的圆形种脐。②表面棕色或暗棕色，微有光泽，具不规则皱纹。③外层种皮极薄，质脆，易脱落；中层种皮较厚，黑褐色，质松易碎，遇水膨胀成海绵状（膨胀后体积增大 5～8 倍）；内层种皮可与中层种皮剥离，稍革质，内有 2 片肥厚胚乳，广卵形；子叶 2 枚，菲薄，紧贴于胚乳内侧，与胚乳等大。④气微，味淡，嚼之有黏性。⑤取本品加沸水适量，放置数分钟即吸水膨胀成棕色半透明的海绵状物（图 7-113）。

【成分】　含聚戊糖、黏液质、胖大海素、脂肪油等。

【功能主治】　清热润肺，利咽开音，润肠通便。用于肺热声哑、干咳无痰、咽喉干痛、热结便闭、头痛目赤。用量 2～3 枚，沸水泡服或煎服。

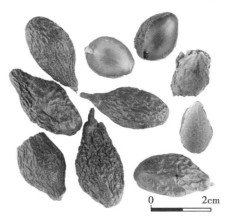

图7-113　胖大海药材图

马钱子（Strychni Semen）

为马钱科植物马钱 *Strychnos nux-vomica* L. 的干燥成熟种子，又称"番木鳖"。主产于印度、越南、泰国等国。冬季采收成熟果实，取出种子，晒干。

【性状鉴别】

1. 药材　①呈纽扣状圆板形，常一面隆起，一面稍凹下，直径 1.5～3cm，厚 0.3～0.6cm。②表面密被灰棕或灰绿色绢状茸毛，自中间向四周呈辐射状排列，有丝样光泽。③边缘稍隆起，较厚，有突起的珠孔，底面中心有突起的圆点状种脐。④质坚硬，平行剖面可见淡黄白色胚乳，角质状，子叶心形，叶脉 5～7 条。⑤气微，味极苦（图7-114）。

2. 制马钱子　形如马钱子，两面均膨胀鼓起，边缘较厚。表面棕褐色或深棕色，质坚脆，平行剖面可见棕褐色或深棕色的胚乳。微有香气，味极苦。

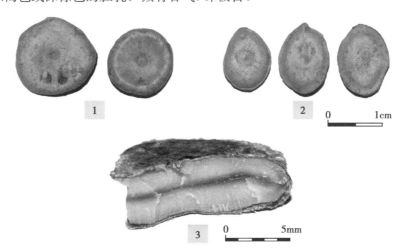

图7-114　马钱子与云南马钱子药材图

1. 马钱子；2. 云南马钱子；3. 马钱子纵剖面（放大）。

【显微鉴别】　粉末灰黄色。①非腺毛：单细胞，平直不扭曲，毛肋不分散；基部膨大似石细胞，壁极厚，多碎断，木化。②胚乳细胞：多角形，壁厚，内含脂肪油及糊粉粒（图7-115）。

【成分】　含士的宁（番木鳖碱）、马钱子碱等。按 HPLC 法测定，本品含士的宁（$C_{21}H_{22}N_2O_2$）应为 1.20%～2.20%；含马钱子碱（$C_{23}H_{26}N_2O_4$）不得少于 0.80%。

【功能主治】　通络止痛，散结消肿。主治跌打损伤、骨折肿痛、风湿顽痹、麻木瘫痪、痈疽疮毒、咽喉肿痛。用量 0.3～0.6g。炮制后入丸、散用。孕妇禁用，不宜多服、久服及生用。运动员慎用。

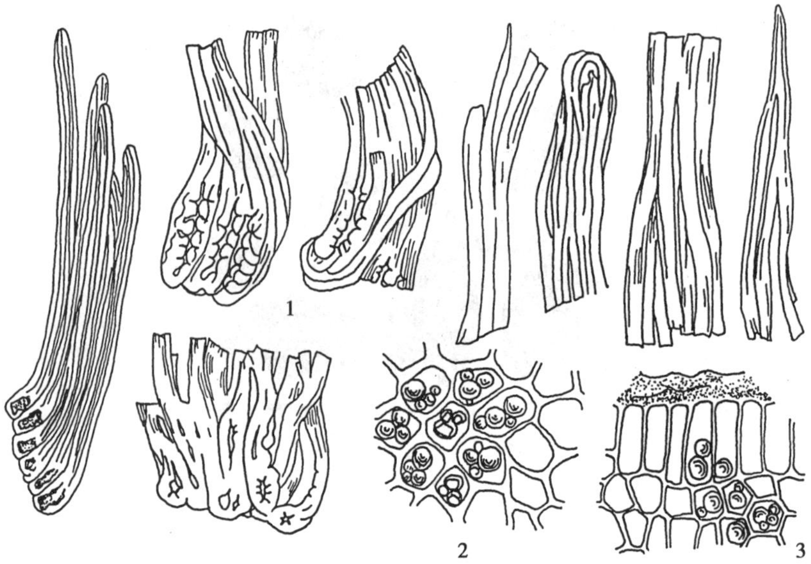

1. 非腺毛；2. 胚乳细胞；3. 色素层。

图7-115　马钱子粉末图

🌐 知识链接

马钱子混淆品及其鉴别

　　马钱子常见的混淆品为同属植物长籽马钱 *Strychnos wallichiana* 的干燥成熟种子，习称"云南马钱子"。种子呈扁椭圆形或扁圆形，边缘较薄而微翘，子叶卵形，叶脉3条；种子表皮毛茸平直或多少扭曲，毛肋常分散（图7-114）。

　　【附药】　**木鳖子**　为葫芦科植物木鳖子 *Momordica cochinchinensis*（Lour.）Spreng. 的干燥成熟种子。本品呈扁平圆板状，中间稍隆起或微凹陷；表面灰棕色至黑褐色，有网状花纹，在边缘较大的一个齿状突起上有浅黄色的种脐；外种皮质硬而脆，内种皮灰绿色，绒毛样；子叶2片，黄白色，富油性；有特殊的油腻气，味苦。本品含丝石竹皂苷元 3-O-β-*D*- 葡萄糖醛酸甲酯不得少于0.25%；功能散结消肿，攻毒疗疮。

👥 课堂互动

　　生马钱子、生巴豆在我国都是作为毒性中药管理，其有毒化学成分各有什么特点？使用时应注意哪些问题？

菟丝子（Cuscutae Semen）

　　为旋花科植物南方菟丝子 *Cuscuta australis* R. Br. 或菟丝子 *Cuscuta chinensis* Lam. 的干燥成熟种子。主产于江苏、辽宁等地。秋季果实成熟时采收植株，晒干，打下种子，除去杂质。

　　【性状鉴别】

　　1.药材　①呈类球形，直径1～2mm。②表面灰棕色至棕褐色，粗糙，种脐线形或扁圆形，微凹。③质坚实，不易以指甲压碎。④气微，味淡。⑤取本品少量，加沸水浸泡后，表面有黏性;加热煮至种皮破裂时,可露出黄白色卷旋状的胚,形如吐丝。以颗粒饱满、身干、无杂质者为佳(图7-116)。

2. 盐菟丝子　形如菟丝子。表面棕黄色,裂开。略有香气。

【成分】　含金丝桃苷、胆甾醇、槲皮素、紫云英苷、菟丝子苷等。按 HPLC 法测定,本品含金丝桃苷($C_{21}H_{20}O_{12}$)不得少于 0.10%。

【功能主治】　补益肝肾,固精缩尿,安胎,明目,止泻;外用消风祛斑。主治肝肾不足、腰膝酸软、阳痿遗精、遗尿尿频、肾虚胎漏、胎动不安、目昏耳鸣、脾肾虚泻;外治白癜风。用量 6~12g。

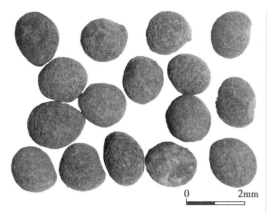

图7-116　菟丝子药材图

知识链接

菟丝子伪品及其鉴别

菟丝子伪品主要有:①同属植物欧洲菟丝子 *Cuscuta europaea* L. 的干燥成熟种子。种子多两粒黏结在一起,单粒呈卵圆形或不规则多面体,直径约 1mm;表面灰棕色或灰绿色,常有 2~3 个深凹陷;种子一端有黑色小圆点,圆点中央有白色线状种脐;两粒种子黏结于一体时,种脐位于同侧且相对;加热煮至种皮破裂,露出黄白色卷旋状的胚,形如吐丝;气微,味微苦。②同属植物金灯藤 *Cuscuta japonica* Choisy 的干燥成熟种子。呈类椭圆形,有明显的喙状突起,直径 2~3mm,表面淡褐色或黄棕色,具光泽,可见条状纹理;种脐下陷,线形,乳白色,胚黄色,螺旋状,无胚根及子叶,内胚乳坚硬,半透明状;沸水煮之不易破裂;气微,味苦,微甘。③禾本科植物粟 *Setaria italica* var. *germanica*(Mill.)Schred. 的干燥成熟种子。呈类球形,直径 1.2~1.6mm,表面淡黄白色,腹面有 1 条黄棕色的纵沟槽,放大镜下可见表面光滑;种子水煮后无"吐丝"现象;质硬,断面白色,富粉性;气微,味微甘。④十字花科植物蔓菁 *Brassica rapa* L. 的干燥成熟种子。呈球形,直径约 1mm;表面褐色或淡棕褐色,具有细网纹,一侧有一条隆起的胚根,一端有点状突起的种脐;质坚实,气微,味辛。此外,尚有人为制造的大小、颜色和正品很近似的泥土球掺伪者,可将样品平铺在硬板上,用手碾搓,正品菟丝子坚硬不易碾碎,泥土球易碎。

牵牛子(Pharbitidis Semen)

为旋花科植物裂叶牵牛 *Pharbitis nil*(L.)Choisy 或圆叶牵牛 *Pharbitis purpurea*(L.)Voigt 的干燥成熟种子。主产于辽宁、山东等地。秋末果实成熟、果壳未开裂时采割植株,晒干,打下种子,除去杂质。

【性状鉴别】

1. 药材　①似橘瓣状,长 4~8mm,宽 3~5mm。②表面灰黑色(黑丑)或淡黄白色(白丑),背面有浅纵沟 1 条,腹面棱线的下端有一点状种脐,微凹。③质硬,横切面可见淡黄色或黄绿色皱缩折叠的子叶,微显油性。④气微,味辛、苦,有麻感。⑤取本品,加水浸泡后种皮呈龟裂状,手捻有明显的黏滑感。以颗粒饱满、身干、杂质少者为佳(图7-117)。

2. 炒牵牛子　形如牵牛子。表面黑褐色或黄棕色,稍鼓起。微具香气。

【成分】　含牵牛子苷、咖啡酸、咖啡酸乙酯、脂肪油等。

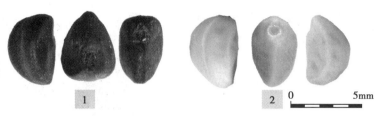

图7-117　牵牛子药材图

1. 黑丑; 2. 白丑。

【功能主治】　泻水通便,消痰涤饮,杀虫攻积。主治水肿胀满、二便不通、痰饮积聚、气逆喘咳、虫积腹痛。用量3~6g;入丸、散服,每次1.5~3g。孕妇禁用。不宜与巴豆、巴豆霜同用。

天仙子(Hyoscyami Semen)

为茄科植物莨菪 *Hyoscyamus niger* L. 的干燥成熟种子。主产于河南、内蒙古等地。夏、秋二季果皮变黄色时,采摘果实,暴晒,打下种子,筛去果皮、枝梗,晒干。

【性状鉴别】　①呈类扁肾形或扁卵形,直径约1mm。②表面棕黄色或灰黄色,有细密的网纹,略尖的一端有点状种脐。③剖面灰白色,油质,有胚乳,胚弯曲。④气微,味微辛。以个大、颗粒饱满、身干、杂质少者为佳(图7-118)。

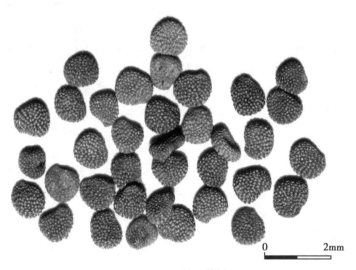

图7-118　天仙子药材图

【成分】　含莨菪碱、东莨菪碱、阿托品、脂肪油等。按 HPLC 法测定,本品含东莨菪碱($C_{17}H_{21}NO_4$)与莨菪碱($C_{17}H_{23}NO_3$)的总量不得少于0.080%。

【功能主治】　解痉止痛,平喘,安神。主治胃脘挛痛、喘咳、癫狂。用量0.06~0.6g。心脏病、心动过速、青光眼患者及孕妇禁用。

知识链接

天仙子伪品及其鉴别

爵床科植物水蓑衣 *Hygrophila ringens* 的干燥成熟种子,在广东、广西等地作"南天仙子"用。种子类圆形而扁平,一端略尖,直径约1mm,表面暗红色而平滑,种脐明显,边缘有一圈灰黄色透明物,遇水则呈黏液状,干后黏液状物变硬;气微、味淡。

课堂互动

曾有把天仙子误作菟丝子而引起的中毒事件,天仙子和菟丝子该如何区别?

木蝴蝶（Oroxyli Semen）

为紫葳科植物木蝴蝶 *Oroxylum indicum*（L.）Vent. 的干燥成熟种子。主产于云南、广西、贵州等地。秋、冬二季采收成熟果实,暴晒至果实开裂,取出种子,晒干。

【性状鉴别】　①为蝶形薄片,除基部外三面延长成宽大菲薄的翅,长 5～8cm,宽 3.5～4.5cm。②表面浅黄白色,翅半透明,有绢丝样光泽,上有放射状纹理。③体轻,剥去种皮,可见一层薄膜状的胚乳紧裹于子叶之外;子叶 2 片,蝶形,黄绿色或黄色。④气微,味微苦(图 7-119)。

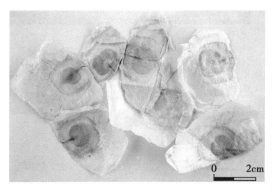

图 7-119　木蝴蝶药材图

【成分】　含油酸、苯甲酸、木蝴蝶苷、黄芩苷、木蝴蝶素等。按 HPLC 法测定,本品含木蝴蝶苷 B（$C_{27}H_{30}O_{15}$）不得少于 2.0%。

【功能主治】　清肺利咽,疏肝和胃。主治肺热咳嗽、喉痹、音哑、肝胃气痛。用量 1～3g。

车前子（Plantaginis Semen）

为车前科植物车前 *Plantago asiatica* L. 或平车前 *Plantago depressa* Willd. 的干燥成熟种子。夏、秋二季种子成熟时采收果穗,晒干,搓出种子,除去杂质。

【性状鉴别】

1. 药材　①呈椭圆形、不规则长圆形或三角状长圆形,略扁,少具棱角,长约 2mm,宽约 1mm。②表面黄棕色至黑褐色,有细皱纹,一面有灰白色凹点状种脐。③质硬。④气微,味淡(图 7-120)。

2. 盐车前子　形如车前子。表面黑褐色。气微香,味微咸。

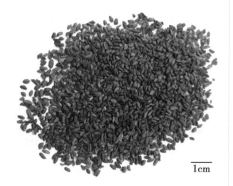

图 7-120　车前子药材图

【成分】　含京尼平苷酸、毛蕊花糖苷、桃叶珊瑚苷以及车前子黏多糖 A 等。按 HPLC 法测定,本品含京尼平苷酸（$C_{16}H_{22}O_{10}$）不得少于 0.50%,毛蕊花糖苷（$C_{29}H_{36}O_{15}$）不得少于 0.40%。

【功能主治】　清热利尿通淋,渗湿止泻,明目,祛痰。主治热淋涩痛、水肿胀满、暑湿泄泻、目赤肿痛、痰热咳嗽。用量 9～15g,包煎。

【附药】　**车前草**　为车前科植物车前或平车前的干燥全草。①车前:根丛生,须状。叶基生,具长柄;叶片皱缩,展平后呈卵状椭圆形或宽卵形,长 6～13cm,宽 2.5～8cm;表面灰绿色或污绿色,具明显弧形脉 5～7 条;先端钝或短尖,基部宽楔形,全缘或有不规则波状浅齿;穗状花序数条,花茎长;蒴果盖裂,萼宿存。气微香,味微苦。②平车前:主根直而长;叶片较狭,长椭圆形或椭圆状披针形,长 5～14cm,宽 2～3cm(图 7-121)。

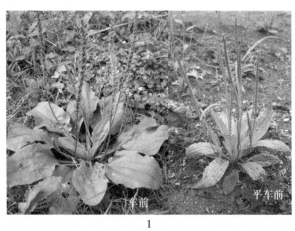
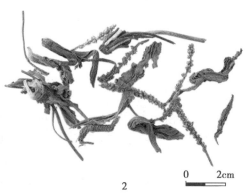

图 7-121　车前草原植物及药材图
1. 原植物；2. 药材。

薏苡仁（Coicis Semen）

为禾本科植物薏米 *Coix lacryma-jobi* L. var. *ma-yuen*（Roman.）Stapf 的干燥成熟种仁。主产于河北、福建等地。秋季果实成熟时采割植株，晒干，打下果实，再晒干，除去外壳、黄褐色种皮及杂质，收集种仁。

【性状鉴别】

1. 药材　①呈宽卵形或长椭圆形，长 4～8mm，宽 3～6mm。②表面乳白色，光滑，偶有残存的黄褐色种皮，一端钝圆，另端较宽而微凹，有一淡棕色点状种脐，背面圆凸，腹面有 1 条较宽而深的纵沟。③质坚实，断面白色，粉性。④气微，味微甜。以粒大饱满、身干、杂质少（不得过 2%）、无破碎、色白者为佳（图 7-122）。

2. 麸炒薏苡仁　形如薏苡仁，微鼓起。表面微黄色（图 7-123）。

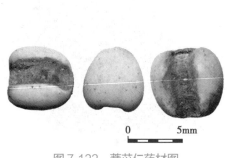

0　　5mm

图 7-122　薏苡仁药材图

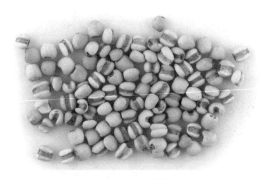

图 7-123　麸炒薏苡仁

【成分】　含甘油三油酸酯、薏苡素、薏苡多糖等。按 HPLC 法测定，本品含甘油三油酸酯（$C_{57}H_{104}O_6$），生品不得少于 0.50%；麸炒薏苡仁不得少于 0.40%。

【功能主治】　利水渗湿，健脾止泻，除痹，排脓，解毒散结。主治水肿、脚气、小便不利、脾虚泄泻、湿痹拘挛、肺痈、肠痈、赘疣、癌肿。用量 9～30g。孕妇慎用。

槟榔（Arecae Semen）

为棕榈科植物槟榔 *Areca catechu* L. 的干燥成熟种子。主产于海南、云南、广东等地。春末至秋初采收成熟果实，水煮后干燥，除去果皮（大腹皮），取出种子，干燥。

【性状鉴别】

1. 药材　①呈扁球形或圆锥形，高1.5～3.5cm，底部直径1.5～3cm。②表面淡黄棕色或淡红棕色，具微凹下的网状沟纹，底部中心有圆形凹陷的珠孔，其旁有一明显瘢痕状种脐。③质坚硬，不易破碎，断面可见棕色种皮与白色胚乳相间的大理石花纹。④气微，味涩、微苦。以个大、体重、坚实、断面颜色鲜艳、无破裂者为佳（图7-124）。

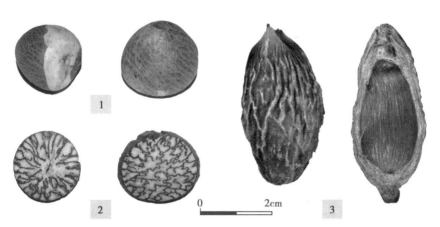

图7-124　槟榔与大腹皮药材图
1. 槟榔个子；2. 槟榔饮片；3. 大腹皮。

2. 饮片　①槟榔片：为类圆形薄片；切面可见棕色种皮与白色胚乳相间的大理石样花纹；余同药材。②炒槟榔：表面微黄色；余同槟榔片。③焦槟榔：表面焦黄色；质脆，易碎；余同槟榔片（图7-125）。

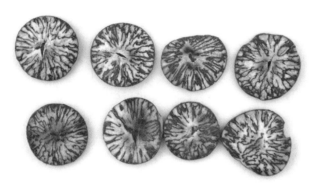

图7-125　焦槟榔药材图

课堂互动

观察槟榔药材标本，说出槟榔的大理石样花纹为什么组织。

【显微鉴别】

1. 横切面　①种皮组织分内、外层，外层为数列切向延长的扁平石细胞，内含红棕色物，内层为数列薄壁细胞，含棕红色物，并散在有少数维管束。②外胚乳较狭窄，种皮内层与外胚乳常伸入内胚乳中，形成错入组织；内胚乳细胞白色，多角形，壁厚，纹孔大，含油滴及糊粉粒（图7-126）。

2.粉末　红棕色至棕色。①内胚乳碎片:众多,近无色,完整细胞呈不规则多角形或类方形,胞间层不甚明显,细胞壁厚6～11μm,有类圆形大纹孔。②种皮石细胞:纺锤形、长方形、多角形或长条形,直径24～64μm,壁不甚厚,有的内含红棕色物。③外胚乳细胞:长方形、类多角形,内含红棕色或深棕色物。④糊粉粒:直径5～40μm,含拟晶体1粒(图7-127)。

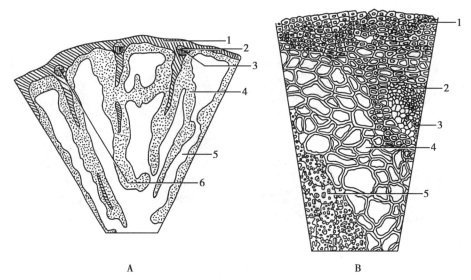

1. 种皮外层;2. 韧皮部;3. 木质部;4. 种皮内层与外胚乳的折合层(错入组织);5. 内胚乳;6. 种皮维管束。

图7-126　槟榔横切面图

A. 简图;B. 详图。

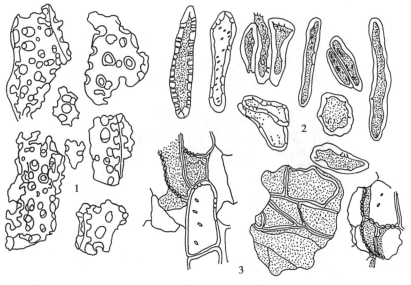

1. 内胚乳细胞;2. 种皮石细胞;3. 外胚乳细胞。

图7-127　槟榔粉末图

【成分】　含生物碱,主为槟榔碱、槟榔次碱、去甲基槟榔碱等。按 HPLC 法测定,本品含槟榔碱($C_8H_{13}NO_2$)不得少于 0.20%。

【功能主治】　杀虫,消积,行气,利水,截疟;主治绦虫病、蛔虫病、姜片虫病、虫积腹痛、积滞泻痢、里急后重、水肿脚气、疟疾。焦槟榔消食导滞;主治食积不消、泻痢后重。用量 3～10g;

驱绦虫、姜片虫用量 30～60g。

【附药】

1. 大腹皮　为槟榔的干燥果皮。冬季至次春采收未成熟的果实,煮后干燥,纵剖两瓣,剥取果皮,习称"大腹皮";春末至秋初采收成熟果实,煮后干燥,剥取果皮,打松,晒干,习称"大腹毛"。①大腹皮:略呈椭圆形或长卵形瓢状;外果皮深棕色至近黑色,具不规则的纵皱纹及隆起的横纹;内果皮凹陷,褐色或深棕色,光滑呈硬壳状;体轻,质硬,纵向撕裂后可见中果皮纤维;气微,味微涩。②大腹毛:略呈椭圆形或瓢状;中果皮棕毛状,黄白色或淡棕色,疏松质柔;内果皮硬壳状,黄棕色至棕色,内表面光滑,有时纵向破裂;气微,味淡。功能行气宽中,行水消肿(图 7-124)。

2. 枣儿槟　为槟榔的干燥未成熟或近成熟种子。药材呈压扁状,似干瘪的红枣;表面暗红棕色,具皱纹;气微,味微涩、微甘。功能消痰止咳,消食醒酒,宽胸止呕。

韭菜子(Allii Tuberosi Semen)

为百合科植物韭菜 *Allium tuberosum* Rottl. ex Spreng. 的干燥成熟种子。秋季果实成熟时采收果序,晒干,搓出种子,除去杂质。

【性状鉴别】

1. 药材　①呈半圆形或半卵圆形,略扁,长 2～4mm,宽 1.5～3mm。②表面黑色,一面突起,粗糙,有细密的网状皱纹,另一面微凹,皱纹不甚明显;顶端钝,基部稍尖,有点状突起的种脐。③质硬。④气特异,味微辛(图 7-128)。

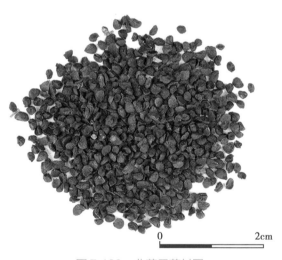

图 7-128　韭菜子药材图

2. 盐韭菜子　形如韭菜子。气特异而微香,味微咸、微辛。

【成分】　含硫化物、苷类、维生素 C 等。

【功能主治】　温补肝肾,壮阳固精。主治肝肾亏虚、腰膝酸痛、阳痿遗精、遗尿尿频、白浊带下。用量 3～9g。

【附药】　**葱子**　为百合科植物葱 *Allium fistulosum* L. 的干燥成熟种子。呈三角状卵形,一面微凹,另一面隆起,隆起面有 1～2 条棱线;长 2.5～3mm,宽 1.5～2mm;表面黑色,光滑,下端有两个小突起,一为种脐,一为珠孔;体轻,质硬,种仁白色,富油性;解剖镜下观察表面有明显的覆瓦状纹理;气特异,味辛,嚼之有葱味。功能温肾、明目。

草豆蔻（Alpiniae Katsumadai Semen）

为姜科植物草豆蔻 *Alpinia katsumadai* Hayata 的干燥近成熟种子。主产于广东、广西。夏、秋二季采收，晒至九成干，或用水略烫，晒至半干，除去果皮，取出种子团，晒干。

【性状鉴别】　①为类球形的种子团，直径 1.5～2.7cm。②表面灰褐色，中间有黄白色的隔膜，将种子团分成 3 瓣，每瓣有种子多数，粘连紧密，种子团略光滑。③种子为卵圆状多面体，长 3～5mm，直径约 3mm，外被淡棕色膜质假种皮，种脊为 1 条纵沟，一端有种脐。④质硬，将种子沿种脊纵剖两瓣，纵断面观呈斜心形，种皮沿种脊向内伸入部分约占整个表面积的 1/2，胚乳灰白色。⑤气香，味辛、微苦。以种子饱满、气味浓者为佳（图 7-129）。

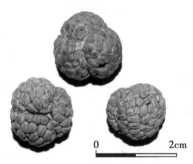

图 7-129　草豆蔻药材图

【成分】　主要含挥发油及黄酮类成分。本品含挥发油不得少于 1.0%（ml/g）；按 HPLC 法测定，本品含山姜素（$C_{16}H_{14}O_4$）、乔松素（$C_{15}H_{12}O_4$）和小豆蔻明（$C_{16}H_{14}O_4$）总量不得少于 1.35%，含桤木酮（$C_{19}H_{18}O$）不得少于 0.50%。

【功能主治】　燥湿行气，温中止呕。主治寒湿内阻、脘腹胀满冷痛、嗳气呕逆、不思饮食。用量 3～6g。

？　复习思考题

1. 名词解释：镶嵌细胞、错入组织。
2. 比较五味子与南五味子在来源与性状特征方面的异同点。
3. 比较"皱皮木瓜"与"光皮木瓜"在来源与性状特征方面的不同点。
4. 比较苦杏仁与桃仁、肉豆蔻与槟榔在性状特征方面的异同点。
5. 说出以未成熟果实、近成熟果实、幼果入药的中药分别有哪些。

（李飞艳　杨先国　张　芳）

第八章　全草类中药的鉴定

> ## 学 习 目 标
>
> 1. 掌握全草类中药的性状与显微鉴别要点。
> 2. 掌握麻黄、金钱草、广藿香、荆芥、薄荷、穿心莲、青蒿、石斛的来源、性状、显微鉴别主要特征、主要化学成分及与伪品的区别。
> 3. 熟悉益母草、肉苁蓉、淡竹叶的来源、性状、显微鉴别要点。
> 4. 熟悉鱼腥草、紫花地丁、广金钱草、半枝莲、泽兰、香薷、茵陈的来源、性状鉴别要点。
> 5. 了解伸筋草、木贼、麻黄根、瞿麦、萹蓄、仙鹤草等药材的性状鉴别要点。

全草（herba）类中药大多以草本植物的干燥地上部分入药，如薄荷、益母草；亦有少数带有根及根茎，如紫花地丁、蒲公英；有的以草质茎或肉质茎入药，如麻黄、肉苁蓉等。全草类中药的鉴定，包括根、茎、叶、花、果实及种子的综合性鉴定，其原植物的特征一般能反映该药材性状的特征，因此，此类中药的来源鉴定尤为必要。

伸筋草（Lycopodii Herba）

为石松科植物石松 *Lycopodium japonicum* Thunb. 的干燥全草。夏、秋二季茎叶茂盛时采收，除去杂质，晒干。

【性状鉴别】 ①茎呈细圆柱形，略弯曲，直径 1～3mm；直立茎二叉状分枝。②叶密生茎上，螺旋状排列，皱缩弯曲，线形或针形，黄绿色至淡黄棕色，无毛，先端芒状，全缘，易碎断。③质柔软，断面皮部浅黄色，中央类白色。④气微，味淡（图 8-1）。

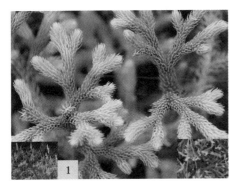
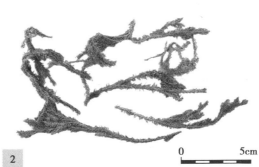

0　　　5cm

图 8-1　伸筋草原植物及药材图
1. 原植物；2. 药材。

【成分】 含石松碱、棒石松碱、石松灵碱、香荚兰酸、阿魏酸、石松宁等。

【功能主治】 祛风除湿，舒筋活络。主治关节酸痛、屈伸不利。用量 3～12g。

木贼（Equiseti Hiemalis Herba）

　　为木贼科植物木贼 *Equisetum hyemale* L. 的干燥地上部分。主产于东北、华北等地。夏、秋二季采割，除去杂质，晒干或阴干。

　　【性状鉴别】　①呈长管状，不分枝，长 40～60cm，直径 0.2～0.7cm。②表面灰绿色或黄绿色，粗糙，有纵棱 18～30 条，棱上有多数细小光亮的疣状突起。③节明显，节上着生筒状鳞叶，叶鞘基部和鞘齿黑棕色，中部淡棕黄色。④体轻，质脆，易折断，断面中空，周边有多数圆形的小空腔，排列成环。⑤气微，味甘、淡、微涩，嚼之有沙粒感。以色绿、不脱节者为佳（图 8-2）。

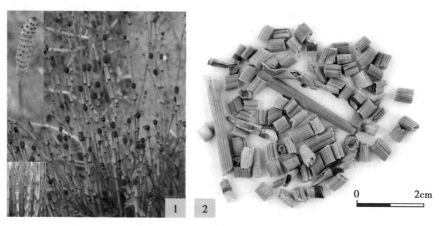

图 8-2　木贼原植物及药材图
1. 原植物；2. 药材。

　　【成分】　挥发油、山柰酚、槲皮素、芹菜素、木犀草素、咖啡酸、阿魏酸等。按 HPLC 法测定，本品含山柰酚（$C_{15}H_{10}O_6$）不得少于 0.20%。

　　【功能主治】　疏散风热，明目退翳。主治风热目赤、迎风流泪、目生云翳。用量 3～9g。

知识链接

木贼伪品及其鉴别

　　木贼主要伪品如下。①笔管草：为木贼科植物笔管草 *Equisetum ramosissimum* subsp. *debile*（Roxb. ex Vauch.）Hauke 的干燥地上部分。茎呈圆管状，有分枝，表面黄绿色；节上叶鞘先端平截或有长芒，棕褐色，基部有一黑色细圈，主茎鞘筒长与径略等，鞘片背面较平坦，无沟，两边有棱角；断面环形空腔不明显，嚼之有砂石感；茎互擦无沙沙响声。②节节草：为木贼科植物节节草 *Equisetum ramosissimum* Desf. 的干燥地上部分。茎呈圆管状，主茎较细，有分枝，表面灰绿色；叶鞘为长圆形，长约两倍于宽，仅鞘齿有一黑色圈、膜质；断面环形空腔明显；茎互擦有沙沙响声。

麻黄（Ephedrae Herba）

　　为麻黄科植物草麻黄 *Ephedra sinica* Stapf、木贼麻黄 *Ephedra equisetina* Bge. 或中麻黄 *Ephedra intermedia* Schrenk et C. A. Mey. 的干燥草质茎。主产于东北、华北、西北地区。秋季采割绿色的草质茎，晒干（图 8-3）。

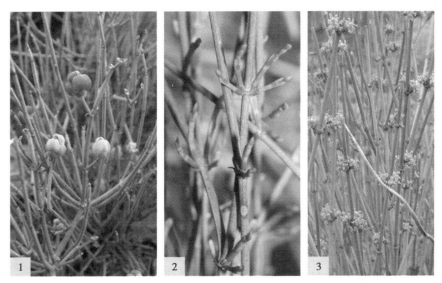

图 8-3　麻黄原植物图

1. 草麻黄；2. 木贼麻黄；3. 中麻黄。

【性状鉴别】

1. 药材

（1）草麻黄：①呈细长圆柱形，少分枝，直径 1～2mm，有的带少量棕色木质茎。②表面淡绿色至黄绿色，有细纵脊线，触之微有粗糙感。③节明显，节间长 2～6cm，节上有膜质鳞叶，长 3～4mm，常 2 裂（稀 3 裂），锐三角形，先端灰白色，反曲，基部联合成筒状，红棕色。④体轻，质脆，易折断；断面略呈纤维性，周边绿黄色，髓部红棕色，近圆形。⑤气微香，味涩、微苦（图 8-4）。

（2）中麻黄：①多分枝，直径 1.5～3mm。②表面有粗糙感。③膜质鳞叶长 2～3mm，常 3 裂（稀 2 裂），先端锐尖。④断面髓部呈三角状圆形。

（3）木贼麻黄：①较多分枝，直径 1～1.5mm。②表面无粗糙感。③节间长 1.5～3cm，膜质鳞叶长 1～2mm，常 2 裂（稀 3 裂），上部为短三角形，灰白色，先端多不反曲，基部棕红色至棕黑色（图 8-4）。

以茎粗、杂质少、色淡绿或黄绿、髓部色红棕、味苦涩者为佳。

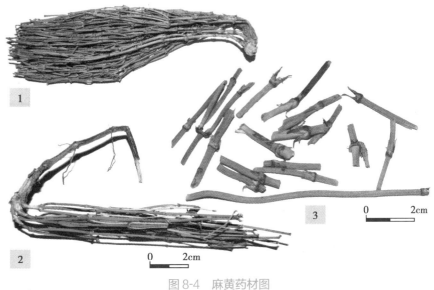

图 8-4　麻黄药材图

1. 草麻黄；2. 木贼麻黄；3. 麻黄饮片。

2. 饮片 ①麻黄段：呈圆柱形的段。表面淡黄绿色至黄绿色，粗糙，有细纵脊线，节上有细小鳞叶；切面中心显红黄色；气微香，味涩、微苦。②蜜麻黄：形如麻黄段。表面深黄色，微有光泽，略有黏性。有蜜香气，味甜。

【显微鉴别】

1. 横切面 ①草麻黄：表皮细胞外被较厚的角质层；脊线较密，有蜡质疣状突起，两脊线间有内陷的气孔；下皮纤维束位于脊线处，壁厚，非木化；皮层较宽，纤维成束散在；中柱鞘纤维束新月形；维管束外韧型，8～10个，形成层环类圆形；木质部呈三角状；髓部薄壁细胞含棕色块；偶有环髓纤维；表皮细胞外壁、皮层薄壁细胞及纤维均有多数微小草酸钙砂晶或方晶。②中麻黄：维管束12～15个；形成层环类三角形；环髓纤维成束或单个散在。③木贼麻黄：维管束8～10个；形成层环类圆形；无环髓纤维（图8-5）。

2. 粉末 草麻黄粉末棕色或绿色。①表皮组织碎片：甚多，细胞呈长方形，含颗粒状晶体；气孔特异，内陷，保卫细胞侧面观呈哑铃形或电话听筒状；角质层常破碎呈不规则条块状。②纤维：多而壁厚，木化或非木化，狭长，胞腔狭小，常不明显，附有众多细小的草酸钙砂晶和方晶。③髓部薄壁细胞：常含红紫色或棕色物质，多散出。④导管分子：端壁具麻黄式穿孔板（图8-6）。

麻黄的粉末显微鉴定

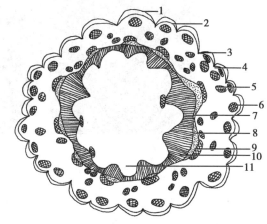

1. 角质层；2. 表皮；3. 气孔；4. 皮层；5. 皮层纤维；6. 下皮纤维；7. 形成层；8. 韧皮部；9. 中柱鞘纤维；10. 木质部；11. 髓部。

图8-5 麻黄（草麻黄）横切面简图

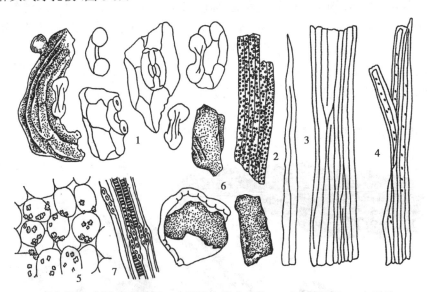

1. 表皮细胞、气孔及角质层；2. 纤维上附小晶体；3. 韧皮纤维；4. 木纤维；
5. 皮层薄壁细胞；6. 棕色块；7. 导管。

图8-6 麻黄（草麻黄）粉末图

【成分】 含麻黄碱、伪麻黄碱、苄甲胺、儿茶酚、鞣质及挥发油等。生物碱主要存在于麻黄茎的髓部。按 HPLC 法测定，本品含盐酸麻黄碱（$C_{10}H_{15}NO \cdot HCl$）与盐酸伪麻黄碱（$C_{10}H_{15}NO \cdot HCl$）的总量不得少于 0.80%。

【理化鉴别】 ①化学定性：取本品粉末约 0.2g，加水 5ml 与稀盐酸 1～2 滴，煮沸 2～3 分钟，滤过；滤液置分液漏斗中，加氨试液数滴使呈碱性，再加三氯甲烷 5ml，振摇提取；分取三氯甲烷液,置2支试管中,一管加氨制氯化铜试液与二硫化碳各5滴,振摇,静置,三氯甲烷层显深黄色;另一管为空白,以三氯甲烷5滴代替二硫化碳5滴,振摇后三氯甲烷层无色或显微黄色。②检查:杂质不得过5%;水分不得过9.0%(烘干法);总灰分不得过10%。③薄层色谱:以盐酸麻黄碱对照品为对照,进行TLC鉴别,供试品色谱中,在与对照品色谱相应的位置上,应显相同的红色斑点。

【功能主治】 发汗散寒,宣肺平喘,利水消肿。主治风寒感冒、胸闷喘咳、风水浮肿。蜜麻黄润肺止咳,多用于表证已解,气喘咳嗽。用量2~10g。运动员慎用。

🌐 **知识链接**

含麻黄碱类药品的特殊管理规定

麻黄主要含麻黄碱和伪麻黄碱。麻黄碱对感冒引发的鼻痒、鼻塞等过敏性疾病有很好的疗效,因此众多感冒药中含有麻黄碱。在我国麻黄碱属于重点监控物品范围的易制毒化学品。在多年以前我国便对含麻黄碱的药品从生产到销售进行了严格的管理,然而毒品的巨大利益诱惑使有些人铤而走险。2005年,我国多名留学生就因携带大量"康泰克"和"新康泰克"药物进入新西兰,被查扣和依法起诉判刑,就因康泰克中的盐酸伪麻黄碱可提取制造冰毒。2008年,国家食品药品监督管理局发布《关于进一步加强含麻黄碱类复方制剂管理的通知》《易制毒化学品管理条例》等法律法规、规章,对从事含麻黄碱类复方制剂的批发业务提出了资质要求。

【附药】 **麻黄根** 为草麻黄或中麻黄的干燥根及根茎。呈圆柱形,略弯曲,直径0.5~1.5cm;表面红棕色或灰棕色,有纵皱纹及支根痕;外皮粗糙,易成片状剥落;根茎具节,表面有横长突起的皮孔;体轻,质硬而脆,断面皮部黄白色,木部淡黄色或黄色,射线放射状,中心有髓;气微,味微苦。主要含麻黄根碱(A、B、C、D)、麻黄宁等。功能固表止汗;主治自汗、盗汗(图8-7)。

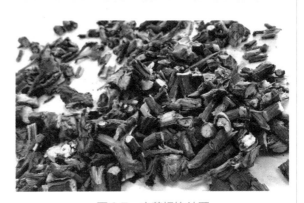

图8-7 麻黄根饮片图

鱼腥草(Houttuyniae Herba)

为三白草科植物蕺菜 *Houttuynia cordata* Thunb. 的新鲜全草或干燥地上部分。主产于江苏、浙江。鲜品全年可采;干品夏季茎叶茂盛、花穗多时采割,除去杂质,晒干。

【性状鉴别】

1. 药材

(1) 鲜鱼腥草:①茎呈圆柱形,长20~45cm,直径0.25~0.45cm;上部绿色或紫红色,下部白色,节明显,下部节上生有须根,无毛或被疏毛。②叶互生,叶片心形,先端渐尖,全缘;上表面绿色,密生腺点,下表面常紫红色;叶柄细长,基部与托叶合生成鞘状。③穗状花序顶生。④具鱼腥气,味涩(图8-8)。

(2) 干鱼腥草:①茎扁圆柱形,表面黄棕色,具数条纵棱,质脆,易折断。②叶片卷折皱缩,展平后呈心形,上表面暗黄绿色至暗棕色,下表面灰绿色或灰棕色。③可见黄棕色穗状花序。④搓碎有鱼腥气,味涩(图8-8)。

2. 饮片 为不规则的段。茎表面淡红棕色至黄棕色,有纵棱。叶片多破碎,黄棕色至暗棕色。余同药材干鱼腥草。

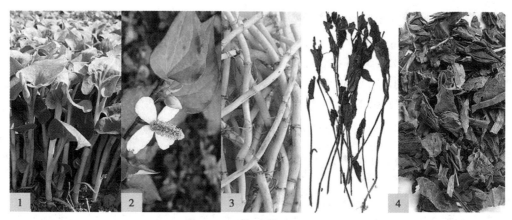

图 8-8　鱼腥草原植物及药材图
1. 原植物；2. 蕺菜花；3. 地下根茎；4. 药材。

【成分】　主要含挥发油，油中主成分为癸酰乙醛、甲基正壬酮及月桂醛等。

【功能主治】　清热解毒，消痈排脓，利尿通淋。主治肺痈吐脓、痰热喘咳、热痢、热淋、痈肿疮毒。用量 15～25g，不宜久煎；鲜品用量加倍，水煎或捣汁服。

 　　　　　　　　　　　　　　　课堂互动

鱼腥草的主要性状特征是什么？它的鱼腥气味是由什么成分产生的？

瞿麦（Dianthi Herba）

为石竹科植物瞿麦 *Dianthus superbus* L. 或石竹 *Dianthus chinensis* L. 的干燥地上部分。主产于河北、河南等地。夏、秋二季花果期采割，除去杂质，干燥。

【性状鉴别】　①瞿麦：茎呈圆柱形，上部有分枝；表面淡绿色或黄绿色，光滑无毛，节明显，略膨大，断面中空；叶对生，多皱缩，展平后呈条形至条状披针形；枝端具花及果实，花萼筒状，长 2.7～3.7cm；苞片数量 4～6，宽卵形，长约为萼筒的 1/4；花瓣棕紫色或棕黄色，卷曲，先端深裂成丝状；蒴果长筒形，与宿萼等长；种子细小，多数；气微，味淡。②石竹：萼筒长 1.4～1.8cm，苞片长约为萼筒的 1/2；花瓣先端浅齿裂。均以色绿、无杂质、无根、花未开放者为佳（图 8-9）。

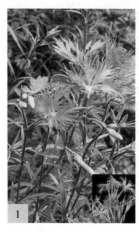 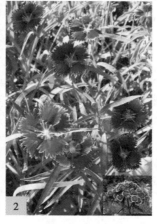 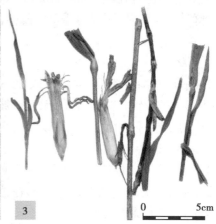

图 8-9　瞿麦原植物及药材图
1. 瞿麦；2. 石竹；3. 药材。

【成分】　瞿麦含皂苷、糖类及微量生物碱；石竹含皂苷、挥发油等。

【功能主治】　利尿通淋，活血通经。主治热淋、血淋、石淋、小便不通、淋沥涩痛、经闭瘀阻。用量9～15g。孕妇慎用。

萹蓄（Polygoni Avicularis Herba）

为蓼科植物萹蓄 *Polygonum aviculare* L. 的干燥地上部分。全国各地均产，以河南、四川等地产量较大。夏季叶茂盛时采收，除去根和杂质，晒干。

【性状鉴别】

1. 药材　①茎呈圆柱形而略扁，有分枝，长15～40cm，直径0.2～0.3cm。②表面灰绿色或棕红色，有细密微突起的纵纹；节部稍膨大，有浅棕色膜质托叶鞘。③质硬，易折断，断面髓部白色。④叶互生，近无柄或具短柄，叶片多脱落或皱缩、破碎，完整者展平后呈披针形，全缘，两面均呈棕绿色或灰绿色。⑤气微，味微苦。以色绿、叶多、质嫩、无杂质者为佳（图8-10）。

2. 饮片　呈不规则的段。余同药材。

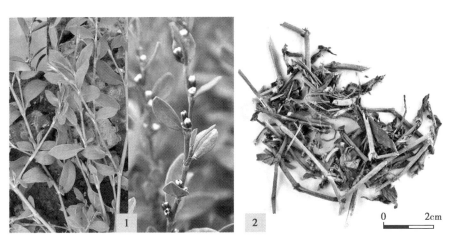

图8-10　萹蓄原植物及药材图

1. 原植物；2. 药材。

【成分】　含杨梅苷、没食子酸、咖啡酸、绿原酸等。按 HPLC 法测定，本品含杨梅苷（$C_{21}H_{20}O_{12}$）不得少于0.030%。

【功能主治】　利尿通淋，杀虫，止痒。主治热淋涩痛、小便短赤、虫积腹痛、皮肤湿疹、阴痒带下。用量9～15g。

仙鹤草（Agrimoniae Herba）

为蔷薇科植物龙牙草 *Agrimonia pilosa* Ledeb. 的干燥地上部分。全国各地均产。夏、秋二季茎叶生长茂盛时采割，除去杂质，干燥。

【性状鉴别】

1. 药材　①全体被白色柔毛，长50～100cm。②茎下部圆柱形，直径0.4～0.6cm，红棕色，上部方柱形，四面略凹陷，绿褐色，有纵沟及棱线，有节；体轻，质硬，易折断，断面中空。③单数羽状复叶互生，暗绿色，皱缩卷曲；质脆，易碎；叶片有大小2种，相间生于叶轴上，顶端小叶较大；完整小叶片展平后呈卵形或长椭圆形，先端尖，基部楔形，边缘有锯齿；托叶2枚，抱茎，斜卵形。④总状花序细长，花萼下部呈筒状，萼筒上部有钩刺，先端5裂，花瓣黄色。⑤气微，味微苦。以茎红棕色、质嫩、叶多、杂质少者为佳（图8-11）。

2.饮片　为不规则的段。茎多数方柱形，有纵沟和棱线，有节。切面中空。叶多破碎，暗绿色。余同药材。

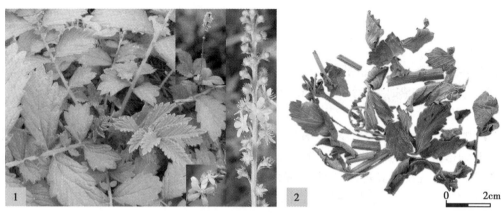

图8-11　仙鹤草原植物及药材图
1.原植物；2.药材。

【显微鉴别】　叶粉末暗绿色。①表皮细胞：上表皮细胞多角形；下表皮细胞壁波状弯曲，气孔不定式或不等式。②非腺毛：单细胞，长短不一，壁厚，木化，具疣状突起，少数有螺旋纹理。③小腺毛：头部1～4细胞，卵圆形，柄1～2细胞。④腺鳞：头部单细胞，直径约至68μm，含油滴，柄单细胞。⑤草酸钙簇晶：众多（图8-12）。

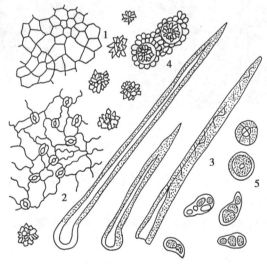

1.上表皮细胞；2.下表皮细胞及气孔；3.非腺毛；4.草酸钙簇晶；5.腺毛。

图8-12　仙鹤草叶粉末图

【成分】　含仙鹤草酚、仙鹤草内酯、木犀草素-7-葡萄糖苷等。

【功能主治】　收敛止血，截疟，止痢，解毒，补虚。主治咯血、吐血、崩漏下血、疟疾、血痢、痈肿疮毒、阴痒带下、脱力劳伤。用量6～12g。

紫花地丁（Violae Herba）

为堇菜科植物紫花地丁 *Viola yedoensis* Makino 的干燥全草。主产于江苏、浙江等地。春、秋二季采收，除去杂质，晒干。

【性状鉴别】 ①多皱缩成团。②主根长圆锥形,直径 1～4mm,淡黄棕色,有细纵皱纹。③叶基生,灰绿色,展开后叶片披针形或卵状披针形,先端钝,基部截形或稍心形,边缘具钝锯齿;两面有毛;叶柄细,上部具明显狭翅。④花茎纤细;花瓣 5 个,紫堇色或淡棕色;花距细管状。⑤蒴果椭圆形或 3 裂,种子多数,淡棕色。⑥气微,味微苦而稍黏。以叶绿、根黄、大而完整、杂质少者为佳(图 8-13)。

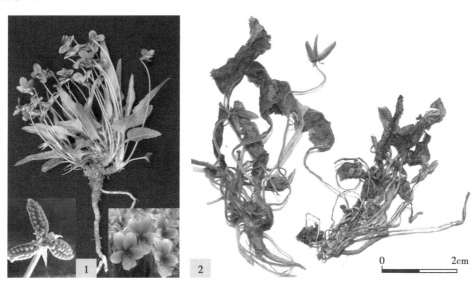

图 8-13 紫花地丁原植物及药材图
1. 原植物;2. 药材。

【成分】 含有机酸、黄酮类、香豆素类、氨基酸等。

【功能主治】 清热解毒,凉血消肿。主治疔疮肿毒、痈疽发背、丹毒、毒蛇咬伤。用量 15～30g。

【附药】

1. **甜地丁** 为豆科植物米口袋 *Gueldenstaedtia verna* (Georgi) A. Boriss. 的干燥全草。根呈长圆锥形,略扭曲;表面红棕色,有纵皱纹;质坚硬,不易折断,断面有放射状纹理,边缘乳白色,绵毛状;单数羽状复叶多皱缩破碎,完整小叶片椭圆形,灰绿色,被白色柔毛;花紫色;荚果圆筒状,被白色柔毛,花萼多宿存;种子细小,多皱缩;气微,味淡而后微甜。功能清热解毒,凉血消肿(图 8-14)。

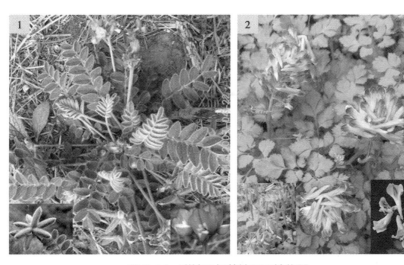

图 8-14 甜地丁与苦地丁原植物图
1. 米口袋;2. 地丁草。

2. 苦地丁　为罂粟科植物地丁草 *Corydalis bungeana* Turcz. 的干燥全草。药材多皱缩成团；主根圆锥形，表面棕黄色；茎细，多分枝，表面灰绿色或黄绿色，具 5 纵棱，质软，断面中空；叶多皱缩破碎，暗绿色或灰绿色，完整叶片 2～3 回羽状全裂；花少见，淡紫色，花冠唇形，有距。蒴果扁长椭圆形，呈荚果状。种子扁心形，黑色，有光泽。气微，味苦。含多种生物碱，主要有紫堇灵、乙酰紫堇灵、四氢黄连碱等。性寒，味苦；功能清热解毒，消肿散结（图 8-14）。

金钱草（Lysimachiae Herba）

为报春花科植物过路黄 *Lysimachia christinae* Hance 的干燥全草。主产于四川、浙江等地。夏、秋二季采收，除去杂质，晒干。

【性状鉴别】

1. 药材　①常缠结成团，无毛或被疏柔毛。②茎扭曲，表面棕色或暗棕红色，有纵纹，断面实心。③叶对生，多皱缩，展平后呈宽卵形或心形，长 1～4cm，宽 1～5cm，基部微凹，全缘；上表面灰绿色或棕褐色，下表面色较浅，主脉明显突起，用水浸后，对光透视可见黑色或褐色条纹；叶柄长 1～4cm。④偶见黄色花，单生叶腋，具长梗。⑤蒴果球形。⑥气微，味淡。以色绿、叶多、大而完整、须根及杂质少者为佳（图 8-15）。

2. 饮片　为不规则的段。余同药材。

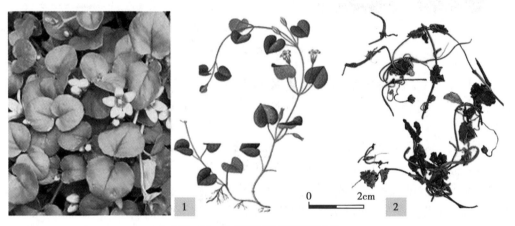

图 8-15　金钱草原植物及药材图
1. 原植物；2. 药材。

课堂互动

　　民间金钱草混淆品较多，注意观察过路黄原植物形态和金钱草药材标本，说说其主要特征是什么。

【显微鉴别】

1. 茎横切面　①表皮细胞外被角质层，有时可见腺毛，头部单细胞，柄部 1～2 细胞。②皮层宽广，细胞中有的含红棕色分泌物；分泌道散在，周围分泌细胞 5～10 个，内含红棕色块状分泌物；内皮层明显；中柱鞘纤维断续排列成环。③韧皮部狭窄，木质部连接成环，髓常成空腔。④薄壁细胞中含淀粉粒（图 8-16）。

2. 粉末　灰黄色。①淀粉粒：单粒类圆形、半圆形或盔帽状，脐点裂隙状或点状；复粒由 2～3 单粒组成。②腺毛：红棕色，头部单细胞，类圆形，柄单细胞。③非腺毛：由 1～17 细胞组成，有的细胞呈缢缩状，表面可见细条纹，胞腔内含黄棕色物。④表皮细胞：上表皮细胞垂周壁弯曲，可见角质纹理和腺毛脱落后的圆形痕，含红棕色物；下表皮细胞垂周壁波状弯曲，气孔为不等式或不定式。⑤薄壁细胞碎片：有的含有红棕色块状或长条状物质。⑥纤维：腔大而木化。⑦导管：多为螺纹、网纹或孔纹（图8-17）。

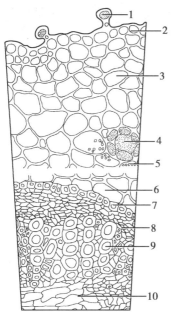

1. 腺毛；2. 表皮；3. 厚角组织；4. 分泌道；5. 淀粉粒；6. 内皮层；7. 中柱鞘纤维；8. 韧皮部；9. 木质部；10. 髓部。

图 8-16　金钱草茎横切面图

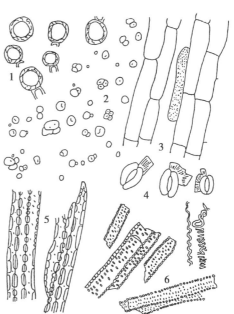

1. 腺毛；2. 淀粉粒；3. 红棕色块状物；4. 气孔碎片；5. 中柱鞘纤维；6. 导管。

图 8-17　金钱草粉末图

【成分】　含槲皮素、山柰酚、槲皮素 -3-O- 葡萄糖苷等。按 HPLC 法测定，本品含槲皮素（$C_{15}H_{10}O_7$）和山柰酚（$C_{15}H_{10}O_6$）的总量不得少于 0.10%。

【理化鉴别】　①检查：杂质不得过 8%；水分不得过 13.0%（以烘干法测定）；总灰分不得过 13.0%；酸不溶性灰分不得过 5.0%。②浸出物：按醇溶性浸出物测定法（热浸法）测定，用 75% 乙醇溶液作溶剂，不得少于 8.0%。③薄层色谱：以槲皮素对照品、山柰素对照品为对照，进行 TLC 鉴别，供试品色谱中，在与对照品色谱相应的位置上，应显相同颜色的荧光斑点。

【功能主治】　利湿退黄，利尿通淋，解毒消肿。主治湿热黄疸、胆胀胁痛、石淋、热淋、小便涩痛、痈肿疔疮、蛇虫咬伤。用量 15～60g。

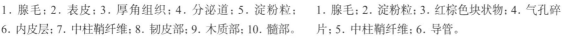

知识链接

金钱草伪品及其鉴别

金钱草主要伪品如下。①同属植物点腺过路黄 *Lysimachia hemsleyana* Maxim. 的干燥全草：全株被短毛，枝端延伸成细长鞭状，叶片用水浸后，对光透视有淡黄色或橘红色颗粒状的腺点，无黑色或褐色条纹。②同属植物临时救（聚花过路黄）*Lysimachia congestiflora* Hemsl. 的干燥全草：全株被长柔毛，叶片卵形至宽卵形，具红色或黑色颗粒状的腺点，主侧脉均明显，用水浸后，对光透视无黑色或褐色短条纹；花通常 2～4 朵集生于茎端。本品祛风、清热、止咳化痰、消积、解毒，据有关文献记载有治疗结石的作用。③伞形科植物积雪草 *Centella asiatica* (L.) Urban. 的干燥全草：茎细长弯曲，节上常着生须状根，叶片多皱缩，展平后呈近圆形或肾形，叶脉为掌状网脉，边缘有粗钝齿；伞形花序腋生，短小；双悬果扁圆形，有明显隆起的纵棱及细网纹，果梗甚短；气微，味淡。

【附药】 **连钱草** 为唇形科植物活血丹 *Glechoma longituba*（Nakai）Kupr. 的干燥地上部分。全体疏被短柔毛；茎呈方柱形，细而扭曲；表面黄绿色或紫红色，节上有不定根；质脆，易折断，断面常中空；叶对生，叶片多皱缩，展平后呈肾形或近心形，灰绿色或绿褐色，边缘具圆齿；叶柄纤细；轮伞花序腋生，花冠二唇形；搓之气芳香，味微苦。含挥发油、木犀草素、熊果酸、琥珀酸等。功能利湿通淋，清热解毒，散瘀消肿（图8-18）。

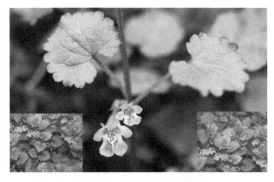

图 8-18 连钱草原植物图

广金钱草（Desmodii Styracifolii Herba）

为豆科植物广金钱草 *Desmodium styracifolium*（Osb.）Merr. 的干燥地上部分。主产于广东、广西等地。夏、秋二季采割，除去杂质，晒干。

【性状鉴别】 ①茎呈圆柱形，密被黄色伸展的短柔毛；质稍脆，断面中部有髓。②叶互生，小叶1或3，圆形或矩圆形；先端微凹，基部心形或钝圆，全缘；上表面黄绿色或灰绿色，无毛，下表面具灰白色紧贴的绒毛，侧脉羽状；叶柄长1～2cm；托叶1对，披针形。③气微香，味微甘（图8-19）。

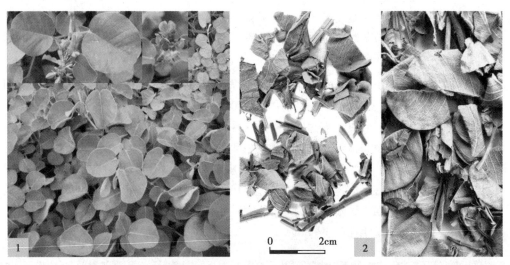

图 8-19 广金钱草原植物及药材图
1. 原植物；2. 药材。

【成分】 含生物碱、黄酮苷、酚类、鞣质、氨基酸等。按 HPLC 法测定，本品含夏佛塔苷（$C_{26}H_{28}O_{14}$）不得少于0.13%。

【功能主治】 利湿退黄，利尿通淋。主治黄疸尿赤、热淋、石淋、小便涩痛、水肿尿少。用量15～30g。

马鞭草（Verbenae Herba）

为马鞭草科植物马鞭草 *Verbena officinalis* L. 的干燥地上部分。全国大部分地区均产。6—8月花开时采割，除去杂质，晒干。

【性状鉴别】

1. 药材 ①茎呈方柱形，多分枝，四面有纵沟，长 0.5～1m；表面绿褐色，粗糙；质硬而脆，断面有髓或中空。②叶对生，皱缩，多破碎，绿褐色，完整者展平后叶片 3 深裂，边缘有锯齿。③穗状花序细长，有小花多数。④气微，味苦。以色绿、带花穗、无根者为佳（图 8-20）。

2. 饮片 呈不规则的段。余同药材。

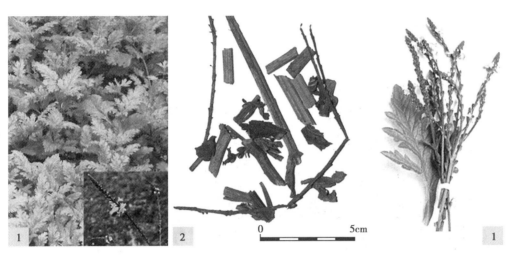

图 8-20 马鞭草原植物及药材图
1. 原植物；2. 药材。

【成分】 含齐墩果酸、熊果酸、马鞭草苷、挥发油等。按 HPLC 法测定，本品含齐墩果酸（$C_{30}H_{48}O_3$）和熊果酸（$C_{30}H_{48}O_3$）的总量不得少于 0.30%。

【功能主治】 活血散瘀，解毒，利水，退黄，截疟。主治癥瘕积聚、痛经经闭、喉痹、痈肿、水肿、黄疸、疟疾。用量 5～10g。

广藿香（Pogostemonis Herba）

为唇形科植物广藿香 *Pogostemon cablin*（Blanco）Benth. 的干燥地上部分。主产于广东、海南等地，分别习称"石牌广藿香"及"海南广藿香"。枝叶茂盛时采割，日晒夜闷，反复至干（图 8-21）。

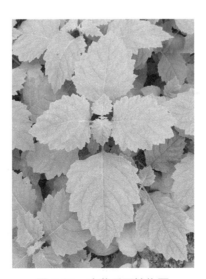

图 8-21 广藿香原植物图

【性状鉴别】

1. 药材 ①茎略呈方柱形,多分枝,枝条稍曲折,长30~60cm,直径0.2~0.7cm;表面被柔毛;质脆,易折断,断面中部有髓;老茎类圆柱形,被灰褐色栓皮。②叶对生,皱缩成团,展平后叶片呈卵形或椭圆形长4~9cm,宽3~7cm;两面均被灰白色绒毛;先端短尖或钝圆,基部楔形或钝圆,边缘具大小不规则的钝齿;叶柄细,被柔毛。③气香特异,味微苦。以茎粗壮、叶多、杂质少、香气浓厚者为佳(图8-22)。

2. 饮片 呈不规则的段。茎略呈方柱形,表面灰褐色、灰黄色或带红棕色,被柔毛。切面有白色髓。余同药材(图8-22)。

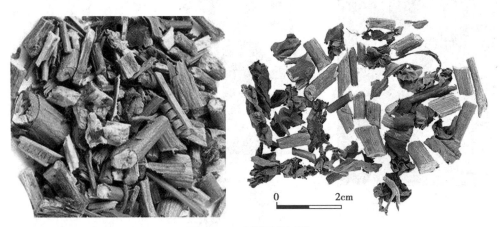

图8-22　广藿香药材图

【显微鉴别】 叶片粉末淡棕色。①叶表皮细胞:不规则形,气孔直轴式。②非腺毛:1~6细胞,平直或先端弯曲,壁具疣状突起,有的胞腔含黄棕色物。③腺鳞:头部8细胞,柄单细胞,极短。④间隙腺毛:存在于叶肉组织的细胞间隙中,头部单细胞,呈不规则囊状,柄短,单细胞。⑤小腺毛:头部2细胞;柄1~3细胞,甚短。⑥草酸钙针晶:细小,散在于叶肉细胞中(图8-23)。

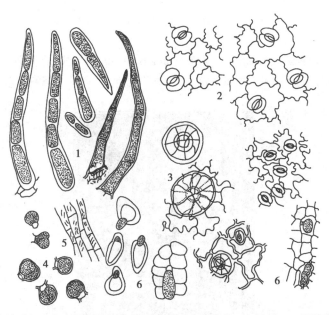

1. 非腺毛;2. 表皮细胞及气孔;3. 腺鳞;4. 小腺毛;5. 针晶;6. 间隙腺毛。

图8-23　广藿香叶粉末图

【成分】 含挥发油,油中主成分为百秋李醇(广藿香醇)、广藿香酮、丁香酚、桂皮醛等。按

GC法测定,本品含百秋李醇($C_{15}H_{26}O$)不得少于0.10%。

【理化鉴别】①检查:杂质不得过2%;水分不得过14.0%(以甲苯法测定);总灰分不得过11.0%;酸不溶性灰分不得过4.0%;叶不得少于20%。②浸出物:按醇溶性浸出物测定法(冷浸法)测定,用乙醇溶液作溶剂,不得少于2.5%。③薄层色谱:以百秋李醇对照品为对照,进行TLC鉴别,供试品色谱中,在与对照品色谱相应的位置上,应显相同的紫蓝色斑点。

【功能主治】芳香化浊,和中止呕,发表解暑。主治湿浊中阻、脘痞呕吐、暑湿表证、湿温初起、发热倦怠、胸闷不舒、寒湿闭暑、腹痛吐泻、鼻渊头痛。用量3～10g。

【附药】**藿香**　为唇形科植物藿香*Agastache rugosa*(Fisch. et Mey.)O. Ktze.的干燥地上部分,主产于四川、江苏等地。茎方柱形,多分枝,直径0.2～1cm,老茎坚硬,质脆,易折断,断面白色,髓部中空;叶对生,叶片灰绿色,多皱缩破碎,完整者展平后呈卵形或三角状长卵形,先端急尖或渐尖,基部圆形或心形,边缘有钝锯齿,两面微具毛茸;穗状轮伞花序顶生;气芳香,味淡,微凉。功能祛暑解表,化湿和中,理气开胃。

半枝莲（Scutellariae Barbatae Herba）

为唇形科植物半枝莲*Scutellaria barbata* D. Don的干燥全草。主产于河北、河南等地。夏、秋二季茎叶茂盛时采挖,洗净,晒干。

【性状鉴别】

1. 药材　①长15～35cm,无毛或花轴上疏被毛。②根纤细。③茎丛生,较细,方柱形,表面暗紫色或棕绿色。④叶对生,有短柄;叶片多皱缩,展平后呈三角状卵形或披针形,长1.5～3cm,宽0.5～1cm;先端钝,基部宽楔形,全缘或有少数不明显的钝齿;上表面暗绿色,下表面灰绿色。⑤花单生于茎枝上部叶腋,花萼裂片钝或较圆;花冠二唇形,棕黄色或浅蓝紫色,长约1.2cm,被毛。⑥果实扁球形,浅棕色。⑦气微,味微苦。以色绿、叶多者为佳(图8-24)。

2. 饮片　呈不规则的段。茎方柱形,中空。花萼下唇裂片钝或较圆。余同药材(图8-24)。

【成分】含黄酮类化合物,主要有黄芩素、野黄芩苷等。按紫外-可见分光光度法测定,本品含总黄酮以野黄芩苷($C_{21}H_{18}O_{12}$)计,不得少于1.50%;按HPLC法测定,本品含野黄芩苷($C_{21}H_{18}O_{12}$)不得少于0.20%。

【功能主治】清热解毒,化瘀利尿。主治疔疮肿毒、咽喉肿痛、跌仆伤痛、水肿、黄疸、蛇虫咬伤。用量15～30g。

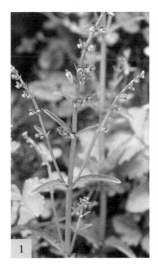
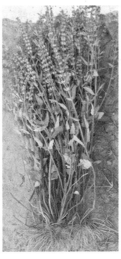
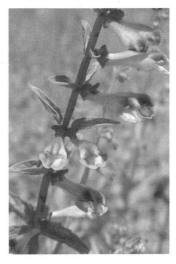

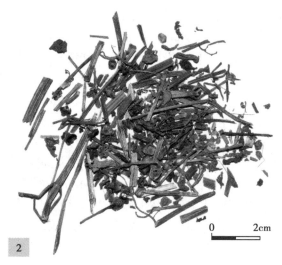

图 8-24　半枝莲原植物及饮片图

1. 原植物；2. 饮片。

荆芥（Schizonepetae Herba）

为唇形科植物荆芥 *Schizonepeta tenuifolia* Briq. 的干燥地上部分。主产于河北、江苏等地。夏、秋二季花开到顶、穗绿时采割，除去杂质，晒干。

【性状鉴别】

1. 药材　①茎呈方柱形，上部有分枝，长 50～80cm，直径 0.2～0.4cm；表面淡黄绿色或淡紫红色，被短柔毛；体轻，质脆，断面类白色。②叶对生，多已脱落，叶片 3～5 羽状分裂，裂片细长。③穗状轮伞花序顶生，长 2～9cm，直径约 0.7cm；花冠多脱落，宿萼钟状，先端 5 齿裂，淡棕色或黄绿色，被短柔毛。④小坚果棕黑色。⑤气芳香，味微涩而辛凉。以身干、色黄绿、穗密而长、气味浓、杂质少者为佳。

2. 饮片　呈不规则的段。余同药材（图 8-25）。

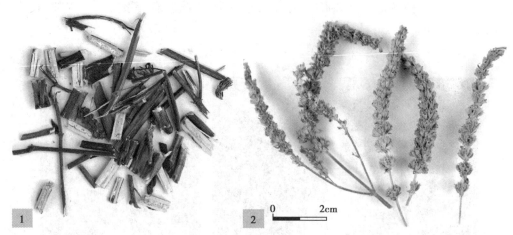

图 8-25　荆芥及荆芥穗药材图

1. 荆芥梗；2. 荆芥穗。

【成分】　含挥发油。油中主成分为薄荷酮、胡薄荷酮等。含挥发油，药材不得少于 0.60%（ml/g），饮片不得少于 0.30%；按 HPLC 法测定，含胡薄荷酮（$C_{10}H_{16}O$），药材及饮片均不得少于 0.020%。

【功能主治】　解表散风,透疹,消疮。主治感冒、头痛、麻疹、风疹、疮疡初起等。用量 5～10g。

【附药】　**荆芥穗**　为荆芥的干燥花穗。穗状轮伞花序呈圆柱形,长 3～15cm,直径约 7mm;花冠多脱落,宿萼黄绿色,钟形,质脆易碎,内有棕黑色小坚果;气芳香,味微涩而辛凉。本品含挥发油不得少于 0.40%（ml/g）;含胡薄荷酮（$C_{10}H_{16}O$）不得少于 0.080%。性味功能同荆芥。

益母草（Leonuri Herba）

为唇形科植物益母草 *Leonurus japonicus* Houtt. 的新鲜或干燥地上部分。鲜品春季幼苗期至初夏花前期采割;干品夏季茎叶茂盛、花未开或初开时采割,晒干,或切段晒干。

【性状鉴别】

1. 鲜益母草　①幼苗期无茎,基生叶圆心形,边缘 5～9 浅裂,每裂片有 2～3 钝齿。②花前期茎呈方柱形,上部多分枝,四面凹下成纵沟,长 30～60cm,直径 0.2～0.5cm;表面青绿色;质鲜嫩,断面中部有髓。③叶交互对生,有柄;叶片青绿色,质鲜嫩,揉之有汁;下部茎生叶掌状 3 裂,上部叶羽状深裂或浅裂成 3 片,裂片全缘或具少数锯齿。④气微,味微苦(图 8-26)。

2. 干益母草　①茎表面灰绿色或黄绿色;体轻,质韧,断面中部有髓。②叶片灰绿色,多皱缩、破碎,易脱落。③轮伞花序腋生,小花淡紫色,花萼筒状,花冠二唇形。④切段者长约 2cm。以质嫩、叶多、色灰绿者为佳(图 8-27)。

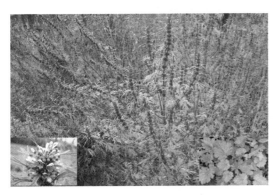

图 8-26　益母草原植物图

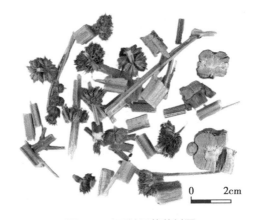

图 8-27　干益母草药材图

【显微鉴别】　茎横切面:①表皮细胞外被角质层,有毛茸;腺鳞头部 4、6 或 8 细胞,柄单细胞;非腺毛 1～4 细胞。②下皮厚角细胞在棱角处较多。③皮层为数列薄壁细胞;内皮层明显;中柱鞘纤维束微木化。④韧皮部较窄。形成层不明显;木质部在棱角处较发达。⑤髓部薄壁细胞较大。⑥鲜品近表皮部分的皮层薄壁细胞含叶绿体;薄壁细胞内含细小草酸钙针晶及小方晶(图 8-28)。

【成分】　含益母草碱、水苏碱等。按 HPLC 法测定,含盐酸水苏碱（$C_7H_{13}NO_2·HCl$）,干益母草药材不得少于 0.50%,饮片不得少于 0.40%;含盐酸益母草碱（$C_{14}H_{21}O_5N_3·HCl$）,干益母草药材不得少于

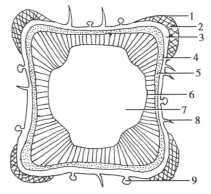

1. 表皮; 2. 厚角组织; 3. 皮层; 4. 内皮层; 5. 韧皮部; 6. 木质部; 7. 髓; 8. 非腺毛; 9. 腺毛。

图 8-28　益母草茎横切面简图

0.050%，饮片不得少于 0.040%。

【功能主治】 活血调经，利尿消肿，清热解毒。主治月经不调、痛经经闭、恶露不尽、水肿尿少、疮疡肿毒。用量 9~30g；鲜品 12~40g。孕妇慎用。

【附药】 **茺蔚子** 为益母草的干燥成熟果实。呈三棱形，一端稍宽，平截状；另一端渐窄而钝尖；长 2~3mm，宽约 1.5mm；表面灰棕色至灰褐色，有深色斑点；果皮薄，子叶类白色，富油性；气微，味苦。功能活血调经，清肝明目。

薄荷（Menthae Haplocalycis Herba）

为唇形科植物薄荷 *Mentha haplocalyx* Briq. 的干燥地上部分。主产于江苏、安徽等地。夏、秋二季茎叶茂盛或花开至三轮时，选晴天，分次采割，晒干或阴干。

【性状鉴别】

1. 药材 ①茎呈方柱形，有对生分枝，长 15~40cm，直径 0.2~0.4cm；表面紫棕色或淡绿色，棱角处具茸毛，节间长 2~5cm；质脆，断面白色，髓部中空。②叶对生，有短柄；叶片皱缩卷曲，完整者展平后呈宽披针形、长椭圆形或卵形，长 2~7cm；宽 1~3cm；上表面深绿色，下表面灰绿色，稀被茸毛，有凹点状腺鳞。③轮伞花序腋生，花萼钟状，先端 5 齿裂，花冠淡紫色。④揉搓后有特异清凉香气，味辛凉。以叶多、色深绿、气味浓者为佳。

2. 饮片 呈不规则的段。余同药材（图 8-29）。

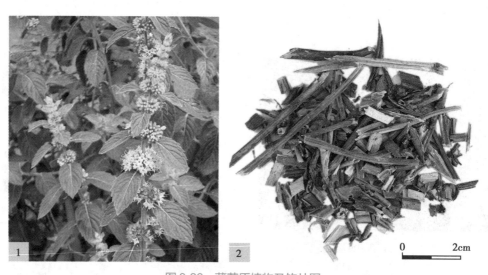

图 8-29　薄荷原植物及饮片图
1. 原植物；2. 饮片。

课堂互动

薄荷除药用外，尚有其他一些用途，请同学们列举日常生活中使用薄荷的见闻。

【显微鉴别】

1. 茎横切面 ①表皮细胞 1 列，外被角质层，有腺鳞、小腺毛及非腺毛。②皮层薄壁细胞数列，排列疏松，四棱角处有 10 数列厚角细胞；内皮层 1 列，凯氏点明显。③维管束于四角处较发达，韧皮部狭窄；形成层成环；木质部在四棱处发达。④髓薄壁细胞大，中心常呈空洞。⑤茎各部细胞内有时含有针簇状橙皮苷结晶（图 8-30）。

2.叶粉末　①腺鳞:头部8细胞,直径约至90μm,柄单细胞。②小腺毛:头部及柄部均为单细胞。③非腺毛:1～8细胞,常弯曲,壁厚,微具疣突。④气孔:直轴式。⑤橙皮苷结晶:存在于薄壁细胞中,呈针簇状(图8-31)。

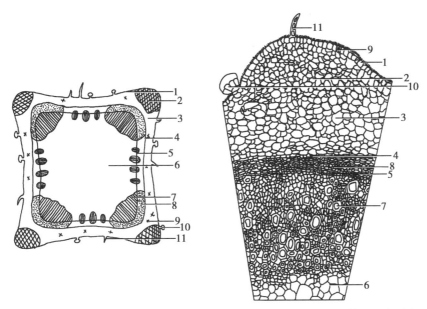

1.表皮;2.厚角组织;3.皮层;4.内皮层;5.形成层;6.髓;7.木质部;8.韧皮部;
9.橙皮苷结晶;10.腺鳞;11.非腺毛。

图 8-30　薄荷茎横切面图

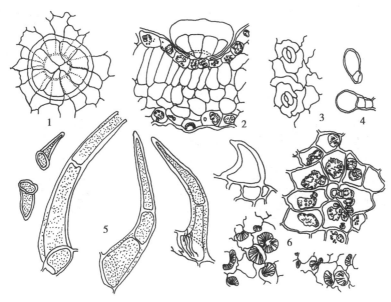

1.腺鳞顶面观;2.腺鳞侧面观;3.气孔;4.小腺毛;5.非腺毛;6.橙皮苷结晶。

图 8-31　薄荷叶粉末图

薄荷的粉末显微
鉴定

【成分】　含挥发油,又称薄荷素油,主要存在于叶表皮的腺鳞及腺毛中。油中主要含 L-薄荷醇、L-薄荷酮等。叶中尚含多种游离氨基酸、树脂及少量鞣质等。本品含挥发油,药材不得少于0.80%(ml/g),饮片不得少于0.40%(ml/g)。按 GC 法测定,本品含薄荷脑($C_{10}H_{20}O$),药材不得少于0.20%,饮片不得少于0.13%。

【理化鉴别】　①化学定性:取本品叶的粉末少量,经微量升华得油状物,加硫酸2滴及香草醛结晶少量,初显黄色至橙黄色,再加水 1 滴,即变紫红色。②检查:叶不得少于 30%;水分不得过 15.0%(以甲苯法测定);总灰分不得过 11.0%;酸不溶性灰分不得过 3.0%。③薄层色谱:以薄荷对照药材、薄荷脑对照品为对照,进行 TLC 鉴别,供试品色谱中,在与对照药材色谱和对照品色谱相应的位置上,应显相同颜色的荧光斑点。

【功能主治】 疏散风热,清利头目,利咽,透疹,疏肝行气。主治风热感冒、风温初起、头痛、目赤、喉痹、口疮、风疹、麻疹、胸胁胀闷。用量 3～6g,后下。

泽兰(Lycopi Herba)

为唇形科植物毛叶地瓜儿苗 *Lycopus lucidus* Turcz. var. *hirtus* Regel 的干燥地上部分。夏、秋二季茎叶茂盛时采割,晒干。

【性状鉴别】

1. 药材 ①茎呈方柱形,少分枝,四面均有浅纵沟,长 50～100cm,直径 0.2～0.6cm;表面黄绿色或带紫色,节处紫色明显,有白色茸毛;质脆,断面黄白色,髓部中空。②叶对生,有短柄或近无柄;叶片多皱缩,展平后呈披针形或长圆形,长 5～10cm;上表面黑绿色或暗绿色,下表面灰绿色,密具腺点,两面均有短毛;先端尖,基部渐狭,边缘有锯齿。③轮伞花序腋生,花冠多脱落,苞片及花萼宿存,小苞片披针形,有缘毛,花萼钟形,5 齿。④气微,味淡。以身干、质嫩、色绿、叶多、不破碎者为佳(图 8-32)。

2. 饮片 呈不规则的段。余同药材(图 8-32)。

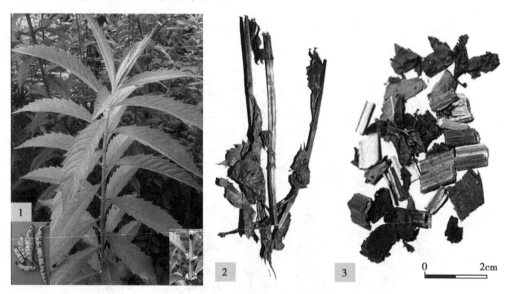

图 8-32 泽兰原植物及药材图
1. 原植物;2. 药材;3. 饮片。

【成分】 含挥发油、熊果酸、鞣质、黄酮类、酚类、氨基酸、有机酸等。

【功能主治】 活血调经,祛瘀消痈,利水消肿。主治月经不调、经闭、痛经、产后瘀血腹痛、疮痈肿毒、水肿腹水。用量 6～12g。

知识链接

泽兰混用品及其鉴别

主要混用品如下。①地瓜儿苗:为唇形科植物地笋 *Lycopus lucidus* Turcz. 的干燥地上部分。

外观与正品泽兰相似，主要区别为茎节明显，茎的节上疏生小硬毛；叶两面无毛，下面有下陷的腺点。②石吊兰：为苦苣苔科植物吊石苣苔 *Lysionotus pauciflorus* Maxim. 的全草。茎呈圆柱形，茎基部有的节上具须根；叶轮生或对生，叶片楔形、狭卵形或倒卵形，叶缘中部以上呈牙齿状，无毛。③佩兰：为菊科植物佩兰 *Eupatorium fortunei* Turcz. 的干燥地上部分。茎呈圆柱形，表面黄棕色或黄绿色，有明显的节及纵棱线；叶对生，无毛，叶片 3 裂或不分裂。④白头婆（泽兰）：为菊科植物白头婆 *Eupatorium japonicum* Thunb. 的干燥地上部分。茎呈圆柱形，有细纵纹理及柔毛，节明显；叶对生，叶片呈椭圆形或披针形，两面均有柔毛，下表面有腺点，叶边缘有粗锯齿。

香薷（Moslae Herba）

为唇形科植物石香薷 *Mosla chinensis* Maxim. 或江香薷 *Mosla chinensis* 'Jiangxiangru' 的干燥地上部分。前者习称"青香薷"，后者习称"江香薷"。主产于江西、广西等地。夏季茎叶茂盛、花盛时择晴天采割，除去杂质，阴干。

【性状鉴别】

1. 青香薷　①长 30～50cm，基部紫红色，上部黄绿色或淡黄色，全体密被白色茸毛。②茎方柱形，基部类圆形，直径 1～2mm，节明显，节间长 4～7cm；质脆，易折断。③叶对生，多皱缩或脱落，叶片展平后呈长卵形或披针形，暗绿色或黄绿色，边缘有 3～5 个疏浅锯齿。④穗状花序顶生及腋生；苞片圆卵形或圆倒卵形；花萼宿存，钟状，先端 5 裂，密被茸毛。⑤小坚果 4，近圆球形，直径 0.7～1.1mm，表面具网纹，网眼内呈深凹状雕纹。⑥气清香而浓，味微辛而凉（图 8-33）。

2. 江香薷　①长 55～66cm。②表面黄绿色，质较柔软。③叶边缘有疏浅锯齿 5～9 个。④果实直径 0.9～1.4mm，表面具疏网纹。

以枝嫩、穗多、身干、杂质少、香气浓者为佳。

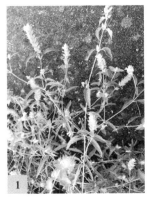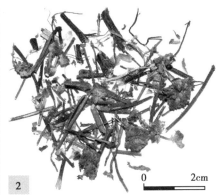

图 8-33　香薷原植物及药材图
1. 原植物；2. 药材。

【成分】　含挥发油，挥发油中主要含麝香草酚、香荆芥酚等。本品含挥发油不得少于 0.60%（ml/g）；按 GC 法测定，本品含麝香草酚（$C_{10}H_{14}O$）与香荆芥酚（$C_{10}H_{14}O$）的总量不得少于 0.16%。

【功能主治】　发汗解表，化湿和中。主治暑湿感冒、恶寒发热、头痛无汗、腹痛吐泻、水肿、小便不利。用量 3～10g。

白花蛇舌草（Hedyotidis Diffusae Herba）

为茜草科植物白花蛇舌草 *Hedyotis diffusa* Willd. 的干燥全草。主产于长江以南各省。夏、秋二季采收，除去杂质，晒干。

【性状鉴别】　①全草扭缠成团状，灰绿色或灰棕色。②主根 1 条，须根纤细。③茎纤细，质脆，易折断。④单叶对生，叶片多破碎皱缩，完整叶片线形，无柄，全缘，托叶细小，顶端有细齿。⑤花通常单生于叶腋，无梗或具短梗。⑥蒴果扁球形，顶端具 4 枚宿存的萼齿。⑦气微，味淡。以茎叶完整、色灰绿、带果实、无杂质者为佳（图 8-34）。

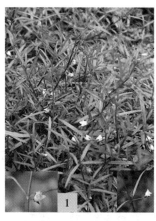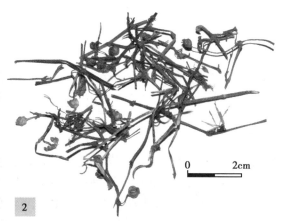

图 8-34　白花蛇舌草原植物及药材图
1. 原植物；2. 药材。

【成分】　含齐墩果酸、熊果酸、对 - 香豆酸、豆甾醇等。

【功能主治】　清热解毒，散结消肿，利湿通淋。主治痈肿疮毒、肠痈腹痛、癥积痞块、热淋涩痛、湿热黄疸、蛇虫咬伤等。用量大多为 6～30g，多的可达 60g；外用鲜品适量，捣烂敷患处。

🌐 知识链接

白花蛇舌草伪品及其鉴别

白花蛇舌草主要伪品如下。①伞房花耳草 *Hedyotis corymbosa*（L.）Lam. 的全草：茎呈四棱形，两侧纵棱明显，中间有凹陷的沟槽；叶条形或条状披针形，长 1～2cm；托叶合生成鞘状，顶端近截形，有刚毛；花 2～5 朵，排列成伞房状花序；花梗细长毛发状；蒴果球形，略扁，2～5 个腋生；种子细小卵形；气微，味淡。②纤花耳草 *Hedyotis tenelliflora* Bl. 的全草：茎纤细，扁圆形；小叶披针形，革质；花无柄，1～3 朵生于叶腋中；全草干后呈黑色。③石竹科植物雀舌草 *Stellaria alsine* Grimm 的全草：长 10～30cm，直径 0.1～0.2cm；表面灰绿色，有分枝；叶膜质，对生，披针形，形似雀舌，全缘无柄；花单生于叶腋，或顶生聚伞花序，花白色；蒴果卵形，种子肾形，棕褐色，极细小；气微，味淡。④石竹科植物漆姑草 *Sagina japonica*（Sw.）Ohwi 的全草：茎呈细丝状，长 5～15cm，直径 0.2～0.3cm；表面黄绿色或灰绿色；叶对生，线形，基部抱茎；花小，单生于枝端或叶腋；蒴果卵形，具宿萼，种子细小，长圆形，呈瘤状突起，棕褐色；气微，味淡。

肉苁蓉（Cistanches Herba）

为列当科植物肉苁蓉 *Cistanche deserticola* Y. C. Ma 或管花肉苁蓉 *Cistanche tubulosa*

（Schenk）Wight 的干燥带鳞叶的肉质茎。主产于内蒙古、新疆等地。春季苗刚出土时或秋季冻土之前采挖,除去茎尖,切段,晒干。

【性状鉴别】

1．药材　①肉苁蓉（图 8-35）：扁圆柱形,稍弯曲;长 3～15cm,直径 2～8cm。表面棕褐色或灰棕色,密被覆瓦状排列的肉质鳞叶,通常鳞叶先端已断;体重,质硬,微有柔性,不易折断;断面棕褐色,有淡棕色点状维管束,排列成波状环纹;气微,味甜,微苦。②管花肉苁蓉：呈类纺锤形、扁纺锤形或扁柱形,稍弯曲;长 5～25cm,直径 2.5～9cm;表面棕褐色至黑褐色;断面颗粒状,灰棕色至灰褐色,散生点状维管束。以条粗壮、密被鳞叶、色棕褐、质柔润者为佳。

2．饮片　①肉苁蓉片（图 8-35）：不规则形的厚片。有的可见肉质鳞叶。切面有淡棕色或棕黄色点状维管束,排列成波状环纹;或散生点状维管束（管花肉苁蓉）。余同药材。②酒苁蓉：形如肉苁蓉片。表面黑棕色,切面点状维管束,排列成波状环纹。质柔润。略有酒香气,味甜,微苦。切面散生点状维管束（管花肉苁蓉）。

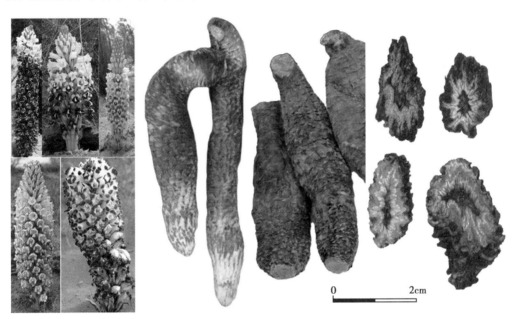

图 8-35　肉苁蓉原植物及药材图

【显微鉴别】　肉苁蓉横切面：①表皮为 1 列扁平细胞,外被角质层,外侧细胞含淡黄棕色色素。②皮层由数十层薄壁细胞组成。③中柱维管束排列成波状弯曲的环。④木质部导管多数,成群。⑤髓射线明显,髓部呈星状。⑥薄壁细胞中充满淀粉粒（图 8-36）。

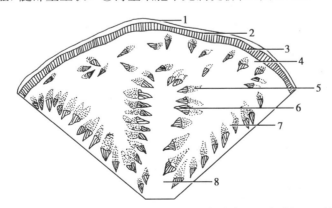

1. 角质层；2. 表皮；3. 皮层色素细胞；4. 皮层；5. 韧皮部；6. 木质部；7. 射线；8. 髓。

图 8-36　肉苁蓉横切面简图

【成分】　含松果菊苷、毛蕊花糖苷、6-甲基吲哚、甜菜碱、肉苁蓉多糖、麦角甾苷等。按HPLC法测定本品，含松果菊苷（$C_{35}H_{46}O_{20}$）和毛蕊花糖苷（$C_{29}H_{36}O_{15}$）的总量，肉苁蓉不得少于0.30%；管花肉苁蓉不得少于1.5%。

【功能主治】　补肾阳，益精血，润肠通便。主治肾阳不足、精血亏虚、阳痿不孕、腰膝酸软、筋骨无力、肠燥便秘。用量6～10g。

 知识链接

肉苁蓉伪品及其鉴别

　　近年来由于肉苁蓉药源紧缺，市场上有同科多种植物带鳞叶的肉质茎混作肉苁蓉使用，应注意鉴别。①盐生肉苁蓉 *Cistanche salsa*（C. A. Mey）G. Beck：主产于内蒙古、甘肃、青海等地。呈细小圆柱形，鳞叶卵形至矩圆状披针形，表面黄褐色；质硬无柔性，断面有淡棕色维管束，排列为菊花状纹；气微，味微咸苦。②草苁蓉 *Boschniakia rossica*（Cham.et Schlecht.）B. Fedtsch：主产于内蒙古。茎单一，挺直，暗黄褐色或褐色，有纵棱沟纹和白色短绒毛；叶互生，鳞片状或披针形，略皱缩，黄褐色；茎上部为穗状花序，有绒毛，下部花较疏散，上部花密集，花干缩，展平后呈唇形；质硬脆，易折断，断面类白色，中间有一不规则的棕色环纹；气微，味淡。③沙苁蓉 *Cistanche sinensis* G. Beck：主产于内蒙古、甘肃、宁夏等地。其鳞叶狭窄；中柱点状维管束排成浅波状。

锁阳（Cynomorii Herba）

　　为锁阳科植物锁阳 *Cynomorium songaricum* Rupr. 的干燥肉质茎。主产于内蒙古、宁夏、新疆等地。春季采挖，除去花序，切段，晒干。

【性状鉴别】

　　1. 药材　①呈扁圆柱形，微弯曲，长5～15cm，直径1.5～5cm。②表面棕色或棕褐色，粗糙，具明显纵沟及不规则凹陷，有的残存三角形的黑棕色鳞片。③体重，质硬，难折断，断面浅棕色或棕褐色，有黄色三角状维管束。④气微，味甘而涩。以体肥大、色红、质坚实、身干、杂质少（不得过2%）为佳（图8-37）。

　　2. 饮片　为不规则形或类圆形的片。切面浅棕色或棕褐色，散在黄色三角状维管束。余同药材。

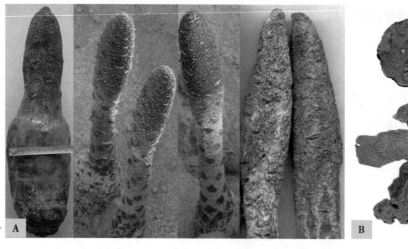

图8-37　锁阳原植物及药材图
A. 原植物；B. 药材（1. 个子；2. 饮片）。

【成分】　含熊果酸、挥发油、锁阳萜、氨基酸及糖类等。

【功能主治】　补肾阳，益精血，润肠通便。主治肾阳不足、精血亏虚、腰膝痿软、阳痿滑精、肠燥便秘。用量5～10g。

穿心莲（Androgriphis Herba）

为爵床科植物穿心莲 *Androgriphis paniculata*（Burm. f.）Nees 的干燥地上部分。主产于广西、广东等地。秋初茎叶茂盛时采割，晒干。

【性状鉴别】

1. 药材　①茎呈方柱形，多分枝，长50～70cm；节稍膨大；质脆，易折断。②单叶对生，叶柄短或近无柄，叶片皱缩，易碎；完整者展开后呈披针形或卵状披针形，长3～12cm，宽2～5cm；先端渐尖，基部楔形下延，全缘或波状；上表面绿色，下表面灰绿色，两面光滑。③气微，味极苦。以色绿、身干、杂质少、叶多（不得少于30%）者为佳（图8-38）。

2. 饮片　呈不规则的段。茎方柱形，节稍膨大。切面不平坦，具类白色髓。叶片多皱缩或破碎。余同药材。

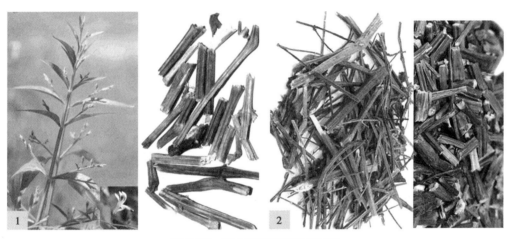

图8-38　穿心莲原植物及药材图

1. 原植物；2. 药材。

【显微鉴别】

1. 叶横切面　①上表皮细胞类方形或长方形，下表皮细胞较小，上、下表皮均有含圆形、长椭圆形或棒状钟乳体的晶细胞；并有腺鳞，有的可见非腺毛。②栅栏组织为1～2列细胞，贯穿于主脉上方；海绵组织排列疏松。③主脉维管束外韧型，呈凹糟状，木质部上方薄壁组织内亦有晶细胞（图8-39）。

2. 叶表面制片　①上、下表皮均有增大的晶细胞，内含大型螺状钟乳体，直径约至36μm，长约至180μm，较大端有脐样点痕，层纹波状。②下表皮气孔密布，直轴式，副卫细胞大小悬殊，少数为不定式。③腺鳞头部扁球形，4、6或8细胞，柄极短。④非腺毛1～4细胞，长约至160μm，基部直径约至40μm，表面有角质纹理（图8-40）。

【成分】　含穿心莲内酯、脱水穿心莲内酯和去氧穿心莲内酯、新穿心莲内酯等。按HPLC法测定，按干燥品计算，含穿心莲内酯（$C_{20}H_{30}O_5$）、新穿心莲内酯（$C_{20}H_{30}O_8$）、14-去氧穿心莲内酯（$C_{20}H_{30}O_4$）和脱水穿心莲内酯（$C_{20}H_{28}O_4$）的总量，药材不得少于1.5%，饮片不得少于1.2%。

【功能主治】　清热解毒，凉血，消肿。主治感冒发热、咽喉肿痛、口舌生疮、顿咳劳嗽、泄泻痢疾、热淋涩痛、痈肿疮疡、蛇虫咬伤。用量6～9g。

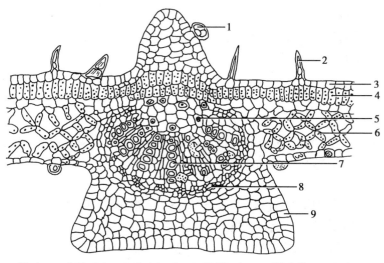

1. 腺毛；2. 非腺毛；3. 上表皮细胞；4. 栅栏组织；5. 钟乳体；6. 海绵组织；
7. 木质部导管；8. 韧皮部；9. 下表皮细胞。

图 8-39　穿心莲叶横切面图

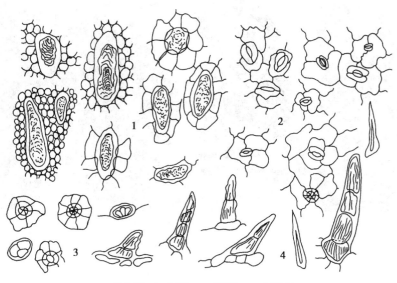

1. 晶细胞；2. 气孔；3. 腺鳞；4. 非腺毛。

图 8-40　穿心莲叶粉末图

ER-8-7

穿心莲的粉末显
微鉴定

半边莲（Lobeliae Chinensis Herba）

为桔梗科植物半边莲 *Lobelia chinensis* Lour. 的干燥全草。主产于湖南、湖北等地。夏季采收，除去泥沙，洗净，晒干。

【性状鉴别】

1. 药材　①常缠结成团；根茎极短，直径 1～2mm，表面淡棕黄色，平滑或有细纵纹。②根细小，黄色，侧生纤细须根。③茎细长，有分枝，灰绿色，节明显，有的可见附生的细根。④叶互生，无柄，叶片多皱缩，绿褐色，展平后叶片呈狭披针形，长 1～2.5cm，宽 0.2～0.5cm，边缘具疏而浅的齿或全缘。⑤花梗细长，花小，单生于叶腋，花冠基部筒状，上部 5 裂，偏向一边，浅紫红色，花冠筒内有白色茸毛。⑥气微特异，味微甘而辛。以身干、杂质少、气味浓者为佳（图 8-41）。

2. 饮片　呈不规则的段。根及根茎细小，表面淡棕黄色或黄色。茎细，灰绿色，节明显。余同药材。

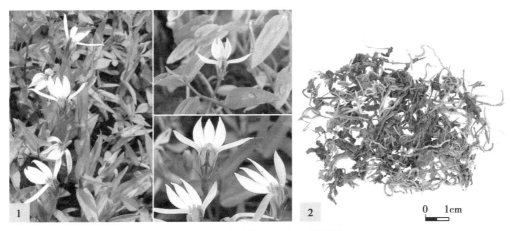

图 8-41　半边莲原植物及药材图
1. 原植物；2. 药材。

【成分】　含山梗菜碱、山梗菜酮碱、皂苷及黄酮类化合物等。

【功能主治】　清热解毒，利尿消肿。主治痈肿疔疮、蛇虫咬伤、臌胀水肿、湿热黄疸、湿疹湿疮。用量 9～15g。

佩兰（Eupatorii Herba）

为菊科植物佩兰 *Eupatorium fortunei* Turcz. 的干燥地上部分。主产于河北、山东等地。夏、秋二季分两次采割，除去杂质，晒干。

【性状鉴别】

1. 药材　①茎呈圆柱形，长 30～100cm，直径 0.2～0.5cm；表面黄棕色或黄绿色，有的带紫色，有明显的节及纵棱线；质脆，断面髓部白色或中空。②叶对生，有柄，叶片多皱缩、破碎，绿褐色；完整叶片 3 裂或不分裂，分裂者中间裂片较大，展平后呈披针形或长圆状披针形，基部狭窄，边缘有锯齿；不分裂者展平后呈卵圆形、卵状披针形或椭圆形。③气芳香，味微苦。以质嫩、身干、杂质少、叶多、色绿、香气浓者为佳（图 8-42）。

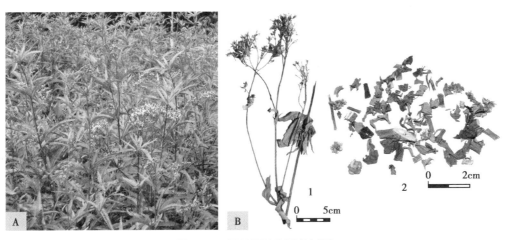

图 8-42　佩兰原植物及药材图
A. 原植物；B. 药材（1. 个子；2. 饮片）。

2. 饮片　呈不规则的段。切面髓部白色或中空。余同药材。

【成分】　含挥发油、蒲公英甾醇、豆甾醇等。本品含挥发油，药材不得少于 0.30%（ml/g）；饮片不得少于 0.25%（ml/g）。

【功能主治】　芳香化湿，醒脾开胃，发表解暑。主治湿浊中阻、脘痞呕恶、口中甜腻、口臭、多涎、暑湿表证、湿温初起、发热倦怠、胸闷不舒。用量 3～10g。

豨莶草（Siegesbeckiae Herba）

为菊科植物豨莶 *Siegesbeckia orientalis* L.、腺梗豨莶 *Siegesbeckia pubescens* Makino 或毛梗豨莶 *Siegesbeckia glabrescens* Makino 的干燥地上部分。主产于湖南、福建等地。夏、秋二季花开前及花期采割，除去杂质，晒干。

【性状鉴别】

1. 药材　①茎略呈方柱形，多分枝，长 30～110cm，直径 0.3～1cm；表面灰绿色、黄棕色或紫棕色，有纵沟及细纵纹，被灰色柔毛；节明显，略膨大；质脆，易折断，断面黄白色或带绿色，髓部宽广，类白色，中空。②叶对生，叶片多皱缩、卷曲，展平后呈卵圆形，灰绿色，边缘有钝锯齿，两面皆有白色柔毛，主脉 3 出。③有的可见黄色头状花序，总苞片匙形。④气微，味微苦。以身干、叶多、枝嫩、色深绿、杂质少者为佳（图 8-43）。

2. 饮片　呈不规则的段。切面髓部类白色。叶多破碎。余同药材。

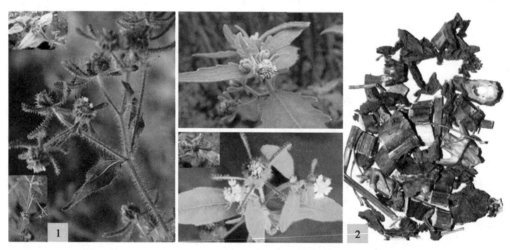

图 8-43　豨莶草原植物及药材图
1. 原植物；2. 药材。

【成分】　含豨莶苦味苷、奇壬醇等。按 HPLC 法测定，本品含奇壬醇（$C_{20}H_{34}O_4$）不得少于 0.050%。

【功能主治】　祛风湿，利关节，解毒。主治风湿痹痛、筋骨无力、腰膝酸软、四肢麻痹、半身不遂、风疹湿疮。用量 9～12g。

茵陈（Artemisiae Scopariae Herba）

为菊科植物滨蒿 *Artemisia scoparia* Waldst. et Kit. 或茵陈蒿 *Artemisia capillaris* Thunb. 的干燥地上部分。滨蒿主产于东北、河北等地；茵陈蒿主产于陕西、山西等地。春季幼苗高 6～10cm 时采收或秋季花蕾长成至花初开时采割，除去杂质及老茎，晒干。春季采收的称"绵茵陈"，秋季采割的称"花茵陈"。

【性状鉴别】

1. 绵茵陈 ①多卷曲成团,灰白色或灰绿色,全体密被白色茸毛,绵软如绒。②茎细小,长 1.5～2.5cm,直径 0.1～0.2cm,除去表面白色茸毛后可见明显纵纹;质脆,易折断。③叶具柄;展平后叶片呈一至三回羽状分裂,叶片长 1～3cm,宽约 1cm;小裂片卵形或稍呈倒披针形、条形,先端锐尖。④气清香,味微苦。

2. 花茵陈 ①茎呈圆柱形,多分枝,长 30～100cm,直径 2～8mm;表面淡紫色或紫色,有纵条纹,被短柔毛;体轻,质脆,断面类白色。②叶密集,或多脱落;下部叶二至三回羽状深裂,裂片条形或细条形,两面密被白色柔毛;茎生叶一至二回羽状全裂,基部抱茎,裂片细丝状。③头状花序卵形,多数集成圆锥状,长 1.2～1.5mm,直径 1～1.2mm,有短梗;总苞片 3～4 层,卵形,苞片 3 裂;外层雌花 6～10 个,可多达 15 个,内层两性花 2～10 个。④瘦果长圆形,黄棕色。⑤气芳香,味微苦(图 8-44)。

以质嫩、绵软、色灰白、香气浓者为佳。

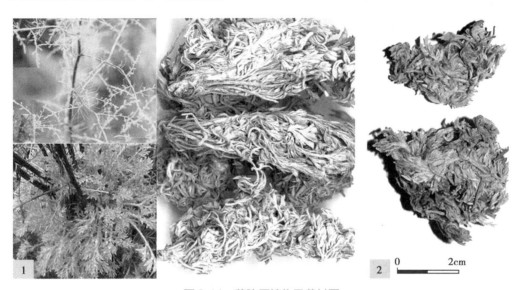

图 8-44　茵陈原植物及药材图
1. 原植物;2. 药材。

【成分】　含滨蒿内酯、绿原酸、挥发油、茵陈色酮等。滨蒿内酯又名蒿属香豆精,是茵陈中利胆的主要有效成分之一,不同生长时期、不同部位茵陈药材滨蒿内酯含量差异明显:花期＞花前期;带花枝梢＞枝干。按 HPLC 法测定,绵茵陈含绿原酸($C_{16}H_{18}O_9$)不得少于 0.50%;花茵陈含滨蒿内酯($C_{11}H_{10}O_4$)不得少于 0.20%。

【功能主治】　清利湿热,利胆退黄。主治黄疸尿少、湿温暑湿、湿疮瘙痒。用量 6～15g;外用适量,煎汤熏洗。

青蒿（Artemisiae Annuae Herba）

为菊科植物黄花蒿 *Artemisia annua* L. 的干燥地上部分。秋季花盛开时采割,除去老茎,阴干。

【性状鉴别】

1. 药材 ①茎呈圆柱形,上部多分枝,长 30～80cm,直径 0.2～0.6cm;表面黄绿色或棕黄色,具纵棱线;质略硬,易折断,断面中部有髓。②叶互生,暗绿色或棕绿色,卷缩易碎,完整者展平后为三回羽状深裂,裂片及小裂片矩圆形或长椭圆形,两面被短毛。③气香特异,味微苦。

以身干、色绿、叶多、杂质少、香气浓者为佳(图 8-45)。

2. 饮片 呈不规则的段，长 0.5～1.5cm。茎呈圆柱形，表面黄绿色或棕黄色，具纵棱线，质略硬，切面黄白色，髓白色。叶片多皱缩或破碎。花黄色。余同药材。

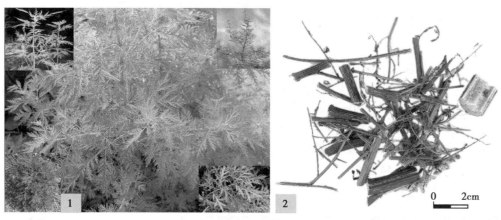

图 8-45　青蒿原植物（黄花蒿）及药材图
1. 原植物；2. 药材。

【成分】 含挥发油、青蒿素、青蒿酸、青蒿内酯、青蒿醇等。青蒿素是从植物黄花蒿中提取的抗疟疾药，具有高效、速效、低毒的特点。

【功能主治】 清虚热，除骨蒸，解暑热，截疟，退黄。主治温邪伤阴、夜热早凉、阴虚发热、骨蒸劳热、暑邪发热、疟疾寒热、湿热黄疸。用量 6～12g，后下。

> ### 思政元素
>
> #### 屠呦呦一生倾情青蒿素
>
> 　　20 世纪 60 年代，在氯喹抗疟失效、人类饱受疟疾之害的情况下，中医研究院中药研究所的屠呦呦于 1969 年接受了国家疟疾防治的任务（"523"疟疾防治药物研究项目），并担任中药抗疟组组长，从此与中药抗疟结下了不解之缘。
>
> 　　屠呦呦带领团队成员整理中医药典籍、走访名老中医，汇集了 640 余种治疗疟疾的中药单、秘、验方。在青蒿提取物实验药效不稳定的情况下，出自东晋葛洪《肘后备急方》中对青蒿截疟的记载"青蒿一握，以水二升渍，绞取汁，尽服之"给了屠呦呦新的灵感。在对中草药青蒿的提取实验进行到 191 次时，对疟原虫抑制率达到 100% 的青蒿抗疟有效部位"醚中干"才终于出现。通过改用低沸点溶剂的提取方法，屠呦呦团队终于在 1972 年成功提取了青蒿素。
>
> 　　2019 年 9 月，人民网报道，据世界卫生组织不完全统计，青蒿素作为一线抗疟药物在全世界已挽救数百万人的生命，每年治疗患者数亿人。自 2000 年以来，青蒿素类药物作为首选抗疟药物在全球推广。

马齿苋（Portulacae Herba）

为马齿苋科植物马齿苋 *Portulaca oleracea* L. 的干燥地上部分。夏、秋二季采收，除去残根和杂质，洗净，略蒸或烫后晒干。

【性状鉴别】

1. 药材 ①多皱缩卷曲，常结成团。②茎圆柱形，长可达 30cm，直径 0.1～0.2cm，表面黄褐色，有明显纵沟纹。③叶对生或互生，易破碎，完整叶片倒卵形，长 1～2.5cm，宽 0.5～1.5cm；绿褐色,先端钝平或微缺,全缘。④花小,3～5 朵生于枝端,花瓣 5 个,黄色。⑤蒴果圆锥形,长约 5mm,内含多数细小种子。⑥气微,味微酸(图 8-46)。

2. 饮片　呈不规则的段。叶多破碎。余同药材。

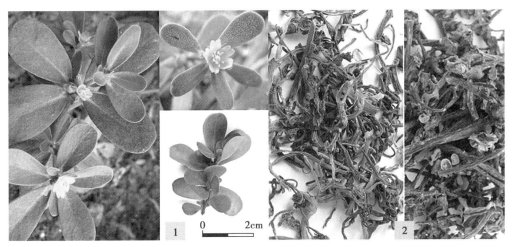

图 8-46　马齿苋原植物及药材图

【成分】　含有大量维生素、矿物质、不饱和脂肪酸、微量元素和丰富的柠檬酸、苹果酸、氨基酸等。

【功能主治】　清热解毒,凉血止血,止痢。主治热毒血痢、痈肿疔疮、湿疹、丹毒、蛇虫咬伤、便血、痔血、崩漏下血。用量 9～15g。

垂盆草 (Sedi Herba)

为景天科植物垂盆草 *Sedum sarmentosum* Bunge 的干燥全草。夏、秋二季采收,除去杂质,干燥。

【性状鉴别】

1. 药材　①茎纤细,长可达 20cm 以上,部分节上可见纤细的不定根。②3 叶轮生,叶片倒披针形至矩圆形,绿色,肉质,长 1.5～2.8cm,宽 0.3～0.7cm,先端近急尖,基部急狭,有距。③气微,味微苦(图 8-47)。

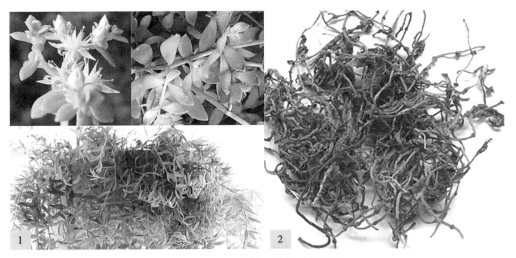

图 8-47　垂盆草原植物及药材图
1. 原植物;2. 药材。

2. 饮片　为不规则的段。部分节上可见纤细的不定根。3 叶轮生,叶片倒披针形至矩圆形,绿色。气微,味微苦。

【成分】　含有槲皮素、山柰酚、异鼠李素、氰苷类化合物垂盆草苷,尚含 N- 甲基异石榴皮碱,二氢 -N- 甲基异石榴皮碱及多种糖类物质。按 HPLC 法测定,按干燥品计算,含槲皮素($C_{15}H_{10}O_7$)、山柰酚($C_{15}H_{10}O_6$)和异鼠李素($C_{16}H_{12}O_7$)的总量不得少于 0.10%。

【功能主治】　利湿退黄,清热解毒。主治湿热黄疸、小便不利、痈肿疮疡。用量15~30g。

淡竹叶(Lophatheri Herba)

为禾本科植物淡竹叶 *Lophatherum gracile* Brongn. 的干燥茎叶。主产于浙江、江苏等地。夏季未抽花穗前采割,晒干。

【性状鉴别】

1. 药材　①长 25~75cm。②茎呈圆柱形,有节,表面淡黄绿色,断面中空。③叶鞘开裂,叶片披针形,有的皱缩卷曲,长 5~20cm,宽 1~3.5cm,表面浅绿色或黄绿色,叶脉平行,具横行小脉,形成长方形的网格状,下表面尤为明显。④体轻,质柔韧。⑤气微,味淡。以叶多、质软、色青绿、不带根及花穗者为佳(图 8-48)。

2. 饮片　呈不规则的段、片,可见茎碎片、节和开裂的叶鞘。余同药材。

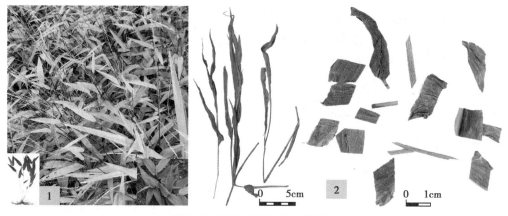

图 8-48　淡竹叶原植物及药材图

1. 原植物;2. 药材。

【显微鉴别】　叶表面观:①上表皮细胞长方形或类方形,垂周壁薄,波状弯曲。②下表皮长细胞与短细胞交替排列或数个相连,长细胞长方形,垂周壁波状弯曲;短细胞为哑铃形的硅质细胞和类方形的栓质细胞,于叶脉处短细胞成串。③气孔较多,保卫细胞哑铃形,副卫细胞近圆三角形。④非腺毛有 3 种:一种单细胞长非腺毛;一种单细胞短非腺毛,呈短圆锥形;另一种为双细胞短小毛茸,偶见(图 8-49)。

【成分】　含芦竹素、白茅素、蒲公英萜醇、酚性成分、氨基酸、有机酸、糖类等。

【功能主治】　清热泻火,除烦止渴,利尿通淋。主治热病烦渴、小便短赤涩痛、口舌生疮。用量6~10g。

知识链接

淡竹叶掺伪品及其鉴别

有将禾本科植物芦苇 *Phragmites communis* Trin. 的叶,切段后掺入淡竹叶中的现象,应注意鉴别。本品叶呈线状披针形,宽 2~4cm,表面灰绿色或蓝绿色,脉平行,无横行小脉,也无长方形的网格。质较淡竹叶韧,触之有糙手感,味淡。

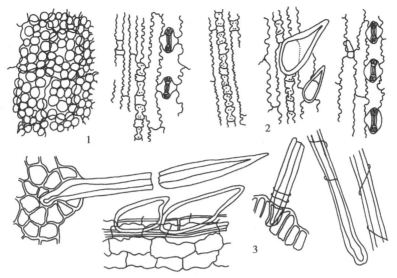

1. 上表皮细胞；2. 下表皮细胞；3. 非腺毛。

图 8-49 淡竹叶(叶)表面显微图

石斛(Dendrobii Caulis)

　　为兰科植物金钗石斛 *Dendrobium nobile* Lindl.、霍山石斛 *Dendrobium huoshanense* C. Z. Tang et S. J. Cheng、鼓槌石斛 *Dendrobium chrysotoxum* Lindl. 或流苏石斛 *Dendrobium fimbriatum* Hook. 的栽培品及其同属植物近似种的新鲜或干燥茎。主产于广西、贵州、广东、云南等地。全年均可采收，鲜用者除去根及泥沙；干用者采收后，除去杂质，用开水略烫或烘软，再边搓边烘晒，至叶鞘搓净，干燥(图 8-50)。

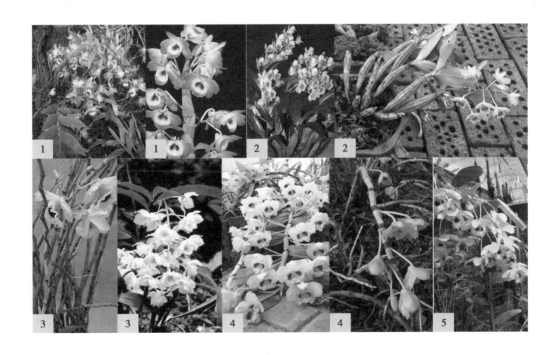

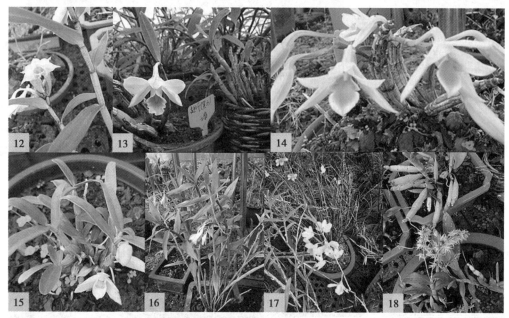

图 8-50　石斛原植物图

1. 金钗石斛；2. 鼓槌石斛；3. 马鞭石斛；4. 束花石斛；5. 金耳石斛；6. 美花石斛；7. 球花石斛；8. 喇叭唇石斛；
9. 叠鞘石斛；10. 麝香石斛；11. 黑毛石斛；12. 长距石斛；13. 翅萼石斛；14. 翅梗石斛；15. 霍山石斛（米斛）；
16. 高山石斛；17. 竹枝石斛；18. 束唇石斛。

【性状鉴别】　鲜石斛、金钗石斛、霍山石斛、鼓槌石斛、流苏石斛等的性状比较见表 8-1、图 8-51。

表 8-1　几种石斛的性状比较

	鲜石斛	金钗石斛	霍山石斛	鼓槌石斛	流苏石斛
性状	圆柱形或扁圆柱形	呈扁圆柱形	呈直条状或不规则弯曲形	呈粗纺锤形	呈长圆柱形
大小	长约 30cm，直径 0.4~1.2cm	长 20~40cm，直径 0.4~0.6cm，节间长 2.5~3cm	长 2~8cm，直径 1~4mm	中部直径 1~3cm，具 3~7 节	长 20~150cm，直径 0.4~1.2cm，节明显，节间长 2~6cm

续表

	鲜石斛	金钗石斛	霍山石斛	鼓槌石斛	流苏石斛
表面	表面黄绿色,光滑或有纵纹,节明显,色较深,节上有膜质叶鞘	表面金黄色或黄中带绿色,有深纵沟	表面淡黄绿色至黄绿色,节明显,节上有的可见残留的灰白色膜质叶鞘	表面光滑,金黄色,有明显凸起的棱	表面黄色至暗黄色,有深纵槽
质地断面气味	肉质多汁,易折断 气微,味微苦而回甜,嚼之有黏性	质硬而脆,断面较平坦而疏松 气微,味苦	质硬而脆,易折断,断面平坦 气微,味淡,嚼之有黏性	质轻而松脆,断面海绵状 气微,味淡,嚼之有黏性	质疏松,断面平坦或呈纤维性 味淡或微苦,嚼之有黏性

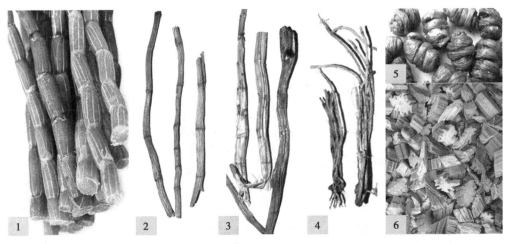

图 8-51　石斛药材及饮片图

1. 鲜石斛;2. 黄草石斛;3. 马鞭石斛;4. 环草石斛;5. 铁皮枫斗;6. 饮片。

【显微鉴别】 金钗石斛横切面:①表皮细胞 1 列,扁平,外被鲜黄色角质层。②基本组织细胞大小较悬殊,有壁孔;散在多数外韧型维管束,排成 7～8 圈。③维管束外侧纤维束新月形或半圆形,其外侧薄壁细胞有的含类圆形硅质块,木质部有 1～3 个导管直径较大。④含草酸钙针晶细胞多见于维管束旁(图 8-52)。

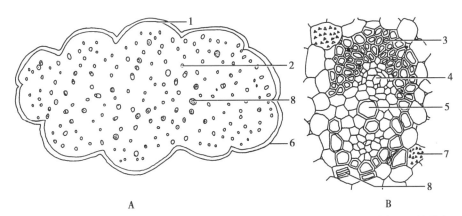

1. 表皮;2. 维管束;3. 纤维束;4. 韧皮部;5. 木质部;6. 角质层;7. 硅质块;8. 针晶束。

图 8-52　金钗石斛横切面图

A. 简图;B. 维管束详图。

【成分】 主要含石斛碱、石斛次碱、黏液质及多糖等。按 GC 法测定，金钗石斛含石斛碱（$C_{16}H_{25}NO_2$）不得少于 0.40%。按紫外 - 可见分光光度法测定，按干燥品计算，霍山石斛含多糖以无水葡萄糖（$C_6H_{12}O_6$）计，不得少于 17.0%。HPLC 法测定，鼓槌石斛含毛兰素（$C_{18}H_{22}O_5$）不得少于 0.030%。

【功能主治】 益胃生津，滋阴清热。主治热病津伤、口干烦渴、胃阴不足、食少干呕、病后虚热不退、阴虚火旺、骨蒸劳热、目暗不明、筋骨痿软。用量 6～12g；鲜品 15～30g。

知识链接

石斛伪品及其鉴别

在商品石斛中曾多次发现有兰科金石斛属（*Flickingeria*）或石仙桃属（*Pholidota*）等植物的根状茎及假鳞茎混作石斛入药，商品称"有瓜石斛"。金石斛属植物具长的匍匐根状茎，茎呈假单轴分枝，每一分枝顶端膨大成扁纺锤形的假鳞茎。石仙桃属植物根状茎圆柱形，每节下有残留的根，节上生假鳞茎，肉质而干瘪，具纵皱纹（图 8-53）。

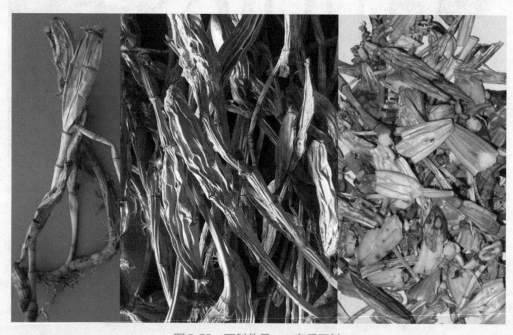

图 8-53　石斛伪品——有瓜石斛

【附药】 **铁皮石斛** 兰科植物铁皮石斛 *Dendrobium officinale* Kimura et Migo 的干燥茎。于 11 月至翌年 3 月采收，除去杂质，剪去部分须根，边加热边扭成螺旋形或弹簧状，烘干；或切成段，干燥或低温烘干，前者习称铁皮枫斗（耳环石斛）；后者习称铁皮石斛。①铁皮枫斗：呈螺旋形，通常 2～6 个旋纹，茎拉直后长 3.5～8cm，直径 0.2～0.4cm；表面黄绿色或略带金黄色，有细纵皱纹，节明显，节上有时可见残留的灰白色叶鞘；一端可见茎基部留下的短须根；质坚实，易折断，断面平坦，灰白色至灰绿色，略角质状；气微，味淡，嚼之有黏性。②铁皮石斛：为圆柱形的段，长短不等（图 8-54）。

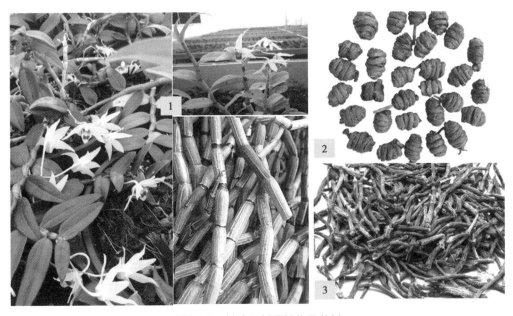

图 8-54　铁皮石斛原植物及药材

1. 原植物；2. 铁皮枫斗；3. 铁皮石斛。

? 复习思考题

1. 简述麻黄的正品来源、主要成分及横切面显微特征。

2. 简述金钱草、广金钱草及连钱草的来源及性状区别点。

3. 简述金钱草粉末的显微鉴别特征。

4. 金钱草常见的伪品有哪几种？如何进行真伪鉴别？

5. 简述广藿香的来源、主产地、主要性状特征及显微鉴别要点。

（张　凯）

第九章　藻、菌、地衣类中药的鉴定

藻类、菌类和地衣类均为低等植物，它们在形态上无根、茎、叶的分化，是单细胞或多细胞的叶状体或菌丝体。在构造上一般无组织的分化；无维管束和胚胎。

一、藻　类

藻类植物种类繁多，资源丰富。我国利用藻类供药用，历史悠久。藻类植物多水生；常含各种色素，能进行光合作用，营养方式为自养型。常含有多聚糖、糖醇、糖醛酸、氨基酸、胆碱、蛋白质、甾醇、叶绿素、胡萝卜素、碘、钾、钙等成分。具有广泛的药理作用，如螺旋藻有抗衰老、抗缺氧、抗疲劳、抗辐射、降血脂、降血压、养肝护胃等作用；盐藻素有抗氧化、清除自由基、提高免疫力等作用；鼠尾藻多糖有抗溃疡作用；海带氨酸有降压、平喘镇咳等作用；碘可防治甲状腺肿瘤、颈淋巴结肿大等。我国药用藻类有 115 种，主要来自绿藻门、红藻门和褐藻门。

1. 绿藻　多生活在淡水中。藻体蓝绿色；贮存养分主要为多糖类；细胞壁内层为纤维素，外层为果胶质，少数具有膜质鞘。药用绿藻有石莼（海白菜）、孔石莼等。

2. 红藻　多生活在海水中。藻体红色至紫色；贮存养分为红藻淀粉或红藻糖。红藻淀粉是一种肝糖类多糖，常呈小颗粒状存在于细胞质中，遇碘液呈葡萄红色至紫色。细胞壁内层坚韧，由纤维素构成；外层为藻胶层，由特有的果胶化合物藻胶构成。植物体多为假薄壁组织体，少数为丝状体。药用红藻有紫菜、石花菜、鹧鸪菜、海人草等。

3. 褐藻　多生活在海水中。藻体常呈褐色；为较高级的藻类；主要含褐藻淀粉和甘露醇，细胞中常含有碘，如干海带含碘量 0.3%~0.5%，有的高达 1%，比海水中的碘浓度高约 10 万倍。细胞壁内层为纤维素，外层为胶质，由特有的果胶化合物褐藻胶构成。供药用的有昆布、海藻等。

菜、鸡毛菜、皱紫菜、海黍子、宣藻、肠浒苔、美舌藻（鹧鸪菜）、海人草、巨藻等；药用淡水藻类主要有脆轮藻、普通水绵和小球藻等。药用陆生藻类主要有念珠藻（葛仙米）和发状念珠藻（发菜）等。

二、菌　类

菌类一般不含光合作用色素，不能进行光合作用，营养方式是异养型；常含多糖、氨基酸、生物碱、蛋白质、蛋白酶、甾醇和抗生素等成分。其中，多糖类成分具有增强免疫力及抗肿瘤作用，如灵芝多糖、茯苓多糖、猪苓多糖、银耳多糖、云芝多糖等。与药用关系密切的有细菌门和真菌门，目前供药用的真菌已达百余种。

1.细菌　为单细胞植物，有细胞壁，无细胞核。细胞壁主要由蛋白质、类脂质和多糖复合物组成，一般不具纤维素壁。放线菌是抗生素的主要产生菌，迄今已知的抗生素中，约 2/3 是由放线菌产生的，如氯霉素、四环素等。

2.真菌　为有细胞核、细胞壁的异养植物。细胞壁的成分大多为壳多糖（又称几丁质），少数为纤维素。除少数单细胞种类外，真菌的营养体一般是菌丝交织形成的菌丝体，菌丝通常为圆管状，直径常在 10μm 以下。贮存的养分主要为肝糖、油脂和菌蛋白，不含淀粉。真菌的菌丝组织有两种形式：一种是近平行排列的长条形菌丝组织，称为"疏丝组织"；另一种是椭圆形、类圆形或类多角形的菌丝组织，称为"拟薄壁组织"。当环境不良或繁殖时，菌丝相互密结，菌丝体变态成菌丝组织体，常见的有菌核、子座、子实体等。菌核是菌丝紧密缠结在一起组成的坚硬团块状休眠体，如猪苓、茯苓、雷丸等；子实体是某些高等真菌在生殖时期形成的，具有一定形态和结构，能产生孢子的菌丝体，如灵芝、马勃等；子座是容纳子实体的菌丝褥座，是从营养阶段到繁殖阶段的一种过渡的菌丝组织体。子座形成后，常在其内或其上产生子实体。真菌类中药多分布于子囊菌纲和担子菌纲。前者的有性生殖产生子囊，子囊中形成子囊孢子，如冬虫夏草、蝉花等；后者由担子形成担孢子繁殖，如灵芝。

知识链接

中国药用真菌资源

我国药用真菌有 41 科、110 属、298 种，在药用低等植物中种数最多，主要分布于子囊菌和担子菌两个纲。其中，担子菌药用种类最多，常见于多孔菌科、口蘑科、红菇科、牛肝菌科、马勃科和蘑菇科等；主要药用属有灵芝属、多孔菌属、羊肚菌属、红菇属、侧耳属等。灵芝属植物全世界有 100 余种，我国 73 种，是世界上灵芝种数最多的国家，海南省是我国的"灵芝王国"，有 50 余种。担子菌类常用药材有茯苓、猪苓、灵芝、雷丸、马勃、银耳、猴头、云芝、竹黄、侧耳、木耳、香菇等。药用子囊菌主要集中于麦角菌科、肉座菌科和黑粉菌科。虫草属是较重要的属，我国有该属植物 58 种，供药用的有 20 余种（包括无性型），如冬虫夏草、蛹虫草、蝉花等。

三、地　衣　类

地衣是藻类和真菌高度共生的复合体，具独特的生物学特性。组成地衣的真菌多为子囊菌，少数为担子菌；藻类多为蓝藻及绿藻。我国药用地衣有 9 科、17 属、71 种。常分布于梅衣科、松萝科和石蕊科。常用药用地衣有松萝、长松萝、石蕊、亚洲树发等。

按形态不同，可将地衣分为壳状、叶状和枝状地衣3种类型。壳状地衣常呈壳状，菌丝与基质紧密相连；叶状地衣呈叶片状，叶片下有假根或"脐"附着于基质上，易与基质分离；枝状地衣呈分枝状，其基部附着于基质上，如松萝科地衣。

地衣类植物含有地衣酸、地衣色素、地衣多糖、蒽醌类和地衣淀粉。其中，地衣酸为地衣类的特有成分，多具抗菌活性，如抗菌消炎的松萝酸，对革兰氏阳性细菌和结核杆菌有高度抗菌活性的小红石蕊酸等。

昆布（Laminariae Thallus；Eckloniae Thallus）

为海带科植物海带 *Laminaria japonica* Aresch. 或翅藻科植物昆布 *Ecklonia kurome* Okam. 的干燥叶状体。前者主产于山东、辽宁沿海；后者主产于福建、浙江沿海。夏、秋二季采捞，晒干。

【性状鉴别】 ①海带：卷曲折叠成团状，或缠结成把；全体呈黑褐色或绿褐色，表面附有白霜；用水浸软则膨胀成扁平的长带状，长50～150cm，宽10～40cm，中部较厚，边缘较薄而呈波状，类革质，残存柄部扁圆柱状；气腥，味咸；以水浸泡即膨胀，表面黏滑，附着透明黏液质，手捻不分层。②昆布：卷曲皱缩成不规则团状；全体呈黑色，表面附有白霜，质较薄；用水浸软则膨胀呈扁平的叶状，长和宽为16～26cm，厚约1.6mm；两侧呈羽状深裂，裂片呈长舌状，边缘有小齿或全缘；质柔滑，用手捻之可剥离为二层（图9-1）。

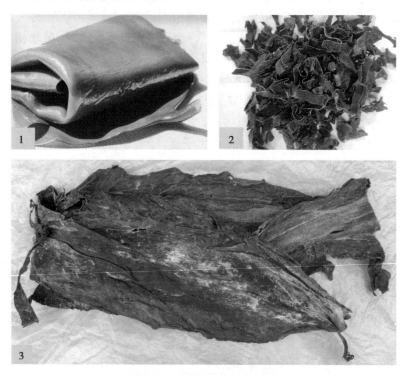

图9-1　昆布原植物及药材图
1. 海带原植物；2. 昆布饮片；3. 药材（海带）。

【成分】 海带含藻胶酸、昆布多糖、甘露醇、碘等。其含碘量，海带不得少于0.35%；昆布不得少于0.20%；含昆布多糖以岩藻糖（$C_6H_{12}O_5$）计，不得少于2.0%。

【理化鉴别】 取本品约10g，剪碎，加水200ml，浸泡数小时，滤过，滤液浓缩至约100ml。取浓缩液2～3ml，加硝酸1滴与硝酸银试液数滴，即生成黄色乳状沉淀，在氨试液中微溶解，在硝酸中不溶解。

【功能主治】 消痰软坚散结，利水消肿。主治瘰瘤、瘰疬、睾丸肿痛、痰饮水肿。用量6～12g。

海藻（Sargassum）

为马尾藻科植物海蒿子 *Sargassum pallidum*（Turn.）C. Ag. 或羊栖菜 *Sargassum fusiforme*（Harv.）Setch. 的干燥藻体。前者称"大叶海藻"，主产于山东、辽宁沿海；后者称"小叶海藻"，主产于浙江、福建沿海。夏、秋二季采捞，除去杂质，洗净，晒干（图9-2）。

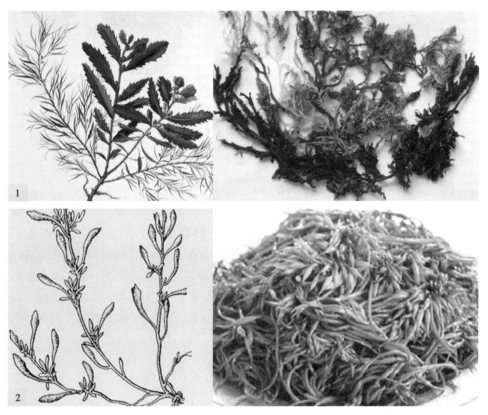

图9-2　海藻原植物图
1. 海蒿子；2. 羊栖菜。

【性状鉴别】

1. 药材　①大叶海藻：多皱缩卷曲，黑褐色，有的被白霜，长 30～60cm；主干呈圆柱状，具圆锥形突起，主枝自主干两侧生出，侧枝自主枝叶腋生出，具短小的刺状突起；初生叶（基部的叶）披针形或倒卵形，长 5～7cm，宽约 1cm，全缘或有粗锯齿；次生叶（上部的叶）条形或披针形，叶腋间有着生条状叶的小枝；气囊球形或卵圆形，黑褐色，顶端钝圆，有的有柄，有的具细短尖；质脆，潮润时柔软；水浸后膨胀，肉质，黏滑；气腥，味微咸。②小叶海藻：较小，长 15～40cm；主干粗糙，分枝互生，无刺状突起；叶条形或细匙形，先端稍膨大，中空；气囊腋生，纺锤形或球形，囊柄较长；质较硬。以条长、色黑、身干、无杂质者为佳（图9-3）。

2. 饮片　①大叶海藻：为不规则的段，卷曲状，棕褐色至黑褐色，有的被白霜。枝干可见短小的刺状突起；叶缘偶见锯齿。气囊棕褐色至黑褐色。余同药材。②小叶海藻：为不规则的段，卷曲状，棕黑色至黑褐色。枝干无刺状突起。气囊多脱落。余同药材。

【成分】　含藻胶酸、粗蛋白、甘露醇、钾、碘、海藻多糖等。含海藻多糖以岩藻糖（$C_6H_{12}O_5$）计，不得少于 1.70%。

【理化鉴别】　取本品 1g，剪碎，加水 20ml，冷浸数小时，滤过，滤液浓缩至 3～5ml，加三氯化铁试液 3 滴，生成棕色沉淀。

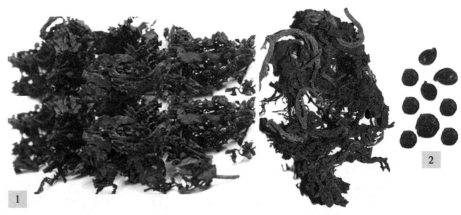

图 9-3　大叶海藻药材图

1. 药材；2. 气囊。

【功能主治】　消痰软坚散结，利水消肿。主治瘿瘤、瘰疬、睾丸肿痛、痰饮水肿。用量 6～12g。不宜与甘草同用。

知识链接

海藻的混用品——野海藻

部分地区将同属植物瓦氏马尾藻 *Sargassum vachellianum* Greville、鼠尾藻 *Sargassum thunbergii* (Mert.) O. Kuntze 等的干燥藻体（习称"野海藻"）混充海藻药用，应注意鉴别。前者主枝长达 90cm；枝纤细，无刺，无钩；叶长披针形，具疏齿；气囊球形，固着器盘状。后者主枝长 50～70cm，生有多数短分枝，棕褐色；叶鳞片状或丝状，气囊小；固着器扁平盘状；质柔韧。

冬虫夏草 (Cordyceps)

为麦角菌科真菌冬虫夏草菌 *Cordyceps sinensis* (Berk.) Sacc. 寄生在蝙蝠蛾科昆虫幼虫上的子座及幼虫尸体的干燥复合体。主产于四川、青海、西藏等地。夏初子座出土，孢子未发散时挖取，晒至六七成干，除去似纤维状的附着物及杂质，晒干或低温干燥。

【性状鉴别】　由虫体及从虫体头部长出的真菌子座相连而成。①虫体似蚕，长 3～5cm，直径 0.3～0.8cm。②外表深黄色至黄棕色，有环纹 20～30 条，近头部环纹较细，头部黄红色；腹部有足 8 对，近头部 3 对，中部 4 对，近尾部 1 对，中部 4 对尤为明显；尾如蚕尾。③质脆，易折断，断面略平坦，淡黄白色。④子座呈细长圆柱形，长 4～7cm，直径约 0.3cm；表面深棕色至棕褐色，有细纵皱纹，上部稍膨大，放大镜下可见有多数疣状突起（子囊），先端有一段光滑的不育柄；质柔韧，断面类白色。⑤气微腥，味微苦。以完整、虫体肥大、外表黄亮、断面色白、子座短者为佳（图 9-4）。

【显微鉴别】

1. 虫体横切面　虫体躯壳外被长短不一的锐刺毛和长绒毛，有的似分枝状；躯壳内为大量菌丝，其间有裂隙。

2. 子座横切面　①子座周围有卵形至椭圆形的子囊壳 1 列，囊壳下半部埋于凹陷的子座内。②囊壳内有线形子囊多数，每个子囊内有线形、具横隔的子囊孢子 2～8 个。③子座中央充满菌丝，其间有裂隙（图 9-5）。

【成分】　含虫草素、腺苷、腺膘呤、腺嘌呤核苷、*D*-甘露醇、粗蛋白、氨基酸类、虫草多糖、麦角甾醇、生物碱、维生素 B_{12}、多种微量元素等。按 HPLC 法测定，本品含腺苷（$C_{10}H_{13}N_5O_4$）不得少于 0.010%。

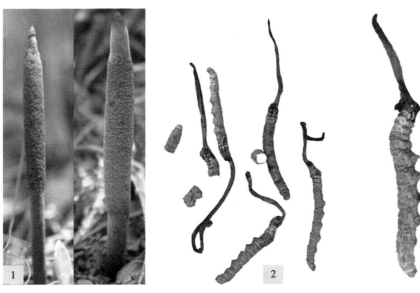

图 9-4　冬虫夏草原植物及药材图
1. 原植物；2. 药材。

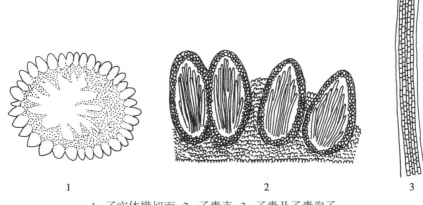

1　　　　　　　　　　2　　　　　　　　3

1. 子实体横切面；2. 子囊壳；3. 子囊及子囊孢子。

图 9-5　冬虫夏草子实体组织图

【功能主治】　补肾益肺，止血化痰。主治肾虚精亏、阳痿遗精、腰膝酸痛、久咳虚喘、劳嗽咯血。用量 3～9g。

知识链接

冬虫夏草与其混用品及伪劣品的比较鉴别

1. 混用品　我国部分地区以虫草属多种植物的干燥子座及虫体误作冬虫夏草药用，应注意鉴别。①亚香棒虫草 *Cordyceps hawkesii* Gray：虫体可见稍明显环纹，表面黄棕色或黄白色，头部棕褐色，有的为双子座，子座无不孕端；断面中央有稍明显灰棕色"一"字纹；气微腥，味微苦（图 9-6）。②凉山虫草 *Cordyceps liangshanensis* Zang Liu et Hu：虫体表面棕褐色，有众多环纹，外被棕色绒毛，足 9～10 对，不甚明显；子座长，具明显纵皱纹，上部不膨大；味淡。③蛹虫草 *Cordyceps militaris*（L.）Link. 寄生在夜蛾科昆虫的蛹上形成的子座及虫体，习称"北虫草"或"蛹草"。虫体为椭圆形的蛹，子座橙黄色，顶端钝圆，柄细长圆柱形（图 9-7）。

　　2. 伪劣品　　①地蚕：为唇形科植物地蚕 *Stachys geobombycis* C. Y. Wu 的块茎加工品。呈纺锤形或长梭形，两端渐尖，略弯曲；表面皱缩不平，有凹陷，环节明显；断面类白色，可见淡棕色形成层；气微，味甜，有黏性（图9-8）。②草石蚕：为唇形科植物甘露子 *Stachys sieboldii* Miq. 的块茎加工品。呈纺锤形或长梭形，两端稍尖，略弯曲；表面褐棕色或淡黄棕色，具4～8个环节，有纵凹陷；断面淡黄色，有棕色形成层环；气微，味微甜，有黏性。③模型压制伪造品：为淀粉、豆粉、石膏等压制后，再染色雕刻加工而成。似冬虫夏草，但质地坚实，假子座质脆、易断，遇水软化，加碘液显蓝紫色（图9-9）。④掺伪加重品：如用泥掺和金属粉涂抹在虫草的子座和虫体上，或在虫体内插入金属，或浸白矾水等以增加重量，应注意鉴别。

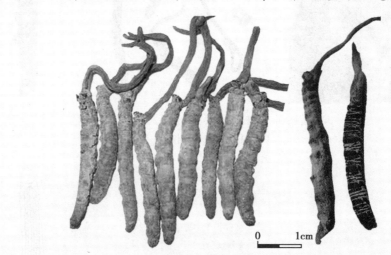

图9-6　冬虫夏草伪品——亚香棒虫草

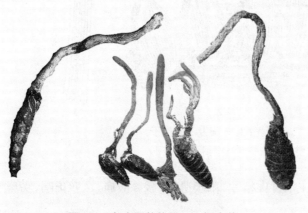

图9-7　冬虫夏草伪品——蛹虫草

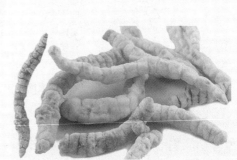

图9-8　冬虫夏草伪品——地蚕

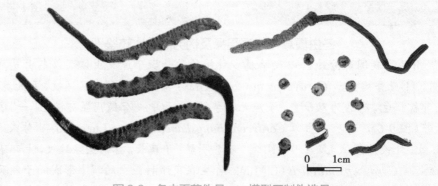

图9-9　冬虫夏草伪品——模型压制伪造品

灵芝 (Ganoderma)

为多孔菌科真菌赤芝 *Ganoderma lucidum* (Leyss. ex Fr.) Karst. 或紫芝 *Ganoderma sinense* Zhao, Xu et Zhang 的干燥子实体。前者主产于华东、西南、河北、山西等地；后者主产于浙江、江西、湖南、广西等地。全年可采，除去杂质，剪除附有朽木、泥沙或培养基质的下端菌柄，阴干或在 40～50℃烘干。

【性状鉴别】 ①赤芝：呈伞状，菌盖肾形、半圆形或近圆形，直径 10～18cm，厚 1～2cm；皮壳坚硬，黄褐色至红褐色，有光泽，具环状棱纹和辐射状皱纹，边缘薄而平截，稍内卷，菌肉白色至淡棕色；菌柄圆柱形，侧生，少偏生，长 7～15cm，直径 1～3.5cm；红褐色至紫褐色，光亮；孢子细小，黄褐色；气微香，味苦、涩。②紫芝：皮壳紫黑色，有漆样光泽；菌肉锈褐色；菌柄长 17～23cm。③栽培品：子实体较粗壮，肥厚，直径 12～22cm，厚 1.5～4cm；皮壳外常被有大量粉尘样的黄褐色孢子。以个大、完整、菌盖厚、色紫红、有漆样光泽者为佳（图 9-10）。

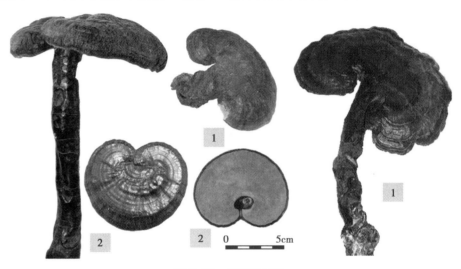

图 9-10　灵芝药材图
1. 赤芝；2. 紫芝。

【显微鉴别】 粉末浅棕色、棕褐色至紫褐色。①菌丝：散在或黏结成团，无色或淡棕色，细长，稍弯曲，有分枝，直径 2.5～6.5μm。②孢子：褐色，卵形，顶端平截，外壁光滑，内壁有疣状突起，长 8～12μm，宽 5～8μm。

【成分】 含灵芝多糖、灵芝酸、腺苷、赤芝孢子内脂、赤芝孢子酸 A、灵芝碱、腺嘌呤核苷、腺嘌呤、灵芝总碱、麦角甾醇、灵芝多肽、氨基酸类、甘露醇、海藻糖、甜菜碱等。按紫外 - 可见分光光度法测定，本品含灵芝多糖以无水葡萄糖（$C_6H_{12}O_6$）计，不得少于 0.90%，含三萜及甾醇以齐墩果酸（$C_{30}H_{48}O_3$）计，不得少于 0.50%。

【功能主治】 补气安神，止咳平喘。主治心神不宁、失眠心悸、肺虚咳喘、虚劳短气、不思饮食。用量 6～12g。

【附药】 **云芝** 为多孔菌科真菌彩绒革盖菌 *Coriolus versicolor* (L. ex Fr.) Quel 的干燥子实体。全年均可采收，除去杂质，晒干。菌盖单个呈扇形、半圆形或贝壳形，常数个叠生成覆瓦状或莲座状，直径 1～10cm，厚 1～4mm；表面密生灰、褐、蓝、紫、黑等颜色的绒毛（菌丝），构成多色的狭窄同心性环带，边缘薄；腹面灰褐色或黄棕色，无菌管处呈白色，菌管密集，管口近圆形至多角形，部分管口开裂成齿；革质，不易折断，断面菌肉类白色，厚约 1mm；菌管单层，长 0.5～2mm，多为浅棕色，每 1mm 有 3～5 个；气微，味淡。按紫外 - 可见分光光度法测定，含云芝多糖以无水葡萄糖（$C_6H_{12}O_6$）计,不得少于3.2%。能健脾利湿,清热解毒;用于湿热黄疸,胁痛,纳差,倦怠乏力;用量9～27g(图9-11)。

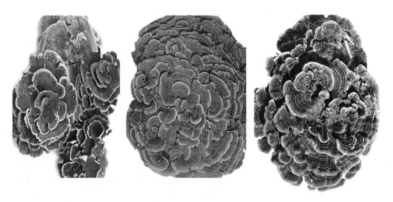

图9-11　云芝药材图

民间有关灵芝的传说有哪些?你对传说中灵芝"起死回生"的功效是如何理解的?

茯苓（Poria）

为多孔菌科真菌茯苓 *Poria cocos*（Schw.）Wolf. 的干燥菌核。主产于湖北、安徽、云南、贵州等地。多于7—9月采挖,挖出后除去泥沙,堆置"发汗"后,摊开晾至表面干燥,再"发汗",反复数次至现皱纹、内部水分大部散失后,阴干,称为"茯苓个";或将鲜茯苓按不同部位切制,阴干,分别称为"茯苓块"及"茯苓片"。

【性状鉴别】①茯苓个:呈类球形、椭圆形或不规则的团块状;外皮薄而粗糙,棕褐色至黑褐色,有明显的皱缩纹理;体重,质坚实,不易破碎,断面颗粒性,有的具裂隙,外层淡棕色,内部白色,少数淡红色;有的中间抱有松根;气微,味淡,嚼之粘牙。②茯苓块:为去皮后切制的茯苓,呈立方块状或方块状厚片;白色(习称"白茯苓")、淡红色或淡棕色(习称"赤茯苓"),有的附有切断的一块松根(习称"茯神")。③茯苓片:为去皮后切制的茯苓,呈不规则厚片;白色、淡红色或淡棕色。以体重坚实、外皮色棕褐、无裂隙、断面细腻、黏牙力强者为佳(图9-12)。

【显微鉴别】粉末灰白色。①菌丝团块:用水或稀甘油装片,可见无色不规则颗粒状团块或末端钝圆的分枝状团块,遇水合氯醛试液逐渐溶化。②菌丝:用5%氢氧化钾溶液装片,团块溶化露出菌丝,菌丝细长,稍弯曲,有分枝,无色或淡棕色,直径3～8μm,稀至16μm(图9-13)。

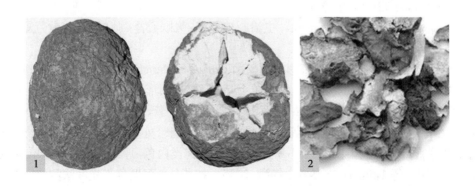

1　　　　　　　　　　　　　　　　　　　　　　2

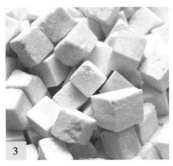
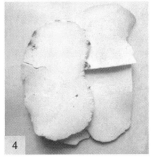
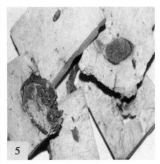

图 9-12　茯苓与茯苓皮药材图

1. 茯苓个；2. 茯苓皮；3. 茯苓块；4. 茯苓片；5. 茯神。

【成分】　主要含茯苓聚糖、茯苓酸、麦角甾醇、β-谷甾醇、胆碱、腺嘌呤、卵磷脂、组氨酸、β-茯苓聚糖分解酶、蛋白酶等。

【理化鉴别】　①化学定性：取茯苓粉末少许，加碘化钾-碘试液1滴，显深红色。②检查：水分不得过15.0%（烘干法）；总灰分不得过2.0%。③浸出物：按醇溶性浸出物测定法（热浸法）测定，用稀乙醇溶液作溶剂，不得少于2.5%。④薄层色谱：以茯苓对照药材为对照，进行TLC鉴别，供试品色谱中，在与对照药材色谱相应的位置上，应显相同颜色的斑点。

【功能主治】　利水渗湿，健脾，宁心。主治水肿尿少、痰饮眩悸、脾虚食少、便溏泄泻、心神不宁、惊悸失眠。用量10～15g。

【附药】　**茯苓皮**　为加工"茯苓块"或"茯苓片"时，削下的茯苓外皮，多于7—9月采集，阴干。呈长条形或不规则块片；外表棕褐色至黑褐色，有疣状突起，内面淡棕色，常带有白色或淡红色的皮下部分；质较松软，略具弹性；气微、味淡，嚼之粘牙。本品粉末棕褐色；菌丝淡棕色，细长，直径3～8μm，密集交结成团。水分不得过15.0%（烘干法）；总灰分不得过5.5%，酸不溶性灰分不得过4.0%，按醇溶性浸出物测定法（热浸法）测定，用稀乙醇溶液作溶剂，不得少于6.0%。本品性平，味甘、淡；功能利水消肿；主治水肿，小便不利。用量15～30g。（图9-12）。

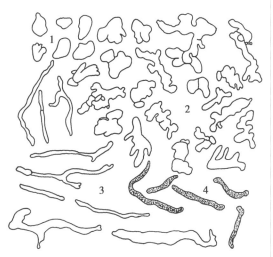

1. 颗粒状团块；2. 分枝状团块；3. 无色菌丝；4. 棕色菌丝。

图 9-13　茯苓粉末图

FB-9-4

茯苓的粉末显微鉴定

猪苓（Polyporus）

为多孔菌科真菌猪苓 *Polyporus umbellatus*（Pers.）Fries 的干燥菌核。主产于陕西、云南、河南、甘肃等地。春、秋二季采挖，除去泥沙，干燥。

【性状鉴别】

1. 药材　①呈不规则条形、类圆形或扁块状，有的有分枝，长5～25cm，直径2～6cm。②表面黑色、灰黑色或棕黑色，皱缩或有瘤状突起。③体轻，质硬；断面类白色或黄白色，略呈颗粒状。④气微，味淡。以个大、身干、体重、质坚、断面色白、无黑心空洞、杂质少者为佳（图9-14）。

2. 饮片　呈类圆形或不规则的厚片。外表皮黑色或棕黑色，皱缩。切面类白色或黄白色，略呈颗粒状。气微，味淡。

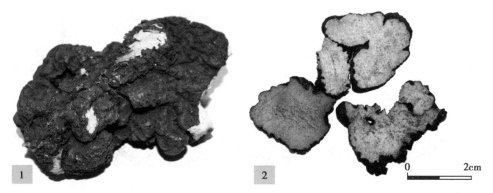

图 9-14　猪苓药材图
1. 个子药材；2. 饮片。

【显微鉴别】　粉末灰黄白色。①菌丝团：菌丝交织成团，不易分离，大多无色（内部菌丝），少数棕色（外层菌丝）。②菌丝：直径 2～10μm，无色或棕色，细长弯曲，有分枝或呈结节状膨大，有的可见横隔。③草酸钙结晶：大多呈正方八面体形、规则的双锥八面体形或不规则多面体，直径 3～60μm，长至 68μm，有时可见数个结晶聚集在一起（图 9-15）。

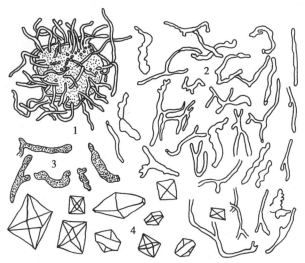

1. 菌丝团；2. 无色菌丝；3. 棕色菌丝；4. 草酸钙晶体。
图 9-15　猪苓粉末图

【成分】　含猪苓多糖、猪苓酮、麦角甾 -7，22- 二烯 -3- 酮、麦角甾醇、α- 羟基二十四碳酸、维生素 H 等。猪苓多糖有利尿、抗肿瘤、免疫调节、保肝、抗辐射和抗菌作用。按 HPLC 法测定，含麦角甾醇（$C_{28}H_{44}O$），药材不得少于 0.070%，饮片不得少于 0.050%。

课堂互动

　　1. 茯苓药材有茯苓个、茯苓块、赤茯苓、白茯苓、茯神之分，说说其药用部位和主要区别。
　　2. 猪苓与茯苓在来源、性状特征、显微特征和功效应用上有何异同点？

【理化鉴别】　①检查：水分不得超过 14.0%（烘干法）；总灰分不得过 12.0%；酸不溶性灰分不得过 5.0%。②薄层色谱：以麦角甾醇对照品为对照，进行 TLC 鉴别，供试品色谱中，在与对照品色谱相应的位置上，显相同颜色的斑点。

【功能主治】 利水渗湿。主治小便不利、水肿、泄泻、淋浊、带下。用量6～12g。

猪苓的粉末显微鉴定

雷丸（Omphalia）

为白蘑科真菌雷丸 *Omphalia lapidescens* Schroet. 的干燥菌核。主产于四川、云南等地。秋季采挖，洗净，晒干。

茯苓与猪苓的鉴定

【性状鉴别】 ①呈不规则块状或类球形，直径1～3cm。②表面黑褐色或棕褐色，具略隆起的网状细皱纹。③质坚实而重，不易破碎，破碎面不平坦，白色或浅灰黄色，常有黄白色大理石样花纹。④气微，味微苦，嚼之有颗粒感，微带黏性，久嚼无渣。以个大、质坚实、断面色白者为佳；断面褐色呈角质样者，不可供药用（图9-16）。

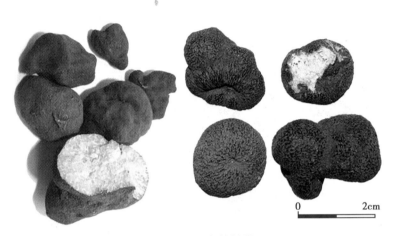

图9-16 雷丸药材图

【成分】 含驱绦虫有效成分雷丸素，为蛋白酶类成分，遇热易破坏失效。按紫外-可见分光光度法测定，含雷丸素以牛血清白蛋白计，不得少于0.60%。

【理化鉴别】 ①检查：水分不得过15.0%（烘干法）；总灰分不得过6.0%。②浸出物：按醇溶性浸出物测定法（热浸法）测定，用稀乙醇溶液作溶剂，不得少于2.0%。③薄层色谱：以麦角甾醇对照品为对照，进行TLC鉴别，供试品色谱中，在与对照品色谱相应的位置上，显相同颜色的斑点。

【功能主治】 杀虫消积。主治绦虫病、钩虫病、蛔虫病、虫积腹痛、小儿疳积。用量15～21g，不宜入煎剂，一般研粉服，一次5～7g，饭后用温开水调服，一日3次，连服3日。

课堂互动

如何区分茯苓、猪苓与雷丸粉末？雷丸为何不宜入煎剂？

马勃（Lasiosphaera；Calvatia）

为灰包科真菌脱皮马勃 *Lasiosphaera fenzlii* Reich.、大马勃 *Calvatia gigantea*（Batsch ex Pers.）Lloyd 或紫色马勃 *Calvatia lilacina*（Mont. et Berk.）Lloyd 的干燥子实体。全国多数地区均产。夏、秋二季子实体成熟时及时采收，除去泥沙，晒干。

【性状鉴别】

1.脱皮马勃 ①呈扁球形或类球形，直径15～20cm；无不孕基部。②包被灰棕色至黄褐色,纸质,常破碎成块片状,或已全部脱落。③孢体呈灰褐色或浅褐色,紧密,有弹性,用手撕之,内有灰褐色棉絮状的丝状物,触之则孢子呈尘土样飞扬,手捻有细腻感。④臭似尘土,味淡。⑤取本品置火焰上,轻轻抖动,即可见微细的火星飞扬,熄灭后,产生大量白色浓烟。

2. 大马勃 ①呈扁球形或已压扁呈不规则块状物,直径 15cm 以上;不孕基部小或无。②残留的包被由黄棕色的膜状外包被和较厚的灰黄色内包被所组成,光滑,质硬而脆,易成块脱落。③孢体浅青褐色,手捻有润滑感(图 9-17)。

3. 紫色马勃 ①呈陀螺形,或已压扁呈扁圆形,直径 5~12cm;不孕基部发达。②包被薄,两层,紫褐色,有粗皱,有圆形凹陷,外翻,上部常裂成小块或已部分脱落。③孢体紫色(图 9-17)。

均以个大而饱满、质轻、按之如棉絮、弹之有粉尘飞出、气浓呛鼻者为佳。

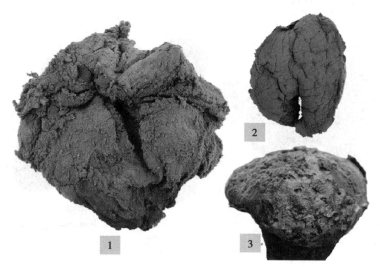

图 9-17 马勃药材图
1. 大马勃;2. 紫色马勃(干);3. 紫色马勃(鲜)。

【成分】 脱皮马勃含亮氨酸、酪氨酸、麦角甾醇、马勃素等;大马勃含麦角甾醇、过氧化酶、氨基酸等;紫色马勃含马勃酸、甾族化合物二聚体等。

【理化鉴别】 ①检查:水分不得过 15.0%(烘干法);总灰分不得过 15.0%,酸不溶灰分不得过 10.0%。②浸出物:按醇溶性浸出物测定法(热浸法)测定,用稀乙醇溶液作溶剂,不得少于8.0%。③薄层色谱:以马勃对照药材为对照,进行 TLC 鉴别,供试品色谱中,在与对照药材色谱相应的位置上,显相同颜色的荧光主斑点。

【功能主治】 清肺利咽,止血。主治风热郁肺咽痛、音哑、咳嗽;外治鼻衄、创伤出血。用量2~6g;外用适量,敷患处。

松萝(Usnea)

为松萝科植物松萝 Usnea diffracta Vain. 和长松萝 Usnea longissima Ach. 的干燥地衣体。松萝主产于湖北、湖南、贵州等地,习称"节松萝";长松萝主产于广西、四川、云南等地,习称"蜈蚣松萝"。全年可采,去杂质,晒干。

【性状鉴别】 ①松萝:体长 10~40cm,呈二叉状分枝;表面灰绿色或黄绿色,粗枝表面有明显的环状裂纹;质柔韧,略有弹性,不易折断,断面可见中央有线状强韧的中轴;气微,味酸。②长松萝:呈丝状,长达 1.3m,主轴单一,不分枝,主枝两侧密生细短的侧枝,灰绿色,柔软。以身干、色灰绿、拉之有弹性、无杂质者为佳(图 9-18)。

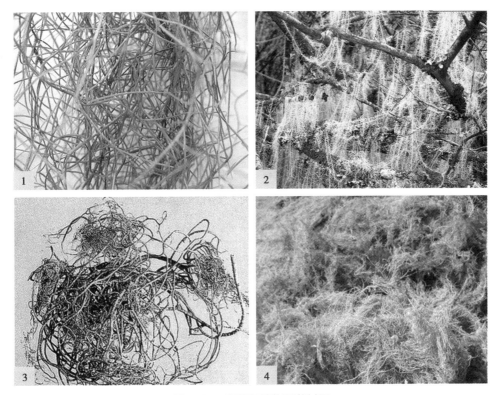

图9-18 松萝原植物及药材图

1. 松萝原植物；2. 长松萝原植物；3. 松萝药材；4. 长松萝药材。

【成分】 含松萝酸、地衣酸等。

【功能主治】 止咳平喘，活血通络，清热解毒。主治头痛、目赤、咳嗽痰多、疟疾、瘰疬、白带、崩漏、外伤出血、痈肿、毒蛇咬伤。用量6～9g。

? 复习思考题

1. 名词解释：菌核、子实体、子座。
2. 试比较茯苓、猪苓的来源及性状特征的异同。
3. 试比较茯苓、猪苓粉末显微特征的不同点。

（张海丰）

扫一扫，测一测

第十章　树脂类中药的鉴定

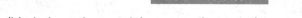

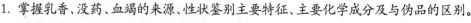

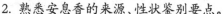

学习目标

1. 掌握乳香、没药、血竭的来源、性状鉴别主要特征、主要化学成分及与伪品的区别。
2. 熟悉安息香的来源、性状鉴别要点。

一、树脂的来源与采收

1. 树脂的来源　树脂通常是植物体的分泌物，具有活血祛瘀、消肿止痛、抗菌消炎、芳香开窍等功效。多存在于种子植物根、茎、果实等器官的树脂道、分泌细胞、导管或细胞间隙中，如松科植物的松油脂、松香；金缕梅科植物的苏合香、枫香脂；橄榄科植物的乳香、没药；伞形科植物的阿魏；安息香科植物的安息香；藤黄科植物的藤黄；棕榈科植物的血竭等。根据产生树脂的方式不同，可分为正常代谢产物和非正常代谢产物两类。前者是植物体在生长发育过程中所产生的分泌物，如血竭、阿魏；后者是植物体受到外来损伤后产生的分泌物，如安息香、苏合香；有的植物受损伤后，会增加树脂的分泌，如松油脂。

2. 树脂的采收　通常是将含有树脂的植物器官用刀切割后引流或直接加工处理而得。有的植物经一次切割后，可持续数日或数月不断产生树脂，有的则需经常切割才能不断流出树脂。切割的方法依植物的大小和种类而定，多为自下而上做等距离切口，在切口下端收集树脂，必要时可在刀口处插竹片或其他引流物，引导树脂流入接收器中。

二、树脂的化学组成、性质及分类

1. 树脂的化学组成　树脂是由树脂烃、树脂酸、树脂醇、树脂酯等成分组成的混合物。根据化学组成的不同，可将树脂分为以下四类：

（1）树脂酸类：通常为二萜酸、三萜酸及其衍生物，常具酚羟基或羧基，能溶于碱性水溶液形成肥皂样乳液。多游离存在于植物体中，如松香中含有 90% 以上的二萜树脂酸（松香酸）；乳香中含有大量的三萜树脂酸（α-乳香酸）。

（2）树脂醇类：可分为树脂醇和树脂鞣醇两类。前者为无色物质，遇三氯化铁试液不变色；后者含有酚羟基，遇三氯化铁试液变蓝黑色。多与苯甲酸、水杨酸、肉桂酸、阿魏酸等芳香酸结合成酯而存在于植物体中，仅少数呈游离状态。

（3）树脂酯类：为树脂醇或树脂鞣醇与树脂酸或芳香酸结合而成的酯类物质。在树脂中以游离形式存在的芳香酸，称为"香脂酸"，为香树脂的主要活性成分，具有与氢氧化钾的醇溶液共沸而皂化的性质，如枫香脂。

（4）树脂烃类：为含氧中性倍半萜烯及多萜烯的衍生物或氧化物。其化学性质稳定，不与大多数化学试剂反应，不溶于碱或不被碱分解，不形成盐或酯，无导电性，常可作为丸剂或硬膏剂的原料；利用其能形成坚固薄膜的性质，可作为油漆或涂料。

2. 树脂的性质　多为无定形固体，少数为半固体或流体。固体树脂表面微有光泽，质硬而脆；不溶于水或吸水膨胀，易溶于醇、乙醚、三氯甲烷等有机溶剂，能部分或完全溶解于碱性溶液，而不溶于酸性溶液；加热至一定的温度则软化熔融，并具黏性，冷却后变硬；燃烧时有浓烟及明亮的火焰，并产生特异香气或臭气；将树脂的乙醇溶液蒸干则形成薄膜状物质。我国常将树脂与树胶名称混淆，如将"加拿大树脂"称为"加拿大树胶"，实际上树胶与树脂截然不同。树胶为多糖类，能溶于水、吸水膨胀或在水中成为混悬液，而不溶于有机溶剂；加热至一定的温度，易焦化而分解，产生焦糖样臭气，无一定的熔点。

3. 药用树脂的分类　树脂常与挥发油、树胶及游离芳香酸等成分共存。依其组成不同，常将树脂分为：①单树脂类：为不含或很少含挥发油及树胶的树脂，如松香、枫香脂、血竭。②胶树脂类：含树脂和树胶，如藤黄。③油树脂类：含树脂和挥发油，如松香脂、加拿大油树脂。④油胶树脂类：含树脂、树胶和挥发油，如乳香、没药、阿魏。⑤香树脂类：含树脂、挥发油和游离芳香酸，如苏合香、安息香。

三、树脂类中药的鉴定

树脂类中药的鉴定，主要采用性状和理化鉴定法。首先应注意观察其形状、大小、颜色、表面特征、质地、破碎面、光泽、透明度、气味等特征；其次可采用化学分析或仪器分析的方法对其主成分或特征性成分进行定性或定量分析。由于商品树脂中常混有树皮、木片、泥沙等杂质，应特别注意其纯度检查，如溶解度、水分、灰分、浸出物、酸值、皂化值、碘值、醇不溶物、黏稠度、比旋度、折光率等。确定树脂的类别，一般可对其进行提取分离，将分离所得的各组分干燥后称量，计算其百分含量，并可进一步确定树脂的化学组成。对树脂类中药的质量控制，通常测定浸出物、醇不溶物和总香脂酸等成分的含量。

树脂类中药的鉴定（乳香、没药）

乳香（Olibanum）

为橄榄科植物乳香树 *Boswellia carterii* Birdw. 及同属植物 *Boswellia bhaw-dajiana* Birdw. 树皮渗出的树脂。主产于红海沿岸的索马里、埃塞俄比亚及阿拉伯半岛南部等地，我国广西等地有引种。商品分为索马里乳香和埃塞俄比亚乳香，每种又分为乳香珠和原乳香。春、夏二季，将树干皮部自下而上顺序切伤，开一条狭沟，使树脂从伤口处渗出，流入沟中，数天后凝成硬块，即可采取；落于地上者常黏附泥沙杂质，品质较次。

【性状鉴别】　①为长卵形滴乳状、类圆形颗粒或大小不等的块状物。大者长达2cm（乳香珠）或5cm（原乳香）。②表面黄白色，半透明，被有黄白色粉末，久贮颜色加深。③质脆，遇热软化；破碎面有玻璃样或蜡样光泽。④香气特异，味微苦。⑤燃烧时显油性，冒黑烟，有香气（但无松香气）。⑥加水研磨成白色或黄白色乳状液。以颗粒状、半透明、色黄白、有光泽、气芳香、无杂质者为佳（图10-1）。

【成分】　含树脂、树胶及挥发油。树脂含量为60%～70%，主要为α-乳香酸、β-乳香酸、α-香树脂素、β-香树脂素、乙酸辛酯（主要存在于埃塞俄比亚乳香中）等；树胶含量为27%～35%，主要为多聚糖类、西黄芪胶黏素等。挥发油含量为3%～8%，主要为α-蒎烯（主存在于索马里乳香）、α-水芹烯、二戊烯等。本品含挥发油，索马里乳香不得少于6.0%（ml/g），埃塞俄比亚乳香不得少于2.0%（ml/g）。

【理化鉴别】　①气相色谱鉴别：检识索马里乳香中α-蒎烯及埃塞俄比亚乳香中乙酸辛酯。②检查：乳香珠杂质不得过2%，原乳香杂质不得过10%。

【功能主治】　活血定痛，消肿生肌。主治胸痹心痛、胃脘疼痛、痛经经闭、产后瘀阻、癥瘕腹痛、风湿痹痛、筋脉拘挛、跌打损伤、痈肿疮疡。用量3～5g，煎汤或入丸、散；外用适量，研末调敷。

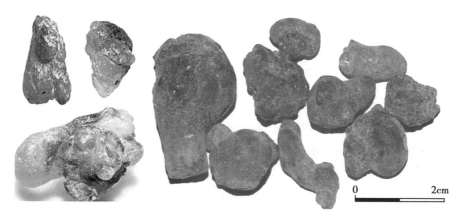

图 10-1　乳香药材图

洋乳香

　　为漆树科植物乳香黄连木 *Pistacia lentiscus* L. 的树干或树枝切伤后流出的干燥树脂。主产于希腊。与乳香相似，但颗粒较小而圆，直径 3～8mm；鲜品表面有光泽，半透明；质脆，断面透明，玻璃样；气微香，味苦，嚼时先碎成砂样粉末，后软化成可塑性团状，不粘牙齿；与水共研，不形成乳状液体。含树脂酸约 43%、树脂烃约 50%、挥发油约 2%。常作硬膏剂的原料或填齿料。

没药（Myrrha）

　　为橄榄科植物地丁树（没药树）*Commiphora myrrha* Engl. 或哈地丁树 *Commiphora molmol* Engl. 树干皮部渗出的干燥树脂。分为天然没药和胶质没药。主产于索马里、埃塞俄比亚、阿拉伯半岛等地。11 月至次年 2 月采收，树脂可由树皮裂缝自然渗出，或自切口处流出，流出液初为淡黄白色黏稠液体，在空气中渐变成红棕色硬块。

【性状鉴别】

1. 药材

　　（1）天然没药：①呈不规则颗粒性团块，大小不等，大者直径常达 6cm 以上。②表面黄棕色或红棕色，近半透明，部分呈棕黑色，被有黄色粉尘。③质坚脆，破碎面不整齐，无光泽。④有特异香气，味苦、微辛。⑤与水共研，形成黄棕色乳状液（图 10-2）。

　　（2）胶质没药：①呈不规则块状及颗粒，多黏结成大小不等的团块。②表面棕黄色至棕褐色，不透明。③质坚实或疏松。④香气特异，味苦，嚼之有黏性（图 10-2）。

　　以半透明、香气浓、杂质少者为佳。

2. 醋没药　呈不规则小块状或类圆形颗粒状。表面棕褐色或黑褐色，有光泽。具特异香气，略有醋香气，味苦而微辛。

【成分】　含树脂 25%～35%、树胶 57%～65%、挥发油 2.5%～9%。树脂部分含没药酸、没药尼酸、没药帖醇等；挥发油中主成分为丁香油酚、蒎烯、柠檬烯、桂皮醛等。树胶水解得阿拉伯糖、半乳糖和木糖。本品含挥发油，天然没药不得少于 4.0%（ml/g），胶质没药不得少于 2.0%（ml/g）。

【理化鉴别】　①化学定性：取本品粉末 0.1g，加乙醚 3ml，振摇，滤过，滤液置蒸发皿中，挥尽乙醚，残留的黄色液体加硝酸数滴，显褐紫色；取本品粉末少量，加香草醛试液数滴，天然没药立即显红色，继而变为红紫色，胶质没药立即显紫红色，继而变为蓝紫色。②检查：天然没药杂质不得过 10%，胶质没药杂质不得过 15%；总灰分不得过 15.0%；酸不溶性灰分不得过 10.0%。

③薄层色谱：以没药对照药材为对照，进行 TLC 鉴别，供试品色谱中，在与对照药材色谱相应的位置上，显相同颜色的斑点。

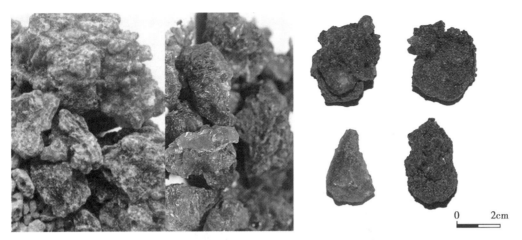

图 10-2　没药药材图

👥　　　　　　　　　　　　　　　　课堂互动

试说明乳香和没药的来源、树脂类型、功效及性状特征的异同点。

【功能主治】　散瘀定痛，消肿生肌。主治胸痹心痛、胃脘疼痛、痛经经闭、产后瘀阻、癥瘕腹痛、风湿痹痛、跌打损伤、痈肿疮疡。用量 3～5g，炮制去油，多入丸、散用。

🌐　　　　　　　　　　　　　　　　知识链接

没药掺伪品

没药掺伪品主要是掺入树皮、松香、细沙等并拌炒，以增重。掺伪没药整体松散；体重，质硬不易碎；嚼之有砂粒感；可见砂粒和树皮碎屑。掺松香者松节油气浓厚；燃烧有松香臭（图 10-3）。

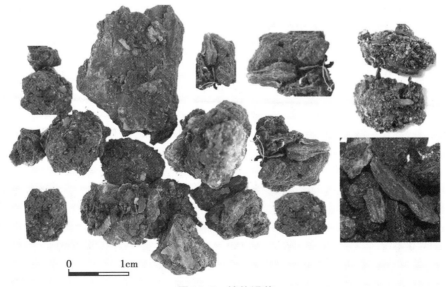

图 10-3　掺伪没药

安息香(Benzoinum)

为安息香科植物白花树 *Styrax tonkinensis* (Pierre) Craib.ex Hart. 的干燥树脂。主产于云南、广西等地。树干经自然损伤或于夏、秋二季割裂树干，收集流出的树脂，阴干。

【性状鉴别】 ①呈不规则的扁平块状，常黏结成团块，表面橙黄色，具蜡样光泽(自然出脂)；或为不规则的圆柱状、扁平块状，表面灰白色至淡黄白色(人工割脂)。②质脆，易碎，断面平坦，白色，放置后渐变为淡黄棕色至红棕色。③加热则软化熔融。④气芳香，味微辛，嚼之有沙粒感。以油性大、外色红棕、香气浓、无杂质者为佳(图10-4)。

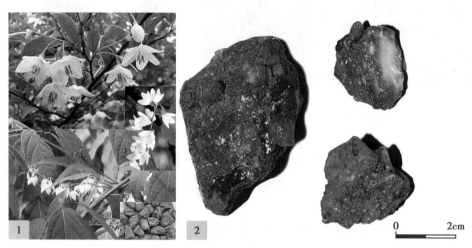

图 10-4 安息香原植物及药材图
1. 原植物；2. 药材。

【成分】 含树脂 70%～80%、总香脂酸 28%、游离香脂酸 15.8%。主成分为泰国树脂酸、苯甲酸松柏醇脂、苯甲酸、苯甲酸桂皮醇脂、香荚兰醛等。本品不含肉桂酸。按 HPLC 法测定，含总香脂酸以苯甲酸($C_7H_6O_2$)计，不得少于 27.0%。

【理化鉴别】 ①微量升华：取本品约 0.25g，置干燥试管中，缓缓加热，即发生刺激性香气，并产生多数棱柱状结晶的升华物。②化学定性：取本品约 0.1g，加乙醇 5ml，研磨，滤过，滤液加 5% 三氯化铁乙醇溶液 0.5ml，即显亮绿色，后变为黄绿色。③干燥失重：取本品粗粉，置硫酸减压干燥器内，干燥至恒重，减失重量不得过 2.0%。④总灰分：不得过 0.50%。⑤醇中不溶物检查：取本品细粉约 2.5g，精密称定，置索氏提取器中，加乙醇适量，加热回流提取至提取液无色，弃去乙醇液，残渣蒸干，在 105℃干燥 4 小时，精密称定，计算供试品中所含乙醇中不溶物，不得过 2.0%。⑥薄层色谱：以安息香对照药材、苯甲酸对照品为对照，进行 TLC 鉴别，供试品色谱中，在与对照药材色谱和对照品色谱相应的位置上，应显相同颜色的斑点。

【功能主治】 开窍醒神，行气活血，止痛。主治中风痰厥、气郁暴厥、中恶昏迷、心腹疼痛、产后血晕、小儿惊风。用量 0.6～1.5g，多入丸散用。

知识链接

进口安息香

进口安息香主要有越南安息香与印度安息香两种。前者原植物与国产安息香相同，主产于泰国、越南等地。为扁球形颗粒或黏结团块；外表黄棕色，内面乳白色；质地坚脆，加热则软化；气芳香，味微辛。含树脂 70%～80%，总香脂酸含量约 39%，其中绝大部分为苯甲酸。后者原植物为同属植物印度安息香 *Styrax benzoin* Dryand.。主产于印度尼西亚。为球形颗粒黏结成的团块；外表红棕色至灰棕色，嵌有黄白色及灰白色不透明的杏仁样颗粒，表面粗糙，不平坦；质坚而脆，加热即软化；气芳香，味微辛。含树脂约90%，总香脂酸含量为26%～35%。其中大部分为肉桂酸。

血竭（Draconis Sanguis）

为棕榈科植物麒麟竭 *Daemonorops draco* Bl. 的果实渗出的树脂经加工制成。主产于印度尼西亚、印度、马来西亚等地。

【性状鉴别】 ①呈类圆四方形或方砖形。②表面暗红色，有光泽，附有因摩擦而成的红粉。③质硬而脆，破碎面红色，研粉为砖红色。④气微，味淡。⑤取粉末少许，置白纸上，用火隔纸烘烤即熔化，但无扩散的油迹，对光照视，呈鲜艳的红色；以火燃烧则产生呛鼻的烟气。⑥在水中不溶，在热水中软化。以表面黑红色、粉末鲜红色、燃烧呛鼻、无松香气、无杂质者为佳（图10-5）。

血竭的鉴定

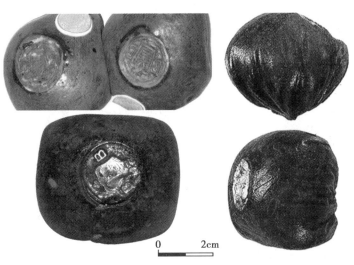

0   2cm

图 10-5 血竭药材图

【成分】 含血竭红素、血竭素等。按 HPLC 法测定，本品含血竭素（$C_{17}H_{14}O_3$）不得少于1.0%。

【理化鉴别】 ①检查松香：取本品粉末0.1g，置具塞试管中，加石油醚（60～90℃）10ml，振摇数分钟，滤过，取滤液5ml，置另一试管中，加新配制的0.5%醋酸铜溶液5ml，振摇后，静置分层，石油醚层不得显绿色。②醇不溶物检查：取本品粉末约2g，精密称定，置于已知重量的滤纸筒中，置索氏提取器内，加95%的乙醇溶液200～400ml，回流提取至提取液无色，取出滤纸筒，挥去乙醇，于105℃干燥4小时，精密称定，计算，不得过25.0%。③薄层色谱：以血竭对照药材、血竭素高氯酸盐对照品为对照，进行 TLC 鉴别，供试品色谱中，在与对照药材和对照品色谱相应的位置上，应显相同的橙色斑点。

【功能主治】 活血定痛，化瘀止血，生肌敛疮。主治跌打损伤、心腹瘀痛、外伤出血、疮疡不敛。用量1～2g，研末，或入丸剂。外用研末撒或入膏药用。

知识链接

国产血竭及血竭伪劣品

1. 国产血竭 血竭为传统名贵中药，有"活血之圣药"的美誉。为改变我国长期依靠进口的状况,自20世纪70年代起,我国先后在云南和广西发现了剑叶龙血树[*Dracaena Cochinchinensis*(Lour.)S. C. Chen],在海南发现了柬埔寨龙血树(*Dracaena cambodiana* Pierre ex Gagnep.)。经临床研究证实,其疗效与进口血竭相似。随着市场对血竭需求的不断扩大,国内龙血树野生资源受到掠夺性采伐,国产血竭资源日趋枯竭,被国家列入二级珍稀濒危保护植物。国产血竭为上述植物的含脂木质部提取的树脂。粗制品呈不规则块状,精制品呈片状;表面红棕色至黑棕色,具光泽;断面平滑,有玻璃样光泽;气微,味微涩,嚼之有粘牙感。

2. 常见伪制品　血竭为名贵药材,市场掺伪品多见。掺入物主要有松香、石粉、泥土、达玛胶等。掺伪品用纸烘烤,易熔化变黑或成块状,常有油迹扩散。掺松香者以火燃之,有松香气,冒黑烟;有颜料者入水,水被染色;掺石粉及泥土者,将粉末溶于石油醚或乙醇中呈黄色或淡红色,残留物较多,呈灰白色,此残留物不溶于浓盐酸或氢氧化钠溶液;掺达玛胶者,可取样品粉末5g,加乙醚25ml,回流30分钟,放冷,滤过,滤液浓缩至约15ml,加无水乙醇25ml,放置1小时,生成白色沉淀(图10-6)。

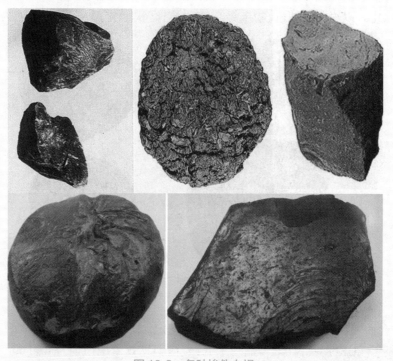

图10-6　各种掺伪血竭

？复习思考题

1. 树脂类中药依其组成如何分类?
2. 试比较乳香与没药的来源及性状特征。
3. 简述安息香的来源及主要性状特征。
4. 血竭的火试与水试如何鉴别?

（张海丰）

第十一章　其他植物类中药的鉴定

PPT 课件

ER-11-2

知识导览

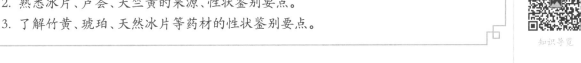

学习目标

1. 掌握海金沙、青黛、儿茶、五倍子的来源、性状、显微鉴别主要特征、主要化学成分及与伪品的区别。

2. 熟悉冰片、芦荟、天竺黄的来源、性状鉴别要点。

3. 了解竹黄、琥珀、天然冰片等药材的性状鉴别要点。

本类中药包括：①蕨类植物的孢子：如海金沙。②虫瘿：如五倍子。③某些植物器官的加工品：如儿茶、青黛、天然冰片。④某些植物的叶汁浓缩品：如芦荟。⑤化学合成品：如机制冰片。⑥植物的树脂化石：如琥珀。

本类中药的鉴定方法依品种而异。不具有生物组织结构的，可使用性状及理化鉴定法；具有生物组织结构的，可加用显微鉴定法。在进行性状鉴定时，应注意观察药材的形状、大小、颜色、质地、气味等，必要时配合水试与火试法，如海金沙；对孢子类中药进行显微鉴别时，应从正面、侧面、顶面、底面等不同方向观察；对于提取物及分泌物类中药，可采用化学或仪器分析的方法进行鉴定。

海金沙（Lygodii Spora）

ER-11-3

为海金沙科植物海金沙 *Lygodium japonicum*（Thunb.）Sw. 的干燥成熟孢子。主产于湖北、湖南等地。秋季孢子未脱落时采割藤叶，晒干，搓揉或打下孢子，除去藤叶。

【性状鉴别】　①呈粉末状，棕黄色或浅棕黄色。②体轻，手捻有光滑感，置手中易从指缝滑落。③气微，味淡。④撒在水中浮于水面，加热则逐渐下沉。⑤取本品少量，撒于火上，即发出轻微爆鸣声及明亮的火焰。以身干、色黄棕、体轻、手捻光滑、杂质少者为佳（图 11-1）。

海金沙的鉴定

【显微鉴别】　本品粉末棕黄色或浅棕黄色。孢子为四面体或三角状圆锥形，直径 60～85μm，外壁有颗粒状雕纹。顶面观三面锥形，可见三叉状裂隙；侧面观类三角形；底面观类圆形（图 11-2）。

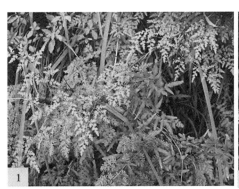
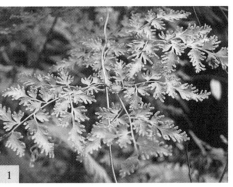

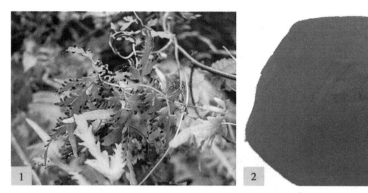

图 11-1　海金沙原植物及药材图
1. 原植物；2. 药材。

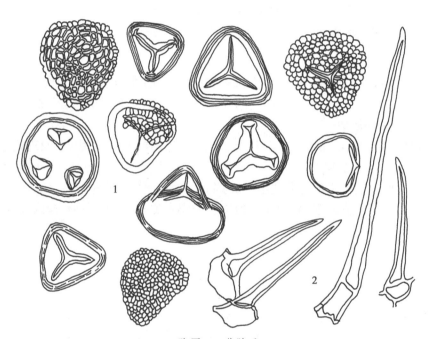

1. 孢子；2. 非腺毛。
图 11-2　海金沙孢子特征图

【成分】　含咖啡酸、香豆素类、海金沙素、脂肪油、棕榈酸等。

【理化鉴别】　①检查：总灰分不得过 16.0%。②薄层色谱：以海金沙对照药材为对照，进行 TLC 鉴别，供试品色谱中，在与对照药材色谱相应的位置上，显相同颜色的荧光斑点。

【功能主治】　清利湿热，通淋止痛。主治热淋、石淋、血淋、膏淋、尿道涩痛。用量 6～15g。包煎。

课堂互动

1. 如何鉴别海金沙、松花粉与蒲黄？
2. 市场曾经出现将红砖或红土碎成细粉后掺入海金沙中的现象，此类情况如何检出？

青黛（Indigo Naturalis）

为爵床科植物马蓝 *Baphicacanthus cusia*（Nees）Bremek.、蓼科植物蓼蓝 *Polygonum tinctorium* Ait. 或十字花科植物菘蓝 *Isatis indigotica* Fort. 的叶或茎叶经加工制得的干燥粉末、团块或颗粒。

主产于福建、河北、云南、江苏等地。夏、秋二季茎叶生长茂盛时，割取茎叶，置容器中，加入清水，浸泡 2～3 昼夜至叶腐烂、茎脱皮时，捞出茎叶残渣，每 50kg 加石灰 4～5kg，充分搅拌，待浸液由乌绿色变为紫红色时，捞取液面蓝色泡沫状物，晒干。

【性状鉴别】　①为深蓝色粉末，体轻，易飞扬；或呈不规则多孔性团块、颗粒，手捻易成细末。②微有草腥气，味淡。③取本品少量，用微火灼烧，有紫红色的烟雾产生。以色蓝、体轻能浮于水面、火烧紫红色烟雾发生时间长者为佳（图 11-3）。

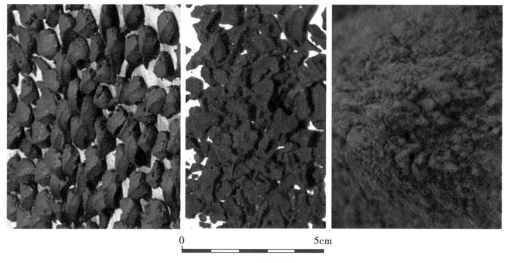

图 11-3　青黛药材图

【成分】　含靛蓝、靛玉红、靛黄、靛棕等。按 HPLC 法测定，本品含靛蓝（$C_{16}H_{10}N_2O_2$）不得少于 2.0%；含靛玉红（$C_{16}H_{10}N_2O_2$）不得少于 0.13%。

【理化鉴别】　①化学定性：取本品少量，滴加硝酸，产生气泡并显棕红色或黄棕色。②水分检查：水分不得过 7.0%（烘干法）；水溶性色素检查：取本品 0.5g，加水 10ml，振摇后放置片刻，水层不得显深蓝色。③薄层色谱：以靛蓝和靛玉红对照品为对照，进行 TLC 鉴别，供试品色谱中，在与对照品色谱相应的位置上，显相同的蓝色和浅紫红色斑点。

【功能主治】　清热解毒，凉血消斑，泻火定惊。主治温毒发斑、血热吐衄、胸痛咳血、口疮、痄腮、喉痹、小儿惊痫。用量 1～3g，宜入丸、散用；外用适量。

儿茶（Catechu）

为豆科植物儿茶 *Acacia catechu*（L.f.）Willd. 的去皮枝、干的干燥煎膏。主产于云南西双版纳。冬季采收枝、干，除去外皮，砍成大块，加水煎煮，浓缩，干燥。习称"儿茶膏"或"黑儿茶"。

【性状鉴别】　①呈方形或不规则块状，大小不一。②表面棕褐色或黑褐色，光滑而稍有光泽。③质硬，易碎，断面不整齐，具光泽，有细孔，遇潮有黏性。④气微，味涩、苦，略回甜。以黑色带棕，不糊不碎，口尝收涩性强者为佳（图 11-4）。

【显微鉴别】　粉末呈棕褐色。水装片可见针状结晶及黄棕色块状物。

【成分】　含儿茶鞣质、儿茶素、表儿茶素、儿茶酸等。按 HPLC 法测定，本品含儿茶素（$C_{15}H_{14}O_6$）和表儿茶素（$C_{15}H_{14}O_6$）的总量不得少于 21.0%。

【理化鉴别】　①化学定性：将火柴杆浸于本品水浸液中，使轻微着色，待干燥后，再浸入盐酸中立即取出，置火焰附近烘烤，杆上即显深红色（检查儿茶素）。②检查：水分不得过 17.0%。③薄层色谱：以儿茶素和表儿茶素对照品为对照，进行 TLC 鉴别，供试品色谱中，在与对照品色谱相应的位置上，应显相同的红色斑点。

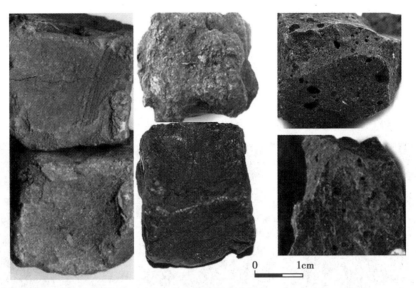

图 11-4　儿茶药材图

【功能主治】　活血止痛，止血生肌，收湿敛疮，清肺化痰。主治跌仆伤痛、外伤出血、吐血衄血、疮疡不敛、湿疹、湿疮、肺热咳嗽。用量 1～3g，包煎；多入丸、散服。外用适量。

【附药】　**方儿茶**　又称棕儿茶、进口儿茶。为茜草科植物儿茶钩藤 *Uncaria gambier* Roxb. 的带叶嫩枝的干燥煎膏。主产于缅甸、印度、马来西亚及印度尼西亚。呈方块状，边长约 2cm，各边均凹缩，棱角多偏斜或破碎；表面棕色至黑褐色，无光泽；质坚实或较松脆，断面浅棕红色。气微，味苦、涩。所含成分与儿茶相似，但含有儿茶荧光素。取本品粉末少许，溶于乙醇，滤过，于滤液中加少许氢氧化钠溶液，振摇后，加石油醚适量，石油醚层显亮绿色荧光（检查儿茶荧光素）。

冰片（合成龙脑 Borneolum Syntheticum）

为经化学合成制得的消旋龙脑结晶，习称"机制冰片"或"合成龙脑"。

【性状鉴别】　①为无色透明或白色半透明的片状结晶。②质松脆，可剥离成薄片，手捻易碎。③气清香，味辛凉。④具挥发性，点燃发生浓烟，并有带光的火焰。⑤在水中几乎不溶，易溶于乙醇、三氯甲烷或乙醚。⑥熔点为 205～210℃。以片大、菲薄、色洁白、质松脆、气味浓厚者为佳（图 11-5）。

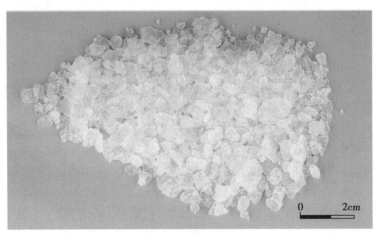

图 11-5　冰片药材图

【成分】　含消旋龙脑、樟脑、异龙脑等。含樟脑（$C_{10}H_{16}O$）不得过 0.50%；按 GC 法测定，本品含龙脑（$C_{10}H_{18}O$）不得少于55.0%。

【理化鉴别】

1. 化学定性　①取本品10mg，加乙醇数滴使溶解，加新制的1%香草醛硫酸溶液1～2滴，即显紫色。②取本品3g，加硝酸10ml，即产生红棕色的气体，待气体产生停止后，加水20ml，振摇，滤过，滤渣用水洗净后，有樟脑臭。

2. 检查　①重金属：不得过5mg/kg。②砷盐：不得过2mg/kg。③水分：取本品1g，加石油醚10ml，振摇使溶解，溶液应澄清。④不挥发物：取本品10g，置称定重量的蒸发皿中，置水浴上加热挥发后，在105℃干燥至恒重，遗留残渣不得过3.5mg（0.035%）。

【功能主治】　开窍醒神，清热止痛。主治热病神昏、惊厥、中风痰厥、气郁暴厥、中恶昏迷、胸痹心痛、目赤、口疮、咽喉肿痛、耳道流脓。用量0.15～0.3g，多入丸、散用。外用研粉点敷患处。

【附药】　**天然冰片、艾片与梅片**　冰片产品除上述机制冰片外，尚有天然冰片、艾片、梅片三种，性味功能同冰片。①天然冰片：为樟科植物樟 *Cinnamomum camphora*（L.）Presl 的新鲜枝、叶经提取加工制成的右旋龙脑结晶。为白色结晶性粉末或片状结晶；气清香，味辛凉；具挥发性，点燃时冒黑烟，火焰呈黄色；本品在乙醇、三氯甲烷或乙醚中易溶，在水中几乎不溶。熔点应为204～209℃。含樟脑不得过3.0%；含右旋龙脑不得少于96.0%。②艾片：为菊科植物艾纳香 *Blumea balsamifera* DC. 的叶中提取的左旋龙脑结晶。为白色半透明状结晶，直径2～8mm，厚2～3mm；气清香，味辛凉浓烈；烧之有浓黑烟；主要含左旋龙脑及少量桉油精、左旋樟脑、倍半萜醇等成分。③梅片：为龙脑香科植物龙脑香 *Dryobalanops aromatica* Gaertn. f. 的树干提取的右旋龙脑结晶，习称"龙脑冰片"。主产于印度尼西亚。为半透明块状、片状或颗粒状结晶；直径1～7mm，厚1～2mm；类白色至淡灰棕色；气清香，味辛凉；烧之微冒黑烟；主要含右旋龙脑、桉油精及龙脑香二醇酮等成分。

天竺黄（Bambusae Concretio Silicea）

为禾本科植物青皮竹 *Bambusa textilis* McClure 或华思劳竹 *Schizostachyum chinense* Rendle 等秆内的分泌液干燥后的块状物。主产于云南、广东、广西等地。秋、冬二季采收，砍取有蜂洞的老病竹，剖取天竺黄，晒干。

【性状鉴别】　①为不规则的片块或颗粒，大小不一。②表面灰蓝色、灰黄色、灰白色或洁白色，半透明，略带光泽。③体轻，质硬而脆，易破碎，吸湿性强。④气微，味淡。以块大、色洁白、半透明、有光泽、吸湿性强者为佳（图11-6）。

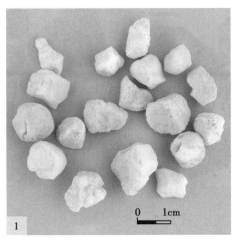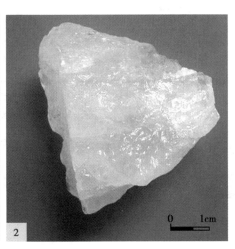

图11-6　天竺黄药材与伪品白矾图

1. 天竺黄药材；2. 伪品白矾。

【成分】　含氢氧化钾、二氧化硅、胆碱、甜菜碱、氰苷、核酸酶、尿素酶、解朊酶、糖化酶、乳化酶、氧化酶、氧化铅、氢氧化钾、氧化铁、氧化钙、氨基酸、有机酸等。

【理化鉴别】　①取本品适量，炽灼灰化后，残渣中加醋酸 2 滴使湿润，滴加钼酸铵试液 1 滴，振摇，再加硫酸亚铁试液 1 滴，残渣即显蓝色。②取本品粉末 2g，加盐酸 10ml，振摇 2 分钟，滤过，取滤液备用；取滤纸 1 片，加亚铁氰化钾试液 1 滴，待干后，同一斑点上滴加滤液 1 滴，再缓缓滴加水 10 滴与 0.1% 茜素红的乙醇溶液 1 滴，置氨蒸气中熏后，滤纸上可见紫色或蓝紫色斑中有红色的环。③体积比检查：取本品中粉 10g，轻轻装入量筒内，体积不得少于 24ml。④吸水量检查：取本品 5g，加水 50ml，静置片刻，用湿润后的滤纸滤过，所得滤液不得过 44ml。⑤薄层色谱：以天竺黄对照药材、亮氨酸和丙氨酸对照品为对照，进行 TLC 鉴别，供试品色谱中，在与对照药材和对照品色谱相应的位置上，应显相同的颜色斑点。

【功能主治】　清热豁痰，凉心定惊。主治热病神昏、中风痰迷、小儿痰热惊痫、抽搐、夜啼。用量 3～9g。

【附药】　**竹黄**　为肉座菌科真菌竹黄 *Shiraia bambusicola* P. Henn. 的干燥子座。呈椭圆形或纺锤形，背部隆起，有不规则的横沟，基部凹陷；表面粉红色，有细密纹理及针状灰色斑点；质疏松，易折断，横断面略呈扇形，外层粉红色，内层及基部色浅；气特异，味淡。本品性寒，味甘；归心、肝经。功能化痰止咳，祛风除湿，活血止痛；用于咳嗽痰多，百日咳，小儿惊风，风湿痹痛，四肢麻木，白带过多，胃痛，牙痛，跌打损伤。与天竺黄不同，不应混淆。

芦荟（Aloe）

为百合科植物库拉索芦荟 *Aloe barbadensis* Miller、好望角芦荟 *Aloe ferox* Miller 或其他同属近缘植物叶的汁液浓缩干燥物。前者习称"老芦荟"，主产于非洲北部、南美洲及西印度群岛；后者习称"新芦荟"，主产于非洲南部。我国南方有引种。全年可采，割取叶片，收集叶的汁液，加热浓缩至适当稠度，冷却凝固，即得。

【性状鉴别】　①老芦荟（图 11-7）：呈不规则块状，常破裂为多角形，大小不一；表面呈暗红褐色或深褐色，无光泽；体轻，质硬，不易破碎，断面粗糙或显麻纹；富吸湿性；有特殊臭气，味极苦。②新芦荟（图 11-8）：表面呈暗褐色，略显绿色，有光泽；体轻，质松，易碎，断面玻璃样，有层纹。以质脆、有光泽、气味浓者为佳。

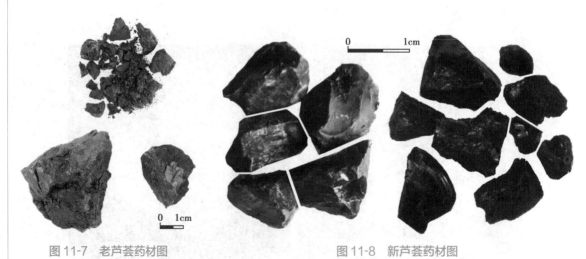

图 11-7　老芦荟药材图　　　　　　　　　图 11-8　新芦荟药材图

【成分】　含芦荟苷、异芦荟苷、芦荟大黄素等。按 HPLC 法测定，本品按干燥品计算，含芦荟苷（$C_{21}H_{22}O_9$）库拉索芦荟不得少于 16.0%，好望角芦荟不得少于 6.0%。

【理化鉴别】　①荧光反应：取本品粉末 0.5g，加水 50ml，振摇，滤过，取滤液 5ml，加硼砂 0.2g，加热使溶解，取溶液数滴，加水 30ml，摇匀，显绿色荧光，置紫外光灯（365nm）下观察，显亮黄色荧光；再取滤液 2ml，加硝酸 2ml，摇匀，库拉索芦荟显棕红色，好望角芦荟显黄绿色。②沉淀反应：取上述滤液 2ml，加等量饱和溴水，生成黄色沉淀。③检查：水分不得过 12.0%（烘干法）；总灰分不得过 4.0%。④薄层色谱：以芦荟苷对照品为对照，进行 TLC 鉴别，供试品色谱中，在与对照品色谱相应的位置上，显相同颜色的荧光斑点。

【功能主治】　泻下通便，清肝泻火，杀虫疗疳。主治热结便秘、惊痫抽搐、小儿疳积，外治癣疮。用量 2～5g，宜入丸、散。外用适量，研末敷患处。

五倍子（Galla Chinensis）

为五倍子蚜 *Melaphis chinensis*（Bell）Baker 寄生在漆树科植物盐肤木 *Rhus chinensis* Mill.、青麸杨 *Rhus potaninii* Maxim. 或红麸杨 *Rhus punjabensis* Stew. var. *sinica*（Diels）Rehd. et Wils. 叶上的虫瘿。主产于四川、贵州等地。秋季虫瘿由绿色转为黄褐色时采摘，置沸水中略煮或蒸至表面呈灰色，杀死蚜虫，干燥。按外形不同，分为"肚倍"和"角倍"（图 11-9）。

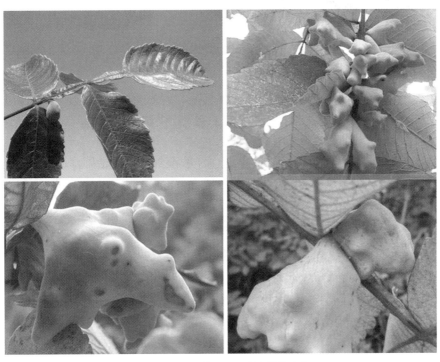

图 11-9　五倍子及寄生（盐肤木）

【性状鉴别】
　　1. 药材　①肚倍：呈长圆形或纺锤形囊状，长 2.5～9cm，直径 1.5～4cm；表面灰褐色或灰棕色，微有柔毛；质硬而脆，易破碎，断面角质样，有光泽，壁厚 0.2～0.3cm，内壁平滑，有黑褐色死蚜虫及灰色粉状排泄物；气特异，味涩。②角倍：呈菱形，具不规则钝角状分枝，柔毛较明显，壁较薄。以个大、完整、壁厚、色灰褐者为佳（图 11-10）。
　　2. 饮片　呈不规则碎片状。余同药材。
【成分】　含五倍子鞣质 50%～78%，肚倍高于角倍；另含没食子酸、脂肪、树脂等。按 HPLC 法测定，本品含鞣质以没食子酸（$C_7H_6O_5$）计，不得少于 50.0%。

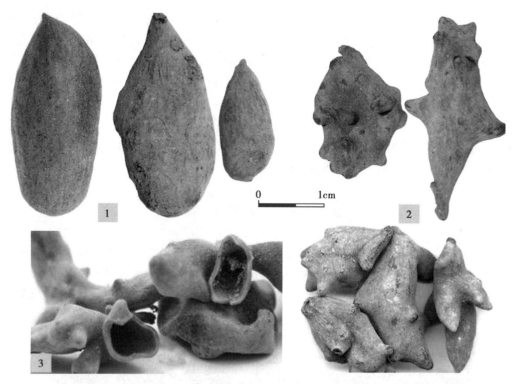

图 11-10　五倍子药材图

1. 肚倍；2. 角倍；3. 角倍断面。

【理化鉴别】　①检查：水分不得过 12.0%（烘干法）。总灰分不得过 3.5%。②薄层色谱：以五倍子对照药材、没食子酸对照品为对照，进行 TLC 鉴别，供试品色谱中，在与对照药材和对照品色谱相应的位置上，显相同颜色的斑点。

【功能主治】　敛肺降火，涩肠止泻，敛汗，止血，收湿敛疮。主治肺虚久咳、肺热痰嗽、久泻久痢、自汗盗汗、消渴、便血痔血、外伤出血、痈肿疮毒、皮肤湿烂。用量 3～6g。外用适量。

🌐 知识链接

五倍子产生的三个要素

　　五倍子的产生有三个要素：五倍子蚜虫、寄主盐肤木类植物及过冬寄主提灯藓属植物。因蚜虫种类及营瘿部位不同，而致五倍子的外形各异。早春，迁移蚜从提灯藓属植物飞至盐肤木类植物上，产生无翅雌、雄蚜虫，交配后产生无翅单性雌虫干母吸取嫩叶液汁生活，并分泌唾液刺激细胞增生，渐形成外壁绿色、内部中空的囊状瘿，虫藏其中。囊中雌虫反复进行单性生殖，并由无翅蚜虫发育成有翅蚜虫，不再摄取植物液汁。秋季虫瘿外壁由绿色渐转为黄褐色时，鞣质含量最高，即为五倍子。若不及时采收，则虫瘿成熟，成虫飞出，寄生在提灯藓属植物上进行单性生殖，胎生无翅蚜虫，同时分泌蜡状物覆盖虫体以越冬，次春进行下一次生殖过程。

琥珀（Succinum）

　　为古代松科植物的树脂埋藏地下经年久转化而成。产于煤层中的习称"煤珀"，其他出处的称"琥珀"。主产于云南、广西、贵州等地。全年可采，从地层或煤层中挖选，除掉砂土、煤屑等杂质。

【性状鉴别】

1.琥珀 ①呈不规则块状、颗粒状或多角形。②表面黄棕色、血红色或黑棕色,常相间排列,透明至微透明,有树脂样光泽。③质硬而脆,易破碎,断面光亮平滑,具玻璃样光泽。④摩擦带电,能吸灯草或薄纸。⑤手捻有涩感。⑥气微,味淡,嚼之无沙砾感。⑦燃之易熔,稍冒黑烟,刚熄灭时冒白烟,微有松香气。⑧以水煮沸不得溶化变软(图 11-11)。

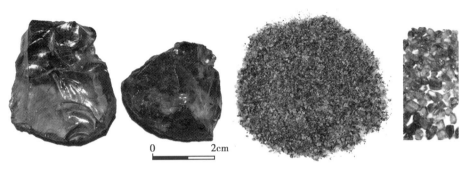

图 11-11 琥珀药材图

2.煤珀 ①呈不规则多角形块状或颗粒状,有的呈乳滴状。②淡黄色、红褐色至黑褐色,有光泽。③质坚硬,不易破碎,断面有玻璃样光泽。④有煤油气,味淡。⑤以火燃之,冒黑烟,有似煤油的臭气。⑥以水煮沸不得溶化变软。

【成分】 主要含二松香醇酸的聚酯化合物,其分解产物有琥珀酸、龙脑等;尚含挥发油及微量元素。

【理化鉴别】 ①物理常数:硬度 2~2.5,相对密度 1.05~1.09。②检查松香:取本品粉末 1g,加石油醚 10ml,振摇滤过,取滤液 5ml,加醋酸铜试液 10ml,振摇,石油醚层不得显绿色。③紫外光谱:取本品粉末 1g,加石油醚(60~90℃)10ml 浸渍 4 小时,滤过,滤液用石油醚稀释至每1ml 含药材 0.1~1mg,以紫外分光光度计测定,在 228nm 处有最大吸收。

【功能主治】 安神镇惊,活血利尿。主治心悸失眠、惊风抽搐、癫痫、小便不利、尿血、尿痛。用量 1.5~3g。研末冲服或入丸散服。

? 复习思考题

1. 简述其他植物类中药的范围及鉴别要点。
2. 简述青黛的采收加工方法与性状特征。

扫一扫,测一测

(张海丰)

第十二章　动物类中药的鉴定

一、动物类中药的发展概况

　　动物类中药是指以动物的干燥全体、除去内脏的干燥体、动物体的某一部分、动物的生理产物、病理产物、动物的排泄物或动物体某一部分加工品入药的药材。

（一）动物药在我国的应用概况

　　动物药在我国的应用历史悠久。早在2 000多年前，我国就开始了蜂蜜、鹿茸、麝香、阿胶、蕲蛇等的药用和珍珠、牡蛎等的养殖，动物药以其独特的生理活性在疾病防治中发挥着重要作用。《神农本草经》载有动物药65种；《新修本草》载有动物药128种；《本草纲目》载有动物药461种；《本草纲目拾遗》载有动物药160种。现代的《中国动物药》（1981年版）收载动物药564种；《中国药用动物名录》（1987年版）收载药用动物1 157种；《中国动物药志》（1995年版）收载动物药975种，《中华本草》（1999年版）载有动物药1 050种；《中药大辞典》（2006年版）载有动物药740种；《中国药用动物志》（第2版，2013年）收载药用动物2 341种（亚种）。

（二）动物药成分及功效研究

　　常见的动物药活性成分主要有蛋白质及其水解产物、生物碱类、甾体化合物、酮类和酸类成分。蛋白质类如蛇毒、蜂毒、水蛭素等；生物碱类如乌贼墨的黑色素蛋白中的黑色素、麝香中的麝香吡啶等；在动物界中广泛存在的甾体化合物如性激素、胆汁酸、蟾毒、蜕皮激素等；酮类和酸类成分如麝香中的麝香酮、广地龙中的琥珀酸、蜂王浆中的王浆酸等。这些活性成分，许多可直接用于改善和调节人体的生理功能，具有较强的生理活性。如蟾酥中的脂蟾毒配基具有升压、强心、兴奋呼吸作用，用于治疗呼吸衰竭、循环衰竭和失血性低血压休克；甲壳纲动物及昆虫中富含的甲壳质有降胆固醇、降血脂作用；鹿茸中多胺类化合物是刺激核酸和蛋白质合成的有效成分；地龙中游离氨基酸的含量与其解热作用成正比；中华大蟾蜍的糖蛋白具有强心、利尿作用；乌贼墨中的黑色素蛋白有止血作用等。

（三）海洋动物药的开发

我国海洋药用生物资源极为丰富，《中国海洋药物辞典》载有海洋动物药 1 431 种，以海洋生物为原料生产的各种成药近 200 种。现代研究证明，海洋动物药多具有不同程度的抗肿瘤、抗真菌、抗病毒作用，并在防治心血管疾病方面有确切疗效。如从棘皮动物刺参中分离出的刺参黏多糖，具有抗凝血、抗肿瘤、抗氧化作用；海参的活性成分除黏多糖外，主要是海参皂苷类，如海参素 A、海参素 B 等均具有明显的抗肿瘤和抗真菌活性。

（四）药用动物资源的养殖与生产

由于药用动物多为野生，变野生为养殖是防止野生动物资源减少的重要途径。目前，人工养殖生产的动物药已达 30 多种，并已成为商品药材的主要来源。如人工养麝活体取香，人工养熊引流熊胆汁，鹿的驯化和鹿茸的生产，河蚌的人工育珠，蛤蚧、金钱白花蛇、蕲蛇等的养殖等。在药用动物繁育技术以及动物药工程化生产等方面均取得了重大进展，从蜈蚣、蛇类的电刺激采毒、鹿的控光增茸到麝的激素增香，使产量翻了几番。鹿茸、麝香等细胞的组织培养，使动物药生产进入了生物工程时期。在利用现代科学技术，进行动物药的人工培殖或合成方面也成果显著，如体外培育牛黄、人工合成麝香酮、人工合成抗癌成分斑蝥素等。

（五）动物药代用品的寻找

在我国 33 种因资源稀少而紧缺的中药材中，动物药多达 25 种。动物药资源代用品的研究是解决动物药资源匮乏的重要措施之一。通过品种鉴定、理化分析和药效学、临床研究，在扩大新药源、寻找类似品方面取得了一定的成绩。如鹅喉羚羊角、人工牛黄与新阿胶（猪皮胶）等已为临床所采用。不仅拓展了动物药的商品来源，也有力地保护了多种珍稀濒危药用动物。

思政元素

标准先行，法律护航，群策群力守护动物药资源安全

动物药资源保护，除了代用品的开发研究，维护野生种群的规模与数量、保护环境的生态平衡更为重要。

维护野生种群的规模与数量，就要保护种群正常繁殖，要"采大留小"。如何确保"采大留小"？"大""小"又如何界定？药材采集验收标准非常重要。以全蝎为例，其原动物东亚钳蝎的寿命大约为 8 年，野生条件下，从仔蝎到成蝎具备繁殖能力需 3～4 年时间，成蝎体长 6cm 以上。因此，6cm 就是大小的分界线。2020 年版《中华人民共和国药典》全蝎标准明确指出"完整者体长约 6cm"，该标准是监管部门在执法时的法定依据，也是行业质量验收从业者验收的法定依据，不合格者拒收，如此倒逼药农在捕蝎时"采大留小"，给蝎种群繁衍留一线生机。

从上述案例可以看出，要保护野生动物药资源，需要法律约束、标准指导，同时还要做到执法严格、从业者守法，多管齐下，方能成功。这样才能给子孙后代留下可用的药材，保护自然环境的自我调节和平衡能力，从而实现人与自然和谐共生。

二、药用动物的分类

动物分类学是一门识别动物种类、研究动物系统的科学。依据动物细胞的分化、胚层的形成、体腔的发展、对称的形式、体节的有无、骨骼的性质、附肢的特点及其他各器官系统的发生与发展等，将动物界划分为若干个等级，即门、纲、目、科、属、种，而以种为分类的基本单位。与药用动物主要相关的 7 个门，由低等到高等依次为：多孔动物门、腔肠动物门、环节动物门、软体动物门、节肢动物门、棘皮动物门、脊索动物门。自多孔动物门至棘皮动物门的各门动物都没有脊索（或脊椎），故统称无脊索动物（或无脊椎动物）。

（一）多孔动物门

又称海绵动物门，为最原始、最低等的多细胞动物。体形多不对称或辐射对称，体表多孔（故名多孔动物），体壁由钙质或硅质的骨针或类蛋白质的海绵丝所支持，无器官系统和明显的组织，具特有的水沟系。全为水生，营固着生活，如脆针海绵。

（二）腔肠动物门

为低等后生动物。体形辐射对称，具内外两胚层，有原始消化腔，有口无肛门，行细胞外和细胞内消化；有组织分化，具原始的肌肉结构和神经系统（神经网），有刺细胞；有骨骼时，为钙质或角质。全为水生，营固着或漂浮生活，如海蜇、珊瑚等。

（三）环节动物门

本门是高等无脊椎动物的开始，约有 9 000 种。为真体腔动物，体圆柱形或扁平形，由相似的环节（体节）组成；具三胚层；除蛭纲外，有真体腔及闭管式循环系统，多数具运动器官刚毛或疣足；消化道发达，有口和肛门；具有排泄器官后肾管，有链状神经系统。多为自由生活，药用动物如水蛭、蚂蟥、参环毛蚓等。

（四）软体动物门

为动物界第二大门，有 10 万余种，仅次于节肢动物门。除腹足纲外，体形一般为左右对称，体不分节而具次生体腔；身体柔软，由头、足、内脏团、外套膜四部分组成，消化道完全；有心脏及血管，除头足纲外，为开放式循环；有栉状鳃或类似肺的构造，为专司呼吸的器官。多为水生，少数为陆生。大多软体动物的外套膜可分泌石灰质形成 1～2 个保护柔软体部的贝壳。贝壳分 3 层：外层是角质层，又称壳皮；中层为棱柱层，又称壳层；内层称壳底。角质层和棱柱层都是由外套膜边缘部分分泌形成的，随动物体的生长而逐渐扩大，但分泌并不是连续不断，它们的分泌量常受季节更替和食物多寡的影响，在繁殖期分泌甚至完全停止。由于外套膜不能连续分泌，致使贝壳表面常形成许多与壳缘平行痕迹，这就是生长线。药用动物如长牡蛎、大连湾牡蛎、褶纹冠蚌、三角帆蚌、杂色鲍、金乌贼等。

（五）节肢动物门

为动物界种类最多的门，现存种类已达 100 余万种，占已知动物种类的 85%。身体多有头部、胸部和腹部的区分，附肢常分节，体表被有几丁质外骨骼，生长发育过程需蜕皮，肌肉为横纹肌，常成束，消化系统完整，口器适于咀嚼或吸吮，形式多样。体腔为混合腔，循环系统为开放式，用鳃、气管或书肺司呼吸。水生或陆生。一般分 3 个亚门、7 个纲。与药用关系密切的 4 个纲为甲壳纲、蛛形纲、多足纲和昆虫纲。其形态特征比较见表 12-1。

表 12-1　节肢动物 4 个纲的特征比较

特点	甲壳纲	蛛形纲	多足纲	昆虫纲
体躯	分头胸部及腹部两部分	分头胸部及腹部两部分	分头部及躯干两部分	分头、胸、腹三部分
触角	2 对	无	1 对	1 对
口器	大颚 1 对，小颚 2 对	螯肢 1 对，脚须 1 对	大颚 1 对，小颚 2 对或 1 对	大颚 1 对，小颚 1 对，下唇 1 片
步足	一般每体节 1 对	共 4 对，在头胸部	每体节 1 对	共 3 对，在胸部
呼吸器	鳃和体壁	书肺或气管	气管	气管
生殖孔	2 个，在胸部后端	1 个，在腹部前端	1 个，在腹部末端	1 个，在腹部末端
发育	一般有幼虫期	无幼虫期	无幼虫期	大多有幼虫期
习性	多水生，少陆生	多陆生	全陆生	多陆生
举例	鼠妇	蜘蛛，东亚钳蝎	少棘巨蜈蚣	地鳖，家蚕

以上 4 纲中，又以昆虫纲种类最多，有近 100 万种，占节肢动物的 90% 以上，药用种类也最多。重要的药用动物有大刀螂、黑蚱、南方大斑蝥、家蚕、蜜蜂、蚂蚁等。

（六）棘皮动物门

全为海洋生物。其形态常呈星形、球形、圆柱形、树枝形等；成体辐射对称，幼体两侧对称，体表有棘状突起。体腔发达，体腔的一部分形成独有的水管系统，另一部分形成围血系统。在发育过程中，有原口（肛门）及后口（口），故属无脊索动物中后口动物类群。已知现存棘皮动物有5纲1242属6413种，化石棘皮动物21纲2013属14328种。药用动物如海参、海胆、海星等。

（七）脊索动物门

为最高等的动物类群，主要特征为有脊索。它是位于背部的一条支持身体纵轴的棒状结构。低等脊索动物终生存在脊索，高等脊索动物只在胚胎期间有脊索，成长时即由分节的脊柱取代。中枢神经系统呈管状，位于脊索背面，在高等种类中神经管分化成为脑和脊髓两部分。消化道前端咽部的两侧有咽鳃裂，在低等水生种类咽鳃裂终生存在，在高等种类中只见于某些幼体和胚胎时期，随后完全消失。本门动物亦属后口动物类群。现在世界上已经发现的脊索动物约有7万多种，分属于3个亚门，即尾索动物亚门、头索动物亚门和脊椎动物亚门。以脊椎动物亚门与药用关系最为密切。

脊椎动物亚门的主要特征是脊索只在胚胎发育中出现，成体以脊椎骨组成脊柱代替了脊索，脊柱加强了支持与运动的机能。神经管的前端膨大形成脑，并且出现眼、耳、鼻等感觉器官。脑和感觉器官的分化形成了明显头部，具有上、下颌，所以脊椎动物又称有头类。脊椎动物亚门是动物界进化地位最高的一大类群，可分为圆口纲、鱼纲、两栖纲、爬行纲、鸟纲、哺乳纲六个纲。药用价值较大的五个纲特征比较见表12-2。

表 12-2　脊椎动物亚门五个纲的特征比较

类别	特征	药用动物举例
鱼纲	全为水生；体表被鳞；以鳃呼吸，以鳍运动，有奇鳍和成对的偶鳍（即1对胸鳍和1对腹鳍）；头不能活动；心脏有一心房一心室，血行为单循环	海龙、海马
两栖纲	水陆两栖，体表皮肤裸露无鳞，但富有腺体，能使皮肤湿润，具五趾型四肢。幼体水生，用鳃呼吸，经变态发育为成体，其成体陆生，以肺和皮肤呼吸。心脏具两心房一心室，为不完全的双循环（肺循环与体循环）	中国林蛙、中华大蟾蜍
爬行纲	为真正的陆栖动物。皮肤干燥，体表被角质鳞片或骨板；脊柱有颈椎、胸椎、腰椎、荐椎和尾椎的分化；四肢强大，趾端具爪；心脏有二心房一心室或近于二心室，以肺呼吸；在胚胎时期有羊膜结构，适应陆上繁殖	乌龟、鳖、蛤蚧、蛇类
鸟纲	体被羽毛，前肢特化为翼，营飞行生活；骨骼坚而轻；心脏分为四室，心房与心室完全分隔，为完全的双循环；有肺与发达的气囊，行双重呼吸；体温恒定	鸡
哺乳纲	体外被毛，皮肤腺发达；心脏四室，具完的双循环，恒温，肺具肺泡；有横膈膜将体腔分隔为胸腔和腹腔；大脑皮质发达，小脑结构复杂，嗅觉及听觉敏锐；具肉质唇，异型齿；胎生，哺乳。本纲动物为最高等的脊椎动物，现存动物种类约有3500种，可分为原兽亚纲、后兽亚纲和真兽亚纲3个亚纲。其中真兽亚纲（又称有胎盘类）是高等哺乳动物类群，具有真正的胎盘，胎儿在母体发育完善后再产出，体温一般恒定在37℃左右。真兽亚纲占哺乳动物的95%，现存种类可分为17个目	东北兔、黑熊、驴、梅花鹿、林麝、牛、赛加羚羊

动物的学名大多数与植物一样，采用林奈首创的双名法。由两个拉丁字或拉丁化的文字，分别表示动物学名的属名和种名，在学名后附加定名人的姓氏，如意大利蜂 *Apis mellifera* Linnaeus。与植物命名不同之处在于种内如有不同的亚种时，则采用三名法，亚种名紧接在种名的后面，如中华大蟾蜍 *Bufo bufo gargarizans* Cantor；若属名改变，则在定名人外加括号，如马氏珍珠贝 *Pteria martensii*（Dunker）等。一般不用变种、变型。学名中的属名及定名人名的第一个字母必须大写，其余均小写。

三、动物类中药的鉴定

动物药的鉴定,主要采用来源、性状、显微、理化鉴定法。

(一)来源鉴定

对于完整的动物体,可根据其形态特征,进行动物分类学鉴定,确定其品种。

(二)性状鉴定

如果药材是动物的某一部分,主要通过性状鉴定以辨别真伪优劣。在进行性状鉴定时,应仔细观察药材的形态、大小、颜色、表面特征等。尤其应注意昆虫类的形状、大小、颜色、特征、气味,蛇类的鳞片特征,角的类型(角质角还是骨质角、洞角还是实角,有无骨环等),骨的解剖面特点,分泌物的气味、颜色,排泄物的形态、大小,贝壳的形状、大小、外表面的纹理等。其次应注意使用"看、尝、嗅、试"(手试、火试、水试)等传统经验鉴别法,如熊胆味苦回甜,有钻舌感;麝香的特异香气;麝香手搓成团,轻揉即散,不沾手,不染手;哈蟆油水浸后可膨胀10~15倍,而伪品则仅膨胀3~5倍,个别伪品可膨胀至7倍;马宝粉置锡纸上加热,其粉聚集,发出马尿臭。

(三)显微鉴定

主要用于动物体的分泌物或生理、病理产物,以及蛇类的鳞片鉴定,近年来应用趋于广泛,如麝香、牛黄、羚羊角、鹿角、蕲蛇、乌梢蛇、金钱白花蛇、石决明、珍珠等。

1. 组织特征

(1)肌肉:可分为横纹肌、平滑肌及心肌三大类。动物药中以横纹肌为多,如脊椎动物和节肢动物的骨骼肌都是由横纹肌构成的。横纹肌的结构单位是肌纤维,由许多肌纤维组成肌纤维束,肌纤维呈圆柱状,具多核,外被肌纤维膜。

(2)皮肤:由表皮、真皮和皮下组织构成。表皮为复层角质化上皮,从内向外可分为基底层、棘状层、颗粒层及角质层;真皮在表皮下,较表皮厚,与表皮相接的真皮部分有多数乳头状突起嵌入表皮;皮下组织为连接真皮与肌肉间的疏松结缔组织,通常含有大量的脂肪细胞,其中有交织成网状的胶原纤维。

(3)毛发:为哺乳动物特有的表皮角质化产物,包括毛尖、杆及根3部分,由角化的上皮细胞组成,可分为髓质、皮质和毛小皮。

(4)角:为哺乳动物头部表皮及真皮特化的产物。表皮产生角质角,如牛、羊的角质鞘及犀的表皮角;真皮形成骨质角,如鹿角。除少数两性均具角(如驯鹿)或均不具角(如麝、獐)外,一般仅雄性具角,可分为洞角、实角、表皮角等类型(表12-3)。

表 12-3   洞角、实角、表皮角的特征比较

类型	性状特征	横截面
洞角	由骨心和角质鞘组成,成双着生于额骨上,终生不更换,有不断增长的趋势,为牛科动物所特有	中央为骨组织,周围为角质部分,有明显而细密的波状纹理
实角	由真皮骨化后伸出皮肤形成,为分叉的骨质角,无角鞘;新生角在骨心上有嫩皮,称为茸角,如鹿茸;角长成后,茸皮逐渐老化、脱落,最后仅保留分叉的骨质角,如鹿角;每年周期性脱落和重新生长,为鹿科动物的特征	中央为骨组织,占横切面的极大部分,可分中央管及其周围的骨板,骨板间可见骨陷窝、骨小管,外为皮肤,毛茸基部(毛根)埋于真皮中
表皮角	完全由表皮角质层的毛状角质纤维所组成,无骨质成分,为犀科所特有。角的着生位置特殊,在鼻骨正中,双角种类的两角呈前后排列,前角生于鼻部,后角生长在额部	无骨组织,有圆形、椭圆形的鳎状纹结构,其长轴方向沿角壁平行展布,每一粒鳎状纹的内部都有一中空圆形"核心",周围环状分布有2~3层不等的同心层,由不同色泽的角蛋白纤维丝组成

2.粉末特征

（1）横纹肌：横断面观可见单个肌纤维或纤维束的断面；纵断面观可见肌纤维的宽度、肌原纤维上明带和暗带的宽度，以及相邻肌原纤维明暗带的位置变化。

（2）皮肤：注意有无色素颗粒及色素颗粒排列方式。

（3）毛发：不同种动物的毛，其髓质大小及网纹不同，应注意观察髓质连续与否、网状结构的形态、皮质梭形细胞的大小、有无色素颗粒及其颜色、分布方式等。

（4）角：注意观察角碎片的横断面特征，区分骨质角还是角质角，有无同心纹理、波状纹理或色素颗粒等。

3.扫描电镜观察　本法具有样品制备简单、分辨率高、可直接观察样品表面等优点，对于某些动物药的鉴定意义重大。如金钱白花蛇背鳞的表面密布横向波状排列的刺状纹饰，尖端指向基部，每个刺状饰纹有明显的三条纵沟；蕲蛇的背鳞表面密布乳头状突起，端窝处不明显，乳头表面有多数孔洞，有时孔洞间有浅沟相通，呈蜂窝状结构。

（四）理化鉴定

常用的理化鉴定方法如下：

1.有效成分分析　对于麝香、牛黄、熊胆等名贵动物药，或斑蝥、蟾酥等剧毒动物药，可对其有效成分或毒性成分进行定性定量分析，以控制其内在质量，如对牛黄胆酸、胆红素的分析。

2.物理常数测定　某些动物药如蜂蜡、虫白蜡等，可测定其熔点、溶解度或酸值、皂化值等物理常数，以控制其质量。

3.凝胶电泳检测　利用动物药所含蛋白质、氨基酸的组成和性质不同，用聚丙烯酰胺凝胶蛋白电泳可成功地将动物药与其类似品区别开来，如对蛇类药材、昆虫类药材等的鉴定。

4.光谱和色谱　光谱和色谱技术的应用，提高了动物药鉴定的准确性。如运用红外光谱对54种动物药进行的鉴定研究表明，多数动物药鉴定特征明显，稳定性、重现性均好；应用高效液相色谱对熊胆等多种动物胆汁进行鉴定，发现也存在差异。

5.基因鉴定　DNA 分子作为遗传信息体，信息含量大，在同种或同品种内具有高度的遗传稳定性，且不受外界环境因素和生物体发育阶段及器官组织差异的影响，因此，以 DNA 分子特征作为遗传标记进行动物药鉴别更为准确可靠，适用于近缘种、易混淆品种、珍稀品种的鉴定。

地龙（Pheretima）

为环节动物门钜蚓科动物参环毛蚓 *Pheretima aspergillum*（E. Perrier）、通俗环毛蚓 *Pheretima vulgaris* Chen、威廉环毛蚓 *Pheretima guillelmi*（Michaelsen）或栉盲环毛蚓 *Pheretima pectinifera* Michaelsen 的干燥体。前一种习称"广地龙"，后三种习称"沪地龙"。广地龙主产于广东、广西等地；沪地龙主产于上海、江苏、河南、山东等地。广地龙春季至秋季捕捉，沪地龙夏季捕捉，及时剖开腹部，除去内脏和泥沙，洗净，晒干或低温干燥。

【性状鉴别】

1.药材

（1）广地龙：①呈长条状薄片，弯曲，边缘略卷，体前端稍尖，尾端钝圆，长 15～20cm，宽 1～2cm。②全体具环节，背部棕褐色至紫灰色，腹部浅黄棕色。③生殖带位于第 14～16 三节呈指环形，色浅，光亮，习称"白颈"。④每节有刚毛环生，刚毛圈粗糙而硬，色稍浅。⑤雄生殖孔在第 18 节腹侧刚毛圈一小孔突上，外缘有数环绕的浅皮褶，内侧刚毛圈隆起，前后两边有横排（一排或二排）小乳突，每边 10～20 个不等。⑥受精囊孔 2 对，位于 7/8 至 8/9 环节间一椭圆形突起上，约占节周 5/11。⑦体轻，略呈革质，不易折断。⑧气腥，味微咸（图 12-1）。

（2）沪地龙：①长 8～15cm，宽 0.5～1.5cm。②全体具环节，背部棕褐色至黄褐色，腹部浅黄棕色。③第 14～16 环节为生殖带,较光亮。④第 18 环节有 1 对雄生殖孔。通俗环毛蚓的雄交配腔能全部翻出,呈花菜状或阴茎状;威廉环毛蚓的雄交配腔呈纵向裂缝状;栉盲环毛蚓的雄生殖孔内侧有 1 或多个小乳突。⑤受精囊孔 3 对,在 6/7 至 8/9 环节间。

以条大、肥厚、不碎、身干、杂质少者为佳。

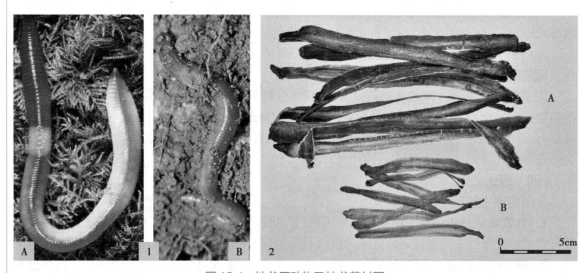

图 12-1　地龙原动物及地龙药材图
1. 地龙原动物(A. 参环毛蚓;B. 威廉环毛蚓);2. 地龙药材图(A. 广地龙;B. 沪地龙)。

2. 饮片　多为成段的薄片状,多皱缩或边缘略卷,宽 1.0～2.0cm,黄褐色至棕褐色,具紧密的环节,有的一端钝圆,先端有 1 小孔。体轻,质韧,气腥。

【显微鉴别】　粉末呈淡灰色或灰黄色:①斜纹肌纤维:无色或淡棕色,肌纤维散在或相互交结成片状,多稍弯曲,直径 4～26μm,边缘常不平整。②表皮细胞:呈棕黄色,细胞界限不明显,布有暗棕色的色素颗粒。③刚毛:少见,常碎断散在,淡棕色或黄棕色,直径 24～32μm,先端多钝圆,有的表面可见纵裂纹(图 12-2)。

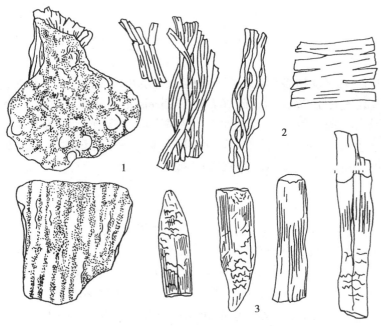

1. 表皮;2. 斜纹肌纤维;3. 刚毛。
图 12-2　广地龙粉末图

【成分】　主要含次黄嘌呤、琥珀酸、蚯蚓解热碱、蚯蚓素、地龙毒素、多种微量元素及酶类成分。

【功能主治】　清热定惊，通络，平喘，利尿。主治高热神昏、惊痫抽搐、关节痹痛、肢体麻木、半身不遂、肺热咳喘、水肿尿少。用量5～10g。

水蛭（Hirudo）

为环节动物门水蛭科动物蚂蟥 *Whitmania pigra* Whitman、水蛭 *Hirudo nipponica* Whitman 或柳叶蚂蟥 *Whitmania acranulata* Whitman 的干燥全体。蚂蟥及水蛭产全国各地；柳叶蚂蟥主产于河北、安徽等地。夏、秋二季捕捉，用沸水烫死，晒干或低温干燥。

【性状鉴别】

1. 药材　①蚂蟥：呈扁平纺锤形，长4～10cm，宽0.5～2cm，全体具107条环节，前端略尖，后端钝圆，两端各具1吸盘，前吸盘不显著，后吸盘较大；背部稍隆起，黑褐色或黑棕色，水浸后，可见黑色斑点排成5条纵纹；腹面平坦，腹面及体两侧均呈棕黄色；质脆，易折断，断面胶质状；气微腥。②水蛭：呈扁长圆柱形，体多弯曲扭转；长2～5cm，宽0.2～0.3cm。③柳叶蚂蟥：狭长而扁；长5～12cm，宽0.1～0.5cm。以整齐、黑棕色、断面有光泽、无杂质者为佳（图12-3）。

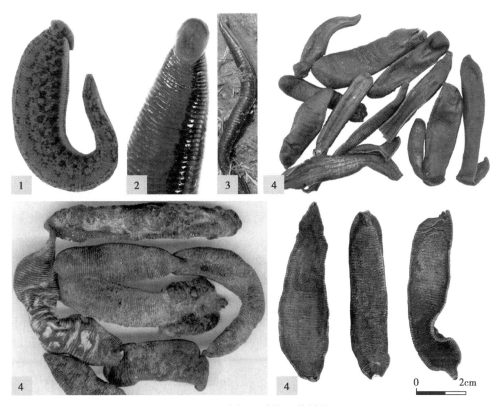

图12-3　水蛭原动物及药材图
1. 蚂蟥；2. 水蛭；3. 柳叶蚂蟥；4. 水蛭药材及饮片图。

2. 烫水蛭　呈不规则段状、扁块状或扁圆柱形，略鼓起。背部黑褐色，腹面棕黄色至棕褐色，附有少量白色滑石粉。质酥脆，易碎；断面松泡，灰白色至焦黄色。气微腥（图12-3）。

【成分】　含水蛭素、氨基酸、蛋白质、肝素、抗凝血酶、微量元素等。本品每1g含抗凝血酶活性，水蛭应不低于16.0U；蚂蟥、柳叶蚂蟥应不低于3.0U。

【理化鉴别】　①水分：不得过18.0%（烘干法）；烫水蛭不得过14.0%。②总灰分：不得过

8.0%；烫水蛭不得过 10.0%。③酸不溶性灰分：不得过 2.0%；烫水蛭不得过 3.0%。④酸碱度：取本品粉末（过三号筛）约 1g，加入 0.9% 氯化钠溶液 10ml，充分搅拌，浸提 30 分钟，并时时振摇，离心，取上清液，照 pH 值测定法测定，pH 值应为 5.0～7.5。⑤重金属及有害元素：照铅、镉、砷、汞、铜测定法测定，铅不得过 10mg/kg、镉不得过 1mg/kg、砷不得过 5mg/kg、汞不得过 1mg/kg。⑥黄曲霉毒素：照黄曲霉毒素测定法测定，本品每 1 000g 含黄曲霉毒素 B_1 不得过 5μg，黄曲霉毒素 G_2、黄曲霉毒素 G_1、黄曲霉毒素 B_2 和黄曲霉毒素 B_1 的总量不得过 10μg。

【功能主治】 破血通经，逐瘀消癥。主治血瘀经闭、癥瘕痞块、中风偏瘫、跌仆损伤。用量 1～3g。

石决明（Haliotidis Concha）

为软体动物门鲍科动物杂色鲍 *Haliotis diversicolor* Reeve、皱纹盘鲍 *Haliotis discus hannai* Ino、羊鲍 *Haliotis ovina* Gmelin、澳洲鲍 *Haliotis ruber*（Leach）、耳鲍 *Haliotis asinina* Linnaeus 或白鲍 *Haliotis laevigata*（Donovan）的贝壳。杂色鲍主产于福建以南沿海，越南、印尼、菲律宾有分布；皱纹盘鲍主产于辽宁、山东、江苏等沿海，朝鲜、日本有分布；羊鲍和耳鲍主产于中国台湾省、海南，澳大利亚、印尼、菲律宾有分布；澳洲鲍主产于澳洲、新西兰；白鲍多混在澳洲鲍中。夏、秋二季捕捞，去肉，洗净，干燥。

石决明性状鉴别

【性状鉴别】

1. 药材

（1）杂色鲍：①呈长卵圆形，内面观略呈耳形，长 7～9cm，宽 5～6cm，高约 2cm。②表面暗红色，有多数不规则的螺肋和细密生长线，螺旋部小，体螺部大；从螺旋部顶处开始向右排列有 20 余个疣状突起，末端 6～9 个开孔，孔口与壳面平。③内面光滑，具珍珠样彩色光泽。④壳较厚，质坚硬，不易破碎。⑤气微，味微咸（图 12-4）。

（2）皱纹盘鲍：①呈长椭圆形，长 8～12cm，宽 6～8cm，高 2～3cm。②表面灰棕色，有多数粗糙而不规则的皱纹，生长线明显，常有苔藓或石灰虫等附着物，末端 4～5 个开孔，孔口突出壳面。③壳较薄（图 12-4）。

（3）羊鲍：①呈近圆形，长 4～8cm，宽 2.5～6cm，高 0.8～2cm。②壳顶位于近中部而高于壳面，螺旋部与体螺部各占 1/2，螺旋部边缘有 2 行整齐的突起，尤以上部较为明显；末端 4～5 个开孔，呈管状（图 12-4）。

（4）澳洲鲍：①呈扁平卵圆形，长 13～17cm，宽 11～14cm，高 3.5～6cm。②表面砖红色，螺旋部约为壳面的 1/2，螺肋和生长线呈波状隆起；疣状突起 30 余个，末端 7～9 个开孔，孔口突出壳面（图 12-4）。

（5）耳鲍：①呈狭长耳状，略扭曲，长 5～8cm，宽 2.5～3.5cm，高约 1cm。②表面光滑，具翠绿色、紫色、褐色等多种颜色形成的斑纹；螺旋部小，体螺部大；末端 5～7 个开孔，孔口与壳面平，多为椭圆形。③壳薄，质较脆（图 12-4）。

（6）白鲍：①呈卵圆形，长 11～14cm，宽 8.5～11cm，高 3～6.5cm。②表面砖红色，光滑，壳顶高于壳面，生长线颇为明显；螺旋部约为壳面的 1/3，疣状突起 30 余个，末端 9 个开孔，孔口与壳面平（图 12-4）。

2. 饮片 ①石决明：为不规则的碎块。灰白色，有珍珠样彩色光泽。质坚硬。气微，味微咸。②煅石决明：为不规则的碎块或粗粉。灰白色，无光泽。质酥脆，断面呈层状。

【成分】 含碳酸钙、氨基酸、壳角质、胆素及微量元素等。本品含碳酸钙（$CaCO_3$），生品不得少于 93.0%；煅石决明不得少于 95.0%。

【功能主治】 平肝潜阳，清肝明目。主治头痛眩晕、目赤翳障、视物昏花、青盲雀目。用量 6～20g，先煎。

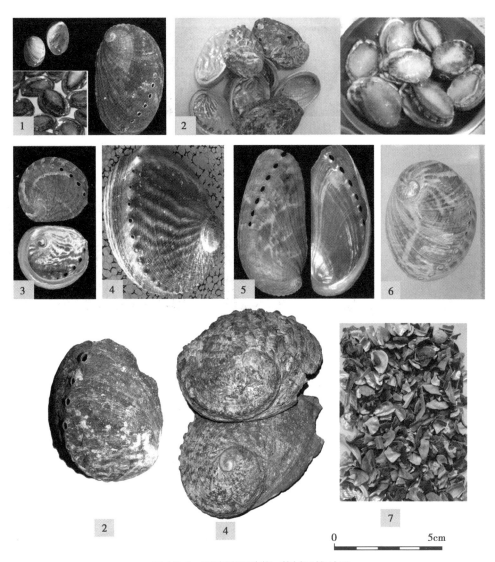

图 12-4　石决明原动物、药材及饮片图

1. 杂色鲍；2. 皱纹盘鲍；3. 羊鲍；4. 澳洲鲍；5. 耳鲍；6. 白鲍；7. 石决明饮片（碎片）。

珍珠（Margarita）

为软体动物门珍珠贝科动物马氏珍珠贝 *Pteria martensii*（Dunker）、蚌科动物三角帆蚌 *Hyriopsis cumingii*（Lea）或褶纹冠蚌 *Cristaria plicata*（Leach）等双壳类动物受刺激形成的珍珠。海水珍珠主产于广东、广西等地；淡水养殖珍珠主产于江苏、江西、安徽、浙江等地。自动物体内剖取珍珠，洗净，干燥。

【性状鉴别】

1. 药材　①呈类球形、长圆形、卵圆形或棒状，直径 1.5～8mm。②表面类白色、浅粉红色、浅黄绿色或浅蓝色，半透明，光滑或微有凹凸，具特有的彩色光泽。③质坚硬，破碎面显层纹。④无臭，味淡。⑤取本品火烧，表面变黑色，有爆裂声，并可见层层剥落的银灰色小片。

以纯净、质坚、有彩色光泽者为佳（图 12-5）。

2. 饮片　珍珠粉为类白色细粉，无光点，手捻无沙粒感，气微，味淡。

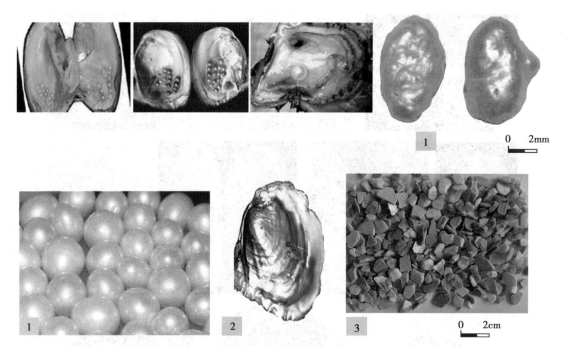

图12-5　珍珠及珍珠母原动物及药材图
1. 珍珠；2. 珍珠母；3. 珍珠母饮片。

【显微鉴别】 ①磨片：可见粗细两种类型的同心环状层纹，粗层纹较明显，连续成环，细层纹多不甚明显。置暗视野下观察，可见珍珠特有的彩虹般的光环，又称"彩光"，不易被丙酮所洗脱。②粉末：为不规则半透明碎块，具彩虹样光泽；表面显颗粒性，由数至十数薄层重叠，片状结构排列紧密，可见致密的成层线条或极细密的微波状纹理（图12-6）。

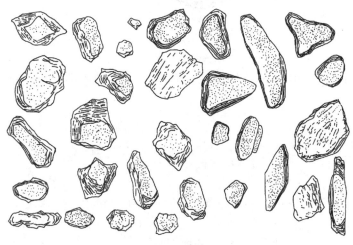

图12-6　珍珠粉末图

【成分】 主要含碳酸钙、多种氨基酸、微量元素和牛磺酸等。

【理化鉴别】 ①本品置紫外光灯（365nm）下观察，海水珍珠显浅蓝紫色荧光，淡水珍珠显亮黄绿色荧光，通常环周部分较明亮。②取本品粉末，加稀盐酸，即产生大量气泡；滤过，滤液显钙盐的鉴别反应。

【功能主治】 安神定惊，明目消翳，解毒生肌，润肤祛斑。主治惊悸失眠、惊风癫痫、目赤翳障、疮疡不敛、皮肤色斑。用量0.1～0.3g；多入丸、散用，外用适量。

仿制珍珠

仿制珍珠可分为下列几种。①塑料珠：由塑料制成，其特点是手感很轻。②贝壳（或矿石）珠：用珍珠母等动物贝壳或寒水石等矿石打磨成珠子，然后在珠子表面涂上珍珠颜料，制成贝壳（或矿石）珠。其特点是：断面无层纹，或层纹近平行，而不呈同心环状；珠光层可被丙酮洗脱。

【附药】　**珍珠母**　为软体动物门蚌科动物三角帆蚌 *Hyriopsis cumingii*（Lea）、褶纹冠蚌 *Cristaria plicata*（Leach）或珍珠贝科动物马氏珍珠贝 *Pteria martensii*（Dunker）的贝壳。三者共同点如下：壳面生长轮呈同心环状排列；壳内面外套痕明显，前闭壳肌痕、后闭壳肌痕明显；内表面具光泽；质坚硬；气微腥，味淡。主要含碳酸钙、碳酸镁、磷酸钙、角蛋白和多种微量元素等。功能平肝潜阳，安神定惊，明目退翳（图12-5）。

牡蛎（Ostreae Concha）

为软体动物门牡蛎科动物长牡蛎 *Ostrea gigas* Thunberg、大连湾牡蛎 *Ostrea talienwhanensis* Crosse 或近江牡蛎 *Ostrea rivularis* Gould 的贝壳。长牡蛎主产于山东以北至东北沿海；大连湾牡蛎主产于辽宁、河北、山东等省沿海；近江牡蛎产沿海大部分地区。全年均可捕捞，去肉，洗净，晒干。

【性状鉴别】

1. 药材　共同点：贝壳为左右两片，左为下壳，较大而凹；右为上壳，较小平坦。外表面有多层鳞片，灰色，极粗糙；内表面类白色。质坚硬，断面层状。气微，味微咸。

（1）长牡蛎：①呈长片状，背腹缘几平行（草鞋状），壳长约为宽的3倍。②右壳较小，鳞片坚厚，层状或层纹状排列；壳外面平坦或具数个凹陷，淡紫色、灰白色或黄褐色；内面瓷白色，壳顶两侧无小齿。③左壳凹陷深，鳞片较右壳粗大，壳顶附着面小（图12-7）。

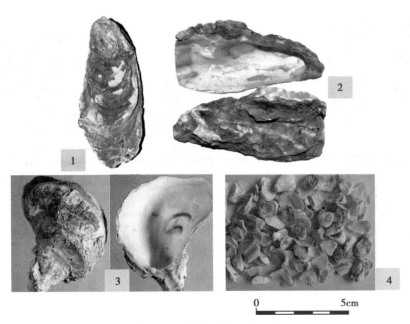

图12-7　牡蛎药材及饮片图

1. 长牡蛎；2. 大连湾牡蛎；3. 近江牡蛎；4. 牡蛎饮片。

（2）大连湾牡蛎：①呈类三角形，背腹缘呈八字形。②右壳外面淡黄色，同心鳞片疏松，起伏成波浪状，内面白色；③左壳同心鳞片坚厚，自壳顶部放射肋数个，明显，内面凹下呈盒状，铰合面小（图 12-7）。

（3）近江牡蛎：①呈圆形、卵圆形或三角形，大小厚薄不等。②右壳外面稍不平，有灰、紫、棕、黄等色，同心鳞片环生，幼体鳞片薄而脆，多年生长后鳞片层层相叠，内面白色，边缘有的淡紫色；左壳较右壳坚硬，厚大（图 12-7）。

以质坚、内面光洁、色白者为佳。

2. 饮片　①牡蛎：为不规则的碎块。白色。质硬，断面层状。气微，味微咸。②煅牡蛎：为不规则的碎块或粗粉。灰白色。质酥脆，断面层状。

【成分】　主要含碳酸钙、磷酸钙、微量元素及多种氨基酸。含碳酸钙（$CaCO_3$）不得少于 94.0%。

【功能主治】　重镇安神，潜阳补阴，软坚散结。主治惊悸失眠、眩晕耳鸣、瘰疬痰核、癥瘕痞块。煅牡蛎收敛固涩，制酸止痛。主治自汗盗汗、遗精滑精、崩漏带下、胃痛吞酸。用量 9～30g，先煎。

瓦楞子（Arcae Concha）

为软体动物门蚶科动物毛蚶 *Arca subcrenata* Lischke、泥蚶 *Arca granosa* Linnaeus 或魁蚶 *Arca inflata* Reeve 的贝壳。主产于于江苏、山东等沿海。秋、冬至次年春捕捞，洗净，置沸水中略煮，去肉，干燥。

【性状鉴别】

1. 药材　①毛蚶：略呈三角形或扇形，长 4～5cm，高 3～4cm；壳外面隆起，有棕褐色茸毛或已脱落；壳顶突出，向内卷曲；自壳顶至腹面有延伸的放射肋 30～34 条；壳内面平滑，白色，壳缘有与壳外面直楞相对应的凹陷，铰合部具小齿 1 列；质坚；气微，味淡。②泥蚶：长 2.5～4cm，高 2～3cm；壳外面无棕褐色茸毛，放射肋 18～21 条，肋上有颗粒状突起。③魁蚶：长 7～9cm，高 6～8cm；壳外面放射肋 42～48 条。均以整齐、洁净、无沙土者为佳（图 12-8）。

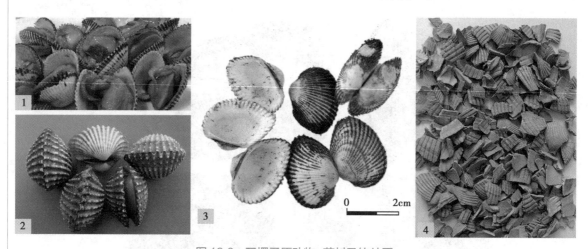

图 12-8　瓦楞子原动物、药材及饮片图
1. 毛蚶；2. 泥蚶；3. 瓦楞子药材；4. 煅瓦楞子。

2. 饮片　①瓦楞子：本品为不规则碎块或粉末。类白色、灰白色至灰黄色。较大碎块外表可见放射状肋线，有的可见棕褐色茸毛。气微，味淡。②煅瓦楞子：形如瓦楞子，表面灰白色至深灰色，质酥脆。余同药材。

【成分】　含碳酸钙、磷酸钙等。本品含碳酸钙（CaCO₃）不得少于93.0%。

【功能主治】　消痰化瘀，软坚散结，制酸止痛。主治顽痰胶结、黏稠难咯、瘿瘤、瘰疬、癥瘕痞块、胃痛泛酸。用量9~15g，先煎。

海螵蛸（ Sepiae Endoconcha ）

为软体动物门乌贼科动物无针乌贼 *Sepiella maindroni* de Rochebrune 或金乌贼 *Sepia esculenta* Hoyle 的干燥内壳。前者主产于浙江、江苏、广东沿海；后者主产于辽宁、山东沿海。剥取乌贼的骨状内壳，洗净，干燥。

【性状鉴别】

1. 药材

（1）无针乌贼：①呈扁长椭圆形，中间厚，边缘薄，长9~14cm，宽2.5~3.5cm，厚约1.3cm。②背面有磁白色脊状隆起，两侧略显微红色，有不甚明显的细小疣点。③腹面白色，自尾端到中部有细密波状横层纹。④角质缘半透明，尾部较宽平，无骨针。⑤体轻，质松，易折断，断面粉质，显疏松层纹。⑥气微腥，味微咸（图12-9）。

（2）金乌贼：①长13~23cm，宽约6.5cm。②背面疣点明显，略呈层状排列。③腹面的细密波状横层纹占全体大部分，中间有纵向浅槽。④尾部角质缘渐宽，向腹面翘起，末端有1骨针，多已断落（图12-9）。

2. 饮片　为不规则形或类方形小块，类白色或微黄色，气微腥，味微咸。

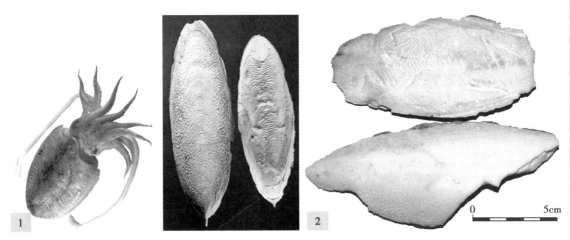

图12-9　海螵蛸原动物及药材图

1. 原动物；2. 金乌贼药材。

【成分】　含碳酸钙、甲壳质、磷酸钙、氯化钠、镁盐等。含碳酸钙（CaCO₃）不得少于86.0%。

【理化鉴别】　取本品粉末，滴加稀盐酸，产生气泡。

【功能主治】　收敛止血，涩精止带，制酸止痛，收湿敛疮。主治吐血衄血、崩漏便血、遗精滑精、赤白带下、胃痛吞酸；外治损伤出血、湿疹湿疮、溃疡不敛。用量5~10g。外用适量，研末敷患处。

全蝎（ Scorpio ）

为节肢动物门钳蝎科动物东亚钳蝎 *Buthus martensii* Karsch 的干燥体。主产于山东、河南等地，野生或饲养。春末至秋初捕捉，除去泥沙，再置沸水或沸盐水中，煮至全身僵硬，捞出，置通风处阴干（图12-10）。

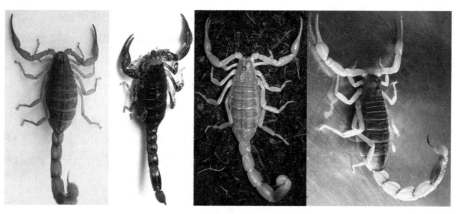

图 12-10　全蝎的原动物（东亚钳蝎）

【性状鉴别】　①完整者体长约 6cm，头胸部与前腹部呈扁平长椭圆形，后腹部呈尾状，皱缩弯曲。②头胸部呈绿褐色，前面有 1 对短小的螯肢及 1 对长大的钳状脚须，形如蟹螯，背面覆有梯形背甲。③腹面有足 4 对，均为 7 节，末端各具 2 爪钩。④前腹部由 7 节组成，第 7 节色深，背甲上有 5 条隆脊线。⑤后腹部棕黄色，6 节，节上均有纵沟，末节有锐钩状毒刺，毒刺下方无距。⑥气微腥，味咸。以身干、完整、绿褐色、无杂质者为佳（图 12-11）。

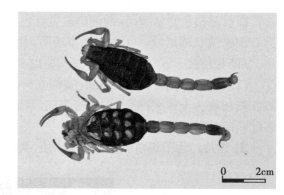

图 12-11　全蝎药材图

【显微鉴别】　粉末黄棕色或淡棕色。①体壁碎片：外表皮表面观呈多角形网格样纹理，表面密布细小颗粒，可见毛窝、细小圆孔和淡棕色或近无色的瘤状突起；内表皮无色，有横向条纹，内、外表皮纵贯许多长短不一的微细孔道。②横纹肌纤维：多碎断，明带较暗带宽，明带中有一暗线，暗带有致密的短纵纹理。③刚毛：红棕色，多碎断，先端锐尖或钝圆，具纵直纹理，髓腔细窄。另具脂肪油滴（图 12-12）。

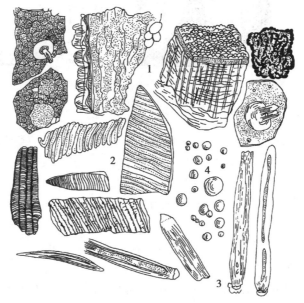

1. 体壁碎片；2. 横纹肌纤维；3. 刚毛；4. 脂肪油滴。

图 12-12　全蝎粉末图

全蝎的粉末显微
鉴定

【成分】　主要含蝎毒素、牛磺酸、三甲胺、甜菜碱、卵磷脂、胆甾醇、氨基酸等。

【理化鉴别】　按醇溶性浸出物热浸法测定，用乙醇作溶剂，不得少于18.0%。

【功能主治】　息风镇痉，通络止痛，攻毒散结。主治肝风内动、痉挛抽搐、小儿惊风、中风口
呙、半身不遂、破伤风、风湿顽痹、偏正头痛、疮疡、瘰疬。用量3～6g。

知识链接

全蝎伪品与劣品

全蝎常见劣品与伪品如下：

1. 劣品　①无机盐增重：以食盐为主，表面被有盐霜，严重者整体附有盐的颗粒，盐分
占其重量的1/3～1/2。灰分严重超标。还有以其他增重粉增重。②油增重：油浸，手摸油腻。
③腹内充异物增重：以育肥蝎为主，全蝎腹部可见大量食物、泥土等，重量可超过全蝎体重的
1/3，特征是腹部饱满、腹背向外凸起，质量重。

2. 伪品　全蝎尾部毒刺下方无距，市场有发现毒刺下方有距的蝎子掺入，应注意识别。

ER-12-5

全蝎伪劣辨识

蜈蚣（Scolopendra）

为节肢动物门蜈蚣科动物少棘巨蜈蚣 *Scolopendra subspinipes mutilans* L. Koch 的干燥体。
主产于湖北、浙江等地。春、夏二季捕捉，用竹片插入头尾，绷直，干燥。

【性状鉴别】

1. **药材**　①呈扁平长条形，长9～15cm，宽0.5～1cm。②由头部和躯干部组成，全体共22
个环节。头部暗红色或红褐色，略有光泽，有头板覆盖，头板近圆形，前端稍突出，两侧贴有颚
肢一对，前端两侧有触角一对。躯干部第1背板与头板同色，其余20个背板为棕绿色或墨绿色，
具光泽，第4～20背板常有两条纵沟线；腹部淡黄色或棕黄色，皱缩；自第2节起，每体节两侧有
步足1对，步足黄色或红褐色，偶有黄白色，呈弯钩形，最末1对步足尾状，故又称尾足，易脱落。
③质脆，断面有裂隙。④气微腥，有特殊刺鼻的臭气，味辛，微咸。以条长、身干、头红色、足黄
色、身墨绿色、头足完整者为佳（图12-13）。

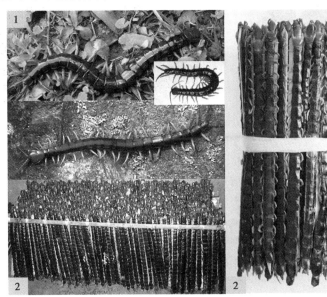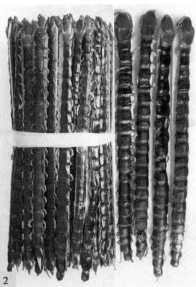

图 12-13　蜈蚣原动物及药材图

1. 原动物；2. 药材。

2. 饮片　形如药材，呈段状，棕褐色或灰褐色，具焦香气。

【成分】　含组胺样物质、溶血性蛋白质、酪氨酸、亮氨酸、蚁酸、胆甾醇等。

【理化鉴别】　①检查：水分不得过 15.0%；总灰分不得过 5.0%；黄曲霉毒素：照黄曲霉毒素测定法测定，本品每 1 000g 含黄曲霉毒素 B_1 不得过 5μg，黄曲霉毒素 G_2、黄曲霉毒素 G_1、黄曲霉毒素 B_2 和黄曲霉毒素 B_1 的总量不得过 10μg。②浸出物：按醇溶性浸出物热浸法测定，用稀乙醇溶液作溶剂，不得少于 20.0%。

【功能主治】　息风镇痉，通络止痛，攻毒散结。主治肝风内动、痉挛抽搐、小儿惊风、中风口喝、半身不遂、破伤风、风湿顽痹、偏正头痛、疮疡、瘰疬、蛇虫咬伤。用量 3～5g。

土鳖虫（䗪虫）（Eupolyphaga Steleophaga）

为节肢动物门鳖蠊科昆虫地鳖 *Eupolyphaga sinensis* Walker 或冀地鳖 *Steleophaga plancyi*（Boleny）的雌虫干燥体。地鳖主产于江苏、安徽等地；冀地鳖主产于河北、山东等地。夏、秋二季捕捉，置沸水中烫死，晒干或烘干。

【性状鉴别】　①地鳖：呈扁平卵形，长 1.3～3cm，宽 1.2～2.4cm。前端较窄，后端较宽，背部紫褐色，具光泽，无翅。前胸背板较发达，盖住头部；腹背板 9 节，呈覆瓦状排列。腹面红棕色，头部较小，有丝状触角 1 对，常脱落；胸部有足 3 对，具细毛和刺。腹部有横环节。质松脆，易碎；气腥臭，味微咸。②冀地鳖：长 2.2～3.7cm，宽 1.4～2.5cm；背部黑棕色，通常在边缘带有淡黄褐色斑块及黑色小点。以完整、均匀、体肥、色紫褐、无杂质者为佳（图 12-14）。

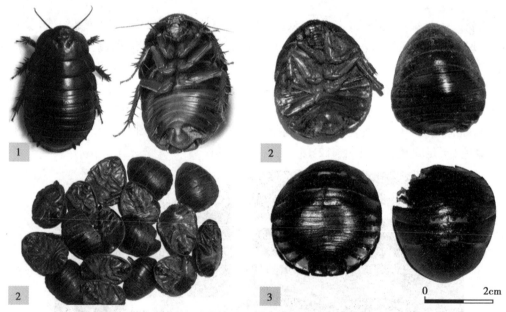

图 12-14　土鳖虫药材图
1. 原动物（地鳖背面与腹面）；2. 地鳖药材；3. 冀地鳖药材。

课堂互动

土鳖虫以地鳖和冀地鳖雌虫入药，请问如何区分地鳖的雌雄？

【成分】　含挥发油、β- 谷甾醇、鲨肝醇、尿嘧啶和尿囊素等。

【理化鉴别】　①检查：杂质不得过 5%；水分不得过 10.0%（烘干法）；总灰分不得过 13.0%；

酸不溶性灰分不得过 5.0%。②浸出物：按水溶性浸出物热浸法测定，不得少于 22.0%。

【功能主治】　破血逐瘀，续筋接骨。主治跌打损伤、筋伤骨折、血瘀经闭、产后瘀阻腹痛、癥瘕痞块。用量 3～10g。

知识链接

土鳖虫混用品

　　市场曾以姬蠊科昆虫金边土鳖 *Opisthoplatia orientalis* Burm. 混作土鳖虫药用。药材呈长卵形而扁；背面黑棕色，有光泽，呈甲壳状，有 10 个横节，第一节较宽，边缘有黄色狭边，以下 9 节边缘为红棕色，每节均有锯齿；第 2、3 节的两侧各有 1 对特异的翅状物；腹面红棕色；头部位于前胸之下，多脱落；足 3 对，生于胸部；体轻；气腥臭。

桑螵蛸（Mantidis Oötheca）

　　为节肢动物门螳螂科昆虫大刀螂 *Tenodera sinensis* Saussure、小刀螂 *Statilia maculata* (Thunberg) 或巨斧螳螂 *Hierodula patellifera* (Serville) 的干燥卵鞘，以上三种依次习称"团螵蛸""长螵蛸"及"黑螵蛸"。深秋至次春采收，除去杂质，蒸死虫卵后，干燥。

【性状鉴别】

　　1. 团螵蛸　①略呈圆柱形或半圆形，由多层膜状薄片叠成，长 2.5～4cm，宽 2～3cm。②表面浅黄褐色，上面带状隆起不明显，底面平坦或有凹沟。③体轻，质松而韧，横断面可见外层为海绵状，内层为许多放射状排列的小室，室内各有一细小椭圆形卵，深棕色，有光泽。④气微腥，味淡或微咸（图 12-15）。

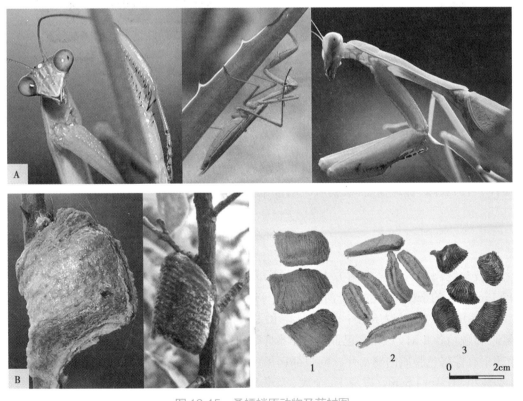

图 12-15　桑螵蛸原动物及药材图
A. 原动物；B. 药材（1. 团螵蛸；2. 长螵蛸；3. 黑螵蛸）。

2. 长螵蛸 ①略呈长条形，一端较细，长 2.5～5cm，宽 1～1.5cm。②表面灰黄色，上面带状隆起明显，带的两侧各有一条暗棕色浅沟及斜向纹理。③质硬而脆（图 12-15）。

3. 黑螵蛸 ①略呈平行四边形，长 2～4cm，宽 1.5～2cm。②表面灰褐色，上面带状隆起明显，两侧有斜向纹理，近尾端微向上翘。③质硬而韧（图 12-15）。

【成分】 含磷脂酰胆碱、磷脂酰乙醇胺、蛋白质、氨基酸、钙、铁等。

【功能主治】 固精缩尿，补肾助阳。主治遗精滑精、遗尿尿频、小便白浊。用量 5～10g。

蝉蜕（Cicadae Periostracum）

为节肢动物门蝉科昆虫黑蚱 *Cryptotympana pustulata* Fabricius 的若虫羽化时脱落的皮壳。主产于山东、河北等地。夏、秋二季收集，去净泥沙，晒干。

【性状鉴别】 ①略呈椭圆形而弯曲，长约 3.5cm，宽约 2cm。②表面黄棕色，半透明，有光泽；头部有丝状触角 1 对，多已断落，复眼突出；额部先端突出，口吻发达，上唇宽短，下唇伸长成管状；胸部背面呈十字形裂开，裂口向内卷曲，脊背两旁具小翅 2 对；腹面有足 3 对，被黄棕色细毛；腹部钝圆，共 9 节。③体轻，中空，易碎。④气微，味淡。以体轻、完整、色亮黄者为佳（图 12-16）。

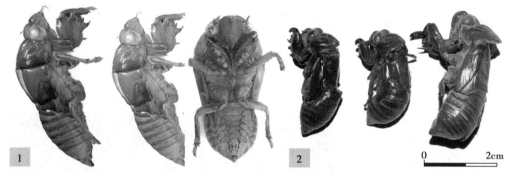

图 12-16 蝉蜕原动物及药材图
1. 原动物；2. 药材。

【成分】 含甲壳质、多种氨基酸等。

【功能主治】 疏散风热，利咽，透疹，明目退翳，解痉。主治风热感冒、咽痛音哑、麻疹不透、风疹瘙痒、目赤翳障、惊风抽搐、破伤风。用量 3～6g。

斑蝥（Mylabris）

为节肢动物门芫青科昆虫南方大斑蝥 *Mylabris phalerata* Pallas 或黄黑小斑蝥 *Mylabris cichorii* Linnaeus 的干燥体。主产于河南、安徽等地。夏、秋二季捕捉，闷死或烫死，晒干。

【性状鉴别】 ①南方大斑蝥：呈长圆形，长 1.5～2.5cm，宽 0.5～1cm。头及口器下垂，有较大的复眼和触角各 1 对，触角多已脱落；背部具革质鞘翅 1 对，黑色，有 3 条黄色或棕黄色的横纹；鞘翅下有棕褐色膜质内翅 2 片。胸腹部乌黑色，胸部有步足 3 对。有特异臭气。②黄黑小斑蝥：体型较小，长 1～1.5cm。以身干、个大、完整不碎、无败油气者为佳（图 12-17）。

【成分】 含斑蝥素、蚁酸及多种微量元素等。按 HPLC 法测定，本品含斑蝥素（$C_{10}H_{12}O_4$），生品不得少于 0.35%；米斑蝥应为 0.25%～0.65%。

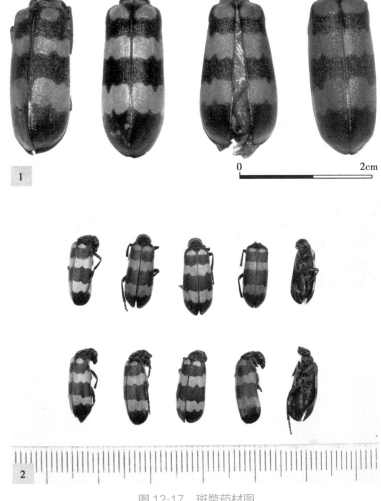

图 12-17　斑蝥药材图
1. 南方大斑蝥。2. 黄黑小斑蝥。

【功能主治】　破血逐瘀，散结消癥，攻毒蚀疮。主治癥瘕、经闭、顽癣、瘰疬、赘疣、痈疽不溃、恶疮死肌。用量 0.03～0.06g，炮制后多入丸、散用。外用适量，研末或浸酒醋，或制油膏涂敷患处，不宜大面积用。

【附药】

1. 青娘子（芫青）　为芫青科昆虫绿芫青 *Lytta caraganae* Pallas 的干燥虫体。呈长圆形。头略呈三角形，蓝紫色，光亮，眼小微突；鞘翅全部呈亮绿色、蓝紫色或红紫色；具光泽；膜翅淡棕色，有 4 条较明显的脉纹；胸部突起，腹部具 5 体节，足 3 对，多已脱落；气微臭。含斑蝥素 1%～2%。功能利水，祛瘀，解毒。

2. 红娘子　为蝉科昆虫黑翅红娘子 *Huechys sanguinea* DeGeer 或褐翅红娘子 *Huechys philaemata* Fabricius 的干燥虫体。主产于江苏、浙江。黑翅红娘子前翅黑色，后翅褐色；褐翅红娘子前翅褐色，后翅淡褐色，半透明。含斑蝥素等。功能攻毒、通瘀、破积；外用可治癣疮。

九香虫（Aspongopus）

为节肢动物门蝽科昆虫九香虫 *Aspongopus chinensis* Dallas 的干燥体。主产于云南、四川等地。11 月至次年 3 月前捕捉，置适宜容器内，用酒闷死后阴干；或置沸水中烫死，取出，干燥。

【**性状鉴别**】 ①略呈六角状扁椭圆形，长 1.6～2cm，宽约 1cm。②表面棕褐色或棕黑色，略有光泽；头部小，与胸部略呈三角形，复眼突出，卵圆状，单眼 1 对，触角 1 对各 5 节，多已脱落；背部有翅 2 对，外面的 1 对基部较硬，内部 1 对为膜质，透明；胸部有足 3 对，多已脱落；腹部棕红色至棕黑色，每节近边缘处有突起的小点。③质脆，折断后腹内有浅棕色的内含物。④气特异，味微咸。以虫体完整、具油性、色棕褐、发亮、无虫蛀者为佳（图 12-18）。

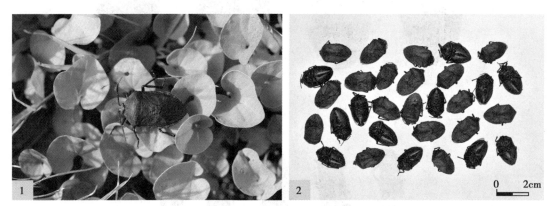

图 12-18　九香虫原动物及药材图
1. 原动物；2. 药材。

【**成分**】 含九香虫油、蛋白质、甲壳质等。
【**功能主治**】 理气止痛，温中助阳。主治胃寒胀痛、肝胃气痛、肾虚阳痿、腰膝酸痛。用量 3～9g。

僵蚕（Bombyx Batryticatus）

为节肢动物门昆虫纲蚕蛾科昆虫家蚕 *Bombyx mori* Linnaeus 4～5 龄的幼虫感染（或人工接种）白僵菌 *Beauveria bassiana*（Bals.）Vuillant 而致死的干燥体。主产于江苏、浙江等地。多于春、秋二季生产，将感染白僵菌病死的蚕干燥。

【**性状鉴别**】

1. 药材 ①略呈圆柱形，多弯曲皱缩，长 2～5cm，直径 0.5～0.7cm。②表面灰黄色，被有白色粉霜状的气生菌丝和分生孢子，头部较圆，足 8 对，体节明显，尾部略呈二叉状分枝。③质硬而脆，易折断，断面平坦，外层白色，中间有亮棕色或亮黑色的丝腺环 4 个，有光泽，习称"胶口镜面"。④气微腥，味微咸。以条粗、色白、断面光亮、杂质少者为佳；表面无白色粉霜、中空者不可入药（图 12-19）。

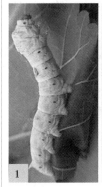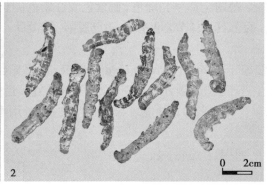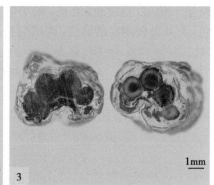

图 12-19　僵蚕原动物及药材图
1. 原动物；2. 药材；3. 药材断面。

2.炒僵蚕　形如药材。表面黄棕色或黄白色，偶有焦黄斑。气微腥，有焦麸气，味微咸。

【显微鉴别】　粉末：灰棕色或灰褐色。①菌丝体：近无色，细长卷曲缠结在体壁中。②气管壁碎片：略弯曲或弧状，具棕色或深棕色的螺旋丝。③表皮组织：表面具网格样皱缩纹理以及纹理突起形成的小尖突，有圆形毛窝，边缘黄色。④刚毛：黄色或黄棕色，表面光滑，壁稍厚。⑤未消化的桑叶组织中大多含草酸钙簇晶或方晶（图 12-20）。

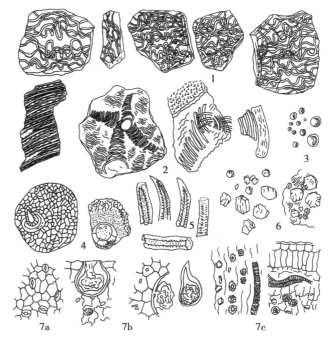

1. 菌丝体；2. 气管壁碎片；3. 脂肪油滴；4. 表皮；5. 刚毛；6. 类晶体；7. 未消化的桑叶组织（a. 表皮细胞及气孔；b. 钟乳体；c. 叶肉组织、导管及草酸钙结晶）。

图 12-20　僵蚕粉末图

【成分】　含蛋白质、脂肪、甾体、氨基酸、羟基促蜕皮甾酮、3-羟基犬尿素、棕榈酸、油酸、壳质酶等。体表白粉中含大量草酸铵。

【理化鉴别】　①检查：杂质不得过 3%；水分（烘干法）不得过 13.0%；总灰分不得过 7.0%；酸不溶性灰分不得过 2.0%；黄曲霉毒素：照黄曲霉毒素测定法测定，本品每 1 000g 含黄曲霉毒素 B_1 不得过 5μg，黄曲霉毒素 G_2、黄曲霉毒素 G_1、黄曲霉毒素 B_2 和黄曲霉毒素 B_1 的总量不得过 10μg。②浸出物：按醇溶性浸出物热浸法测定，用稀乙醇溶液作溶剂，不得少于 20.0%。

【功能主治】　息风止痉，祛风止痛，化痰散结。主治肝风夹痰、惊痫抽搐、小儿急惊风、破伤风、中风口喎、风热头痛、目赤咽痛、风疹瘙痒、发颐疔腮。用量 5～10g。

蜂蜜（Mel）

为节肢动物门昆虫纲蜜蜂科昆虫中华蜜蜂 *Apis cerana* Fabricius 或意大利蜂 *Apis mellifera* Linnaeus 所酿的蜜。全国多数地区均产。春、夏、秋三季均可采收，滤过。

【性状鉴别】　①为半透明、带光泽、浓稠的液体。②白色至淡黄色，或橘黄色至黄褐色，放久或遇冷渐有白色颗粒状结晶析出。③气芳香，味极甜。以水分小、有油性、稠如凝脂、味甜而纯正、无异臭、无杂质者为佳（图 12-21）。

【成分】　主要含葡萄糖、果糖、蔗糖、有机酸、挥发油、蜡、维生素、酶类、氨基酸、生长刺激素、乙酰胆碱、烟酸、胡萝卜素、微量元素等。按 HPLC 法测定，本品含果糖（$C_6H_{12}O_6$）和葡萄糖（$C_6H_{12}O_6$）的总量不得少于 60.0%，果糖与葡萄糖含量比值不得小于 1.0。

【理化鉴别】　①水分：不得过 24.0%。②相对密度：本品如有结晶析出，可置于不超过 60℃的水浴中，待结晶全部融化后，搅匀，冷至 25℃，按相对密度测定法项下韦氏比重秤法测定，相对密度应在 1.349 以上。③酸度：取本品 10g，加新沸过的冷水 50ml，混匀，加酚酞指示液 2 滴与 0.1mol/L 氢氧化钠溶液 4ml，应显粉红色，10 秒内不消失。④淀粉和糊精：取本品 2g，加水 10ml，煮沸后放冷，加碘试液 1 滴，不得显蓝色、绿色或红褐色。

【功能主治】　补中，润燥，止痛，解毒；外用生肌敛疮。主治脘腹虚痛、肺燥干咳、肠燥便秘、解乌头类药毒；外治疮疡不敛、水火烫伤。用量 15～30g。

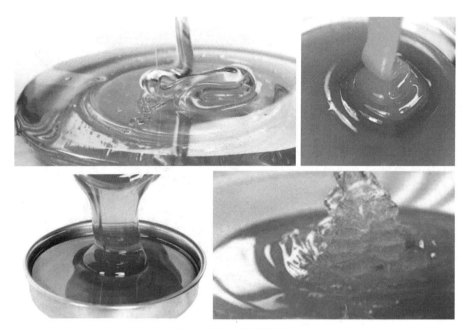

图 12-21 蜂蜜药材图

【附药】 **蜂房** 为胡蜂科昆虫果马蜂 *Polistes olivaceous*（DeGeer）、日本长脚胡蜂 *Polistes japonicus* Saussure 或异腹胡蜂 *Parapolybia varia* Fabricius 的巢。秋、冬二季采收，晒干，或略蒸，

除去死蜂死蛹，晒干。呈圆盘状或不规则扁块状，有的似莲房状，大小不一；表面灰白色或灰褐色；腹面有多数排列有序的六角形房孔，孔径 3～4mm 或 6～8mm，背面有 1 个或数个黑色短柄；体轻，质韧，有弹性；气微，味微辛。以个大、完整、色灰白、体轻、有弹性、无死蜂、死蛹和卵、无霉变者为佳；质酥脆或坚硬者不可供药用。功能攻毒杀虫，祛风止痛（图 12-22）。

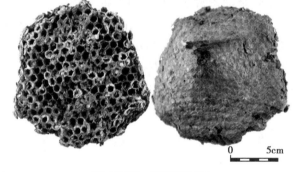

图 12-22 蜂房药材图

海马（Hippocampus）

为脊索动物门海龙科动物线纹海马 *Hippocampus kelloggi* Jordan et Snyder、刺海马 *Hippocampus histrix* Kaup、大海马 *Hippocampus kuda* Bleeker、三斑海马 *Hippocampus trimaculatus* Leach 或小海马（海蛆）*Hippocampus japonicus* Kaup 的干燥体。主产于广东、福建及中国台湾省沿海。夏、秋二季捕捞，洗净，晒干；或除去皮膜及内脏，晒干。

【性状鉴别】 ①线纹海马：呈扁长形而弯曲，体长约 30cm；表面黄白色，头略似马头，有冠状突起，具管状长吻，口小，无牙，两眼深陷；躯干部七棱形，尾部四棱形，渐细卷曲，体上有瓦楞形的节纹并具短棘，习称"马头蛇尾瓦楞身"；体轻，骨质，坚硬；气微腥，味微咸。②刺海马：体长 15～20cm；头部及体上环节间的棘细而尖。③大海马：体长 20～30cm；表面黑褐色。④三斑海马：体侧背部第 1、4、7 节的短棘基部各有 1 黑斑。⑤小海马：体形小，长 7～10cm；表面黑褐色；节纹及短棘均较细小。以体大、坚实、头尾齐全者为佳（图 12-23）。

【成分】 含乙酰胆碱酯酶、胆碱酯酶、蛋白酶、蛋白质、氨基酸、溶血磷脂酰胆碱、脂肪酸、甾体类化合物、皮肤色素及微量元素等。

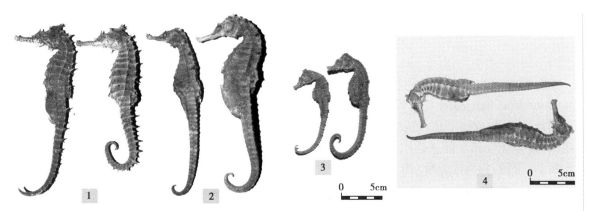

图 12-23　海马药材图

1. 刺海马；2. 三斑海马；3. 小海马；4. 线纹海马。

【功能主治】　温肾壮阳，散结消肿。主治阳痿、遗尿、肾虚作喘、癥瘕积聚、跌仆损伤；外治痈肿疔疮。用量 3～9g；外用适量，研末敷患处。

海龙（Syngnathus）

为脊索动物门海龙科动物刁海龙 *Solenognathus hardwickii*（Gray）、拟海龙 *Syngnathoides biaculeatus*（Bloch）或尖海龙 *Syngnathus acus* Linnaeus 的干燥体。刁海龙、拟海龙主产于广东、福建等地沿海；尖海龙产我国各沿海。多于夏、秋二季捕捞，刁海龙、拟海龙除去皮膜，洗净，晒干；尖海龙直接洗净，晒干。

【性状鉴别】　①刁海龙：体狭长侧扁，全长 30～50cm；表面黄白色或灰褐色，头部具管状长吻，口小，无牙，两眼圆而深陷，头部与体轴略呈钝角；躯干部宽约 3cm，五棱形，尾部前方六棱形，后方渐细，四棱形，尾端卷曲；背棱两侧各有 1 列灰黑色斑点状色带；全体被有具花纹的骨环及细横纹，各骨环内有突起粒状棘；胸鳍短宽，背鳍较长，有的不明显，无尾鳍；骨质，坚硬；气微腥，味微咸。②拟海龙：体长平扁，躯干部略呈四棱形，全长 20～22cm；表面灰黄色，头部常与体轴成一直线。③尖海龙：体细长，呈鞭状，全长 10～30cm，未去皮膜；表面黄褐色，有的腹面可见育儿囊，有尾鳍；质较脆弱，易撕裂。均以体长、饱满、头尾齐全者为佳（图 12-24）。

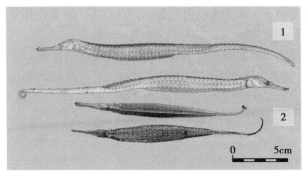
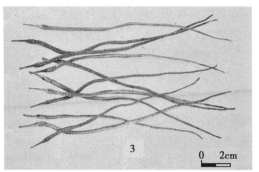

图 12-24　海龙药材图

1. 刁海龙；2. 拟海龙；3. 尖海龙。

【成分】　含蛋白质、氨基酸、脂肪、甾体类化合物及微量元素等。

【功能主治】　温肾壮阳，散结消肿。主治肾阳不足、阳痿遗精、癥瘕积聚、瘰疬痰核、跌仆损伤；外治痈肿疔疮。用量 3～9g。

蟾酥（Bufonis Venenum）

为脊索动物门蟾蜍科动物中华大蟾蜍 *Bufo bufo gargarizans* Cantor 或黑眶蟾蜍 *Bufo melanostictus* Schneider 的干燥分泌物。主产于河北、山东等地。夏、秋二季捕捉，洗净，用铜或铝制盒式夹钳（或指甲套）挤取耳后腺或皮肤腺白色浆液，使白色浆液流于陶瓷或玻璃器皿中（忌用铁器，以免变黑），滤去杂质，取纯浆放入圆模型中干燥，即为团蟾酥；如将鲜浆液均匀涂于玻璃板上，干燥，即为片蟾酥（图 12-25）。

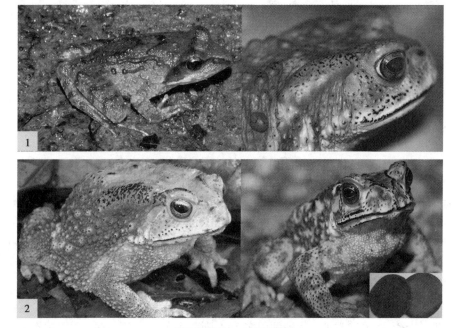

1. 中华大蟾蜍；2. 黑眶蟾蜍。

图 12-25　蟾酥原动物图

【性状鉴别】

1. 药材　①呈扁圆形团块状或片状。②棕褐色或红棕色。③团块状者质坚，不易折断，断面棕褐色，角质状，微有光泽；片状者质脆，易碎，断面红棕色，半透明。④气微腥，味初甜，而后有持久的麻辣感，粉末嗅之作嚏。⑤药材断面沾水，即呈乳白色隆起。以色红棕、断面角质状、半透明、有光泽者为佳（图 12-26）。

2. 蟾酥粉　为棕黄色至棕褐色粉末。气微腥，味初甜而后有持久的麻辣感，嗅之作嚏。

【显微鉴别】　粉末淡棕色。①甘油或水装片：呈半透明不规则形碎块，附有砂粒状固体。②水合氯醛液透化装片：则碎块透明并溶化。③浓硫酸装片：显橙黄色或橙红色，碎块四周逐渐溶解缩小，而呈透明的类圆形小块，表面显龟裂状斑纹，放置后逐渐溶解消失。④水装片加碘试液：不应含有淀粉粒（图 12-27）。

【成分】　主要含强心甾类成分，如华蟾酥毒基、脂蟾毒配基、蟾毒灵等，上述蟾毒配基类常在 C3-OH 与辛二酰精氨酸、庚二酰精氨酸、丁二酰精氨酸等结合成酯类，统称蟾毒类。另含吲哚类生物碱，如蟾酥碱、蟾酥甲碱、去氢蟾酥碱、蟾酥硫碱、5- 羟色胺等。尚含甾醇类、肽类、氨基酸、多糖类、有机酸、肾上腺素、吗啡等。本品按干燥品计算，含蟾毒灵（$C_{24}H_{34}O_4$）、华蟾酥毒基（$C_{26}H_{34}O_6$）和脂蟾毒配基（$C_{24}H_{32}O_4$）的总量不得少于 7.0%。

【理化鉴别】　①化学定性：取本品粉末 0.1g，加三氯甲烷 5ml，浸泡 1 小时，滤过，滤液蒸干，残渣加醋酐少量使溶解，滴加硫酸，初显蓝紫色，渐变蓝绿色（检查强心甾类成分）。②检查：水分不得过 13.0%；总灰分不得过 5.0%；酸不溶性灰分不得过 2.0%。③薄层色谱：以蟾酥对照药材为对照，进行 TLC 鉴别，供试品色谱中，在与对照药材色谱相应的位置上，显相同颜色的斑点或荧光斑点。

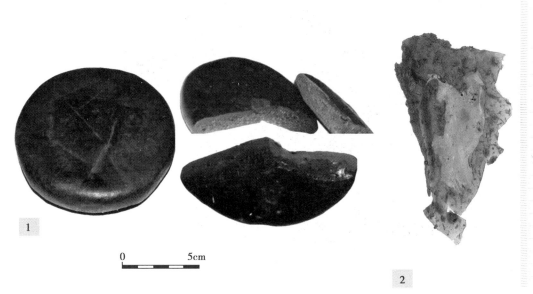

0　　　　5cm

图 12-26　蟾酥药材图及水试特征图
1. 蟾酥药材图；2. 水试特征图。

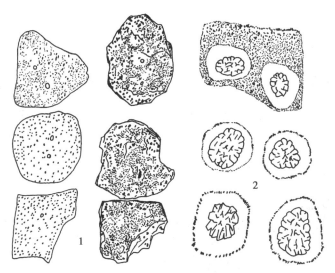

1. 甘油及水装片；2. 浓硫酸装片（示逐渐溶解状态）。
图 12-27　蟾酥粉末图

【功能主治】　解毒，止痛，开窍醒神。主治痈疽疔疮、咽喉肿痛、中暑神昏、痧胀腹痛吐泻。有毒；用量 0.015～0.03g，多入丸、散用，外用适量。

哈蟆油（Ranae Oviductus）

为脊索动物门蛙科动物中国林蛙 *Rana temporaria chensinensis* David 雌蛙的输卵管，经采制干燥而得。主产于黑龙江、吉林、辽宁等地（图 12-28）。

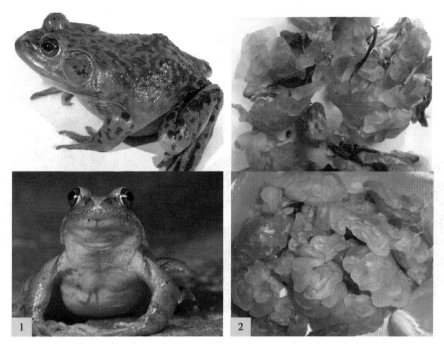

图 12-28　哈蟆油原动物图

1. 中国林蛙；2. 输卵管。

【性状鉴别】　①呈不规则块状，弯曲而重叠，长 1.5～2cm，厚 1.5～5mm。②表面黄白色，呈脂肪样光泽，偶带灰白色薄膜状干皮，摸之有滑腻感。③气腥，味微甜，嚼之有黏滑感。④在温水中浸泡，体积膨胀。以块大、肥厚、身干、色白、有光泽、无皮膜者为佳（图 12-29）。

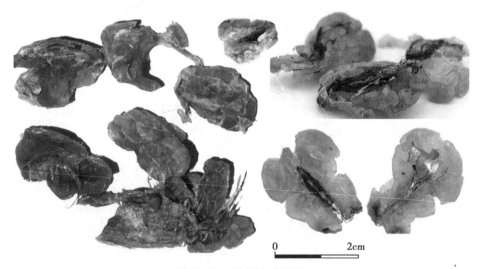

图 12-29　哈蟆油药材图

【成分】　含蛋白质、脂肪、雌酮、17β- 雌二醇、17β- 羟甾醇脱氢酶、胆固醇、维生素 A、微量元素、氨基酸等。

【理化鉴别】　膨胀度：取本品，破碎成直径约 3mm 的碎块，于 80℃干燥 4 小时，称取 0.2g，测定膨胀度，开始 6 小时每 1 小时振摇 1 次，然后静置 18 小时，倾去水液，读取样品膨胀后的体积，计算，即得。本品的膨胀度不得低于 55。

【功能主治】　补肾益精，养阴润肺。主治病后体弱、神疲乏力、心悸失眠、盗汗、劳嗽咳血。用量 5～15g。

龟甲（Testudinis Carapax et Plastrum）

为脊索动物门龟科动物乌龟 *Chinemys reevesii*（Gray）的背甲及腹甲。主产于浙江、安徽等地。全年均可捕捉，以秋、冬两季为多，捕捉后杀死（血板）或用沸水烫死（烫板），剥取背甲及腹甲，除去残肉，晒干（图12-30）。

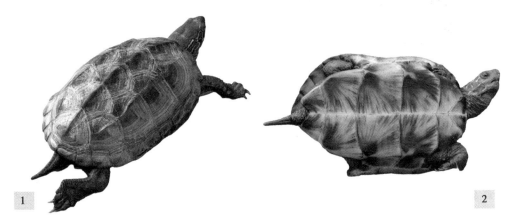

图 12-30　龟甲原动物图
1. 背甲；2. 腹甲。

ER-12-7
龟甲结构解析

【性状鉴别】

1. 药材　背甲与腹甲由甲桥相连，背甲稍长于腹甲，与腹甲常分离。①背甲呈长椭圆形拱状，长 7.5～22cm，宽 6～18cm；外表面棕褐色或黑褐色，脊棱 3 条；颈盾 1 块，前窄后宽；椎盾 5 块，第 1 椎盾长大于宽或近相等，第 2～4 椎盾宽大于长；肋盾两侧对称，各 4 块；缘盾每侧 11 块；臀盾 2 块。②腹甲呈板片状，近长方椭圆形，长 6.4～21cm，宽 5.5～17cm；外表面淡黄棕色至棕黑色，盾片 12 块，每块具紫褐色放射状纹理，腹盾、胸盾和股盾中缝均长，喉盾、肛盾次之，肱盾中缝最短；内表面黄白色至灰白色，有的略带血迹或残肉，除净后可见骨板 9 块，呈锯齿状嵌接；前端钝圆或平截，后端具三角形缺刻，两侧残存呈翼状向斜上方弯曲的甲桥。③质坚硬。④气微腥，味微咸。以块大、完整、洁净、无腐肉者为佳（图12-31）。

2. 醋龟甲　呈不规则的块状。背甲盾片略呈拱状隆起，腹甲盾片呈平板状，大小不一。表面黄色或棕褐色，有的可见深棕褐色斑点，有不规则纹理。内表面棕黄色或棕褐色，边缘有的呈锯齿状。断面不平整，有的有蜂窝状小孔。质松脆。气微腥，味微咸，微有醋香气。

【成分】　含胆固醇、蛋白质、总氮、碳酸钙、氨基酸等。

【功能主治】　滋阴潜阳，益肾强骨，养血补心，固经止崩。主治阴虚潮热、骨蒸盗汗、头晕目眩、虚风内动、筋骨痿软、心虚健忘、崩漏经多。用量 9～24g，先煎。

【附药】　**龟甲胶** Testudinis Carapacis et Plastri Colla 为龟甲经水煎煮、浓缩制成的固体胶。呈长方形或方形的扁块或丁状；深褐色；质硬而脆，断面光亮，对光透视呈半透明状；气微腥，味淡。功能滋阴，养血，止血。主治阴虚潮热、骨蒸盗汗、腰膝酸软、血虚萎黄、崩漏带下。用量

3～9g，烊化兑服。按 HPLC 法测定，按干燥品计算，含 L- 羟脯氨酸不得少于 5.4%、甘氨酸不得少于 12.4%、丙氨酸不得少于 5.2%、L- 脯氨酸不得少于 6.2%。

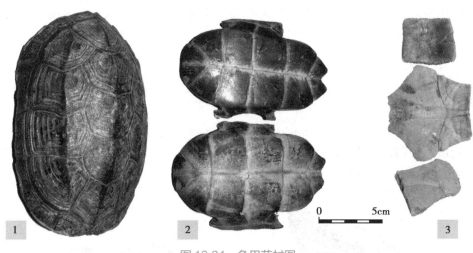

图 12-31　龟甲药材图
1. 背甲；2. 腹甲；3. 饮片。

鳖甲（Trionycis Carapax）

为脊索动物门鳖科动物鳖 *Trionyx sinensis* Wiegmann 的背甲。主产于湖北、安徽、江苏等地。全年均可捕捉，以秋、冬二季为多，捕后杀死，置沸水中烫至背甲上的硬皮能剥落时，取出，剥取背甲，除去残肉，晒干（图 12-32）。

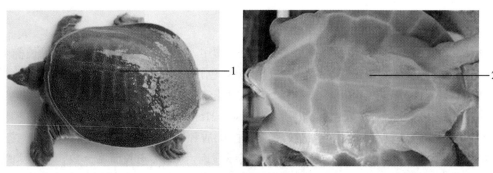

图 12-32　鳖甲原动物图
1. 背甲；2. 腹甲。

【性状鉴别】　①呈椭圆形或卵圆形，背面隆起，长 10～15cm，宽 9～14cm。②外表面黑褐色或墨绿色，略有光泽，具细网状皱纹及灰黄色或灰白色斑点，中间有 1 条纵棱，两侧各有左右对称的横凹纹 8 条，外皮脱落后，可见锯齿状嵌接缝。③内表面类白色，中部有突起的脊椎骨，颈骨向内卷曲，两侧各有肋骨 8 条，伸出边缘。④质坚硬。⑤气微腥，味淡。以个大、甲厚、无残肉者为佳（图 12-33）。

【成分】　含骨胶原、碳酸钙、磷酸钙、碘、维生素 D、氨基酸、铬、锰、铜等。

【功能主治】　滋阴潜阳，退热除蒸，软坚散结。主治阴虚发热、骨蒸劳热、阴虚阳亢、头晕目眩、虚风内动、手足瘛疭、经闭、癥瘕、久疟疟母。用量 9～24g，先煎。

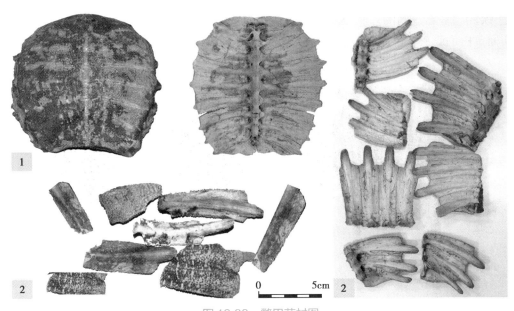

图 12-33 鳖甲药材图
1. 药材；2. 饮片（醋鳖甲）。

蛤蚧（Gecko）

为脊索动物门壁虎科动物蛤蚧 *Gekko gecko* Linnaeus 的干燥体。主产于广西、广东。全年均可捕捉，除去内脏，拭净，用竹片撑开，使全体扁平顺直，低温干燥（图 12-34）。

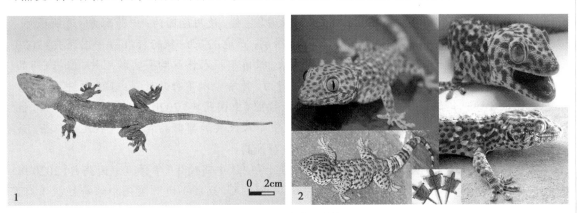

图 12-34 蛤蚧原动物图
1. 蛤蚧（国产）；2. 蛤蚧（进口）。

【性状鉴别】

1. 药材 ①呈扁片状，头颈部及躯干部长 9～18cm，头颈部约占 1/3，腹背部宽 6～11cm，尾长 6～12cm。②头略呈扁三角状，两眼多凹陷成窟窿，无眼睑；口内角质细齿密生于颚的边缘，无异型大齿；吻部半圆形，吻鳞 1 片，不切鼻孔，与鼻鳞相连；上鼻鳞左右各 1 片，上唇鳞 12～14 对，下唇鳞（包括颏鳞）21 片；全身密被圆形或多角形微有光泽的粒状细鳞，称"粒鳞"，粒鳞间分布有大的颗粒状疣粒称"疣鳞"。③腹背部呈椭圆形，腹部薄；背部呈灰黑色或银灰色，有黄白色、灰绿色或橙红色斑点散在或密集成不显著的斑纹；脊椎骨及两侧肋骨突起。④四足均具 5 趾，趾间仅具蹼迹；除第 1 趾外，均具爪；足底有吸盘。⑤尾细而坚实，微现骨节，有 6～7 个明显的银灰色环带，有的再生尾较原生尾短，且银灰色环带不明显。⑥气腥，味微咸（图 12-35）。以体大、尾粗而长、无虫蛀者为佳。

2. 饮片　呈不规则的片状小块。表面灰黑色或银灰色,有棕黄色的斑点及鳞甲脱落的痕迹。切面黄白色或灰黄色,脊椎骨和肋骨突起。气腥,味微咸。

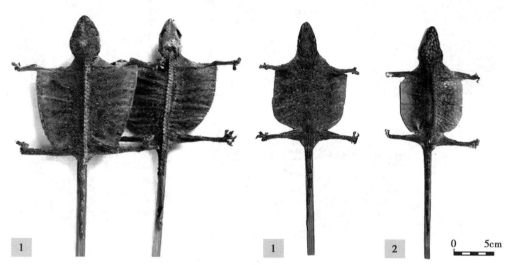

图 12-35　蛤蚧及红点蛤蚧药材图
1. 蛤蚧;2. 红点蛤蚧。

案例分析

此蛤蚧非彼蛤蚧

案例　现场查获当事人生产销售批号为 210601 的蛤蚧 110 袋(1 对 / 袋,共 110 对)。涉事蛤蚧(产品批号 210601)包装袋上有"中药饮片"字样,使用范围为:中药配方;遵照医师、药师嘱用。合格证上标注"品名:蛤蚧;规格:净制;产地:广西;执行标准:《中国药典》2020年版"等内容。据当事人工艺规程、批生产记录、投诉举报人终端购买实物照片,依据《药品管理法》相关规定,决定责令当事人改正违法行为,并给予以下行政处罚:①没收违法所得,并处货值金额一倍的罚款。②上述批次药品未按照《中国药典》2020 年版一部要求加工,性状不符合《中国药典》2020 版一部规定,依据《中华人民共和国药品管理法》第九十八条、第一百一十七条相关规定,应判为劣药,并依法进行处罚。

分析　涉事蛤蚧(产品批号 210601)包装袋上印有"中药饮片"字样,《中国药典》2020 版一部规定蛤蚧药材炮制为饮片时要求"除去鳞片和头足,切成小块",案例中蛤蚧性状 1 对 /袋,为蛤蚧药材,与药典要求饮片性状不符。

作为从业人员,一定要谨记,按法定标准执业。

【显微鉴别】　粉末淡黄色或淡灰黄色。①鳞片:近无色,表面可见半圆形、类圆形或长圆形隆起,略作覆瓦状排列,布有极细小的颗粒状物,有的可见圆形孔洞。②皮肤碎片:淡黄色或黄色,表面观细胞界限不清楚,布有棕色或棕黑色色素颗粒,常聚集成星芒状。③横纹肌纤维:侧面观有波峰状或稍平直的细密横纹;横断面常呈三角形、类圆形或类方形。④骨碎片:呈不规则形碎块,表面有细小裂缝状或针孔状孔隙;骨陷窝呈裂缝状、长条状或类长圆形,多为同方向排列,边缘骨小管隐约可见(图 12-36)。

【成分】　含磷脂类、氨基酸、微量元素、肌肽、胆碱、肉毒碱、鸟嘌呤等。

【功能主治】　补肺益肾,纳气定喘,助阳益精。主治肺肾不足、虚喘气促、劳嗽咳血、阳痿、遗精。用量 3～6g,多入丸、散或酒剂。

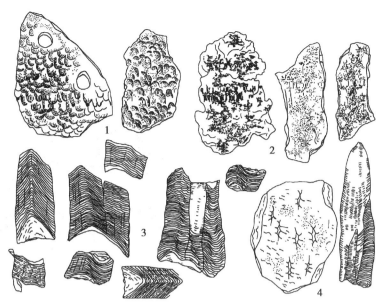

1. 鳞片；2. 皮肤碎片；3. 横纹肌纤维；4. 骨碎片。

图 12-36 蛤蚧粉末图

知识链接

蛤蚧伪品及其鉴别

蛤蚧主要伪品如下。①守宫：壁虎科动物壁虎 *Gekko chinensis* Gray、无蹼壁虎 *Gekko swinboana* Gunther 或多疣壁虎 *Gekko japonicus*（Dumeril et Bibron）等除去内脏的干燥体，又称"小蛤蚧"或"天龙"，功能补肺肾，养精血，止咳平喘，祛风定惊，解毒通络，散结，近年用于治疗多种恶性肿瘤、结核病、骨髓炎、瘘管等症。②红点蛤蚧：鬣蜥科动物蜡皮蜥 *Leiolepis belliana rubritaeniata* Mertens 除去内脏的干燥体，主产于广西、广东。③西藏蛤蚧：鬣蜥科动物喜山鬣蜥 *Agama himalayana*（Steindachner）除去内脏的干燥体，为西藏和新疆习用药材。④红瘰疣螈：蝾螈科动物红瘰疣螈 *Tylototriton verrucosus* Anderson 除去内脏的干燥体。以上种类常混作蛤蚧使用，应注意鉴别（表 12-4）。

表 12-4 蛤蚧真伪鉴别特征比较表

种类	体长	头部	体表与指趾	尾
蛤蚧	成体长约 30cm，头体长与尾长近相等	无眼睑，吻鳞不切鼻孔；口内密生角质细齿，无异型大齿	体表密被细鳞、粒鳞和疣鳞，细鳞呈圆形或多角形，微有光泽；体背呈灰黑色或银灰色，有黄白色、灰绿色或橙红色斑点散在；趾间具蹼迹；除第 1 趾外，均具爪；足底有吸盘	生活时尾易断，有再生能力
守宫	体长 20cm 以下，头体长超过尾长	无眼睑，吻鳞切鼻孔	粒鳞微小，镶嵌排列，散有细小疣鳞，体背褐色或灰褐色	生活时尾易断
红点蛤蚧	体长约 40cm，尾长近体长 2 倍	有眼睑，上唇具 2 个异形大齿	鳞片细小，无疣鳞，体背灰黑色，密布橘红色圆形斑点，体两侧有横向条形橘红色斑纹；指趾狭长而细，均具锐利爪	生活时尾不易断
西藏蛤蚧	体长 34~36cm，尾长超过体长	有眼睑，吻鳞不切鼻孔，口内有异形大齿	脊背有几行大鳞，四肢及尾背鳞片具棱；指趾狭长，圆柱形，均具爪，无蹼及吸盘	生活时尾不易断
红瘰疣螈	全长 13~19cm，尾长达 7cm	头近扁圆形，头顶部有倒 U 字形棱，中间陷下，无吻鳞	体表无鳞片，体侧有瘰疣，密生疣粒；足具 4 指 5 趾，无蹼，无爪，无吸盘	生活时尾不易断

金钱白花蛇（Bungarus Parvus）

为脊索动物门眼镜蛇科动物银环蛇 *Bungarus multicinctus* Blyth 的幼蛇干燥体。为有毒蛇类，主产于广东、广西等地，有养殖。夏、秋二季捕捉，剖开腹部，除去内脏，擦净血迹，用乙醇浸泡处理后，盘成圆形，用竹签固定，干燥（图12-37）。

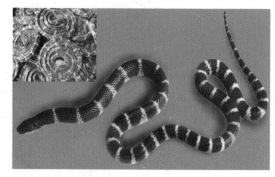

图 12-37　金钱白花蛇原动物图

【性状鉴别】 ①呈圆盘状，盘径 3～6cm，蛇体直径 0.2～0.4cm；头盘在中间，尾细，常纳口内，口腔内上颌骨前端有毒沟牙 1 对，鼻间鳞 2 片，无颊鳞，上下唇鳞通常各为 7 片。②背部黑色或灰黑色，有 45～58 条白色环纹，黑白相间，白环纹在背部宽 1～2 行鳞片，向腹面渐增宽，黑环纹宽 3～5 行鳞片，背正中明显突起 1 条脊棱，脊鳞扩大呈六角形，背鳞细密，通身 15 行，尾下鳞单行；腹面黄白色。③气微腥，味微咸。以身干、头尾俱全、盘径小、不蛀、不霉、不泛油、无异臭者为佳（图12-38）。

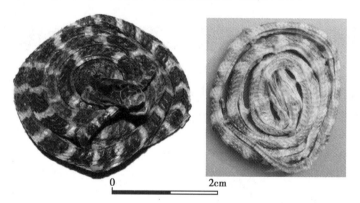

图 12-38　金钱白花蛇药材图

【显微鉴别】 ①背鳞外表面：鳞片呈黄白色，具众多纵直条纹，条纹间距 1.1～1.7μm，沿鳞片基部至先端方向径向排列。②背鳞横切面：内外表皮均较平直，真皮不向外方突出，真皮中色素较少（图12-39）。

【成分】 蛇体含蛋白质、脂肪及鸟嘌呤核苷等。头部蛇毒中含三磷酸腺苷酶、磷脂酶、α- 环蛇毒、β- 环蛇毒、γ- 环蛇毒（为强烈的神经性毒）及神经生长因子等。

【理化鉴别】 浸出物测定：按醇溶性浸出物热浸法测定，用稀乙醇溶液作溶剂，不得少于 15.0%。

【功能主治】 祛风，通络，止痉。主治风湿顽痹、麻木拘挛、中风口眼㖞斜、半身不遂、抽搐痉挛、破伤风、麻风、疥癣。用量 2～5g。研粉吞服 1～1.5g。

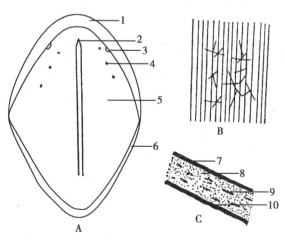

1. 游离端；2. 脊棱；3. 端窝；4. 圆孔；5. 条纹；6. 基部；7. 外表皮；8. 真皮；9. 色素；10. 内表皮。

图 12-39　金钱白花蛇背鳞片外表面、横切面简图

A. 背鳞外表面简图；B. 背鳞外表面条纹放大；C. 背鳞横切面简图。

金钱白花蛇伪品及其鉴别

金钱白花蛇伪品主要有：①百花锦蛇 *Elaphe moellendorffi*（Boettger）的幼蛇干燥体，广东、广西等地习作金钱白花蛇用。头背呈赭红色，似梨形；体背灰黑色，具 30 余个排成 3 行略呈六角形的红褐色斑块，尾部有黑红相间的环纹。②游蛇科动物中国水蛇 *Enhydris chinensis*（Gray）、铅色水蛇 *Enhydris plumbea*（Boie）、渔游蛇 *Natrix piscator*（Schneider）、赤链蛇 *Dinodon rufozonatum*（Cantor）、水赤链游蛇 *Natrix annularis*（Hallowell）、黑背白环蛇 *Lycodon ruhstrati*（Fischer）的幼蛇加工品。具颊鳞 1 个，背鳞不扩大，尾下鳞双行。③眼镜蛇科动物金环蛇 *Bungarus fasciatus*（Schneider）的幼蛇加工品。背部黑色，背鳞扩大成六角形，躯干及尾部有黑黄相间的宽环纹环绕周身，两者的宽度大致相等，约为 3～5 枚鳞片，黄色环纹 23～33 个。④用正品银环蛇的成蛇剖割加工成若干条小蛇身，再装上其他幼蛇的蛇头，盘成圆盘状，冒充金钱白花蛇。蛇身不完整，蛇头颈部与蛇身有拼接痕迹，蛇身白环纹数多为 10 个左右，无蛇尾。⑤普通幼蛇用褪色药水、油漆等将蛇身涂成白色环纹。背部有人工涂色加工的黑白相间环纹，脊鳞不扩大成六角形。

蕲蛇（ Agkistrodon ）

为脊索动物门蝰科动物五步蛇 *Agkistrodon acutus*（Güenther）的干燥体。主产于浙江、广西、江西、广东等地。夏、秋二季捕捉，剖开蛇腹，除去内脏，洗净，用竹片撑开腹部，盘成圆盘状，干燥后拆除竹片。

【性状鉴别】

1. 药材　①呈圆盘状，盘径 17～34cm，体长可达 2m。②头在中间稍向上，呈扁平三角形，吻端尖而翘向前上方，习称"翘鼻头"；上腭有管状毒牙，中空尖锐。③背部两侧各有黑褐色与浅棕色组成的"V"形斑纹 17～25 个，其"V"形的两上端在背中线上相接，略呈菱方形，习称"方胜纹"，有的左右不相接，呈交错排列。④腹部撑开或不撑开，灰白色，鳞片较大，有黑色类圆形的斑点，习称"连珠斑"；腹内壁黄白色，脊椎骨的棘突较高，呈刀片状上突，前后椎体下突基本同形，多为弯刀状，向后倾斜，尖端明显超过椎体后隆面。⑤尾部骤细，末端有三角形深灰色的角质鳞片 1 枚，习称"佛指甲"。⑥气腥，味微咸。以头尾齐全、条大、花纹明显、内壁洁净者为佳（图 12-40）。

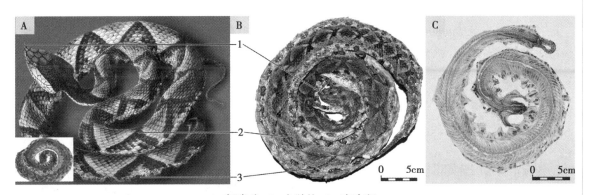

1. 翘鼻头；2. 方胜纹；3. 连珠斑。

图 12-40　蕲蛇原动物及药材图

A. 原动物图；B. 药材背部图；C. 药材腹部图。

2. 饮片　①净蕲蛇段：呈段状，长 2～4cm，背部呈黑褐色，表皮光滑，有明显的鳞斑，可见不完整的方胜纹。腹部可见白色的肋骨，呈黄白色、淡黄色或黄色。断面中间可见白色菱形的脊椎骨，脊椎骨的棘突较高，棘突两侧可见淡黄色的肉块，棘突呈刀片状上突，前后椎体下突基本同形，多为弯刀状。肉质松散，轻捏易碎。气腥，味微咸。②酒蕲蛇：形如蕲蛇段。表面棕褐色或黑色。气腥，略有酒气，味微咸。

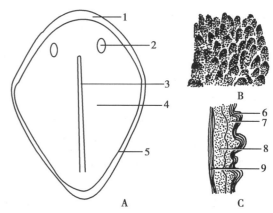

1. 游离端；2. 端窝；3. 脊纹；4. 乳突；5. 基部；6. 外表皮；7. 色素；8. 真皮；9. 内表皮。

图 12-41　蕲蛇背鳞外表面、横切面简图
A. 背鳞外表面简图；B. 背鳞外表面乳突；C. 背鳞横切面简图。

【显微鉴别】　①背鳞外表面：呈深棕色或黄棕色，密布乳头状突起，乳突类三角形、类卵形或不规则形，内含颗粒状色素。鳞片近游离端鳞脊两侧具有 2 个端窝，略呈椭圆形。②背鳞横切面：部分表皮和真皮向外乳头状突出，使外表面呈波浪形，突起部位的真皮含色素较多。内表面较平直，无乳头状突起（图 12-41）。

【成分】　主要含精胺、蛇肉碱、δ- 羟基赖氨酸、硬脂酸、棕榈酸、胆甾醇、蛋白质、脂肪、皂苷、微量元素等。蛇毒中含凝血酶、酯酶和抗血凝素等。

【理化鉴别】　浸出物测定按醇溶性浸出物热浸法测定，用稀乙醇溶液作溶剂，药材不得少于 10.0%，饮片不得少于 12%。

【功能主治】　祛风，通络，止痉。主治风湿顽痹、麻木拘挛、中风口眼㖞斜、半身不遂、抽搐痉挛、破伤风、麻风、疥癣。用量 3～9g；研末吞服，一次 1～1.5g。

知识链接

蕲蛇伪品

蕲蛇伪品主要有：①游蛇科动物百花锦蛇 *Elaphe moellendorffi*（Boettger）的干燥体。主要特点为：体背部灰黑色，脊部有深褐色大形斑纹交错排列；体中部有鳞片 27 行，尾端无角质鳞片。②眼镜蛇科动物眼镜蛇 *Naja naja atra* Structure 的干燥体。主要特点为：颈部有浅色不规则的"眼镜状"斑纹；背部黑褐色，有单或成双排列的波状横斑纹，背鳞中段 21 行，平滑。③眼镜蛇科动物金环蛇 *Bungarus fasciatus*（Schneider）的干燥体。主要特点为：头背部棕褐色，有金黄色宽 4～5 鳞片的横斑纹，背鳞中段 15 行，平滑，尾下鳞单行，尾细。④眼镜蛇科动物银环蛇 *Bungarus multicinctus* Blyth 的干燥体。体鳞光滑，全身均为 15 列，背部中央的 1 行鳞片特别大，呈六角形；腹鳞 200～218 行，肛鳞 1 片，尾下鳞单行，40～51 片；尾细长而尖，体黑色，腹部白色，略有灰黑色小斑点。

乌梢蛇（Zaocys）

为脊索动物门游蛇科动物乌梢蛇 *Zaocys dhumnades*（Cantor）的干燥体。主产于浙江、江苏等地。夏、秋二季捕捉，剖开蛇腹或先剥皮留头尾，除去内脏，盘成圆盘状，干燥（图 12-42）。

【性状鉴别】

1. 药材　①呈圆盘状，盘径约 16cm。②表面黑

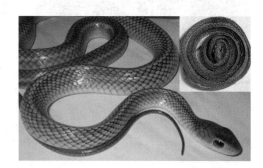

图 12-42　乌梢蛇原动物图

褐色或绿黑色,密被菱形鳞片,背鳞行数为偶数,背部中央 2～4 行鳞片强烈起棱,形成两条纵贯全体的黑线,脊部高耸成屋脊状,俗称"剑脊"。③头盘在中间,扁圆形,眼大而下陷,有光泽;上唇鳞 8 枚,第 4～5 枚入眶,颊鳞 1 枚,眼前下鳞 1 枚,较小,眼后鳞 2 枚。④腹部剖开,边缘内卷,内面黄白色或淡棕色,可见排列整齐的肋骨,尾部渐细而长,尾下鳞双行;剥皮者仅留头尾之皮鳞,中段较光滑。⑤气腥,味淡。以头尾齐全、皮黑肉黄、质坚实者为佳(图 12-43)。

2. 饮片 ①乌梢蛇段:呈半圆筒状或圆槽状的段,长 2～4cm,背部黑褐色或灰黑色,腹部黄白色或浅棕色,脊部隆起呈屋脊状,脊部两侧各有 2～3 条黑线,肋骨排列整齐,肉淡黄色或浅棕色。有的可见尾部。质坚硬,气腥,味淡。②乌梢蛇肉:不规则的片或段。淡黄色至黄褐色。质脆。气腥,略有酒气。③酒乌梢蛇:形如乌梢蛇段。表面棕褐色至黑色,蛇肉浅棕黄色至黄褐色。质坚硬。略有酒气。

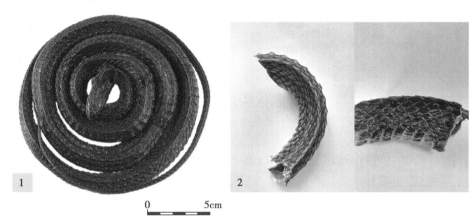

图 12-43 乌梢蛇药材及饮片图
1. 药材图;2. 饮片图。

【成分】 含蛋白质、脂肪酸、二氢阿魏酸、β- 谷甾醇、4- 羟基苯甲醛,以及胸腺嘧啶、尿嘧啶、胞苷、次黄嘌呤、腺嘌呤、肌苷和鸟苷等核苷类成分。

【理化鉴别】 浸出物测定:按醇溶性浸出物热浸法测定,用稀乙醇溶液作溶剂,药材、乌梢蛇段、酒乌梢蛇不得少于 12.0%,乌梢蛇肉不得少于 14.0%。

【功能主治】 功能祛风,通络,止痉。主治风湿顽痹、麻木拘挛、中风口眼㖞斜、半身不遂、抽搐痉挛、破伤风、麻风、疥癣等。用量 6～12g。

知识链接

乌梢蛇伪品及其鉴别

乌梢蛇伪品主要有同科动物王锦蛇 *Elaphe carinata*(Gunther)、红点锦蛇 *Elaphe rufodorsata* (Cantor)、黑眉锦蛇 *Elaphe taeniura* Cope、双斑锦蛇 *Elaphe bimaculata* Schmidt 等。与乌梢蛇的主要区别为:背鳞行列都是奇数。

鸡内金(Galli Gigerii Endothelium Corneum)

为脊索动物门雉科动物家鸡 *Gallus gallus domesticus* Brisson 的干燥沙囊内壁。杀鸡后,取出鸡肫,立即剥下内壁,洗净,干燥。

【性状鉴别】

1. 药材 ①呈不规则卷片,厚约 2mm。②表面黄色、黄绿色或黄褐色,薄而半透明,具多数明显的条状皱纹,呈波浪形。③质脆,易碎,断面角质样,有光泽。④气微腥,味微苦。以色黄、完整、破碎少者为佳（图 12-44）。

2. 炒鸡内金 表面暗黄褐色或焦黄色，显颗粒状或微细泡状。轻折即断，断面有光泽。

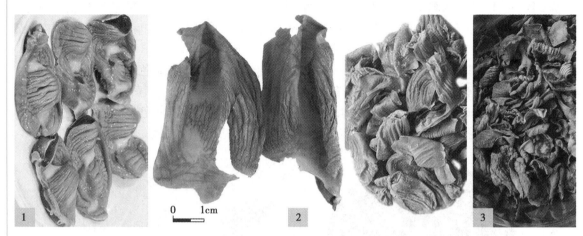

1. 鸡胗；2. 药材；3. 炒鸡内金。

图 12-44 鸡内金药材及饮片图

【成分】 含酶类（胃蛋白酶、淀粉酶等）、氨基酸类（谷氨酸、精氨酸、天门冬氨酸等 18 种氨基酸）、维生素类（维生素 B_1、维生素 B_2、维生素 C、烟酸等）、微量元素、胃激素、角蛋白等。

【理化鉴别】 ①检查：水分不得过 15.0%（烘干法）；总灰分不得过 2.0%。②浸出物：按醇溶性浸出物热浸法测定，用稀乙醇溶液作溶剂，不得少于 7.5%。

【功能主治】 健胃消食，涩精止遗，通淋化石。主治食积不消、呕吐泻痢、小儿疳积、遗尿、遗精、石淋涩痛、胆胀胁痛。用量 3～10g。

知识链接

鸡内金伪品及其鉴别

常见伪品为脊索动物门鸟纲鸭科动物绿头鸭 *Anas platyrhynchos* Linnaeus 的干燥沙囊内壁，习称"鸭内金"。呈碟形、片状或碎块状，较厚；外表面暗绿色、紫黑色或黄棕色，棱状皱纹少，内表面黄白色；断面角质样，无光泽。

阿胶（Asini Corii Colla）

为脊索动物门马科动物驴 *Equus asinus* Linnaeus 的干燥皮或鲜皮经煎煮、浓缩制成的固体胶。主产于山东。将驴皮漂泡去毛，切块，洗净，分次水煎，滤过，合并滤液，浓缩（可分别加入适量黄酒、冰糖、豆油）至稠膏状，冷凝，切块，晾干，即得。

【性状鉴别】

1. 药材 ①呈长方形、方形或丁状胶块。②棕色至黑褐色，有光泽。③质硬而脆，断面光亮，碎片对光透视呈棕色半透明状。④气微，味微甘。⑤取本品少许，加 3 倍量沸水，搅拌 10～60 分钟使溶解，溶液呈透明的红茶色，清而不浊，冷却后，液面可见少数油滴，放置不凝集，微带腥气。⑥置坩埚中灼烧，初则迸裂，随即熔化膨胀，冒白烟，有浓烈的胶香气，灰化后残渣呈灰白色（图 12-45）。

2. 饮片 ①阿胶：呈不规则块状，大小不一。其余同药材。②阿胶珠：呈类球形。表面棕黄色或灰白色，附有白色粉末。体轻，质酥，易碎。断面中空或多孔状，淡黄色至棕色。气微，味微甜。

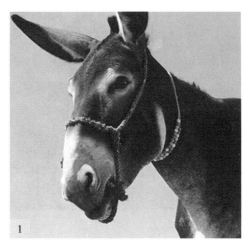
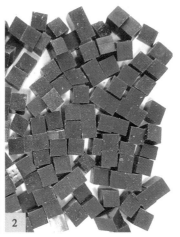

图 12-45 阿胶原动物及药材图

1. 阿胶原动物；2. 药材。

【成分】 主要含明胶蛋白，含量可达 98.84%，水解产生多种氨基酸（总氨基酸含量可达 41.34%），以甘氨酸含量最高。另含钾、钠、钙、镁、铁、铜等，以铁的含量最高。按 HPLC 法测定，本品含特征多肽以驴源多肽 A_1（$C_{41}H_{68}N_{12}O_{13}$）和驴源多肽 A_2（$C_{51}H_{82}N_{18}O_{18}$）的总量计应不得少于 0.15%。

【功能主治】 补血滋阴，润燥，止血。主治血虚萎黄、眩晕心悸、肌痿无力、心烦不眠、虚风内动、肺燥咳嗽、劳嗽咯血、吐血尿血、便血崩漏、妊娠胎漏。用量 3～9g。烊化兑服。

【附药】 **新阿胶** 为用猪皮熬制成的固体胶。呈方块状，表面棕褐色；对光透视不透明，断面不光亮；沸水浸泡，水溶液呈棕褐色，混浊不透明，冷却后，表面有一层脂肪油，有猪皮汤味。

知识链接

阿胶伪品

常见伪品为用马、猪、牛等多种动物的皮熬成的固体胶。表面黑褐色，光泽差；质硬，不易破碎，易发软黏合；加水加热融化，溶液呈暗红棕色，混浊不透明。

麝香（Moschus）

为脊索动物门鹿科动物林麝 *Moschus berezovskii* Flerov、马麝 *Moschus sifanicus* Przewalski 或原麝 *Moschus moschiferus* Linnaeus 成熟雄体香囊中的干燥分泌物。主产于四川、西藏、云南等地。野麝多在冬季至次年春季猎取，捕获后，割取香囊，阴干，习称"毛壳麝香"；除去囊壳，取囊中分泌物，习称"麝香仁"。家麝可直接从活体香囊中挖取麝香仁，阴干或在干燥器中密闭干燥（图 12-46）。

【性状鉴别】

1. 药材

（1）毛壳麝香：①呈扁圆形或类椭圆形的囊状体，直径 3～7cm，厚 2～4cm。②开口面的皮革质，棕褐色，略平，密生白色或灰棕色短毛，从两侧围绕中心排列，中央有 1 小囊孔；另一面为棕褐色略带紫色皮膜，微皱缩，偶显肌肉纤维，略有弹性。③剖开可见中层皮膜呈棕褐色或灰褐色，半透明，内层皮膜呈棕色，内含颗粒状或粉末状的麝香仁，并有少量细毛及脱落的内层皮膜（习称"银皮"）。④质较柔软，捏之有弹性。⑤用特制槽针从囊孔插入，转动槽针，撮取麝香仁，立即检视，槽内的麝香仁应有逐渐膨胀高出槽面的现象，习称"冒槽"。麝香仁油润，颗粒疏松，无锐角，香气浓烈，无异臭或纤维等异物。以饱满、皮薄、杂质少、捏之有弹性、香气浓烈者为佳（图 12-47）。

ER-12-8

麝香的鉴定

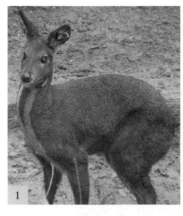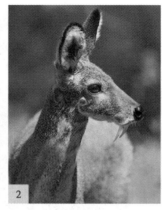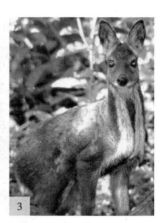

图 12-46 麝香原动物图
1. 林麝；2. 马麝；3. 原麝。

(2) 麝香仁：①野生者质软，油润，疏松；其中不规则圆球形或颗粒状者习称"当门子"，表面多呈紫黑色，油润光亮，微有麻纹，断面深棕色或黄棕色；粉末状者多呈棕褐色或黄棕色，并有少量脱落的内层皮膜和细毛。②养殖者呈颗粒状、短条形或不规则的团块，表面不平，紫黑色或深棕色，显油性，微有光泽，并有少量毛和脱落的内层皮膜。③香气浓烈而特异，味微辣、微苦带咸。④取麝香仁粉末少量，置手掌中，加水润湿，手搓成团，轻揉即散，不应沾手、染手、顶指或结块。⑤取麝香仁少量，置坩埚中灼烧，初则迸裂，随即融化膨胀起泡似珠，香气浓烈四溢，应无毛、肉焦臭，无火焰或火星出现；灰化后残渣呈白色或灰白色。以当门子多、杂质少、质柔润、香气浓烈者为佳（图 12-47）。

2. 饮片 同药材麝香仁。

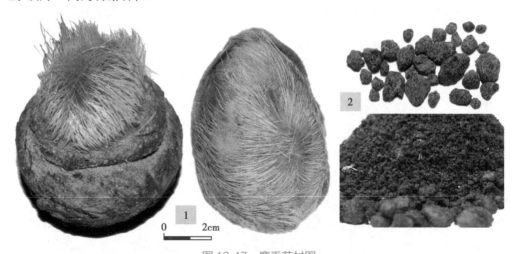

0   2cm

图 12-47 麝香药材图
1. 毛壳麝香；2. 麝香仁。

【显微鉴别】 粉末棕褐色或黄棕色。①分泌物团块：呈淡黄色或淡棕色，由不定型颗粒状物集成，半透明或透明。②晶体：呈方形、柱形、八面体或不规则形，散在或被包埋于团块中。③偶见圆形油滴、毛及脱落的内层皮膜组织。本品不得检出动、植物组织、矿物或其他掺伪物；不得有霉变（图 12-48）。

【成分】 主要含麝香酮，具特异强烈的香气，为主要活性成分。按 GC 法测定，本品含麝香酮（$C_{16}H_{30}O$）不得少于 2.0%。

【功能主治】 开窍醒神，活血通经，消肿止痛。主治热病神昏、中风痰厥、气郁暴厥、中恶昏迷、经闭、癥瘕、难产死胎、胸痹心痛、心腹暴痛、跌仆伤痛、痹痛麻木、痈肿瘰疬、咽喉肿痛。用量 0.03～0.1g，多入丸、散用。外用适量，孕妇禁用。

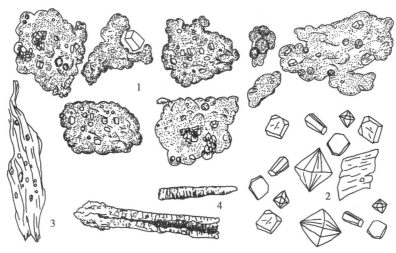

1. 分泌物团块；2. 晶体；3. 表皮组织碎片；4. 麝毛。

图 12-48　麝香粉末图

【附药】　**人工麝香**　以合成麝香酮为主要原料，按规定比例与其他物质配制而成。人工麝香与天然麝香的性质和作用相似，但尚不能完全取代麝香。为油状液体，消旋性，沸点 90℃。可用于小儿百日咳及声门痉挛，并对心绞痛有显著缓解作用。

 　　　　　　　　　　　　　　知识链接

麝香掺伪品及代用品

1. **麝香掺伪品**　在商品毛壳麝香和麝香仁中均发现有掺伪品，掺伪物涵盖植物、动物、矿物三类。植物有儿茶、锁阳、桂皮、大豆、丁香、地黄、海金沙等的粉末及淀粉等；动物有肝脏、肌肉、血块、蛋黄粉、奶渣等；矿物有雄黄、赤石脂、铅粉、铁末、砂石等。以上掺伪品用显微和理化鉴别方法均能与正品麝香区分。

2. **麝香代用品**　主要有灵猫香和麝鼠香两种。①灵猫香：为灵猫科动物大灵猫 *Viverra zibetha* Linnaeus 及小灵猫 *Viverricula indica* Desmarest 香囊中成熟腺细胞的分泌物。含香猫酮、香猫醇及降麝香酮（环十五烷酮）等。为白色或黄白色蜂蜜样的稠厚液体，呈软膏状，存放日久则色泽渐由黄色变成褐色，具麝香样气味。现已应用的有灵猫香六神丸，其功效与麝香六神丸相似。②麝鼠香：为田鼠科动物麝鼠 *Ondatra zibethica* L. 雄性香囊中的分泌物。具有类似麝香的特殊香气。含有与天然麝香相同的麝香酮、降麝香酮、5-顺式环十五烯酮等大环化合物；另含脂肪酸、酯类、微量元素及甾类化合物。研究表明，麝鼠香具有抗炎、抑菌、抗应激、降低心肌耗氧量、降血压等作用，对冠心病有较好的疗效。

鹿茸（Cervi Cornu Pantotrichum）

为脊索动物门鹿科动物梅花鹿 *Cervus nippon* temminck 或马鹿 *Cervus elaphus* Linnaeus 的雄鹿未骨化密生茸毛的幼角。前者习称"花鹿茸"（黄毛茸），后者习称"马鹿茸"（青毛茸）。雄性梅花鹿第 2 年开始生角，不分叉，密被黄色或白色细茸毛，习称"一颗葱"；以后每年早春脱换新角，增生一岔，至生四岔；雌鹿无角；马鹿角可至六岔以上。花鹿茸主产于吉林、辽宁、河北、江苏等地；马鹿茸主产于东北和西北地区，目前均有人工饲养。一般分锯茸和砍茸两种采制方法，目前商品主要为锯茸（图 12-49）。

锯茸：一般从第 3 年的鹿开始锯取。二杠茸每年采收 2 次，第 1 次在清明后 45～50 天（头茬茸），采后 50～60 天采锯第 2 次（二茬茸）；三岔茸则每年只采锯 1 次，约在 6 月下旬至 7 月下旬。

锯下的花鹿茸进行排血、洗茸、钉钉、扎口、煮烫、干燥等加工。马鹿茸加工时不排血,煮烫和干燥时间比花鹿茸长。目前,为保持鹿茸的有效成分,花鹿茸也多加工成"带血茸",即将锯下的鲜鹿茸,先用烧红的烙铁烫封锯口,使茸血不流出,再放入烘箱,烘干。

砍茸:此法现已少用,适用于生长6～10年的老鹿或病鹿、死鹿。

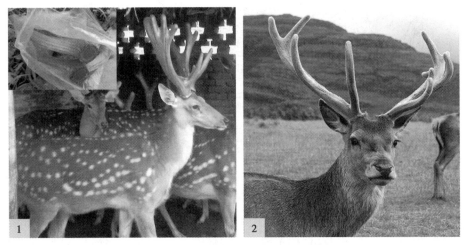

图 12-49　鹿茸原动物图
1. 梅花鹿;2. 马鹿。

【性状鉴别】

1. 药材

(1) 花鹿茸

1) 头茬茸:①二杠:具1个分枝,主枝呈圆柱形,习称"大挺",长17～20cm,锯口直径4～5cm,离锯口约1cm处分出侧枝,习称"门庄",长9～15cm,较主枝略细;外皮红棕色或棕色,多光润,表面密生红黄色或棕黄色细茸毛,上端较密,下端较疏;分岔间具1条灰黑色筋脉,皮茸紧贴;锯口黄白色,外围无骨质,中部密布细孔。②三岔:具2个分枝,大挺长23～33cm,较二杠细,略呈弓形,微扁,枝端略尖,下部多有纵棱筋及突起的小疙瘩;皮红黄色,茸毛较稀而粗;体轻;气微腥,味微咸(图12-50)。

2) 二茬茸:与头茬茸相似,但大挺长而不圆或上粗下细,下部有纵棱筋;皮灰黄色,茸毛较粗糙;锯口外围多已骨化;体较重;无腥气。

3) 砍茸:为带头骨的茸,茸形与锯茸相同,亦分二杠或三岔等规格;二茸相距约7cm;脑骨前端平齐,后端有1对弧形的骨,习称"虎牙";脑骨白色,外附脑皮,脑皮上密生茸毛(图12-50)。

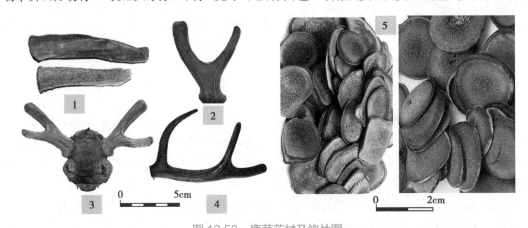

图 12-50　鹿茸药材及饮片图
1. 一颗葱;2. 二杠茸;3. 砍茸;4. 三岔花鹿茸;5. 鹿茸片。

（2）马鹿茸：较花鹿茸粗大，分枝较多，具 1 个分枝者习称"单门"，2 个分枝者习称"莲花"，3 个分枝者习称"三岔"，4 个分枝者习称"四岔"或更多。按产地分为"东马鹿茸"和"西马鹿茸"。

1）东马鹿茸"单门"大挺长 25～27cm，直径约 3cm。外皮灰黑色，茸毛灰褐色或灰黄色，锯口面外皮较厚，灰黑色，中部密布细孔，质嫩；"莲花"大挺长可达 33cm，下部有棱筋，锯口面蜂窝状小孔稍大；"三岔"皮色深，质较老；"四岔"茸毛粗而稀，大挺下部具棱筋及疙瘩，分枝顶端多无毛，习称"捻头"。

2）西马鹿茸大挺多不圆，顶端圆扁不一，长 30～100cm。表面有棱，多抽缩干瘪，分枝较长且弯曲，茸毛粗长，灰色或黑灰色。锯口色较深，常见骨质。气腥臭，味咸。

均以茸形粗壮、饱满、皮毛完整、质嫩、油润、无骨棱、未骨化者为佳。

2.鹿茸片 为类圆形或椭圆形的薄片。蜡片切面光滑，全部或部分胶质状半透明，淡黄色或红棕色，边缘皮层暗棕色，偶有残留的焦毛茸，质坚韧。粉片切面乳白色或灰黑色，中心密布细孔，周围无骨质，半透明，质坚硬。气微腥，味微咸（图 12-50）。

【成分】 含神经酰胺、溶血磷脂酰胆碱、次黄嘌呤、尿嘧啶、磷脂类物质、多胺类物质、雌酮、多种前列腺素、15 种氨基酸、胶原，肽类和多种微量元素等。

【理化鉴别】 ①化学定性：取本品粉末 0.1g，加水 4ml，水浴加热 15 分钟，放冷，滤过。取滤液 1ml，加 2% 茚三酮溶液 3 滴，摇匀，加热煮沸数分钟，显蓝紫色；另取滤液 1ml，加 10% 氢氧化钠溶液 2 滴，摇匀，滴加 0.5% 硫酸铜溶液，显蓝紫色。②薄层色谱：以鹿茸对照药材、甘氨酸对照品为对照，进行 TLC 鉴别，供试品色谱中，在与对照药材色谱相应的位置上，显相同颜色的主斑点；在与对照品色谱相应的位置上，显相同颜色的斑点。

【功能主治】 壮肾阳，益精血，强筋骨，调冲任，托疮毒。主治肾阳不足、精血亏虚、阳痿滑精、宫冷不孕、羸瘦、神疲、畏寒、眩晕、耳鸣、耳聋、腰脊冷痛、筋骨痿软、崩漏带下、阴疽不敛。用量 1～2g，研末冲服。

知识链接

鹿茸混用品

鹿茸混用品多为同属动物白唇鹿 *Cervus albirostris* Przewalski 和水鹿 *Cervus unicolor* Kerr 雄鹿未骨化密生茸毛的幼角，依次习称"草鹿茸""岩鹿茸"和"春鹿茸"，分布在四川、青海、西藏、云南等地，在西南地区亦作鹿茸药用，近年还大量出口，其中水鹿在中国台湾省有大量养殖，供生产鹿茸。另外鹿科动物驼鹿 *Alces alces* Linnaeus、驯鹿 *Rangifer tarandus* Linnaeus 或狍 *Capreolus capreolus* Linnaeus 的幼角在有的地区也做鹿茸用。

【附药】

1.鹿角 为马鹿或梅花鹿已骨化的角或锯茸后翌年春季脱落的角基（图 12-51），分别习称"马鹿角""梅花鹿角""鹿角脱盘"。含胶质、磷酸钙、碳酸钙、氨基酸等成分。功能温肾阳，强筋骨，行血消肿。

2.鹿角霜 为鹿角去胶质的角块。呈长圆柱形或不规则块状；表面灰白色，显粉性，常具纵棱；体轻，质酥，断面外层较致密，白色或灰白色，内层有蜂窝状小孔，灰褐色或灰黄色，有吸湿性；气微，味淡，嚼之有粘牙感（图 12-51）。本品性温，味咸、涩；功能温肾助阳，收敛止血。用量 9～15g，先煎。

3.鹿角胶 为鹿角经水煎、浓缩制成的固体胶。将鹿角锯段，漂泡洗净，分次水煎，滤过，合并滤液（或加入白矾细粉少量），静置，滤取胶液，浓缩（可加适量黄酒、冰糖和豆油）至稠膏状，冷凝，切块，晾干，即得。呈扁方形块，黄棕色或红棕色，半透明，有的上部有黄白色泡沫层；质脆，易碎，断面光亮；气微，味微甜。功能温补肝肾，益精养血。用量 3～6g，烊化兑服。

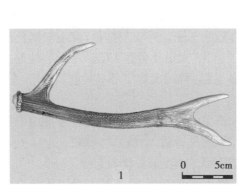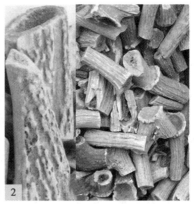

图 12-51　鹿角及鹿角霜药材图
1. 梅花鹿角；2. 鹿角霜。

牛黄（Bovis Calculus）

　　为脊索动物门牛科动物牛 *Bos taurus domesticus* Gmelin 的干燥胆结石。习称"天然牛黄"。在胆囊中产生的称"胆黄"，在胆管或肝管中产生的称"管黄"。主产于于北京、天津、内蒙古、东北等地。北京和天津产的叫做"京牛黄"，西北产的叫做"西牛黄"，东北地区出产的叫"东牛黄"。宰牛时，如发现有牛黄，即滤去胆汁，将牛黄取出，除去外部薄膜，阴干。切忌风吹日晒，以免破裂。

　　【性状鉴别】　①多呈卵形、类球形、三角形或四方形，大小不一，直径多为 0.6～3cm，少数可至 4.5cm，少数呈管状或碎片。②表面黄红色至棕黄色，有的表面挂有一层黑色光亮的薄膜，习称"乌金衣"；有的粗糙，具疣状突起；有的具龟裂纹。③体轻，质酥脆，易分层剥落，断面金黄色，可见细密的同心层纹，有的夹有白心。④气清香，味苦而后甘，有清凉感，嚼之易碎，不粘牙。⑤取本品粉末少量，加清水调和，涂于指甲上，能将指甲染成黄色，习称"挂甲"。⑥将烧红的针刺入药材中，分裂，裂片呈层状，质细密酥脆，内心有白点，气清香。⑦取本品少许投入清水中，吸水变湿而不变形，将其煮沸后静置，则全部溶化，水呈黄棕色，混浊，无沉淀和杂物（图 12-52）。以完整、色棕黄、质松脆、断面层纹清晰而细腻者为佳。

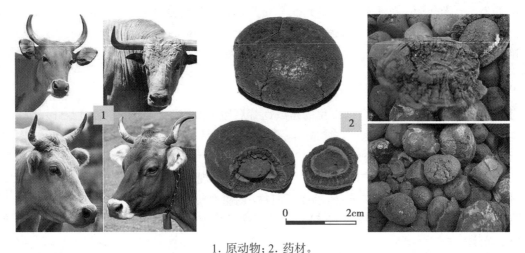

1. 原动物；2. 药材。
图 12-52　牛黄原动物及药材图

　　【显微鉴别】　取本品少许，用水合氯醛试液装片，不加热，置显微镜下观察：不规则团块由多数黄棕色或棕红色小颗粒集成，稍放置，色素迅速溶解，并显鲜明金黄色，久置后变绿色（图 12-53）。

【成分】　含胆汁色素 72%～76%，主要为胆红素及其钙盐；另含胆汁酸 7%～10%，主要为胆酸、去氧胆酸、鹅去氧胆酸等及其盐类；尚含胆固醇类、脂肪酸、磷脂酰胆碱、黏蛋白、肽类、多种氨基酸及微量元素等。按 TLCS 法测定，本品含胆酸（$C_{24}H_{40}O_5$）不得少于 4.0%；按 HPLC 法测定，本品含胆红素（$C_{33}H_{36}N_4O_6$）不得少于 25.0%。

【理化鉴别】　①总灰分：不得过 10.0%。②水分：不得过 9.0%（烘干法）。③薄层色谱：以胆酸对照品、去氧胆酸对照品、胆红素对照品为对照，进行 TLC 鉴别。供试品色谱中，在与对照品色谱相应的位置上，显相同颜色的斑点。

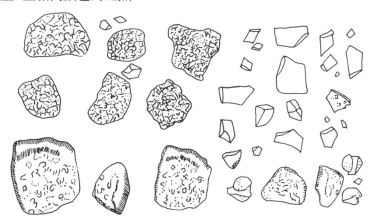

图 12-53　牛黄粉末图

【功能主治】　清心，豁痰，开窍，凉肝，息风，解毒。主治热病神昏、中风痰迷、惊痫抽搐、癫痫发狂、咽喉肿痛、口舌生疮、痈肿疔疮。用量 0.15～0.35g，多入丸、散用。

知识链接

牛黄伪品及其鉴别

常见牛黄伪品主要有三大类：其他动物胆结石、其他动物胃内的草结块或毛结石、人工伪制品。

1. 其他动物胆结石　①动物水牛 *Bubalus bubalis* L.、牦牛 *Poephagus mutus*（L.）及犏牛（牦牛和黄牛的杂交种）的胆囊结石：其表面为乌黑色。②驼科动物双峰驼 *Camelus bactrianus* L. 的胆结石：呈卵圆形或不规则圆球形，直径 0.5～5cm；或有切成薄片者，表面棕黄色，粗糙无光泽；气微臭，味微苦而咸。③熊科动物黑熊 *Selenarctos thibetanus* Cuvier 或棕熊 *Ursus arctos* L. 的胆囊结石：表面黄棕色或黄褐色，无光泽，具裂纹，并略有小凹点；断面黄棕色，粗糙，层纹不明显；气微（无牛胆气），味微苦。④野猪科动物猪 *Sus scrofa domestica* Brisson 的胆结石：重量多在 30g 以下；表面黄色至暗红褐色；断面金黄色至红褐色，具同心层纹；气微臭，味苦而后微甘，微有清凉感。

2. 其他动物胃内的草结块或毛结石　牛科动物牛 *Bos taurus domesticus* Gmelin、水牛 *Bubalus bubalis* L.、绵羊 *Ovis aries* L. 或山羊 *Capra hircus* L. 胃内的草结块或毛结石：不能分层剥离，断面可见众多较粗大的纤维和毛发样物，无同心环状层纹，粗糙；气微，味淡，不能"挂甲"。

3. 人工伪制品　用黄连、黄柏、大黄、姜黄、鸡蛋黄、植物黄色素等粉末与动物胆汁混合制成品：体较重，断面棕褐色，粗糙，无层纹；无清香气，味苦，嚼之成糊状，不能"挂甲"；显微镜检查可见植物组织碎片。

【附药】《中国药典》自 2005 年版始收录了人工牛黄和体外培育牛黄，对于缓解牛黄供需矛盾，保证临床用药，意义重大。

1．人工牛黄　由牛胆粉（由牛胆汁加工制成）、胆酸（由牛、羊胆汁或胆膏经提取、加工制成）、猪去氧胆酸（由猪胆汁经提取、加工制成）、胆固醇（由牛、羊、猪脑经提取、加工制成）、胆红素（由猪或牛胆汁经提取、加工制成）、牛磺酸、微量元素等加工制成。为黄色疏松粉末，味苦、微甘；可"挂甲"。按紫外-可见分光光度法测定，本品含胆酸不得少于13.0%，含胆红素不得少于0.63%。功能清热解毒，化痰定惊。

2．体外培育牛黄　系以牛的新鲜胆汁作母液，加入复合胆红素钙、胆酸、去氧胆酸等，用人工理化方法，在体外培育所得的牛胆红素钙结石。具有与天然牛黄类似的功效，可替代天然牛黄使用。呈球形或类球形，直径0.5～3cm；表面光滑，呈黄红色至棕黄色；体轻，质松脆，断面有同心层纹；气香，味苦而后甘，有清凉感，嚼之易碎，不粘牙；可"挂甲"。含胆红素不得少于35.0%，含胆酸不得少于6.0%。

3．进口牛黄　主要有产于加拿大、阿根廷等地的金山牛黄和产于印度的印度牛黄两类。为防止疯牛病通过牛黄等用药途径的传播，国家已明文禁止使用进口牛源性材料制备中成药，如天然牛黄、牛胆膏、牛骨粉等。随着天然牛黄市场行情一路走高，走私牛黄时有发现，应注意鉴别。

羚羊角（Saigae Tataricae Cornu）

为脊索动物门牛科动物赛加羚羊（高鼻羚羊）*Saiga tatarica* Linnaeus的角。野生赛加羚羊为我国一级保护动物，常栖息于荒漠及半荒漠的开阔地区，我国仅分布于新疆北部边境地区，甘肃、青海、西藏北部，内蒙古自治区的大兴安岭有少量分布；进口品产于俄罗斯、蒙古及澳大利亚等地。猎取后锯取其角，晒干。春季猎取者角色青而微黄，秋季（8—10月）角脱皮后猎取者色泽莹白，品质好。

【性状鉴别】

1．药材　①呈长圆锥形，略呈弓形弯曲，长15～33cm。②表面类白色或黄白色，基部稍呈青灰色；嫩枝对光透视有"血丝"或紫黑色斑纹，光润如玉，无裂纹；老枝有细纵裂纹。③尖端光滑，中下部有隆起环脊10～16个，间距约2cm，用手握之，四指正好嵌入凹处，称为"合把"。④角的基部横切面类圆形，直径3～4cm，内有坚硬质重的角柱，习称"骨塞"，骨塞长约占全角的1/2或1/3，表面有突起的纵棱与角鞘内的凹沟紧密嵌合，习称"合槽"；横断面观，其结合部呈锯齿状，习称"齿轮纹"。⑤除去骨塞后，角的下半段成空洞，对光透视，全角半透明，上半段中央有一条隐约可辨的细孔道直通角尖，习称"通天眼"。⑥质坚硬。⑦气微，味淡。以质嫩、色白、光润、内含红色斑纹、无裂纹者为佳（图12-54）。

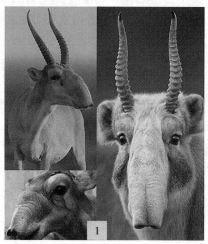
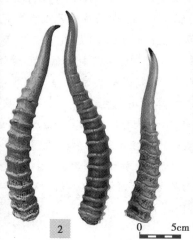
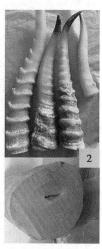

图12-54　羚羊角原动物及药材图

1．原动物；2．药材。

2.饮片　①羚羊角镑片：为长条形的极薄片。类白色，半透明，边缘平直或具波状，切面有的具细密丝条纹，有的有蜂窝状空洞。质韧。②羚羊角粉：为类白色的粉末。气微，味淡。

【成分】　含角蛋白、磷酸钙、多种氨基酸、卵磷脂、脑磷脂、神经鞘磷脂等。

【功能主治】　平肝息风，清肝明目，散血解毒。主治肝风内动、惊痫抽搐、妊娠子痫、高热痉厥、癫痫发狂、头痛眩晕、目赤翳障、温毒发斑、痈肿疮毒。用量1～3g，宜另煎2小时以上；磨汁或研粉服，每次0.3～0.6g。

知识链接

羚羊角伪品及掺伪

曾发现有塑料加工的羚羊角伪制品（图12-55）。尚有在角内灌铅粒、加入铁钉等，以增加重量，可检查骨塞是否松动，或用X光仪检查。

同科动物鹅喉羚 *Gazella subgutturosa* Guldenstaedt、藏羚 *Pantholops hodgsoni*（Abel）、黄羊 *Procapra gutturosa* Pallas 等的角亦供药用，有时伪充羚羊角销售，应注意鉴别。①鹅喉羚角：呈长圆锥形而稍侧扁，角尖显著向内弯转，长14～30cm；表面灰黑色，不透明，粗糙，多纵裂纹，中下部有隆起斜向环脊5～10个，另一侧不明显，其间距1.5～2cm。②藏羚角：不规则细长圆锥形，弯曲，基部侧扁，较直，长40～70cm；表面黑色或黑褐色，较光滑，不透明，有环脊10～16个，其间距几相等，约2cm。③黄羊角：呈长圆锥形而侧扁，略作"S"形弯曲，长20～30cm；表面淡灰棕色或灰黑色，不透明，有多数纵纹理，微波状环脊17～20个，斜向弯曲，其下部间距较小，约5mm；基部横切面椭圆形（图12-55）。

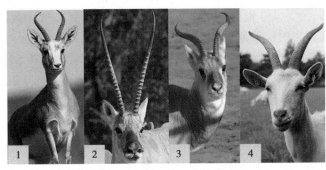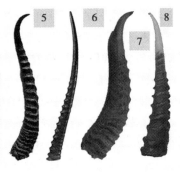

图12-55　羚羊角伪品

1.鹅喉羚羊；2.藏羚羊；3.黄羊；4.山羊；5.鹅喉羚羊角；6.藏羚羊角；7.黄羊角；8.塑料加工伪制品。

❓ 复习思考题

1. 石决明、牡蛎、珍珠母均为贝壳入药，如何区别？
2. 列举蛤蚧常见伪品，说出其真伪鉴别方法。
3. 金钱白花蛇常见的质量问题有哪些？如何鉴别？
4. 简述乌梢蛇真伪鉴别要点，列举常见伪品及特征。
5. 简述牛黄、体外培植牛黄、人工牛黄性状鉴别特征，列举常见的伪品及特征。

ER-12-10

扫一扫，测一测

（杨翠玲）

第十三章　矿物类中药的鉴定

1. 掌握朱砂、自然铜、赭石、石膏的来源、性状、主要化学成分及理化鉴别的要点。
2. 熟悉磁石、龙骨、芒硝、滑石、炉甘石、白矾的来源、性状、主要化学成分。
3. 了解朱砂粉、寒水石、龙齿、玄明粉、软滑石、青礞石、金礞石、硫黄的性状鉴别要点。

一、矿物类中药的应用概况

矿物是由地质作用形成的天然单质及其化合物，多为固体，少数为液体或气体。按来源不同，矿物药可分为天然矿物、矿物加工品及动物化石 3 类。前者系指采集后经简单处理直接药用者，如朱砂、炉甘石、自然铜等；加工品是以一种或多种矿物为原料制成的加工品，如白矾、胆矾、密陀僧、轻粉、红粉、芒硝、秋石等；后者则为动物或其骨骼的化石，如石燕、龙骨、龙齿、浮石等。

矿物药在我国的应用历史悠久。公元前 2 世纪，我国就从丹砂中炼制水银；宋代，我国已采用升华、滤过以及特异化学方法，从人尿中提取制取"秋石"。公元前 3 世纪末的《五十二病方》载有矿物药 20 种；汉代《神农本草经》载有矿物药 46 种；唐代《新修本草》载有矿物药 87 种；明代《本草纲目》载有矿物药 222 种；清代《本草纲目拾遗》新增矿物药 38 种。目前，我国有矿物药 80 余种。矿物药与其他中药同样具有医疗价值，如以石膏为主药的白虎汤，治疗流行性脑脊髓膜炎、流行性乙型脑炎等急性传染病引起的高热和惊厥，效果显著。矿物药中毒性品种较多，《医疗用毒性药品管理办法》中所列的 28 种毒性中药，其中有 7 种是矿物药，占 1/4。因此，学习矿物药的鉴定，并对矿物药制订严格的质量标准，确保用药安全有效，显得尤为重要。

二、矿物的性质

每种矿物都具有一定的理化性质，可用于鉴定不同种类的矿物。

1. 结晶性质　自然界的矿物多由晶体组成。组成矿物的质点呈规律性排列者为晶体（结晶质），反之为非晶体（非晶质）。水在矿物中存在的形式直接影响到矿物的性质。按其存在形式的不同，可分为两类：①吸附水：不加入晶格组成，又称为自由水。②结晶水：以水分子（H_2O）或离子（H^+、OH^-）的形式加入晶格组成，如胆矾 $CuSO_4 \cdot 5H_2O$，滑石 $Mg_3(Si_4O_{10})(OH)_2$。不同的矿物，水的存在形式、失水程度不同，可利用此性质鉴定矿物药，如将胆矾加热灼烧，即失去结晶水变成白色的硫酸铜（$CuSO_4$），遇水又复变为蓝色的含水硫酸铜（$CuSO_4 \cdot 5H_2O$）。

2. 透明度　透明度是指磨至 0.03mm 标准厚度的矿物透光能力的大小。通常分为三类：①透明矿物，能通过大部分光线，隔着它能清晰地透视另一物体，如云母。②半透明矿物，能通过一部分光线，隔着它看不清另一物体，如朱砂、雄黄等。③不透明矿物，不能通过光线，即使边缘部分或薄片，也不透光，隔着它看不到另一物体，如赭石、滑石等。

3. 颜色　矿物的颜色，是指矿物对光线中不同波长的光波均匀吸收或选择吸收所表现的性质,有本色、外色、假色和条痕色之别。本色是矿物的成分和内部构造所决定的颜色,如朱红色的辰砂。外色是由外来带色杂质等原因形成的颜色,与矿物本身的成分和构造无关。外色的深浅,除与带色杂质的量有关外,还与分散程度有关,如紫石英、大青盐等。假色是指某些矿物的变彩现象,它是由投射光受晶体内部裂缝面、解理面及表面的氧化膜的反射所引起光波的干涉作用而产生的颜色,如云母。矿物在白色毛瓷板上划过后所留下的痕迹称为条痕,粉末的颜色称为条痕色。条痕色比矿物表面的颜色更为固定,因而具有鉴别意义。有的矿物条痕色与矿物本身的颜色相同,如朱砂;也有的不同,如自然铜本身为铜黄色而其条痕为绿黑色或棕红色。多数透明或浅色半透明矿物的条痕色较浅,甚至为白色;而不透明或深色半透明矿物的条痕色较深,尤具鉴别意义。如磁石和赭石,表面有时均为灰黑色,但磁石的条痕色是黑色;赭石的条痕色为樱红色或红棕色。

4. 光泽　光泽是指矿物表面对投射光反射能力的强弱。矿物的光泽由强至弱分为:金属光泽,如自然铜;半金属光泽,如磁石;金刚光泽,如朱砂;玻璃光泽,如硼砂。如果矿物的断口或集合体表面不平滑,并有细微的裂缝、小孔等,使一部分反射光发生散射或相互干扰,则可形成一些特殊的光泽。主要有:油脂光泽,如硫黄;绢丝光泽,如石膏;珍珠光泽,如云母;土样光泽,如软滑石。

5. 相对密度　相对密度是指矿物与 4℃时同体积水的重量比。各种矿物的相对密度在一定条件下为一常数,如石膏为 2.3,朱砂为 8.09～8.20 等。

6. 硬度　硬度是指矿物抵抗外来机械作用的能力。不同矿物有不同的硬度,具有鉴别意义。一般采用摩氏硬度计来确定矿物的相对硬度,它是以一种矿物与另一种矿物相互刻划,比较矿物硬度相对高低的方法。摩氏硬度计多由 10 种不同的矿物组成,按其硬度由小到大分为 10 级,等级低的矿物可被等级高的矿物刻划,但其等级间并不成倍数或比例关系。10 种矿物的硬度等级和以压入法测得的绝对硬度(kg/mm²)比较见表 13-1。

表 13-1　10 种常见矿物的硬度

矿物	滑石	石膏	方解石	萤石	磷灰石	正长石	石英	黄玉	刚玉	金刚石
相对硬度	1	2	3	4	5	6	7	8	9	10
绝对硬度	2.4	36	109	189	536	759	1 120	1 427	2 060	10 060

测定硬度时,可将样品矿石与标准矿石互相刻划。如样品与滑石相互刻划时,滑石受损而样品不受损,与石膏相互刻划时,双方均受损,与方解石刻划时,方解石不受损而样品受损,即可确定样品硬度为 2 级。在实际工作中,常用四级法代替摩氏硬度计的 10 级,可粗略求得矿物的硬度:指甲相当于 2.5 级;铜钥匙约 3 级;小刀约 5.5 级;石英或钢锉 7 级。硬度 6～7 的矿物药可在玻璃上留下划痕,如磁石、自然铜等。硬度最大的矿物药一般不超过 7。用测硬仪和显微硬度计等仪器可精密测定矿物的绝对硬度。

7. 解理与断口　解理是指矿物受力后沿一定结晶方向裂开成光滑平面的性能,如云母可极完全解理;方解石可完全解理。断口是指矿物受力后破碎成不规则或不平整断裂面的性质。断口面的形态有平坦状、贝壳状、参差状、锯齿状等。非晶体矿物也可产生断口。

8. 力学性质　是指矿物受压轧、锤击、弯曲或拉引等外力作用时所表现出的性质,主要有脆性、延展性、弹性、挠性及柔性五种。脆性是指矿物易被击破或压碎的性质,如自然铜、方解石等。延展性是指矿物能被压成薄片或抽成细丝的性质,如金、铜等。弹性是指在一定限度内,矿物在外力作用下弯曲变形而不断裂,外力取消后,能恢复原状的性质,如云母;若外力取消后,不能恢复原状,则称为挠性,如金精石、滑石等。柔性是指矿物受外力切割而不发生碎裂的性质,如石膏等。

9. 磁性　指矿物可被磁铁或电磁吸引或其本身能吸引物体的性质,如磁石。

10. 气味与吸湿性　某些矿物药具有特殊的气味,尤其在受锤击、加热或湿润时更为明显,如雄黄灼烧时有蒜臭,胆矾味涩,大青盐味咸等;少数矿物药可吸粘舌头或湿润的双唇,称为"吸湿性",如龙骨、龙齿等。

观察朱砂、紫石英、方解石等标本,解释本色、外色和假色。

三、矿物类中药的分类

常依据矿物中所含主成分的阴离子或阳离子对矿物药进行分类。阳离子常与药效有关,为方便比较,本教材将阳离子相同的矿物药编排在一起。矿物学通常依据其阴离子的种类进行分类。为便于统一,《中国药典》采用阴离子分类法(图 13-1)。

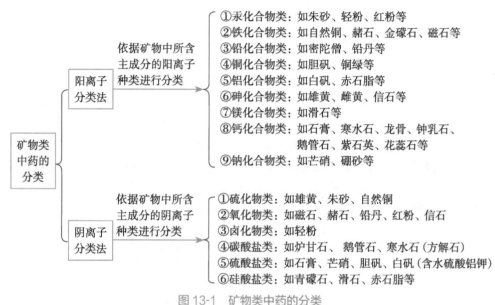

矿物类中药的分类

- 阳离子分类法 —— 依据矿物中所含主成分的阳离子种类进行分类
  - ①汞化合物类:如朱砂、轻粉、红粉等
  - ②铁化合物类:如自然铜、赭石、金礞石、磁石等
  - ③铅化合物类:如密陀僧、铅丹等
  - ④铜化合物类:如胆矾、铜绿等
  - ⑤铝化合物类:如白矾、赤石脂等
  - ⑥砷化合物类:如雄黄、雌黄、信石等
  - ⑦镁化合物类:如滑石等
  - ⑧钙化合物类:如石膏、寒水石、龙骨、钟乳石、鹅管石、紫石英、花蕊石等
  - ⑨钠化合物类:如芒硝、硼砂等

- 阴离子分类法 —— 依据矿物中所含主成分的阴离子种类进行分类
  - ①硫化物类:如雄黄、朱砂、自然铜
  - ②氧化物类:如磁石、赭石、铅丹、红粉、信石
  - ③卤化物类:如轻粉
  - ④碳酸盐类:如炉甘石、鹅管石、寒水石(方解石)
  - ⑤硫酸盐类:如石膏、芒硝、胆矾、白矾(含水硫酸铝钾)
  - ⑥硅酸盐类:如青礞石、滑石、赤石脂等

图 13-1　矿物类中药的分类

四、矿物类中药的鉴定

1.性状鉴定　外形明显的矿物药,应注意观察其外形、颜色、质地、气味等性状特征,注意检查其硬度、相对密度、光泽、解理、断口、条痕,有无磁性等性质;粉末状的矿物药,应仔细观察其颜色、质地、气味等。必要时需核对矿物标本。

2.显微鉴定　在显微鉴定时,通常利用透射偏光显微镜(简称偏光显微镜)鉴定透明矿物;利用反射偏光显微镜鉴定不透明矿物。主要观察其形态、透明度、颜色、光性的正负、折射率和必要的物理常数。在偏光显微镜下鉴定矿物药,可观察矿物的粉末或磨片,前者可取少许置载玻片上,滴加水或浸油,再盖片观察矿物的光学性质;后者需专门磨制。在单偏光镜下,主要观察和测定矿物的形态、解理、颜色、突起、糙面等外表特征。在正交偏光镜下,可观察和测定矿物的消光及消光位、干涉色等特征。在锥光镜下,可测定矿物药的轴性和光性正负。

3.理化鉴定　主要是采用物理、化学或仪器分析的方法,对矿物药的成分进行定性鉴定和定量分析。尤其适用于外形及粉末无明显特征或剧毒的矿物药,如白矾、玄明粉、信石、雄黄等。光谱与色谱分析法因样品用量少,灵敏度高,能迅速、准确地定性和定量,故现已较广泛地应用于矿物药的成分分析。随着现代科学技术的飞速发展,有许多新技术用于矿物药的鉴定,主要有热分析法、X 射线衍射法、红外光谱法、原子发射光谱分析法、原子吸收光谱分析法、荧光分析法、极谱分析法等。此外,对很细小和胶态矿物还可用电子显微镜进行观察。

<h2 style="text-align:center">朱砂（Cinnabaris）</h2>

为硫化物类矿物辰砂族辰砂。主要含硫化汞（HgS）。主产于湖南、贵州等地。采挖后，选取纯净者，用磁铁吸净含铁的杂质，再用水淘去杂石和泥沙。

【性状鉴别】

1. 药材　①为粒状或块状集合体，呈方圆形或多角形块状（习称"豆瓣砂"）、片状（习称"镜面砂"）或颗粒状（习称"朱宝砂"）。②鲜红色或暗红色，条痕红色至褐红色，有光泽。③体重，质脆，片状者易破碎，粉末状者有闪烁的光泽。④气微，味淡。以色红、鲜艳、微透明、有光泽、无细粉、不染手、无杂石者为佳（图13-2）。

2. 朱砂粉　为朱红色极细粉末。体轻，以手指撮之无粒状物，以磁铁吸之，无铁末。气微，味淡。

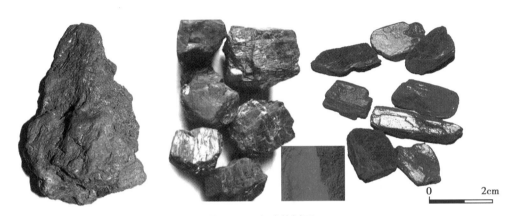

图13-2　朱砂药材图

【理化鉴别】

1. 化学定性

（1）取本品粉末，用盐酸湿润后，在光洁的铜片上摩擦，铜片表面显银白色光泽，加热烘烤后，银白色即消失（检查汞盐）。

（2）取本品粉末2g，加盐酸-硝酸（3∶1）的混合溶液2ml使溶解，蒸干，加水2ml使溶解，滤过，滤液显汞盐与硫酸盐的鉴别反应。

1）汞盐：取供试品溶液，加氢氧化钠试液，即生成黄色沉淀（HgO）；取供试品的中性溶液，加碘化钾试液，即生成猩红色沉淀（HgI_2），沉淀能在过量的碘化钾试液中溶解[$K_2(HgI_4)$]，再以氢氧化钠试液碱化，加铵盐即生成红棕色沉淀（$Hg_2NI \cdot H_2O$）。

$$NH_4Cl + 2K_2(HgI_4) + 4KOH \rightarrow Hg_2NI \cdot H_2O \downarrow （红棕） + KCl + 7KI + 3H_2O$$

2）硫酸盐：取供试品溶液，滴加氯化钡试液，即生成白色沉淀，分离，沉淀在盐酸或硝酸中均不溶解；取供试品溶液，滴加醋酸铅试液，即生成白色沉淀，分离，沉淀在醋酸铵或氢氧化钠试液中均溶解。

2. 铁的检查　取本品1g，加稀盐酸20ml，加热煮沸10分钟，放冷，滤过，滤液置250ml量瓶中，加氢氧化钠试液中和后，加水至刻度。取10ml，照铁盐检查法（《中国药典》2020年版四部通则0807）检查，如显颜色，与标准铁溶液4ml制成的对照液比较，不得更深（0.1%）。

3. 含量测定　本品药材含硫化汞（HgS）不得少于96.0%，朱砂粉含硫化汞（HgS）不得少于98.0%。

【功能主治】　清心镇惊，安神，明目，解毒。主治心悸易惊、失眠多梦、癫痫发狂、小儿惊风、视物昏花、口疮、喉痹、疮疡肿毒。用量0.1～0.5g，多入丸、散服，不宜入煎剂。本品有毒，不宜大量服用，也不宜少量久服，孕妇及肝肾功能不全者禁用。

朱砂的传统规格名称

1. 镜面砂　为在加工除去石质后,将朱砂劈成斜方形或长条形片状者。其中,红镜朱砂色泽鲜红,质佳;青镜朱砂色泽紫青,质次。

2. 朱宝砂　为在加工除去石质后,将朱砂劈成碎小块片状或颗粒状者。

3. 豆瓣砂　为在加工除去石质后,将朱砂劈成块粒状,如赤豆大小者。

4. 贡朱砂　旧时进贡朝廷的朱砂,今指品质最优者。

5. 辰砂　产于湖南沅陵(旧时辰州)者,品质最佳,为道地药材。

6. 白岩朱砂　又名白岩、白岩砂,为从白色页岩中劈出的朱砂,习以为佳。

7. 人工朱砂　又名平口砂、银硃、灵砂、马牙砂。为以水银、硫黄为原料,经加热升炼而成,含硫化汞在 99% 以上。完整者呈盆状,全体暗红色,条痕朱红色;断面纤维柱状,习称"马牙柱";具宝石样或金属光泽。

8. 银朱　由水银、硫黄升炼而成。与人工朱砂为同原料,同方法,在同一罐内制成,但结晶部位不同。为深红色粉末,体重,具光泽,捻之极细而染指。

自然铜（Pyritum）

为硫化物类矿物黄铁矿族黄铁矿。主要含二硫化铁(FeS_2),常含镍、砷、锑、铜等微量元素。主产于四川、广东等地。采后去净杂石,敲成小块。

【性状鉴别】

1. 药材　①晶形多为立方体,集合体呈致密块状。②表面亮淡黄色,有金属光泽;有的黄棕色或棕褐色,无金属光泽;条痕绿黑色或棕红色;具条纹及砂眼,立方体相邻晶面上的条纹相互垂直。③体重,质坚硬或稍脆,易砸碎;断面黄白色,有金属光泽,或断面棕褐色,可见银白色亮星。④气微,味淡。⑤取本品灼烧,产生蓝色火焰和二氧化硫的刺激性气体。以块整齐、色黄而光亮、断面有金属光泽者为佳(图 13-3)。

2. 煅自然铜　为小立方体或不规则的碎粒或粉末状,呈棕褐色至黑褐色或灰黑色,无金属光泽,质酥脆,略有醋酸气。

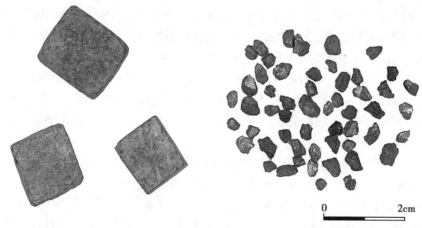

0　　　　2cm

图 13-3　自然铜药材图

【理化鉴别】　取本品粉末 1g,加稀盐酸 4ml,振摇,滤过,滤液加亚铁氰化钾试液,产生深蓝色沉淀(检查铁盐)。

【功能主治】　散瘀止痛，续筋接骨。主治跌打损伤、筋骨折伤、瘀肿疼痛。用量 3～9g，多入丸散服，若入煎剂宜先煎。

磁石（ Magnetitum ）

为氧化物类矿物尖晶石族磁铁矿。主要含有四氧化三铁（Fe_3O_4），含铁（Fe）量不得少于 50.0%；煅磁石含铁（Fe）量不得少于 45.0%。主产于河北、山东等地。采挖后，除去杂石。

【性状鉴别】

1. 药材　①为块状集合体，呈不规则块状或略带方形，多具棱角。②灰黑色或棕褐色，条痕黑色，具金属光泽。③体重，质坚硬，断面不整齐。④具磁性，日久磁性渐弱。⑤有土腥气，味淡。以色黑、断面致密有光泽、吸铁能力强者为佳（图 13-4）。

2. 饮片　①磁石：为不规则的碎块。余同药材。②煅磁石：不规则的碎块或颗粒，表面黑色。质硬而酥。无磁性。有醋香气。

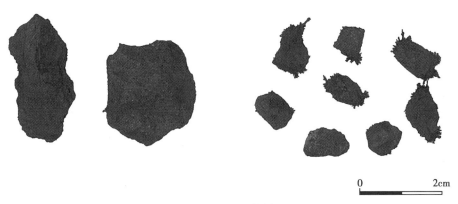

0　　　　　　　2cm

图 13-4　磁石药材图

【理化鉴别】　取本品粉末约 0.1g，加盐酸 2ml，振摇，静置，上清液呈橙黄色，加亚铁氰化钾试液数滴，即生成蓝色沉淀，在稀盐酸中不溶，但加氢氧化钠试液，即分解生成棕红色沉淀（检查铁盐）。

【功能主治】　镇惊安神，平肝潜阳，聪耳明目，纳气平喘。主治惊悸失眠、头晕目眩、视物昏花、耳鸣耳聋、肾虚气喘。用量 9～30g，先煎。

赭石（ Haematitum ）

为氧化物类矿物刚玉族赤铁矿，主要含有三氧化二铁（Fe_2O_3），含铁（Fe）量不得少于 45.0%。主产于河北、山西等地。全年可采，采挖后，除去杂石。表面有钉头状突起部分的，称"钉头赭石"。

赭石的鉴别

【性状鉴别】　①为鲕状、豆状、肾状集合体，多呈不规则扁平块状；一面有圆形乳头状突起，习称"钉头"，另一面与突起相对应处有同样大小的凹窝；大小不一。②暗棕红色或灰黑色，条痕樱红色或红棕色，有的有金属光泽。③体重，质硬，砸碎后断面显层叠状。④气微，味淡（图 13-5）。

【理化鉴别】　取粉末约 0.1g，加盐酸 2ml，振摇，滤过，取滤液 2 滴，加亚铁氰化钾试液 1～2 滴，生成蓝色沉淀，再加 25% 氢氧化钠溶液 5～6 滴，沉淀变成棕色；另取滤液 2 滴，加硫氰酸铵试液 2 滴，显血红色。

【功能主治】　平肝潜阳，重镇降逆，凉血止血。主治眩晕耳鸣、呕吐、噫气、呃逆、喘息、吐血、衄血、崩漏下血。用量 9～30g，先煎。

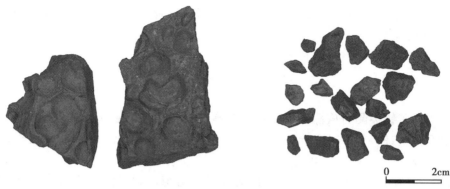

图 13-5　赭石药材图

石膏（Gypsum Fibrosum）

为硫酸盐类矿物硬石膏族石膏，主要含含水硫酸钙（CaSO$_4$·2H$_2$O）。主产于湖北、安徽等地。全年可采，挖出后，去净泥沙及杂石。

【性状鉴别】

1. 药材　①为纤维状的结晶聚合体，呈长块状、板片状或不规则块状。②白色、灰白色或浅黄色，有的半透明，条痕白色。③体重，质软，易纵向断裂，纵断面具纤维状纹理，并显绢丝样光泽。④气微，味淡。⑤相对密度2.3，硬度1.5～2，指甲可刻划成痕。⑥可溶于水，在38℃时溶解度最大（仅为0.29%），溶于盐酸，无起泡现象。⑦取本品小块（约2g），置具有小孔软木塞的试管内，灼烧，管壁有水生成，小块变为不透明体。⑧取本品粉末约2g，于140℃烤20分钟，加水1.5ml搅拌，放置5分钟，呈黏结固体（石膏加热失去结晶水而成熟石膏；与水相遇，复变为生石膏）。以块大、色白、半透明、纵断面显绢丝样光泽、无夹层、无杂石者为佳（图13-6）。

2. 煅石膏　为白色的粉末或酥松块状物。表面透出微红色的光泽，不透明。体较轻，质软，易碎，捏之成粉。气微，味淡。

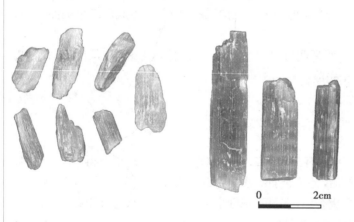
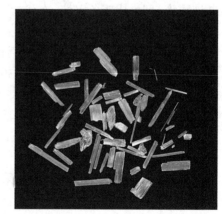

图 13-6　石膏药材图

【理化鉴别】

1. 化学定性　取本品粉末约0.2g，加稀盐酸10ml，加热使溶解，取溶液滴加醋酸铵试液，产生白色沉淀；分离，沉淀在醋酸铵或氢氧化钠试液中溶解。或取溶液，加入氯化钡试液，生成白色沉淀；分离，沉淀在盐酸或硝酸中均不溶解。

2. 检查　①砷盐：取本品1g，加盐酸5ml，加水至23ml，加热使溶解，放冷，依法检查（《中国药典》2020 年版四部通则 0822 第二法),含砷量不得过 2mg/kg。②重金属:取本品 8g,加冰醋酸 4ml 与水 96ml,煮沸 10 分钟,放冷,加水至原体积,滤过;取滤液 25ml,依法检查(《中国药典》2020 年版四部通则 0821 第一法),含重金属不得过 10mg/kg。

3. 含量测定　本品含含水硫酸钙($CaSO_4 \cdot 2H_2O$)不得少于 95.0%。

【功能主治】　生石膏清热泻火,除烦止渴;主治外感热病、高热烦渴、肺热喘咳、胃火亢盛、头痛、牙痛。用量 15～60g,先煎。煅石膏收湿,生肌,敛疮,止血。外治溃疡不敛,湿疹瘙痒,水火烫伤,外伤出血。外用适量。

 课堂互动

比较石膏煅制前后性状、化学成分及功效的变化。

寒水石(Calcitum , Gypsum Rubrum)

为碳酸盐类矿物方解石或硫酸盐类矿石红石膏。方解石主要含有碳酸钙($CaCO_3$),主产于河南、安徽、江苏等地,习称"南寒水石";红石膏主要含有含水硫酸钙($CaSO_4 \cdot 2H_2O$),主产于辽宁、吉林、内蒙古等地,习称"北寒水石"。全年可采,除去泥土,拣去杂石。

【性状鉴别】

1. 方解石　①多为规则的块状结晶,呈斜方柱形,有棱角。②白色或黄白色,条痕白色或淡灰色,表面平滑,有玻璃样光泽,透明或不透明。③晶体可沿三个不同方向劈开,可完全解理。④质硬而脆,断面平坦,敲击时多呈小块斜方体碎裂;硬度 3,用小刀可刻划,相对密度 2.7。⑤气微,味淡。以色白、透明、有光泽、击碎后呈方形、具棱角者为佳(图 13-7)。

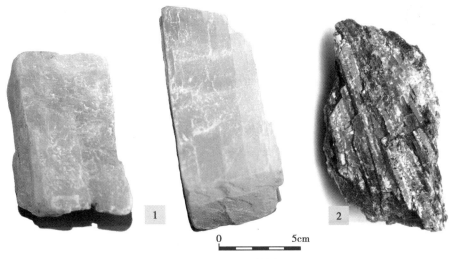

图 13-7　寒水石药材图
1. 方解石;2. 红石膏。

2. 红石膏　①呈不规则的扁平块状,大小不一。②表面粉红色,凹凸不平,半透明。③质硬脆,用指甲可刻划,敲击时易纵向断裂,断面有纵向纹理,状如纤维,常显丝绢样光泽。④略带泥土气,味淡、稍咸。以粉红色、纯净、细丝状、有光泽者为佳。

【理化鉴别】　①方解石遇稀盐酸发生大量二氧化碳气泡。②红石膏粉末,在 140℃烘 20 分钟,加水 15ml,搅拌,放置 5 分钟,呈黏结状固体。

【功能主治】　北寒水石:清热泻火,利尿,消肿;主治时行热病、积热烦渴、吐泻、水肿、尿闭等；用量9～15g，先煎。南寒水石：清热泻火，除烦止渴；主治壮热烦渴、口干舌燥、牙痛等；用量3～30g，先煎。

<h2 style="text-align:center">龙骨（Os Draconis）</h2>

　　为古代哺乳动物三趾马、犀类、鹿类、牛类、象类等的骨骼化石或象类门齿的化石，前者习称"龙骨"；后者习称"五花龙骨"。主要含碳酸钙、磷酸钙，尚含少量的铁、镁、钾、钠、铝、氯等元素。主产于山西、内蒙古等地。全年可采，挖出后，除去泥土和杂质，将骨与齿分开。五花龙骨见风后极易破碎，故常用毛边纸粘贴，只露出花色较好的部分，以供鉴别。

【性状鉴别】

　　1. 龙骨　①呈骨骼状或不规则块状。②表面白色、灰白色或浅棕色，多较光滑，有的具纵向裂隙、棕色条纹或斑点。③质硬，不易破碎，断面不平坦，白色或黄色，有的中空，摸之细腻如粉质，在关节处有多数蜂窝状小孔。④气微，无味。⑤吸湿性强，舐之粘舌（图13-8）。

　　2. 五花龙骨　①呈不规则块状，大小不一，直径6～25cm。②全体呈淡黄白色或淡黄棕色，夹有红、白、黄、蓝、棕、黑等色的花纹，深浅粗细不一，表面光滑，略有光泽，有时有小裂隙。③质硬而脆，易片状剥落。④气微，无味。⑤吸湿性强，舐之粘舌（图13-8）。

　　以体轻、质脆、分层，有蓝灰、红、棕等色的花纹，吸湿性强者为佳。

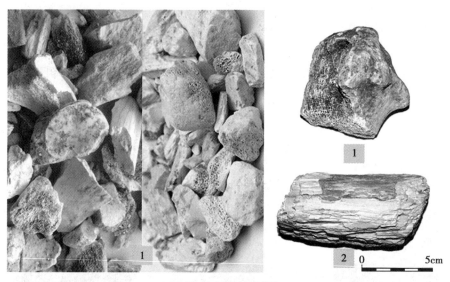

图13-8　龙骨药材图
1. 龙骨；2. 五花龙骨。

【理化鉴别】　取本品粉末2g，滴加稀硝酸溶液10ml，即泡沸，放出二氧化碳气体；将此气体通入氢氧化钙试液中，生成白色沉淀。

【功能主治】　镇心安神，平肝潜阳，收敛固涩。主治心悸、怔忡、失眠、健忘、惊痫、癫狂、眩晕、自汗盗汗、遗精遗尿、崩漏带下、久泻久痢、溃疡久不收口、湿疮。用量10～15g。

【附药】　**龙齿**　为龙骨原动物的牙齿化石。呈较完整的齿状或破碎的块状，分为犬齿及臼齿。犬齿呈圆锥状，先端较细或略弯曲，直径0.5～3.5cm，近尖端处中空；臼齿呈圆柱形或方柱形，略弯曲，一端较细，长2～20cm，直径1～9cm，多有深浅不同的棱。其中呈青灰色或暗棕色者，习称"青龙齿"，质较坚；呈黄白色者，习称"白龙齿"，质地较前者硬。有的表面尚具光亮的珐琅质。断面粗糙，凹凸不平或有不规则的凸起棱线，有吸湿性。气微，无味。主要含磷灰石（磷酸钙）。取本品粉末约0.5g，加盐酸即泡沸，放出二氧化碳气体。性寒，味甘、涩；功能镇惊安神，除烦热。

芒硝（Natrii Sulfas）

为硫酸盐类矿物芒硝族芒硝，经加工精制而成的结晶体。主要含含水硫酸钠（$Na_2SO_4 \cdot 10H_2O$），常夹杂微量氯化钠。多生于海边碱土地区、矿泉、盐场附近及潮湿的山洞中；主产于河北、山东等地。取天然产的不纯芒硝（俗称"土硝"），加水溶解，放置，使杂质沉淀，滤过，滤液加热浓缩，放冷后析出结晶（俗称"朴硝"或"皮硝"）；再将朴硝重结晶，即为芒硝。

【性状鉴别】　①呈棱柱状、长方形或不规则块状及粒状。②无色透明或类白色半透明，条痕白色，暴露于空气中易风化，使表面覆盖一层白色粉末（无水硫酸钠）。③质脆，易碎，断面具玻璃样光泽。④气微，味咸。⑤溶于水或甘油，不溶于乙醇。⑥取本品少许，在火焰中燃烧，火焰呈黄色。以无色、透明、呈结晶状者为佳（图13-9）。

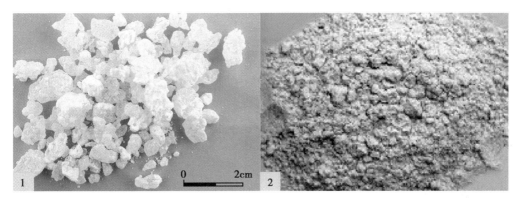

图 13-9　芒硝及玄明粉药材图
1. 芒硝；2. 玄明粉。

【理化鉴别】

1. 检查　①重金属：取本品 2.0g，加稀醋酸 2ml 与适量的水溶解使成 25ml，依法检查（《中国药典》2020 年版四部通则 0821 第一法），含重金属不得过 10mg/kg。②砷盐：取本品 0.20g，加水 23ml 溶解后，加盐酸 5ml，依法检查（《中国药典》2020 年版四部通则 0822 第二法），含砷量不得过 10mg/kg。③干燥失重：取本品，在 105℃ 干燥至恒重，减失重量应为 51.0%～57.0%。④镁盐：取本品 2g，加水 20ml 溶解后，加氨试液与磷酸氢二钠试液各 1ml，5 分钟内不得发生浑浊。⑤铁盐与锌盐：取本品 5g，加水 20ml 溶解后，加硝酸 2 滴，煮沸 5 分钟，滴加氢氧化钠试液中和，加稀盐酸 1ml、亚铁氰化钾试液 1ml 与适量的水使成 50ml，摇匀，放置 10 分钟，不得发生浑浊或显蓝色。

2. 含量测定　本品以干燥品计算，含硫酸钠（Na_2SO_4）不得少于 99.0%。

【功能主治】　泻下通便，润燥软坚，清火消肿。主治实热积滞、腹满胀痛、大便燥结、肠痈肿痛；外治乳痈、痔疮肿痛。用量 6～12g，一般不入煎剂，待汤剂煎得后，溶入汤液中服用。不宜与硫黄、三棱同用。

【附药】　**玄明粉**　为芒硝经风化干燥制得的无水硫酸钠（Na_2SO_4）。呈白色粉末状；气微，味咸；有引湿性。本品以干燥品计算，含硫酸钠（Na_2SO_4）不得少于 99.0%；含重金属及砷盐均不得过百万分之二十。性味功效同芒硝；外用治咽喉肿痛、口舌生疮、牙龈肿痛、目赤、痈肿、丹毒等。用量 3～9g，溶入煎好的汤液中服用。

滑石（Talcum）

为硅酸盐类矿物滑石族滑石，习称"硬滑石"。主要含含水硅酸镁[$Mg_3(Si_4O_{10})(OH)_2$]。主产于山东、江苏等地。采挖后,去净泥沙和杂石。

【性状鉴别】

1. 药材 ①多为块状集合体,呈不规则块状。②白色、黄白色或带淡蓝灰色,具蜡样光泽,薄片半透明或微透明,条痕白色。③质软而细腻,硬度约为1,相对密度2.6～2.8,用指甲可刮下白粉,手摸有滑润感,具挠性,无吸湿性,置水中不崩散。④气微,味淡。以色白、滑润、无杂石者为佳(图13-10)。

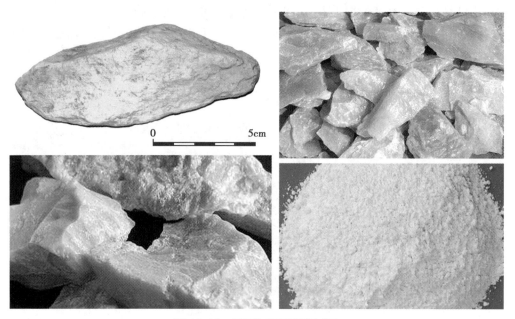

图 13-10 滑石与滑石粉药材图

2. 滑石粉 为白色或类白色、微细、无砂性的粉末,手摸有滑腻感。气微,味淡。本品在水、稀盐酸或稀氢氧化钠溶液中均不溶解。

【功能主治】 利尿通淋,清热解暑,外用祛湿敛疮。主治热淋、石淋、尿热涩痛、暑湿烦渴、湿热水泻;外治湿疹、湿疮、痱子。用量10～20g,先煎。外用适量。

【附药】 **软滑石** 为天然的高岭石。主产于江西、四川。呈不规则土块状,大小不一;白色或略带浅红色、浅棕色、灰色,无光泽或稍有光泽;质较松软,手捻易成白色粉末,摸之有滑腻感,硬度1,相对密度2.58～2.60;置水中易崩裂;微有泥土样气,无味而有粘舌感。主要含水合硅酸铝$[Al_4(Si_4O_{10})(OH)_8]$,有时含少量的铁。功能主治同硬滑石。

炉甘石 (Calamina)

为碳酸盐类矿物方解石族菱锌矿。主要含碳酸锌($ZnCO_3$);另含少量铁、钴、锰等碳酸盐及微量镉、铟等离子。煅烧后碳酸锌分解成氧化锌(ZnO),为治疗目疾的有效成分。主产于广西、四川等地。采挖后,洗净,晒干,除去杂石。

【性状鉴别】

1. 药材 ①为块状集合体,呈不规则块状。②灰白色或淡红色,条痕白色,表面粉性,凹凸不平,多孔,似蜂窝状,无光泽。③体轻,质松易碎,硬度5.0,相对密度4.1～4.5,有吸湿性。④气微,味微涩。以体轻、质松、色白者为佳(图13-11)。

2. 煅炉甘石 呈白色、淡黄色或粉红色的粉末。体轻,质松软而细腻光滑。

【理化鉴别】

1. 化学定性 ①本品粗粉1g,加稀盐酸10ml,即泡沸,产生二氧化碳气体,将此气体导入氢氧化钙试液中，即生成白色沉淀。②取本品粗粉 1g，加稀盐酸 10ml 使溶解，滤过，滤液加亚铁氰化钾试液，即生成白色沉淀，或杂有微量的蓝色沉淀。

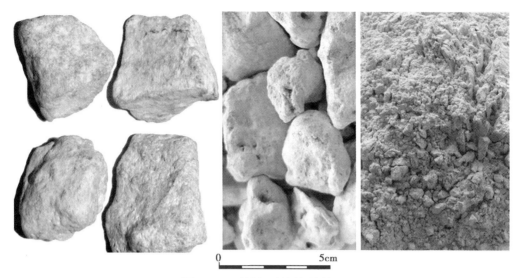

图 13-11　炉甘石药材与饮片图

2. 含量测定　本品按干燥品计算，药材含氧化锌（ZnO）不得少于 40.0%；煅炉甘石含氧化锌（ZnO）不得少于 56.0%。

【功能主治】　解毒明目退翳，收湿止痒敛疮。主治目赤肿痛、睑弦赤烂、翳膜遮睛、胬肉攀睛、溃疡不敛、脓水淋漓、湿疮瘙痒。外用适量。

青礞石（Chloriti Lapis）

为变质岩类黑云母片岩或绿泥石化云母碳酸盐片岩。前者主要含铁、镁、铝的硅酸盐；后者主要含铁、镁、铝的硅酸盐及钙、镁的碳酸盐。主产于河北、河南等地。采挖后，除去杂石和泥沙。

【性状鉴别】

1. 黑云母片岩　①多为鳞片状或片状集合体，呈不规则扁块状或长斜块状，无明显棱角。②褐黑色或绿黑色，具玻璃样光泽。③质软，易碎；断面呈层片状；碎粉主为绿黑色鳞片（黑云母），有似星点样的闪光。④气微，味淡（图 13-12）。

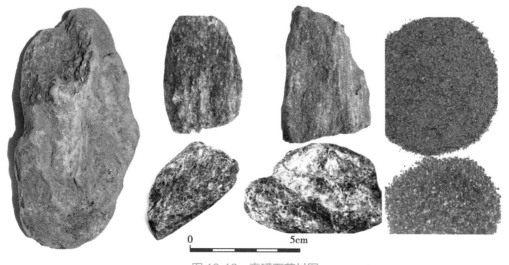

图 13-12　青礞石药材图

2. 绿泥石化云母碳酸盐片岩　①为鳞片状和粒状集合体。②呈灰色或绿灰色,夹有银色或淡黄色鳞片,具光泽。③质松,易碎;粉末为灰绿色鳞片(绿泥石化云母片)和颗粒(主要为碳酸盐);片状者具星点样闪光。④气微,味淡。⑤遇盐酸产生气泡,加热后泡沸激烈(图13-12)。

【功能主治】　坠痰下气,平肝镇惊。主治顽痰胶结、咳逆喘急、癫痫发狂、烦躁胸闷、惊风抽搐。多入丸、散服,3~6g;煎汤10~15g,布包先煎。

【附药】　**金礞石**　为变质岩类蛭石片岩或水黑云母片岩。为鳞片状集合体,呈不规则的块状或碎片。碎片直径0.1~0.8cm;块状者直径2~10cm,厚0.6~1.5cm,无明显棱角。棕黄色或黄褐色,带有金黄色或银白色光泽;质脆,用手捻之易碎成金黄色小片,具滑腻感;气微,味淡。取本品碎片少许,置铁片上加热,即层裂或散裂,膨胀2~5倍,有的鳞片变成弯曲的蛭虫状,色泽变浅,重量减轻,可浮于水面。功能主治同青礞石。

白矾（Alumen）

为硫酸盐类矿物明矾石族明矾石经加工提炼制成。主要含含水硫酸铝钾[$KAl(SO_4)_2 \cdot 12H_2O$],含量不得少于99.0%。主产于浙江、安徽等地。

【性状鉴别】

1. 药材　①呈不规则的块状或粒状。②无色或淡黄白色,透明或半透明。③表面略平滑或凹凸不平,具细密纵棱,有玻璃样光泽。④质硬而脆。⑤气微,味酸、微甘而极涩。以块大、无色、透明、无杂质者为佳(图13-13)。

2. 枯矾　为不规则的块状、颗粒状或粉末。白色或淡黄白色,无玻璃样光泽。不规则的块状表面粗糙,凹凸不平或呈蜂窝状。体轻,质疏松而脆,手捻易碎,有颗粒感。气味同药材。

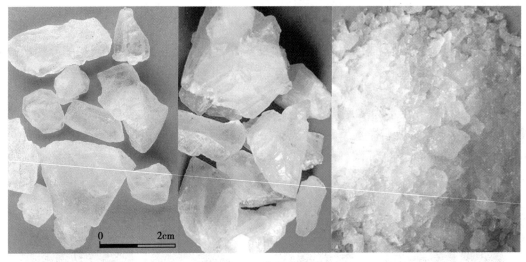

图13-13　白矾药材图

【功能主治】　外用解毒杀虫,燥湿止痒;内服止血止泻,祛除风痰。外治用于湿疹、疥癣、脱肛、痔疮、聤耳流脓,内服用于久泻不止、便血、崩漏、癫痫发狂。枯矾收湿敛疮,止血化腐;用于湿疹湿疮、脱肛、痔疮、聤耳流脓、阴痒带下、鼻衄齿衄、鼻息肉。用量0.6~1.5g;外用适量。

硫黄（Sulfur）

为自然元素类矿物硫族自然硫。含硫量不得少于98.5%。主产于山西、河南等地。采挖后,放入罐内,加热熔化,除去杂质,倒入模型内,冷却后,打成碎块;或用含硫矿物经加工制得。

【性状鉴别】 ①呈不规则块状,大小不一。②全体呈黄色或绿黄色,条痕白色或淡黄色,表面不平坦,常有多数细孔,具脂肪样光泽。③体轻,质松脆,易碎,断面蜂窝状,纵断面常呈针状结晶形。④具特异的臭气,味淡。⑤取本品燃烧,易熔融,火焰为蓝色,并产生二氧化硫的刺激性臭气。以色黄、光亮、质松脆者为佳(图 13-14)。

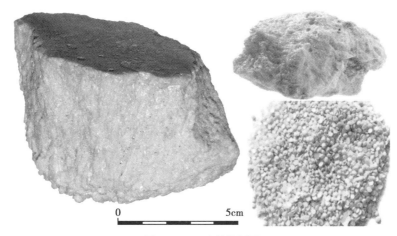

图 13-14 硫黄药材图

【功能主治】 外用解毒杀虫疗疮;内服补火助阳通便。外治用于疥癣、秃疮、阴疽恶疮;内服用于阳痿足冷、虚喘冷哮、虚寒便秘。内服 1.5~3g,入丸散服。不宜与芒硝、玄明粉同用。

【附药】 **天生黄** 为天然的升华硫黄。将含硫温泉升华凝结于岩石上,呈垂形乳状的天然升华硫,用冷水洗去泥土,再用热水烫 7~10 次,然后与香油混合,选取浮于其表面上部的成品即得。主产于云南省。呈大小不等的片状或砂状结晶性颗粒;黄绿色,微有玻璃样光泽;体轻,质松脆;具硫黄特臭。功能主治同硫黄。

？ 复习思考题

1. 解释名词:本色、外色、假色、条痕色、解理、断口、马牙柱、钉头。
2. 简述朱砂的性状鉴别特征。
3. 简述石膏的性状鉴别特征。
4. 芒硝与玄明粉的化学成分及性状有何不同?
5. 简述龙骨的来源、商品规格及鉴别特征。

ER-13-5

扫一扫,测一测

(刘耀武 王 军)

主要参考书目

1. 黄璐琦，张小波. 全国中药材生产统计报告（2020年）[M]. 上海：上海科学技术出版社，2021.

2. 南京中医药大学. 中药大辞典[M]. 2版. 上海：上海科学技术出版社，2006.

3. 徐国钧. 中药材粉末显微鉴定[M]. 北京：人民卫生出版社，1986.

4. 《中国药用动物志》协作组. 中国药用动物志[M]. 天津：天津科学技术出版社，1979.

5. 陈代贤. 鹿源系列中药材真伪质量鉴别图谱[M]. 北京：中国医药科技出版社，2003.

6. 高士贤. 中国动物药志[M]. 长春：吉林科学技术出版社，1996.

中药中文名称索引

复习思考题答案要点

模拟试卷

《中药鉴定技术》教学大纲